V&R unipress

Philipp Rauh / Sascha Topp

Konzeptgeschichten

Zur Marburger Psychiatrie im 19. und 20. Jahrhundert

Mit einem Vorwort von Prof. Dr. med. Tilo Kircher

Mit 48 Abbildungen

V&R unipress

MIX
Papier aus verantwortungsvollen Quellen
FSC www.fsc.org FSC® C083411

Bibliografische Information der Deutschen Nationalbibliothek
Die Deutsche Nationalbibliothek verzeichnet diese Publikation in der Deutschen Nationalbibliografie; detaillierte bibliografische Daten sind im Internet über http://dnb.d-nb.de abrufbar.

Umschlagabbildung: Alte und neu entstehende Universitätsnervenklinik Marburg, Ende der 1960er Jahre (Klinik für Psychiatrie und Psychotherapie Marburg)
Druck und Bindung: CPI books GmbH, Birkstraße 10, D-25917 Leck
Printed in the EU.

Vandenhoeck & Ruprecht Verlage | www.vandenhoeck-ruprecht-verlage.com

ISBN 978-3-8471-0995-2

Inhalt

Vorwort

Die Medizin ist eine durch eigene und weitergegebene Erfahrung geprägte, angewandte Wissenschaft. Deren Menschenbild ist durch die Zeitumstände beeinflusst, dies gilt im Besonderen für die Psychiatrie. Die Kenntnis der Geschichte des Faches, von ihren Konzepten, über Krankheitslehre, Ätiologie, Diagnostik bis hin zu den Therapien, ist unabdingbar für die Reflexion des eigenen Umgangs mit Patienten und wissenschaftlichen Fragestellungen. Dies setzt allerdings eine detaillierte Kenntnis der Historie des Faches voraus. Das Wissen um die eigene Geschichte kann wertvolle Denkanstöße für die Gegenwart geben.

Als ich im Januar 2009 meine Arbeit als Direktor der Universitätsklinik für Psychiatrie und Psychotherapie in Marburg aufnahm, fehlte eine Konzept- und Klinikgeschichte der hiesigen Psychiatrie. Um ein erstes Bewusstsein für die historischen Dimensionen zu schaffen, wurden zunächst die für das Fach wichtigen Bücher ehemaliger Marburger Psychiater und die Portraits der ehemaligen Klinikdirektoren wie auch bedeutender Mitarbeiter ausgestellt. Es war mir aber insbesondere wichtig, genaueres über die Krankheitskonzepte und therapeutischen Ansätze aus der Vergangenheit zu erfahren. Ich fragte mich, für welche historischen Herausforderungen, Errungenschaften und auch Irrwege der Marburger Psychiatriestandort steht. Allein ich musste recht schnell einsehen, dass keine zusammenfassende Forschungsliteratur über die Marburger Universitätspsychiatrie im 19. und 20. Jahrhundert vorlag. Erfreulicherweise entstand rasch über Prof. Volker Roelcke, Gießen, Kontakt zu den beiden Autoren des vorliegenden Buches, den Historikern Philipp Rauh und Sascha Topp, beides ausgewiesene Kenner der Psychiatriegeschichte. Diese erklärten sich 2011 auf meine Anfrage hin bereit, diese Aufgabe zu übernehmen.

Das vorliegende Buch beleuchtet den Werdegang der Marburger Psychiatrie, eingebettet in die nationale und internationale Zeit- und Psychiatriegeschichte, vornehmlich aus der Sicht von Geistes- und Gesellschaftswissenschaftlern. Die Perspektive des Historikers weitet den kritischen Kontext. Sie ist eine andere als die des praktisch tätigen Klinikers, dessen alltägliche Arbeit von vielerlei Ansprüchen und Zwängen geprägt ist. Den Rahmen sprengen würde eine detaillierte Betrachtung der naturwissenschaftlichen Methoden der Marburger Protagonisten. Mir gefällt an der Darstellung besonders, dass im Buch die psychiatrischen Konzepte breiten Raum einnehmen, ohne dabei als alleiniges Resultat »großer Psychiater« interpretiert zu werden. Vielmehr sind sie stets im wissenschaftstheoretischen, sozialen, universitären und zuweilen auch lokalspezifischen Kontext dargestellt. Ein positiver Nebeneffekt der fortwährenden Kontextualisierung ist, dass man als Leser nicht nur Wissenswertes über die Geschichte der Marburger Psychiatrie erfährt, sondern auch anschaulich über die generellen historischen Entwicklungen informiert wird.

Es freut mich außerordentlich, dass 900 Jahre nach den ersten Wunderheilungen von Patienten mit psychiatrischen Erkrankungen am Grab der Heiligen Elisabeth, 140 Jahre nach der ersten Besetzung des Lehrstuhls und knapp 100 Jahre nach der Aufnahme des ersten Patienten in der Klinik am »Ortenberg« die Geschichte der Marburger Universitätpsychiatrie erschienen ist. Sie möge eine breite Leserschaft finden.

Tilo Kircher
Marburg, im Februar 2019

I. Zur Sozial- und Ideengeschichte psychiatrischer Konzepte in Marburg – Eine Einleitung

Soweit die historischen Zeugnisse reichen, lässt sich bei Ärzten ein starkes Bedürfnis nach Theoriebildung nachweisen.[1] Aus den therapeutischen Anforderungen, mit denen sie konfrontiert seien, so Karl Eduard Rothschuh in seinem Standardwerk über die Geschichte medizinischer Konzepte, folge ein großes Erklärungs- und Rechtfertigungsbedürfnis, nachgerade ein »Zwang zur Theorie«. Deshalb bedürfe der Arzt eines medizinischen Konzeptes, eines

> »Wegweisers durch die Fülle der Details seines Berufs, der Krankheitserscheinungen, der diagnostischen Hilfsmittel, der Erfolge und Misserfolge. Er bedarf einer Ordnung dieses Materials durch allgemeine Gesichtspunkte. Er braucht ein geordnetes Gehäuse des Wissens, aus dem heraus er sein Handeln begründen kann«.[2]

Um die Beschaffenheit derartiger »Gehäuse des Wissens« soll es auch im vorliegenden Buch über die Geschichte der Marburger Universitätspsychiatrie im 19. und 20. Jahrhundert gehen. Folgt man dem Diktum Rothschuhs, so erscheint eine Konzeptgeschichte der Psychiatrie als ein lohnendes Unterfangen. Es ist wohl in keiner anderen medizinischen Disziplin das Erklärungsbedürfnis derart ausgeprägt gewesen. Die Geschichte der Psychiatrie lässt sich bis heute als ein Wechselspiel von Legitimation und Kritik deuten.[3] Das Rechtfertigungsbemühen der Psychiater ist dabei einerseits im Kontext ihrer Bestrebungen zu sehen, innerhalb der Medizin als eine fundierte (Natur-)Wissenschaft und damit als modernes Fach anerkannt zu werden.[4] Andererseits galt es im Angesicht überfüllter Anstalten und augenfälliger Probleme, für viele psychische Erkrankungen therapeutische Lösungsansätze zu entwickeln, das eigene Tun gegenüber einer skeptischen Öffentlichkeit zu erklären.[5]

1 Siehe Rothschuh, Konzepte; Grmek, Einführung sowie ders., Krankheitskonzept.
2 Zit. n. Rothschuh, Konzepte, S. 1.
3 Siehe Fangerau/Nolte, Anstaltspsychiatrie.
4 Siehe v. a. Roelcke, Laborwissenschaft.
5 Siehe beispielsweise Schmiedebach, »Bewegung«.

Fragt man nun, wie groß das Theoriebedürfnis der Marburger Universitätspsychiater war und will man vor allem die psychiatrischen Konzepte, die dort zur Anwendung kamen, konzise rekonstruieren und analysieren, ist es zunächst unabdingbar, eine begriffliche und methodische Standortbestimmung vorzunehmen

I.1 Begriffliche und methodische Überlegungen

Unter dem Begriff Konzept wird im alltäglichen wie auch im wissenschaftlichen Gebrauch ein ausformuliertes Gedankengerüst bzw. eine Sammlung von Leitgedanken verstanden, die zur Realisierung eines Vorhabens entwickelt werden. Im engeren Sinne lässt sich ein »psychiatrisches Konzept« als eine Idee umschreiben, die auf verschiedenen Hypothesen beruht. Mithilfe hypothetischer Vorstellungen werden beobachtbare psychische Symptome oder Phänomene mit Bezug auf die zugrunde gelegte Idee aufgefasst, bewertet, zu Symptomkomplexen geordnet und »auf den Begriff gebracht«, d. h. in einer psychiatrischen Diagnose versprachlicht. Solche Symptomkomplexe werden entweder in bestehende oder in neu entwickelte theoretische Überlegungen und empirische Befunde, etwa zur Ätiologie, Pathogenese oder differentialdiagnostischen Abgrenzung eingebettet und überprüft.[6]

Die vorliegende Monografie möchte jedoch über eine bloße Darstellung psychiatrischer Krankheitskonzepte hinausweisen. So fragt sie beispielsweise nach deren Überprüfung und Präsentation in Forschung und Lehre, sie untersucht die aus den Krankheitskonzepten abgeleiteten und angewandten Behandlungsmethoden sowie die Gestaltung der psychiatrischen Infra- und Versorgungstruktur.[7] Ergänzend wird auch auf das Feld der universitären Berufungspolitik eingegangen. Dabei ist davon auszugehen, dass die genannten Komponenten in einem inhaltlichen Zusammenhang stehen, sprich: sich gegenseitig beeinflussen. Neben diesen – aus der Perspektive des Psychiaters – »bereichseigenen« Prämissen werden jedoch auch die »bereichsfremden«, etwa ökonomischen oder soziokulturellen Einflüsse hinterfragt, die auf die psychiatrischen Konzepte in Marburg wirkten.[8] Methodologisch wird sich der vorliegenden Psychiatriegeschichte somit gleichermaßen aus einem sozial- wie ideengeschichtlichen Blickwinkel genähert.

6 Siehe hierzu Porter/Berrios, History.
7 Vgl. Schipperges, Konzepte, S. 34.
8 Begrifflichkeiten nach Rothschuh, Konzept, S. 10.

Zur Sozialgeschichte der Psychiatrie

Gegenstand einer Sozialgeschichte der Medizin sind die sich verändernden wechselseitigen Einflüsse zwischen Medizin auf der einen und Gesellschaft, Politik, Wirtschaft, Wissenschaft oder Kultur auf der anderen Seite. Sie hebt somit auf die sozialen Bedingungen und Strukturen ab, die auf Gesundheit, Krankheit, Diagnosevergabe, Therapie oder auch medizinische Wissenschaft wirken.[9] Neben Ärzten, Gesundheitspolitikern und -behörden wird dabei auch die Rolle des Kranken bzw. Patienten mit ins Kalkül gezogen.[10] So verstanden untersucht eine Sozialgeschichte der Psychiatrie die gesellschaftlichen Aspekte, welche die institutionelle Praxis, die wissenschaftlichen Begriffe sowie das Leben mit psychischem Leid beeinflussen.

Die (medizin-)historische Forschung hat auf diesem Feld in den letzten zwei Dekaden eindrücklich herausgearbeitet, wie sehr unter den medizinischen Disziplinen gerade die Entwicklung der Psychiatrie von sozialpolitischen Weichenstellungen und gesellschaftlichen Wertvorstellungen geprägt war.[11] Insbesondere die Frage, welches Verhalten der gesellschaftlichen Norm entspricht und was außerhalb der Norm als psychisch krank zu bezeichnen ist, war häufig das Resultat eines Aushandlungsprozesses verschiedener Akteure, bei dem die Psychiater allerdings zunehmend mehr an Deutungsmacht gewannen. Die Entwicklung der Psychiatrie war somit nicht nur in hohem Maße von sozialen Einflüssen abhängig, Psychiater griffen umgekehrt durch ihre Diagnosevergabe oder Gutachten auch nachhaltig in die Produktion sozialer Wirklichkeiten ein.[12]

Seit dem Ende des 19. Jahrhunderts versuchten Psychiater, nachdrücklich ihr Tätigkeitsfeld zu vergrößern. Sie beanspruchten fortan nicht mehr nur die Kompetenz für individuelle psychische Störungen, sondern verstanden sich zunehmend als medizinische Sozialtechnologen im »Zeitalter der Nervosität«.[13] Die Psychiatrie fungierte fortan als Leitwissenschaft bei der Pathologisierung sozialer Probleme in Kriminalanthropologie, Strafrechtsdiskussion und Polizeiwissenschaft. Seit dem Aufbau eines staatlichen Unfallversicherungssystems in den 1880er Jahren gewannen Psychiater als Gutachter in der staatlichen Gesundheitsadministration zusätzlich beträchtlichen Einfluss.[14]

9 Siehe v.a. Jütte, Sozialgeschichte.
10 Wegweisend zur Patientengeschichte Porter, View.
11 Vgl. Lengwiler, Klinik, S. 22f.
12 Wegweisend hierzu Raphael, Verwissenschaftlichung. Raphaels Verwissenschaftlichungsthese wird in Bezug auf die »Psycho«-Wissenschaften überprüft in: Roelcke, »Verwissenschaftlichungen«.
13 Siehe Radkau, Zeitalter.
14 Vgl. Kaufmann, Gehirne, S. 212f.

Von der Beharrungskraft psychiatrischer Ideen

Mit dem Befund einer hohen wechselseitigen Beeinflussung zwischen Psychiatrie und Gesellschaft ist mittlerweile ein psychiatriehistorischer Standard gesetzt worden, hinter dem man nicht mehr zurückfallen sollte. Nichtsdestotrotz stellt diese Sichtweise nur die eine Seite der Medaille dar. Parallel zu den externen Kräften, die auf das Fach wirkten, lassen sich aus historischer Perspektive immer auch große Beharrungskräfte und eine Fixierung auf bedeutende Fachvertreter ausmachen, ebenso wie eine erstaunlich lange Halbwertzeit psychiatrischer Konzepte, die oft genug auch nach ihrem vermeintlichen Verschwinden noch überraschende Comebacks feierten.[15]

Das zyklische Wiederaufleben von Forschungstrends innerhalb der Psychiatrie hat Asmus Finzen als »Pinel'sches Pendel« bezeichnet, das über die Jahrhunderte hinweg zwischen naturwissenschaftlichen und sozialwissenschaftlichen Erklärungsansätzen hin- und her schlägt.[16] Das Phänomen wiederkehrender Ideen hat den Historiker Lester King zu der These bewogen, dass sich die Grundzüge des medizinischen Denkens im Längsschnitt betrachtet nicht wesentlich verändert haben, allenfalls die Art und Weise, wie auf alte Fragen neu geantwortet wird, differiere.[17] Zwar räumt King die zunehmende Komplexität aktueller Antworten ein, sie seien jedoch hauptsächlich durch neue medizintechnische Errungenschaften geprägt und hätten dabei den Grundtenor lediglich modifiziert.[18] Ganz gleich, was man von Kings fortschrittsskeptischer These im Einzelnen halten mag, unstrittig ist, dass auch die wissenschaftstheoretische Entwicklung der Psychiatrie von einem steten Zusammenspiel von Grundideen geprägt ist. Neben den bereits erwähnten Konzepten aus den Natur- und Sozialwissenschaften ließen sich als dritter Einflussfaktor noch die Geisteswissenschaften hinzufügen.[19]

Die hier zu Tage tretende impressionistische Vorgehensweise vieler Psychiater hatte auch zur Folge, dass ihre Konzepte verschiedentlich primär aus anderen, teilweise ähnlichen wissenschaftlichen Ideen entstehen konnten. Will man den Zusammenhang der Ideen untereinander bzw. die Stellung der Ideengeber zueinander untersuchen, stößt eine ausschließlich sozialgeschichtliche orientierte Methodik schnell an ihre Grenzen. Hierzu bedarf es einer hermeneutischen Analyse psychiatrischer Ideen.[20]

15 Siehe etwa für den Sektor der Militärpsychiatrie Rauh, Schatten.
16 Siehe Finzen, Pendel.
17 Siehe King, Medical.
18 Vgl. hierzu auch Eckart/Jütte, Medizingeschichte, S. 151 f.
19 Vgl. Schipperges, Konzepte, S. 33.
20 Siehe Grmek, Einführung, S. 26

Wider den elitären Bias – Die neue Ideengeschichte

Ideengeschichte galt insbesondere in Deutschland viele Jahrzehnte lang als eine Art Schmuddelkind der Geschichtswissenschaft.[21] Die Kritik an ihr war durchaus berechtigt. In dem sie sich vornehmlich auf die Ideen der großen Denker und Politiker konzentrierte, gerierte sie sich über einen beträchtlichen Zeitraum hinweg als ausgesprochen elitär. Für Friedrich Meinecke, dem Nestor der deutschen Ideengeschichte, stand es außer Frage, dass nur in den »hochgelegenen Quellen« die epochalen Ideen zu finden seien. Für ihn war es ein Faktum, dass nicht Zeitgeist, materielle Interessen oder soziale Bewegungen, sondern einflussreiche Persönlichkeiten und deren Ideen die entscheidenden Träger des geschichtlichen Lebens seien. Mit Nachdruck plädierte er dafür, mit den »großen Mächten des Staats- und Kulturlebens zu freier Regung und Fühlung sich zu erheben« und in »Philosophie und Politik mutiger zu baden«.[22] Unschwer zu erkennen, dass angesichts derartiger Ehrfurcht und Bewunderung vor den großen, Geschichte machenden Männern es den Ideenhistorikern mitunter an kritischer Distanz zu ihrem Untersuchungsgegenstand mangelte.

Die Methodik dieser als traditionell zu bezeichnenden Ideengeschichte stieß ab den 1960er Jahren insbesondere bei den Vertretern einer aufstrebenden Sozialgeschichte auf harsche Kritik. Sie mündete in dem Vorwurf, die Ideenhistoriker hätten es sich behaglich in ihrem intellektuellen Elfenbeinturm eingerichtet und würden keinerlei Interesse an der Situation und den Bedürfnissen der normalen Bevölkerung, etwa von Arbeitern oder Angestellten, zeigen. Ein weiterer substantieller Vorwurf war die fehlende sozialgeschichtliche Kontextualisierung bei der ideen- bzw. geistesgeschichtlichen »Gipfelwanderung« (Friedrich Meinecke). Es sei jedoch nicht mehr zeitgemäß und methodisch ein Offenbarungseid, große Ideen und Konzepte ausschließlich auf den Genius eines vom Weltenlauf abgeschotteten und einzig und allein um sich selbst kreisenden »homo clausus« zurückzuführen. Stattdessen gelte es, das Zusammenspiel von individueller Biografie und sozialem Kontext zu analysieren.[23]

Wichtige Impulse für eine Neuausrichtung der deutschen Ideengeschichte kamen aus den USA, wo sie zunächst als »history of ideas« und später dann als verstärkt kontextorientierte »intellectual history« einen unumstrittenen Platz innerhalb des geschichtswissenschaftlichen Methodenarsenals einnahm.[24] Die Gegenstände der history of ideas waren die so genannten »unit-ideas«, Ele-

21 Einen konzisen Überblick über den Gestaltenwandel der Ideengeschichte liefert Goering, Einleitung. Zur ideengeschichtlichen Methodik in der Medizinhistoriografie siehe auf der Horst, Vorstellungen.

22 Meinecke, Weltbürgertum; zit. n. Goering, Einleitung, S. 14.

23 Vgl. Gestrich, Einleitung, S. 9 sowie Nolte, Sozialgeschichte, S. 403f.

24 Vgl. Goering, Einleitung, S. 24 bzw. 37f.

mentarideen also, die als fortdauernde intellektuelle Motive und grundlegende philosophische Konzepte das Fundament der Geschichte menschlichen Handelns bilden.[25] Unter den intellectual historians wiederum war es schnell zum Allgemeingut geworden, dass ihr Forschungsgegenstand nicht außerhalb zahlloser Wechselbeziehungen mit politischen, sozialen oder kulturellen Kräftefeldern existiere.[26] Ab Mitte der 1990er Jahre haben sich deutsche Historiker verstärkt Gedanken über »neue Wege der Ideengeschichte« gemacht.[27] Seitdem stehen auch hier nicht mehr die genialen Gedanken vermeintlich »großer Männer« im Vordergrund, sondern vielmehr die Konstruktion und das Wirken von Ideen mitsamt ihren sozioökonomischen Implikationen wie auch ihrer gesellschaftlichen Gestaltungskraft.[28] Diese methodisch erweiterte Ideengeschichte wird auch in der vorliegenden Monografie zur Anwendung kommen. Zwar ist durch das Unterfangen, eine Konzeptgeschichte zu schreiben, eine gewisse Fixierung auf die »großen Männer« der Marburger Psychiatrie unabdingbar. Ihr Wirken soll jedoch stets kritisch und kontexorientiert analysiert und dargestellt werden.

I.2 Marburger Konzeptgeschichten

Im Hinblick auf die Konzeptgeschichte der Marburger Psychiatrie folgt aus den Darlegungen über Potentiale und Grenzen sozial- wie auch ideengeschichtlicher Methodik, dass allein aus sozialen Strukturen heraus sich die Entstehung und Entwicklung wissenschaftlicher Ideen nicht herleiten lässt. Sie liefe sonst nämlich Gefahr, einem künstlichen Konstruktivismus anheim zu fallen. Genauso perspektivverengend und wenig zielführend wäre es jedoch, sie ausschließlich im Modus einer klassischen Ideengeschichte zu schreiben, würde hier doch fast zwangsläufig ihr Forschungsgegenstand überhöht und die Frage nach den gesellschaftlichen Bedingungen bei der Genese psychiatrischer Konzepte nivelliert werden.

Um eine psychiatrische Konzeptgeschichte zu schreiben, bedingen sich Sozial- und Ideengeschichte als gegenseitige Impulsgeber, um zu einem umfassenden Verständnis zu gelangen, ebenso wie als jeweiliges Korrektiv, das vor

25 Unschwer zu erkennen ist, dass der weiter oben erwähnte Lester King bei seiner These über die in ihren Grundzügen festgefahrenen medizinischen Denkansätze auf diesen ideengeschichtlichen Ansatz der »unit ideas« rekurrierte.

26 Vgl. Breckman, Konzeption, S. 108 bzw. 112.

27 Siehe neben Nolte, Sozialgeschichte vor allem Knoll, Neue Wege. Weiterhin Raphael/Tenorth, Ideen.

28 Vgl. Goering, Einleitung, S. 48.

Unausgewogenheiten und Überzeichnungen schützt.[29] In dieser Hinsicht thematisiert die vorliegende Monografie einerseits psychiatrische Ideen im Kontext von Traditionen, Schulen, Vorbildern, Denkstilen und Diskursen. In diesem Zusammenhang wird zu eruieren sein, wie die psychiatrischen Elementarideen in den Konzepten der Marburger Psychiater zusammenwirkten. Welche natur-, sozial- oder geisteswissenschaftlichen Ideen ließen einzelne Psychiater in ihre Ideengebäude einfließen? In welchem Takt schlug das »Pinel'sche Pendel«? Wann und warum herrschte eine Dominanz oder gar Hegemonie dieser oder jener Lehrmeinungen vor? Wann geriet ein spezifischer Denkansatz ins Hintertreffen oder verschwand in Marburg sogar (zeitweise) völlig von der Bildfläche – und wo sind die Gründe hierfür zu sehen? Weiterhin gilt es zu erforschen, ob es Phasen gab, in denen die hiesigen Psychiater konzeptionell ihrer Zeit voraus waren und wann sie den Entwicklungen hinterher hinkten. Wie oft befanden sie sich mit ihren Ideen im Mainstream der wissenschaftlichen Forschung und wie häufig schwammen sie gegen den Strom?

Bei dem Versuch, diese Fragen zu beantworten, werden die psychiatrischen Ideen auch als gesellschaftlich bedingte Phänomene erfasst.[30] Neben die Untersuchung der fertigen Konzepte und deren Wirkung tritt somit mindestens gleichberechtigt die kontextorientierte Analyse der intellektuellen Arbeit an sich. Hierdurch wird ein Blick hinter die Kulissen forciert, der die Vorbereitung und Entstehung psychiatrischer Ideen gleichermaßen nachvollziehen lässt wie die dahinter stehenden sozialen Strukturen.[31] Will man dabei Substantielles über Kontext und Entstehungsprozess von Konzepten erkennen, ist eine Quellenrecherche erforderlich, die über die publizierten Endprodukte psychiatrischer Theoriebildung hinausreicht. Für das vorliegende Buch wurden aus diesem Grund – neben der eingehenden Sichtung einschlägiger Primär- und Sekundärliteratur der Protagonisten – auch Archivquellen gesichtet. So wurde beispielsweise im Universitätsarchiv bzw. Staatsarchiv Marburg, im Hessischen Hauptstaatsarchiv Wiesbaden, im Archiv des Landeswohlfahrtsverbandes Hessen in Kassel und in den Bundesarchiven in Berlin und Freiburg recherchiert.[32]

Der eher allgemein (medizin-)historisch und nicht ausschließlich konzepttheoretisch interessierte Leser sei indes beruhigt – ihn erwartet im Folgenden keineswegs über 300 Seiten hinweg bloße psychiatrische Theoriebildung. Das

29 Zur Kompatibilität ideen- und sozialgeschichtlicher Ansätze für die Medizingeschichte siehe Grmek, Einführung, S. 23f. Die Notwendigkeit einer methodischen Synthese unterstreicht auch Raphael, Verwissenschaftlichung, S. 192.

30 Siehe Eckart/Jütte, Medizingeschichte, S. 14f., 148 bzw. 156–169.

31 Siehe auf der Horst, Vorstellungen, S. 189f.

32 Eine detaillierte Auflistung aller gesichteten und ausgewerteten Archivquellen befindet sich am Ende dieser Studie.

hier präsentierte methodische Rüstzeug wird nicht als starres Korsett verstanden, sondern pragmatisch angewandt.[33] Bei dem Streifzug durch rund 130 Jahre Marburger Psychiatriegeschichte werden ganz bewusst relevante ereignis-, universitäts- oder lokalgeschichtliche Schwerpunkte gesetzt. So werden beispielsweise die beiden Weltkriege, die Wirtschaftskrise der Weimarer Republik, die 68er-Studentenproteste, das Sozialistische Patientenkollektiv in Heidelberg oder die Psychiatrie-Enquete umfassend dargestellt – und zwar auch dann, wenn sie nur indirekt bzw. zeitverzögert auf die psychiatrischen Lehrmeinungen in Marburg einwirkten. Somit fungiert die Marburger Konzeptgeschichte manchmal auch als Sonde, durch die soziale, gesellschaftliche und politische Entwicklungen, Dynamiken und Radikalisierungsprozesse offenbar werden.[34]

An dieser Stelle sei einschränkend darauf hingewiesen, dass bei allem Bestreben nach sozialgeschichtlicher Kontextualisierung dieser auch Grenzen gesetzt waren. Nolens volens stehen bei einer Konzeptgeschichte zumeist die Psychiatrie-Ordinarien und ihre Lehrmeinungen im Zentrum. Zwar haben wir uns bemüht, daneben auch Sichtweisen der Oberärzte, wissenschaftlichen Mitarbeiter, Patienten und Pflegekräfte in die Erzählstränge zu integrieren. Dies konnte jedoch lediglich punktuell geschehen. Eine systematische multiperspektivische Betrachtungsweise hätte den Rahmen dieser Arbeit deutlich gesprengt. An anderer Stelle erwies sich die Zentriertheit auf die »großen Männer der Psychiatrie« schlichtweg als unvermeidlich. Was akademische Spitzenpositionen anbelangt, war die Marburger Universitätspsychiatrie bisher reine Männersache.[35] Während diese Einleitung geschrieben wird, hielt am 12. Dezember 2018 mit Irina Falkenberg die allererste Habilitandin an der Universitätsklinik für Psychiatrie und Psychotherapie ihre Antrittsvorlesung.

Trotz dieser pragmatischen Erwägungen und Einschränkungen erweist sich der hier gewählte methodische Ansatz als tragfähig – nicht zuletzt, um an zwei wichtige, durchaus miteinander zusammenhängende Entwicklungen der neueren Medizinhistoriografie anzuschließen. Zum einen erweist sich der Anspruch und Duktus früherer Darstellungen, die Entwicklungsdynamik der deutschen Psychiatrie als lineare Erfolgs- und Fortschrittsgeschichte zu beschreiben, als Zerrbild, will man nicht nur den großen Errungenschaften, sondern auch den »Irrwegen« der deutschen Psychiatrie im 20. Jahrhundert gerechtet werden.[36]

33 Dabei wird sich eine Forderung Paul Noltes zu eigen gemacht, der in seinem Plädoyer für eine deutsche »Intellctual History« wie folgt argumentiert: »Pragmatismus und Offenheit stehen also, bei aller Theoretisierung, auf dem Programm einer solchen Ideengeschichte.« (zit. n. Nolte, Sozialgeschichte, S. 141).

34 Vgl. Rauh/Leven, Baader, S. 23.

35 Ende 2008 nahm jedoch Katja Becker den Ruf auf den Lehrstuhl für Kinder- und Jugendpsychiatrie und Psychotherapie in Marburg an.

36 Siehe hierzu Schott/ Tölle, Geschichte.

Diesen dunklen Seiten wird im Buch breiter Raum für eine kritische Analyse eingeräumt. Dementsprechend wird nicht nur eingehend auf die Entwicklung der Marburger Psychiatrie im »Dritten Reich« eingegangen, sondern auch die nationalsozialistische Vergangenheit aller Marburger Psychiatrie-Nachkriegsordinarien eingehend beleuchtet.

Zum anderen ist unter dem Einfluss postmoderner Theorien ein Ende der »großen Erzählungen« (master narratives) beobachtbar. Hinsichtlich der Psychiatriehistoriografie bedeutet dies die Abkehr von der Vorstellung *einer* Geschichte zugunsten des Nebeneinanders vielfältiger Geschichten, hier konkret: Konzeptgeschichten.[37] Dementsprechend wird davon ausgegangen, dass sich die von der Marburger Universitätspsychiatrie vertretenen Konzepte nicht progressiv gegenseitig überwunden haben, sondern im Zuge der disziplinären Ausdifferenzierung und in Rückbindung an die gesellschaftlichen und wissenschaftskulturellen Rahmenbedingungen in den Zeitläuften kooperativ, diffundierend oder aber in Konkurrenz zueinander verhielten.

Grundsätzlich geht es in dieser Monografie nicht um eine historische Überprüfung, welches der psychiatrischen Konzepte perfekt und »zeitlos richtig« gewesen sei. Es wird vielmehr die Meinung vertreten, dass es solch ein allgemeingültiges psychiatrisches Konzept nicht gib.[38] Zwar wird durchaus nach Kohärenz, intellektuellem Anspruch und Wirkungsmacht des jeweiligen Ideengebäudes gefragt, der analytische Fokus liegt allerdings mindestens in gleichem Maße darauf, welche ereignisgeschichtlichen und gesellschaftlichen Einflüsse, welche fach-, gesundheits-, wissenschafts- bzw. hochschulpolitischen Entwicklungen und welche psychiatrischen Vorbilder, tradierten Ideen und Netzwerke sowohl bei der Genese der verschiedenen Konzepte als auch bei der generellen Entwicklung auf den jeweiligen Marburger Universitätspsychiater wirkten.

I.3 Zur inhaltlichen Gliederung

Inhaltlich ist das Buch in fünf chronologisch angelegte Kapitel gegliedert. Der erste Abschnitt setzt mit der Gründung der Irrenheilanstalt Marburg im Jahre 1876 ein und zeichnet die Etablierung und Konsolidierung der Psychiatrie unter den Direktoren Heinrich Cramer und Franz Tuczek bis zum Beginn des 20. Jahrhunderts nach. In konzeptioneller Hinsicht ging es beiden vornehmlich um die Aufbereitung ihrer anstaltsstrukturellen und therapeutischen Ideen. Darüber hinaus setzte sich Tuczek, wie eigentlich alle anderen deutschen

37 Siehe allen voran Porter/Micale, Introduction.

38 Vgl. auch Schipperges, Konzepte, S. 34; Rothschuh, Konzepte, S. 7.

Psychiater in jenen Tagen auch, mit der dominierenden Lehrmeinung Emil Kraepelins auseinander, welche Psychosen entweder in einen schizophrenen, von ihm damals »Dementia praecox« genannt, oder einen manisch-depressiven Formenkreis eingruppierte.

Auch für Maximilian Jahrmärker, der 1914 die Leitung der Marburger Psychiatrie übernahm, stellte die Nosologie Kraepelins seit je her einen wichtigen Fixpunkt im eigenen psychiatrischen Konzept dar. Doch traten derlei Reflexionen bereits unmittelbar nach seinem Amtsantritt in den Hintergrund. Der Erste Weltkrieg brach aus und Jahrmärker war primär als Krisenmanager gefragt. Diese Kriegs- und Nachkriegsjahre stehen im Mittelpunkt des zweiten Teils der Marburger Psychiatriegeschichte. Wie Jahrmärker und die ihm folgenden Robert Wollenberg und Georg Stertz unter zumeist schwierigen wirtschaftlichen Bedingungen die Entwicklung ihres Faches in Marburg vorantrieben, wird wichtiger Bestandteil dieses Kapitels sein, das sich über die Jahre 1914 bis 1926 streckt. Die Berufung Robert Wollenbergs 1920 kam dabei insofern einer Zäsur gleich, weil sie das Ende der bis dato vorherrschenden Personalunion zwischen universitären Psychiatrie-Lehrstuhl und Leitung der Landesheilanstalt Marburg bedeutete. Auch auf diese Entwicklungen wird eingehend Bezug genommen.

Der 1926 nach Marburg berufene Ernst Kretschmer sollte die nächsten 20 Jahre die Geschicke der Universitätspsychiatrie leiten und ihr zu internationalem Ansehen verhelfen. Sein wissenschaftliches Konzept galt bereits vor seiner Marburger Zeit als überaus innovativ, sein psychiatrisches Werk als beachtlich. Die Bestandteile seines Konzeptes werden im dritten Teil des Buches eingehend konturiert. Darüber hinaus soll sein generelles Wirken als Psychiater und Psychotherapeut analysiert werden. Ausführlich werden auch Kretschmers Haltung und Werdegang im »Dritten Reich« untersucht. Welche Verhaltensmuster legten er und seine Assistenten Friedrich Mauz, Willi Enke und Klaus Conrad in den Jahren 1933 bis 1945 an den Tag?

Das »Dritte Reich« bildet auch für das Ordinariat Werner Villinger, das im vierten Kapitel präsentiert wird, einen wichtigen Bezugspunkt. Wie es einem einschlägig NS-belasteten Psychiater wie Villinger gelang, 1946 nach Marburg berufen zu werden und dort seine Karriere fortzusetzten, wird dabei ebenso rekonstruiert, wie nach rassenhygienischen Kontinuitäten im Konzept von ihm und auch seinem Schüler Hermann Stutte gefragt wird. Des Weiteren wird erörtert, wie es eben jenen Villinger und Stutte gelang, den Marburger Standort zu einem »Mekka« der Kinder- und Jugendpsychiatrie aufzubauen. Neben einem detaillierten Blick auf die Vita Villingers wird in diesem Abschnitt auch eine kritische Würdigung des Werdegangs von Stutte vorgenommen, der 1954 auf den neugeschaffenen Lehrstuhl für Kinder- und Jugendpsychiatrie in Marburg berufen wurde.

Der fünfte und letzte Abschnitt behandelt die Ordinariate von Hans Jacob, Wolfgang Blankenburg und Jürgen-Christian Krieg und damit einen Zeitraum von Beginn der 1960er Jahre bis in das neue Jahrtausend hinein. Insbesondere die 1960er und 1970er waren bewegte Jahre. Es wird zu untersuchen sein, welchen Eindruck Studentenrevolte, Hochschulreform und Psychiatrie-Enquete auf die Marburger Psychiatrie machten, genauso wie umgekehrt zu eruieren ist, welchen Einfluss Marburger Psychiater auf eben diese Ereignisse hatten. In diesem Kontext werden vor allem die Tätigkeiten des Ordinarius für Gerichtliche und Sozialpsychiatrie, Helmut Ehrhardt, genauer betrachtet. Konzeptgeschichtlich ist die Entwicklung durch tiefe Einschnitte geprägt. Auf den Neuropathologen Jacob folgte mit Blankenburg 1979 der Exponent einer anthropologisch und daseinsanalytisch orientierten Psychiatrie. Zum Nachfolger Blankenburgs wiederum avancierte 1993 mit Jürgen-Christian Krieg ein Mediziner, dessen wissenschaftliches Fundament eindeutig die biologische Psychiatrie war. Auch die Hintergründe dieser wiederholten konzeptionellen Neuausrichtung gilt es ausführlich zu beleuchten. Mit der Emeritierung von Jürgen-Christian Krieg im Jahre 2008 endet das Buch über die Geschichte der Marburger Universitätspsychiatrie.

II. Gründung, Etablierung und Konsolidierung der Irrenheilanstalt Marburg (1876–1914)

II.1 Die Gründungsphase der Irrenheilanstalt Marburg unter dem Direktorat von Heinrich Cramer (1876–1893)

Im August des Jahres 1868 bot sich Heinrich Cramer die Gelegenheit, in Zürich vor dem »Verein der schweizerischen Naturforscher und Ärzte« sein Konzept einer modernen Psychiatrie zu beschreiben und deren Emanzipation als wissenschaftliche Disziplin neben den anderen, bereits institutionalisierten Fachrichtungen der Medizin voranzutreiben. Im Alter von nur 36 Jahren trat er als Direktor der schweizerischen Heil- und Pflegeanstalt Rosegg (bei Solothurn) auf und hatte sich einen Namen als Reformer und Neugestalter des schweizerischen Anstaltswesens gemacht. Im Jahr 1831 in Montabaur geboren, studierte er Medizin zunächst in München und Würzburg, dann in Wien und Zürich. Mitte der 1850er Jahre sammelte er seine ersten psychiatrischen Erfahrungen als Volontärarzt in der Irrenheilanstalt Eichberg, deren Direktor Carl Gräser ihm die besondere Bedeutung des »Irrenhausbauwesens« nahe gebracht haben soll.[39] Nach einer kurzen für ihn unbefriedigenden Dienstzeit im Kanton St. Gallen wurde er 1861 zum Direktor der Anstalt Rosegg bestellt.[40]

Der »Anstaltsorganismus« als das »mächtigste Heilmittel« – zum Einfluss der Schweizer Psychiatrie auf Cramers Konzeption in Marburg

Seit Mitte der 1850er Jahre versuchten Psychiater in England, Frankreich und nun auch in den deutschsprachigen Gebieten einem gänzlich neuartigen Behandlungskonzept Geltung zu verschaffen. Es handelte sich um das ursprünglich aus Schottland stammende »no-restraint«-System (zeitgenössisch: »freie

39 Tuczek, Nekrolog, S. 787f. Zu Cramers Tätigkeit auf dem Eichberg mit Portraitabbildung in jungen Jahren auch Eller, Ärzte.

40 Tuczek, Nekrolog, S. 789. Vgl. Gutberlet, Vorgeschichte sowie: Oehlenschläger, »Anlage«.

Behandlung«).[41] Es versprach, in der Therapie, Pflege und Verwahrung Geisteskranker weitestgehend ohne die üblichen, teils brutalen Zwangsmaßnahmen auszukommen. Nach und nach ließen sich liberal eingestellte Psychiater wie Ludwig Meyer (Hamburg, später Göttingen) oder Wilhelm Griesinger (Berlin) von der neuen Behandlungsweise überzeugen; beides Fachvertreter, die zu den ersten deutschen Lehrstuhlinhabern für Psychiatrie überhaupt gehörten.[42]

Auch in Heinrich Cramers Schweizer Arbeitsumfeld war eine breite Aufbruchstimmung zu spüren. So beschloss die Vereinigung Schweizer Psychiater einstimmig auf ihrer Jahrestagung 1868 in Zürich, zukünftig auf sämtliche mechanischen Zwangsmittel zu verzichten.[43] Für Heinrich Cramer war dies auch ein persönlicher Triumph; nicht nur, weil er sich selbst unmittelbar vor der Beschlussfassung in einer kritischen Würdigung des no-restraint-Systems für die flächendeckende Einführung desselben ausgesprochen hatte.[44] Nur wenige Jahre zuvor hatte Cramer während der Assistenzarztzeit noch vergeblich versucht, seinen damaligen Vorgesetzten und Direktor der Irrenheil- und Pflegeanstalt St. Pirminsberg (Kanton St. Gallen) zur Abschaffung der Zwangsmittel zu bewegen.[45] Doch nun, zwischenzeitlich reich an Erfahrung mit dem no-restraint in seiner eigenen Anstalt Rosseg, hatte er sich zum exponiertesten Vertreter dieser Reformbewegung in der Schweizer Psychiatrielandschaft profiliert.

Da Cramers Züricher Vortrag vor dem Verein der Naturforscher und Ärzte zentrale Aspekte sowohl seiner langfristigen standespolitischen Programmatik als auch jener therapeutischen Konzeption, die bei der Gründung der Marburger Irrenheilanstalt im Juni 1876 zur Anwendung kommen sollte, dokumentiert, lohnt hier ein genauerer Blick in seine Ausführungen. Unter dem Titel »Ueber die Bedeutung der Irrenanstalten für die Behandlung der Seelenstörungen« gewährte er im ersten Vortragsteil seinen Zuhörern zunächst einen Einblick in die aktuelle Lehre der Geisteskrankheiten und deren Ursachen. Daraus leitete er Differenzierungen von Patientengruppen und deren spezifischen Bedürfnissen ab. Entsprechend den verschiedenen Erfordernissen der gruppentherapeutischen Behandlung stellte er im zweiten Teil des Vortrags die Kernfrage: »Welche Aufgabe haben nun diesen Kranken gegenüber unsere heutigen Irrenanstalten?«. Mit rhetorischem Geschick nahm Cramer das wissenschaftliche Publi-

41 Die konzeptuelle Entwicklung geht auf den Arzt John Conolly zurück. Dessen Buch »Treatment of the Insane without Mechanical Restraints« (1856) war 1860 in deutscher Sprache unter dem Titel »Die Behandlung der Irren ohne mechanischen Zwang« erschienen.

42 Das no-restraint-Konzept fand zunächst vornehmlich über Anstalten Verbreitung. Es ließ zu, ökonomische und wissenschaftliche Interessen der Psychiatrie mit liberalen bürgerlichen Wertevorstellungen zu kombinieren, worin seine besondere Attraktivität lag. Vgl. Sammet, Ökonomie.

43 Siehe den Bericht von Fetscherin, Jahresversammlung, S. 236.

44 Ebd., S. 231–236.

45 Nolte, Hysterie, S. 37.

kum daraufhin mit auf einen virtuellen Rundgang durch eine mustergültige Anstalt und illustrierte alle praktischen Notwendigkeiten, die sich aus der Krankheitslehre zu ergeben hatten: von der baulichen Gestaltung der Einrichtung, über die therapeutischen Grundprinzipien bis hin zu den daraus abzuleitenden Behandlungsmethoden.[46]

Eingangs unterschied Cramer zwei Grundformen aller Geisteskrankheiten: die »Melancholie« und die »Manie«. Dazu erläuterte er:

> »Alle Seelenstörungen lassen sich in zwei Gruppen trennen, die jedoch in mannigfachster Weise in einander übergehen. Wir beobachten nämlich beim Beginne jeder Störung entweder krankhaften Schmerz oder krankhafte Freude. In fast allen Fällen geht der krankhafte Schmerz der krankhaften Freude voran. Diese eigenthümlichen Gemüthsrichtungen werden hervorgerufen durch einen krankhaften Verlauf der Vorstellungen. In dem ersten Falle, (…), sind die Vorstellungen verlangsamt, bei der krankhaften Freude sind sie beschleunigt. Diesem krankhaften Vorstellungsverlauf kann sich ein starker Geist oft noch lange Zeit widersetzen, ebenso wie nicht jeder auf gleiche Weise sich den Aeusserungen des Schmerzgefühles überlässt, schliesslich aber bricht auch der stärkste Geist zusammen und erliegt der Macht der Krankheit.«[47]

Wenn Cramer zusammenfassend festhielt, alle Seelenstörungen seien Symptome einer Gehirnkrankheit, präsentierte er damit den Stand der psychiatrischen Wissenschaft, zumal jene aus einem der Zentren der deutschsprachigen Forschung, Berlin. Ein Jahr zuvor war die neu überarbeitete zweite Auflage von Wilhelm Griesingers Werk »Die Pathologie und Therapie der psychischen Krankheiten für Ärzte und Studierende« erschienen. Griesinger, seit 1865 Inhaber des ersten ordentlichen Lehrstuhls für Psychiatrie an der Friedrich-Wilhelms-Universität Berlin, hatte zur selben Zeit mit seiner programmatischen Reformschrift »Ueber Irrenanstalten und deren Weiterentwicklung in Deutschland« (1867/68) eine emotional ausgetragene Debatte vorrangig mit konservativen Anstaltspsychiatern über die Strukturen psychiatrischer Versorgung ausgelöst.[48] Cramer konnte sich mühelos in die Gruppe liberaler Psychiatriereformer einreihen und zugleich die Arbeiten ihrer Protagonisten für seine Argumentation ins Feld führen.

Cramer beschrieb die Genese der Seelenstörungen als grundsätzlich kontinuierliche Entwicklung. Er rezipierte hierbei die Vorstellung Ernst Albert Zellers sowie dessen Schülers Griesinger, die zu beobachtenden Symptome entsprächen einer Abfolge von Stadien einer Erkrankung (Einheitspsychose[49]). Die Geistes-

46 Siehe Cramer, Bedeutung, S. 11–27.

47 Zit. n. ebd., S. 3f.

48 Siehe Sammet, »Irrenanstalten«.

49 Griesinger modifizierte allerdings das Konzept in Reaktion auf neuere Arbeiten (Ludwig Snell), die den Hinweis lieferten, dass »Verrücktheit« nicht nur »sekundär«, d.h. zeitlich nach affektiven Störungen, sondern auch »primär« auftrete. Vgl. Schott/Tölle, Geschichte,

krankheit könne als Vernarbungsprozess beschrieben werden – selbst in Verlaufsformen von Regeneration.[50] Im Falle der Melancholie beginne die Erkrankung mit einem Stadium der »unbestimmten Angst«. Hierbei liege scheinbar kein Ereignis als Anlass vor. Tatsächliches und einziges Motiv sei die Gehirnkrankheit. In diesem Stadium gehe die anfängliche energielose, schmerzhafte Stimmung in eine ängstliche Stimmung über. Das Selbstgefühl der Betroffenen, die Arbeitskraft, ja jegliches Interesse sinke herab, während eine ununterbrochene und erfolglose Suche nach dem ursächlichen Grund des eigenen Leids ablaufe. Hinzu können körperliche Beschwerden wie z. B. die eines Druckgefühls auf Brust- und Herzgegend (von Cramer als »Präcordialangst« benannt), Sinnestäuschungen und krankhafte Vorstellungen hinzutreten, alle inneren Qualen seien von außen verursacht. Mit dem Entstehen und vor allem der Fixierung von Verfolgungs- und Vergiftungsideen sei die eigentliche Gehirnkrankheit abgelaufen. Der Prozess der Vernarbung finde seinen Abschluss. Mit dem Ausgleich der zuvor zu beobachtenden körperlichen Störungen und der Verbesserung des Ess- und Trinkverhaltens zeige sich, dass die Melancholie unheilbar geworden sei.

In ähnlicher Weise seien auch bei der Manie zwei Stadien zu beobachten. Es beginne mit einem Zustand der für die Betroffenen unerklärlichen Freude. Leistungsfähigkeit und Selbstwert seien zunächst gesteigert. Die Sprache suche nach potenzierten Ausdrücken. Die Vorstellungen beschleunigen sich in einem zweiten Stadium, bis sie nicht mehr nach den Regeln der Logik, sondern der Assoziation produziert würden. In manchen Fällen führe diese Beschleunigung zum Verstummen durch »zu viele Gedanken« bis zur Erstarrung der Muskulatur und vollständigen körperlichen Lähmung. Vergleichbar mit dem Ablauf der Melancholieformen sei auch bei der Manie das Fixieren der Wahnideen beobachtbar. Mit der Angleichung der Selbstüberschätzung trete wieder eine mildere Stimmung ein. Jedoch nehme das geistige Leben ab und bleibe durch die Wahnvorstellungen verzerrt. Im extremsten Falle führe die Verrücktheit sogar zu Einbußen der Intelligenz, bis sie im »Blödsinn« ende.

Über die Ursachen der Geisteskrankheiten herrschte zu dieser Zeit praktisch keine Klarheit. Cramer jedoch, eher das Bedürfnis nach einer wissenschaftlich breit fundierten Psychiatrie widerspiegelnd, postulierte ohne Angabe von validen Forschungsergebnissen,

S. 332. Das Konzept der Einheitspsychose behielt aufgrund verschiedener praktischer Vorzüge auf Ebene der Anstaltspsychiatrie lange Zeit seine Attraktivität – sogar bis in die Gegenwart. Exponierter Vertreter des Konzepts war Griesingers Kollege Heinrich Neumann, Direktor einer Privatanstalt in Pöpelwitz bei Breslau, der sich auf Zeller und Griesinger bezog. Vgl. Ebd., sowie: Engstrom, Psychiatry, S. 27 und 201.

50 Vgl. Cramer, Bedeutung, S. 4–11.

»dass die Kranken fast in 3/4 aller Fälle den Keim mit zur Welt bringen, der dann fast ohne Ausnahme durch das Unglück und den dadurch bewirkten psychischen Schmerz zur Entwicklung und Blüthe gebracht wird. Hiermit soll natürlich nicht gesagt sein, dass nicht auch Unregelmässigkeiten in der Lebensweise, wie sie so häufig im Gefolge des Lasters zu beobachten sind, die Entwicklung der Seelenstörungen befördern und selbst hie und da neue Anlagen zu dieser Krankheit auf viele Generationen hinaus begründen können.«[51]

Seine Formulierungen zur Ätiologie enthalten zwei Komponenten, die im ausgehenden 19. Jahrhundert und nach der Jahrhundertwende von großer Bedeutung für die Legitimationsstrategien der Psychiatrie als Wissenschaft werden sollten. Mit dem Postulat der Erblichkeit ließ sich bald an neue Methoden der Genetik anknüpfen, eine Wissenschaftsströmung, die dann ab der ersten Dekade des 20. Jahrhunderts mit politischen Gestaltungsansprüchen in die Eugenik-Bewegung einfloss. Und mit den implizit enthaltenen Präventionsüberlegungen Cramers drückt sich eine sozialhygienische Komponente aus, die sich mit der um 1900 sich durchsetzenden Professionalisierung in Form eines sozialmedizinischen Selbstauftrages der Psychiatrie weiter verstärkte.[52]

Die im zweiten Teil des Vortrags folgenden Darstellungen der psychiatrischen Konzeption einer zeitgemäßen Anstalt kontrastierte er mit den Lehren aus der Geschichte der Anstaltspsychiatrie. Wiederholt beschwor Cramer das Schreckensbild der Psychiatrie aus der Zeit vor der Französischen Revolution herauf, demnach Patienten in gefängnisartigen »Kasernen«, zu Hunderten konzentriert, in Ketten gehalten und durch allerlei mechanische Zwangsmittel praktisch gefoltert worden waren.[53]

Seine aus der Praxis gewonnenen Erfahrungen ließen Cramer konkret für ein dreigliedriges System aus Abteilungen für »ruhige«, »unruhige« und »aufgeregte« Patienten plädieren.[54] Die Unterbringung beider Geschlechter in einer Einrichtung hielt er für sinnvoll, forderte jedoch die strikte bauliche Einhaltung einer Geschlechterachse, die sich vom zentralen Verwaltungsgebäude, über den Festsaal und der Kapelle durch das gesamte Gelände ziehen solle. Die therapeutische Konzeption legte nahe, dass jede der drei Abteilungsarten (für Männer und Frauen) von einander räumlich getrennt in separaten Häusern einzurichten seien. Zwar sollten z. B. neu eingewiesene Patienten je nach Gemütszustand und

51 Ebd., S. 11.
52 Vgl. Roelcke, Continuities, S. 165.
53 So genannte Tollhäuser und inhumane Lebensbedingungen stellen keinen Mythos dar, wenngleich die von Michel Foucault und in dessen Rezeption von Klaus Dörner vertretene Geschichtsdeutung einer »großen Gefangenschaft« und arbeitsmäßigen Ausbeutung der geisteskranken Armen durch das Bürgertum als widerlegt gelten kann. Vgl. dazu Porter, Wahnsinn, S. 93–99 sowie Schott/Tölle, Geschichte.
54 Im Folgenden weiter mit Cramer, Bedeutung, S. 12–27.

Verhalten zuerst auf die je ruhigere Abteilung aufgenommen werden, um dort von der Stationsatmosphäre im Sinne einer Beruhigung zu profitieren sowie durch vergleichende Beobachtung anderer Patienten zur Krankheitseinsicht zu gelangen. Dennoch galt es im Sinne der inneren Ordnung, die nach diesen Abteilungskriterien gruppierten Patienten voneinander zu trennen und im Einzelfall zustandsbedingt innerhalb der drei Stationstypen hin und her zu verlegen. Anders als in der vormodernen Versorgungsstruktur sollte auf diesem Wege, so Cramers Argument, eine individuelle ärztliche Betreuung ermöglicht werden.

In baulicher Hinsicht sah er die Idealform im seinerzeit noch kaum realisierten Pavillonsystem verwirklicht, in dem die Abteilungen durch Korridore miteinander verbunden werden konnten; ein räumlicher Umstand, der in der von ihm zehn Jahre lang geleiteten Einrichtung Rosegg gar nicht gegeben war.[55] Die Einzelgebäude, je versehen mit einem eigenen Garten, sollten im oberen Geschoss die Schlafräume und Krankenzimmer beherbergen und in der unteren Etage die Tagräume, Esszimmer, Ateliers, Bäder etc. umfassen.

Der virtuelle Rundgang Cramers durch die einzelnen Abteilungen lässt deutlich mehrere Grundprinzipien der mit dem no-restraint-System verbundenen therapeutischen Konzeption erkennen: Neben der beschriebenen individuellen Betreuung, der baulichen Organisation der Anstalt, der Arbeitstherapie (angepasst nach Arbeitsfeldern der Patienten), geschultem Wärterpersonal, aber auch dem offiziell erklärten Anspruch, allen Patienten so viel Freiheit wie möglich zu gewähren, erscheint ein Aspekt von besonderer Bedeutung. Alle genannten Elemente können um dieses Merkmal gruppiert werden: die Haus- bzw. Anstaltsordnung und deren strikte Einhaltung durch Personal und Patienten. Nur jene Geisteskranken, die sich gemäß der »Vernunft« der Anstaltsordnung verhielten, konnten mit einer Unterbringung auf einer ruhigeren Station rechnen, um so in den Genuss erhoffter Freiheiten zu gelangen. Denn erklärtes Ziel aller Maßnahmen, wie z.B. der guten Ernährung, der Art der Beschäftigung, der täglichen Arztgespräche und autoritären Weisung, war es, »vernünftiges Verhalten« zu erreichen. Die »krankhaften Vorstellungen und Gemüthsrichtungen«, so der Sprachduktus Cramers während seiner Schweizer Tätigkeit, »brechen sich an den starren Formen der Hausordnung«. Und an anderer Stelle formuliert er:

> »So weist ein geordneter Anstaltsorganismus dem verwirrten Geist vernünftige Wege, die Wahnideen des Kranken können möglichst wenig zur Geltung kommen und unter

55 Siehe hierzu auch die Festschrift über 150 Jahre Psychiatrie im Kanton Solothurn unter: https://www.solothurnerspitaeler.ch/unsere-spitaeler/psychiatrische-dienste/patienten-angehoerige/publikationen-links/ (5.2.2019).

dieser strengen geistigen Diät heilt erfahrungsgemäss am schnellsten die Krankheit im Gehirn, welche die Seelenstörung hervorbrachte.«[56]

Neben der in vielen Fällen wirksamen medikamentösen Behandlung sei jedoch der »Organismus einer guten Anstalt als das mächtigste Heilmittel« zu betrachten. In diesem Sinne lag die Bedeutung der Irrenanstalten darin, heilbaren Patienten die besten Bedingungen zur Genesung zu bieten und gefährliche Patienten auf die »humanste Weise« zu verwahren.

Der lange Weg nach Marburg – zur hessischen Vorgeschichte der Anstaltsgründung

Die erfolgreiche Gründung der Irrenheilanstalt Marburg Mitte der 1870er Jahre sowie deren institutionelle Anbindung an die Universität mittels eines Lehrstuhls für Psychiatrie war keine Selbstverständlichkeit. Allein die Geschichte der innermedizinischen und politischen Debatten um die Einrichtung einer Irrenheilanstalt reichte über 50 Jahre hinter das Gründungsdatum zurück.[57] Im Zuge von Reformbestrebungen im Kurfürstentum Hessen in den 1820er und 1830er Jahren war der Bedarf für eine solche Einrichtung längst festgestellt worden. Die traditionell in der Region seit der Frühen Neuzeit bestehenden, aber zunehmend veralteten Pflegeanstalten wie z. B. in Haina (Männer), Hofheim sowie Merxhausen (Frauen), ursprünglich unter Landgraf Philipp dem Großmütigen durch Säkularisierung von Klosteranlagen als »Hohe Hospitäler« ins Leben gerufen, hatten ihre Kapazitätsgrenzen überschritten.[58] Zudem sah der Stiftungszweck vor, dort nur »unheilbare« Patienten aufzunehmen. Somit konnten diese Einrichtungen nicht den Zweck einer Heilanstalt erfüllen.[59]

Dass die Errichtung einer benötigten Irrenheilanstalt im Kurfürstentum Hessen über Jahrzehnte hinweg nicht zustande kam, lag einerseits in der Struktur der öffentlichen Gesundheitsversorgung und andererseits in harten Interessenkonflikten der beteiligten Vertreter in Politik und Administration begründet. Als das Kurfürstentum nach dem Deutschen Krieg 1866 annektiert und dann zur preußischen Provinz Hessen-Nassau wurde, verkomplizierte sich die Zuständigkeitssituation zusätzlich. Denn nun unterstand die Medizinalverwaltung dem preußischen Minister für geistliche Unterrichts- und Medizinal-

56 Zit. n. Cramer, Bedeutung, S. 22 f.

57 Diese Entwicklungen sind bereits an anderer Stelle ausführlich beschrieben worden, weshalb hier nur eine kurze Darstellung erfolgt. Siehe dazu die Literaturangaben in den nachfolgenden Anmerkungen.

58 Siehe Vanja/Friedrich/Sahmland, Wende; Vanja, »Clostergänger«; Heinemeyer/Pünder, 450 Jahre.

59 Vgl. Vanja, Irren-Heilanstalt, S. 22.

angelegenheiten (somit auch der medizinische Unterricht). Die regionale Überwachung der staatlichen Medizinalverwaltung oblag dem Oberpräsidenten und für die öffentliche Gesundheitspflege wiederum waren die Bezirksregierungen zuständig. Da letztere gegenüber den Kommunallandtagen verantwortlich zeichneten, lag das lokale Gesundheitswesen letztlich in kommunalständischer Hand. Dies blieb die komplexe Situation bis zur Reichsgründung von 1871.[60] Entsprechend lagen die Interessen darüber, ob, wo und vor allem aus welchen finanziellen Mitteln eine Irrenheilanstalt einschließlich eines Lehrstuhls für Psychiatrie zu errichten sei, zwischen dem preußischen Minister in Berlin, dem Oberpräsidenten in Kassel, den kommunalständischen Selbstverwaltungsorganen, den Städten als potentiellen Standorten sowie der Medizinischen Fakultät der Universität Marburg mitunter recht weit auseinander.[61]

Dabei erhoffte sich die Marburger Medizinische Fakultät den Bau in unmittelbarer Nähe zur ihrer Stadt. Mehrere Fachgutachten, darunter jene der liberal-fortschrittlich eingestellten Mediziner Werner Nasse (Psychiater, Siegburg), Friedrich Wilhelm Beneke (Anatom / Pathologe, Marburg)[62] und Ludwig Meyer (Psychiater, Göttingen) plädierten ebenfalls für den Marburger Standort. Was jene mit der Nähe zur Universität als vorteilhaft für die Lehre und die regionale Versorgung erkannten, ließ in den Kommunalständen die Sorge vor zu großer Abhängigkeit der Anstalt von der Universität aufkommen. Es bestand die nicht unbegründete Befürchtung, für die Errichtung und den Unterhalt von Unterrichtsräumen für die universitäre Lehre aufkommen zu müssen. Zweifel bestanden auch dahin gehend, ob die Tätigkeiten als Anstaltsdirektor und Lehrstuhlinhaber in Personalunion miteinander vereinbar seien, konkret, dass die universitäre Verpflichtung wohl zur Vernachlässigung der Direktoratstätigkeit führen könnte.

Ein vom Kommunallandtag einberufener Verwaltungsausschuss zur Planung der Irrenheilanstalt votierte zunächst für einen Standort in der Nähe von Kassel. Der Französisch-Deutsche Krieg und die Reichsgründung 1870/71 unterbrachen den Entscheidungsfindungsprozess erneut. Als dann der Landesdirektor des kommunalständischen Verbandes und Gegner der Marburger Lösung im April 1871 unerwartet verstarb und sich nun nur noch ein Ausschussmitglied für die Kasseler Alternative aussprach, kippte auf der Sitzung des Kommunallandtages im Juli desselben Jahres die Entscheidung zugunsten des Marburger Standortes.

60 Siehe Sandner, Gründung, S. 41–44; Gutberlet, Vorgeschichte, S. 12.

61 Siehe Vanja, Irren-Heilanstalt, S. 9–38.

62 F. W. Beneke, Ein Votum in der Frage über die zu wählende Localität für die projectirte Irrenheilanstalt in Kurhessen, Marburg 1864, in: Staatsarchiv Marburg (StAM), 307c/Nr. 458. Zu Beneke siehe auch Gutberlet, Vorgeschichte, S. 92.

Damit konnten die konkreten Planungen für den Baustart gemäß den konzeptionellen Überlegungen beginnen.[63]

Neue Psychiatrie – neue Form? Eine städtische Kolonie im Cottage-Stil

Was in dieser Anstaltsdebatte so lange währte, hatte in Marburg insofern Aussicht, doch noch »endlich gut« zu werden, als dass sich in der Psychiatrie der 1860er Jahre ein deutlicher Erkenntnisschub abzeichnete. Die Gründung einer Irrenheilanstalt bot eine historische Chance, Neues zu wagen.

Die Frage nach dem zu wählenden Anstaltsmodell war in den »heißen« Debatten der zurückliegenden etwa fünf Jahre von keinen anderen Überlegungen so stark geprägt wie den Vorschlägen Griesingers zu einer umfassenden Strukturreform des deutschen Irrenwesens. Zwar hatten sich nach Griesingers unerwartetem Tod 1868[64] die konservativen Anstaltspsychiater im Streit um die Irrenreform durchsetzen können.[65] Jedoch zählte die vom Verwaltungsausschuss einberufene Vorbereitungskommission für den Marburger Bau mit Ludwig Meyer einen ehemaligen engen Freund Griesingers und Anhänger einer liberalen Irrenreform zu seinen Mitgliedern.[66]

Griesingers Ausgangspunkt war zunächst die Kritik an der Leitdifferenz »heilbar – unheilbar« gewesen, die er für eine »offizielle Fiktion« hielt.[67] Aus der ihm plausibler erscheinenden Unterscheidung zwischen »akuten« und »chronischen« Krankheitsverläufen forderte er die Einrichtung von kleineren »Stadtasylen« (50–60 Betten) gegenüber den »ländlichen Asylen« (ca. 300 Betten) im Stile einer »agricolen Colonie« (nach dem Vorbild der belgischen Einrichtung Gheel).

Der erste Typus sollte als »klinisches Asyl«, dem Status somatischer Stationen gleichgestellt, unter anderem der Forschung und der universitären Lehre nützlich sein. Frisch erkrankte Patienten sollten hier unbürokratisch bis zur Genesung oder zur Weiterverlegung in das »ländliche Asyl« vorübergehend aufgenommen werden. Der zweite Typus sollte der dauerhaften Aufnahme dienen und je nach Gemütszustand des Patienten eine möglichst freie Behandlung in ländlicher An-

63 Vgl. Sandner, Gründung, S. 51 f.

64 Griesinger starb am 26. Oktober 1868 mit nur 51 Jahren an den Folgen jener Infektionskrankheit, über die er als junger Mediziner promoviert hatte: Diphtherie.

65 Siehe Sammet, Irrenanstalten. Zur breiteren historischen Einordnung von Reformbewegungen in der deutschen Psychiatrie siehe: Blasius, Seelenstörung.

66 Unter den Sachverständigen, deren Gutachten der Ausschuss eingeholt hatte, befanden sich sowohl der Psychiater Werner Nasse (zur der Zeit Anstaltsdirektor in Siegburg, dann Andernach) als auch der Neurologe Carl Westphal (früherer Assistent bei Griesinger). Vgl. Sandner, Gründung, S. 63.

67 Oehlenschläger, »Anlage«, S. 89.

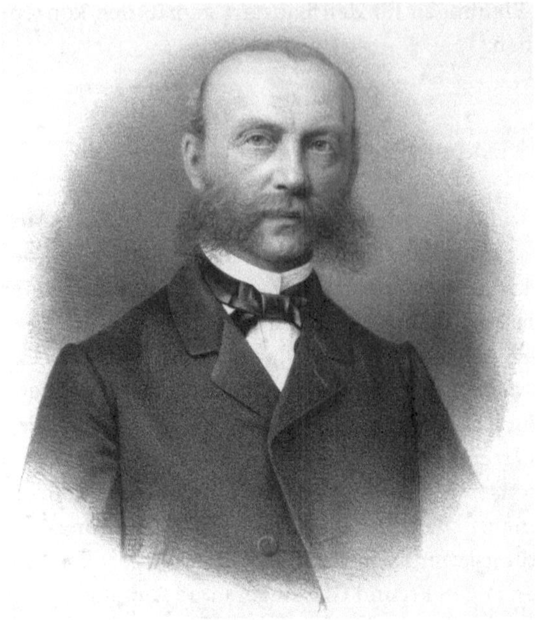

Abb. 1: Wilhelm Griesinger

lage mit Arbeitstherapie oder gar in der kostengünstigen Variante die Betreuung in einer fremden Familie (so genannte Familienpflege) gewährleisten.[68]

Obwohl sich die Beteiligten im Marburger Fall unter anderem aus Kostengründen gegen eine solche Doppellösung entschieden hatten, kann die Umsetzung an nur einem Standort durchaus als Kompromiss mit innovativem Charakter bezeichnet werden. Die ursprünglich von der Planungskommission favorisierte Wahl eines großen »Kasernenbaus« war zugunsten einer Einzelhaus-Lösung fallen gelassen worden. Vor und zur Zeit der Reichsgründung war eine solche Anlage in »Cottages« bzw. in »Pavillons« als Spielart einer »agricolen Colonie« noch nirgendwo umgesetzt worden.[69] Und mit der Entscheidung, ein geeignetes Gelände in unmittelbarer Nähe zur Stadt Marburg – und damit zur Universität – zu erwerben, sowie die geplante Anstalt nur für akut Erkrankte zu verwenden, kam man der Idee des Stadtasyls funktionell zumindest nahe.

Ludwig Meyer, seit 1866 Direktor der Provinzial-Irrenanstalt Göttingen und gleichzeitig Professor für Psychiatrie und Nervenkrankheiten an der Göttinger Universität, galt als profiliertester deutscher Vertreter der »freien Behandlung«. Aufsehen hatte er erstmals erregt, als er während seiner Hamburger Oberarzt-

68 Siehe Griesinger, Irrenanstalten. Zur Analyse und den genannten Anstaltstypen Sammet, Irrenanstalten, S. 145–153.

69 Sandner, Gründung, S. 53.

Tätigkeit im Krankenhaus St. Georg alle Zwangsjacken öffentlich versteigern ließ.[70]

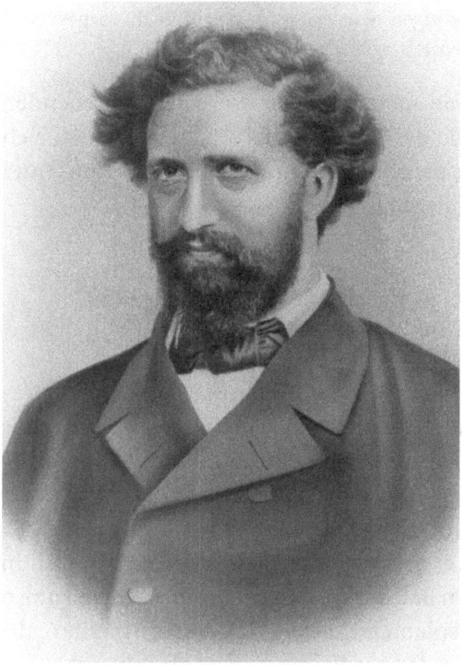

Abb. 2: Ludwig Meyer

1863 meldete er sich programmatisch in der Fachpresse zu Wort, um das no-restraint-System zu verteidigen.[71] Im Rahmen der Expertise für die geplante Marburger Anstalt war er es, der sich gegen die Errichtung einer Abteilung für »störende Patienten« (»Tobsuchtsabteilung« mit angrenzenden Gärten als »Tobhöfe«) und stattdessen für gemischte Unterbringung mit kurzfristiger Absonderung von unruhigen Patienten im selben Gebäude aussprach.[72]

Aus dem Votum des ständischen Verwaltungsausschusses, diese Form der »freien Behandlung« sogleich auf die Einrichtungen Haina und Merxhausen angewandt wissen zu wollen, sprach auch eine gewisse Risikobereitschaft. In seinem Bericht von 1874 hielt der Ausschuss zur Marburger Bauplanung fest, es sei

70 Nolte, Hysterie, S. 38.
71 Meyer, Non-Restraint.
72 Vgl. Meyer, System.

»ein von der Wissenschaft an die Hand gegebener, bis jetzt, so viel bekannt, bei dem Bau einer alle Kategorien Geisteskranker umfassenden Heilanstalt noch nicht gewagter Versuch, wenn er gelingt, von nicht zu unterschätzender Bedeutung für die Behandlung unruhiger Geisteskranker sein, im Falle des Mißlingens indessen für die ständische Verwaltung nur die Notwendigkeit bedingen würde, zwei ursprünglich vorgesehene Gebäude nachträglich noch aufzuführen.«[73]

Man war sich auf kommunaler Ebene nicht nur der eventuell entstehenden Zusatzkosten, sondern auch – im Falle des Erfolgs – der Chance bewusst, sich mittels der eigenen Pionierrolle in der psychiatrischen Versorgung regional und möglicherweise überregional zu profilieren.[74]

Jenseits der Planzeichnungen – Umsetzung im Detail

Die konkrete bauliche Umsetzung ist insoweit von Interesse, als das Bauprogramm die darin eingeflossene medizinische Expertise, hier speziell das psychiatrische Anstaltskonzept zum Ausdruck brachte. Und jenes kann weitgehend auf den Einfluss von Ludwig Meyer sowie auf den ersten Marburger Anstaltsleiter, Heinrich Cramer, zurückgeführt werden.

Die Medizinische Fakultät forcierte, nach anfänglichem Versäumnis, sich in die Jahrzehnte langen Debatten um den Bau der Anstalt einzuschalten, nun umso eifriger die Nutzbarmachung der geplanten Anstalt für die Universität. Ihr Hauptmotiv lag in einer Erweiterung des medizinischen Lehrspektrums, bestand doch bislang keine eigene Professur für Psychiatrie. Gemeinsam mit der Stadt Marburg, die den Bau im Interesse des Universitätsstandortes und der lokalen Gesundheitsversorgung mit 25.000 Talern bezuschusste,[75] hatte die Medizinische Fakultät ein geeignetes Areal in Vorschlag gebracht. Mit romantisch anmutender Landschaftsbeschreibung wurde jenes Gelände angepriesen, auf eben dem die Anstalt dann errichtet wurde:

»In einer nicht ganz eine halbe Stunde betragenden Entfernung von dem Mittelpunkt unserer Stadt liegt südlich von derselben an dem ohne Einsenkung sanft sich abflachenden westlichen bzw. südlichen Abhang der das Tal einschließenden Bergkette, gegen Norden geschützt durch einen Bergvorsprung, auf mäßiger Höhe über der

73 Bericht des ständischen Verwaltungs-Ausschusses über die communalständische Verwaltung des Regierungsbezirks Cassel in den Jahren 1869 bis 1872, Kassel 1874, zit. n. Sandner, Gründung, S. 54.

74 Wie Peter Sandner herausstellt, sollte die Errichtung der Irrenanstalt Marburg mit Gesamtkosten von über 400.000 Talern bis zur Mitte des 20. Jahrhunderts das größte Bauprojekt im Fürsorgebereich durch den kommunalständischen Verband werden. Vgl. Sandner, Gründung, S. 58.

75 Vgl. Hussong, Gründung, S. 69.

Talsohle ein Terrain von trockenem, jedoch fruchtbarem Boden, ganz isoliert von Gebäuden, am Saume eines prächtigen Buchenwaldes; die Aussicht von dieser Stelle auf das heiter belebte Tal mit dem fernen Gebirgszug im Südwesten ist von großer landschaftlicher Schönheit, es ist dies die Gegend jenseits des sog. Glaskopfes diesseits des Forstgartens, auf dem linken Ufer der Lahn.«[76]

Der Bau erfolgte in den Jahren 1872 bis 1876 und zog sich in Teilbereichen ein weiteres Jahr hin. Meyers in einer Fachzeitschrift abgedruckte Erläuterung seiner Beratungen des ständisch beauftragten Baumeisters Wilhelm Brüning dokumentiert eindrücklich,[77] welche Schlüsse der Göttinger Psychiatrieprofessor aus seinen Hamburger Erfahrungen mit dem no-restraint-System nun in Marburg zur Anwendung bringen wollte.[78] In konzeptioneller Konsequenz des Prinzips der »freien Behandlung« waren nur zwei Kategorien von Stationen für die etwa 250 geplanten Plätze vorgesehen: die »Klinik« mit je einer Abteilung für Frauen und Männer (F II, M II) und Gebäude für die »rüstigen« Kranken. Während die »Kliniken« die akut erkrankten Frauen und Männer, die Bettlägerigen und all jene Patienten, die besonderer ärztlicher Aufsicht bedurften, umfassen sollten, bildeten die übrigen sechs Häuser mit je eigener Gartenanlage (F III–V sowie M III–V) die eigentliche »Hauptanstalt«. Zwei weitere Gebäude, die Pensionate (F I, M I), waren als offene Häuser für Patienten »besserer Stände« vorgesehen. Sie befanden sich sogar außerhalb des Kerngeländes der Anstalt. Hinzu traten schließlich die Verwaltungs- und Wirtschaftsgebäude, eine Kapelle, ein Festsaal, eine Gärtnerei sowie die angrenzenden landwirtschaftlichen Flächen. Die Geschlechterachse durchzog architektonisch das innere Areal und sorgte für eine (relative) spiegelbildliche Symmetrie.

Die beiden klinischen Häuser erhielten keine »Zellabteilung«, wie andernorts üblich, sondern zwei einzelne Zellen im unteren Stock sowie drei Isolierzimmer in der Etage darüber. Die Gruppe der sechs Häuser für die »rüstigen« Kranken erhielten nur je eine »Zelle«. Hinsichtlich der äußeren Sicherungsmaßnahmen wurde auf Vergitterungen der Fenster und Anstaltsmauern gleichermaßen verzichtet. Der umgebende Park lief ebenfalls ohne festes Hindernis in die Felder

76 Zit. n. Jahrmärker, 55 Jahre, S. 7. Siehe zudem das »Votum der medicinischen Facultät zu Marburg in Betreff einer für den Regierungsbezirk Cassel zu errichtenden Irrenheilanstalt, Marburg«, in: StAM, 220, Nr. 377.

77 Siehe Meyer, System.

78 Bereits seine sechsjährigen »negativen Beobachtungen« an der Irrenabteilung des Hamburger Allgemeinen Krankenhauses (St. Georg) hätten die baulichen Überlegungen zur 1864 eröffneten Hamburger Irrenanstalt inspiriert. Analog wollte Meyer den Erfahrungstransfer aus Hamburg und Göttingen nach Marburg verstanden wissen. Siehe Meyer, System, S. 224. Karen Nolte nimmt an, das Marburger Projekt habe für Meyer auch deshalb einen besonderen Reiz ausgeübt, weil er in Göttingen für die Ausgestaltung der dortigen Anstalt gewissermaßen zu spät ins Amt gesetzt worden war und auf das seiner Ansicht nach veraltete Baukonzept keinen Einfluss mehr nehmen konnte. Vgl. Nolte, Hysterie, S. 36.

bzw. den angrenzenden Wald aus. Bezüglich der Innenstruktur der Funktionsbauten lehnte Meyer die Anlage von getrennten Räumen für ruhige, unruhige, tobsüchtige oder unreinliche Patienten ab. Diese führe

> »unfehlbar dahin, sie, der Zahl nach, gewissermaßen in Permanenz zu erklären und das Wartpersonal so gut wie von jeder Verantwortung für den Zustand dieser Kranken zu entbinden«.[79]

Mit Blick auf die bestmöglichen Heilungschancen sei es eher angebracht, z. B. unruhige Patienten unter ruhigen leben zu lassen.

Selbstbewusst wirken die Schilderungen Meyers der beiden klinischen Abteilungen, deren gemeinsame Anordnung mit dem Verwaltungstrakt und dem Küchengebäude in Form eines Vierecks mit Innenpark, quasi am »Kopf« des Anstaltsgeländes gelegen, den besonderen psychiatrischen Stellenwert dieser Abteilungen zum Ausdruck brachte. In Göttingen hatte sich die Kombination aus funktionalen und therapeutischen Elementen seiner Einschätzung nach praktisch bewährt:

> »Diese (…) Anordnung der Gebäude sorgt dafür, dass man von den Kranken-Abtheilungen aus überall in Gärten sieht, und weder der Gesichts- noch der Geruchssinn unter den unvermeidlichen Proceduren der Wirthschaft zu leiden hat. Sämmtliche Wohn- wie Schlafräume der klinischen Abtheilungen haben volles Südlicht und münden auf einen überaus geräumigen Corridor, welcher mit zahlreichen Fenstern seitlich, wie an beiden Giebeln versehen, dem ganzen Gebäude frische Luft zuführen kann, ohne die Inwohner dem Zug auszusetzen.«[80]

Die Forderung nach derartigen, die Gesundheit fördernden Aufenthaltsbedingungen (frische Luft, Licht, Blickfreiheit) fand schließlich ihre Erfüllung in der Gesamtanlage als Park, für die das Cottage- bzw. Pavillon-System besonders geeignet war.[81]

Eine zweite zeitgenössische Planzeichnung aus Brünings Baubüro belegt, dass auf eine Binnendifferenzierung der Patientengruppen in baulicher Hinsicht nicht vollständig verzichtet wurde. Meyers Anspruch, Dogmen der Psychiatrie aufzubrechen, ging bereits im Beginn nicht vollends auf. In der nummerischen Legende der zweiten Zeichnung ist jene dreigliedrige Einteilung zu finden, für die Heinrich Cramer in der Schweiz eingetreten war. Die sechs Männer- und Frauenhäuser wurden in der Legende bezeichnet als: »Abtheilung für arbeitsfähige (ruhige) Kranke, Abtheilung für arbeitsfähige (halbruhige) Kranke und

79 Zit. n. Meyer, System, S. 255.
80 Zit. n. ebd., S. 226.
81 Vgl. hierzu die historische Rekonstruktion der gärtnerischen Konzeption der Marburger Irrenanstalt von 1873 in: Posor, Parkanlage.

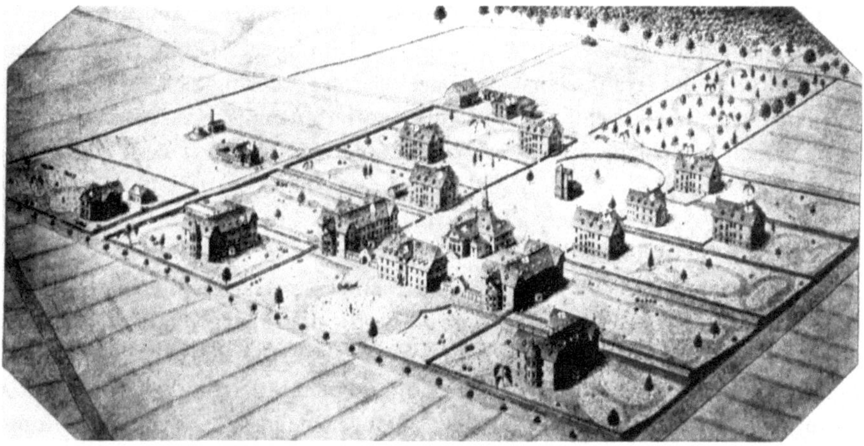

Abb. 3: Stich der Irrenheilanstalt aus der Gründungszeit

Abtheilung für arbeitsfähige (aufgeregte) Kranke«.[82] Der Begriff »arbeitsfähig« kommt hier als synonyme Entsprechung dem von Meyer verwendeten Wort »rüstig« gleich und zeugt von dem Versuch seiner Neukategorisierung. Die Rede von »aufgeregten« Patienten vermied Meyer tunlichst. Die in seinem Artikel abgedruckte Zeichnung führt entsprechend eine Legende, in der die sechs Funktionsbauten lediglich als »Einzelhäuser« bezeichnet werden.[83] Versteht man die Legendenbeschriftung der zweiten Planzeichnung als konzeptionellen Kompromiss zwischen Cramer und Meyer, und dafür könnten die drei Parenthesen sprechen, war die Dreiteilung von Beginn an angelegt.

Baumeister Brüning hatte zu Beginn der Planungen darauf gedrungen, bald den Anstaltsdirektor auszuwählen, um mit diesem vor allem die innere Ausgestaltung der Abteilungshäuser zu beraten. Nachdem Cramer 1874 zum Direktor berufen worden war, nutzte er unmittelbar die Gelegenheit, entsprechend Einfluss zu nehmen. Neben der bereits im Herbst 1874 von ihm erstellten Haus-

82 Dies belegen auch die Bauzeichnungen Brünings zu den einzelnen Häusern. Siehe die 1873/1874 erstellte Zeichnung sowie den Grundriss der Abteilung für arbeitsfähige (ruhige) Kranke auf der Männerseite in: Sandner/Aumüller/Vanja, Heilbar, S. 423f.

83 Die Brüning'sche Planzeichnung aus Meyers Artikel war Ende des Jahres 1873 oder Anfang 1874 erstellt worden. Präsentiert wurde sie dem Kommunallandtag im Juni 1874, bei dessen Mitgliedern sie besondere Beachtung fand. Vgl. Sandner, Gründung, S. 56 mit Anm. 83. Das genaue Entstehungsdatum der zweiten Planzeichnung bleibt ungewiss, ebenfalls etwa 1873/1874. Der Vergleich beider Zeichnungen lässt den Schluss zu, dass es sich bei der von Meyer verwendeten Skizze um den älteren Entwurf handelt. Auf ihr ist z.B. das tatsächlich erbaute Kesselhaus noch nicht eingezeichnet. Jene hinter dem Festsaalgebäude eingetragene Querbaracke wiederum ist nie umgesetzt worden. Vgl. dazu auch den Lageplan der Landesheilanstalt Marburg aus dem Jahr 1910 sowie die historische Luftaufnahme von ca. 1930, beide abgedruckt in: Sandner/Aumüller/Vanja, Heilbar, S. 247 u. 438.

ordnung, formulierte er seine Änderungswünsche baulicher Art mittels eines Briefes vom 6. November 1874 gegenüber Brüning als »Ergänzungen zum Bauprogramm der Irrenheilanstalt«. Darin waren Forderungen nach modernen Sanitäranlagen ebenso enthalten, wie die Ausstattung aller Häuser mit Blitzableitern oder Vorschläge für die Warmwasserversorgung. Den Kern seiner Ergänzungen bildete die Kritik, es fehle bislang »eine größere Zahl von Einzelzimmern, die mit Recht von allen Schriftstellern über die Behandlung ohne Zwangsmittel gefordert werden«.[84]

Das »ärztliche System« Meyers sollte in seiner Funktionsfähigkeit allerdings erst durch zwei weitere Komponenten vollständig plausibel gemacht werden, die Cramer ebenfalls ohne Einschränkung unterstützte: erstens, die lückenlose Begleitung bzw. Betreuung der Patienten und zweitens, deren Beschäftigung. Als therapeutischen Überbau setzten sowohl Meyer als auch Cramer diese Komponenten quasi als zwei Säulen unter das gemeinsame Dach der so genannten »Anstaltsfamilie«.

In psychiatriehistorischer Perspektive waren die Konzeption und bauliche Umsetzung der Marburger Irrenanstalt im Jahr 1876 ein absolutes Novum, was auch in der zeitgenössischen Literatur gewürdigt wurde.[85] Nur eine weitere, im selben Jahr eröffnete Einrichtung konnte neben Marburg die innovative Form des Pavillonsystems aufweisen. Hierbei handelte es sich um die Provinzial-Heil- und Pflegeanstalt Düsseldorf-Grafenberg.[86]

»Anstaltsfamilie« als »totale Institution«? – Alltag zwischen Theorie und Praxis

In Cramers Arbeiten aus der Schweizer Zeit finden sich noch keine Hinweise auf den Begriff der Anstaltsfamilie, die für den Marburger Standort später so prägend werden sollte. Allerdings hatte die damalige Formulierung des »Anstaltsorganismus« bereits die Vorstellung einer spezifischen sozialen Einheit, eines in sich geschlossenen Systems enthalten. In Meyers Konzeption scheint die Idee der psychiatrischen »Familie« bereits dort auf, wo er die Vorteile der Gruppenbegrenzung auf 20 Patienten pro Abteilung der »Hauptanstalt« erläuterte. Jede

84 Zitat und Angabe hier nach Oehlenschläger, »Anlage«, S. 85.

85 Vgl. Nolte, Hysterie, S. 38.

86 Vgl. Sandner, Gründung, S. 53 mit Anm. 66. Allerdings war in Düsseldorf die Entscheidung für eine Pavillon-Anlage dem zur Verfügung stehenden Baugrund geschuldet, der einen gewünschten Kompaktbau nicht zuließ. So erhielt Grafenberg seinen Modellcharakter in der Rheinprovinz eher unfreiwillig. Anders als in Marburg wurde die Anlage auch gänzlich abseits der Stadt errichtet und z. B. durch eine Anstaltsmauer eingehegt. Zudem erhielten die Abteilungsfenster allesamt Gitter. Siehe dazu die virtuelle historische Ausstellung anlässlich des 125-jährigen Bestehens des heutigen LVR-Klinikums Düsseldorf unter: https://klinikum-duesseldorf.lvr.de/de/nav_main/ueber_uns/geschichte/geschichte_1.html (5.2.2019).

dieser Gruppen stelle, so Meyer, »gleichsam eine Familie« dar.[87] Für die »Gesundheit, die Ruhe und Behaglichkeit« der Patienten hielt er die Einteilung in kleinen Gruppen als therapeutisches Instrument für sinnvoll und kaum mehr erklärungsbedürftig.[88]

Die metaphorische Übertragung von Familienstrukturen als kleinster sozialer Einheit auf die Anstaltsorganisation war ideengeschichtlich nicht neu. Bereits in den 1840er Jahren hatte der badische Irrenarzt Christian Friedrich Wilhelm Roller, Gründer der Heil- und Pflegeanstalt Illenau, die Anstalt als »große Familie« konzeptionalisiert.[89] Und dass sich mit dem nicht nur für Psychiater attraktiven Bild der »Anstaltsfamilie« pädagogischer Anspruch und paternalistische Rollenstruktur gleichermaßen verbanden, belegt der Auszug einer Denkschrift, die im Zuge der Streitigkeiten um die Errichtung der Marburger Anstalt Ende der 1860er Jahre entstanden war. Darin wurde postuliert, alle Irrenanstalten seien auch Erziehungsanstalten. Wörtlich hieß es:

> »So wird eine Irrenheilanstalt, wenn sie wirklich ihrer Aufgabe gerecht werden will ein großes Familienhaus, in dem der Arzt der Vater, die Kranken die Kinder sind, die ein um so größeres Gefühl für liebevolle Behandlung hegen, als sie derselben in ihrer Hülflosigkeit bedürfen.«[90]

Noch mehr als in Meyers theoretischen Überlegungen sollte Cramer diesem Ideal in der Praxis entsprechen. Für ihn verband sich das mit der bereits in der Schweizer Zeit zentral herausgestellten Bedeutung der Anstaltsordnung. Erneut betonte er, das »wesentliche Heilmittel« werde »stets der Organismus der Anstalt selbst« sein müssen. Und ganz dem Sinn seiner damaligen Überlegungen zur »Bedeutung der Irrenanstalten« entsprechend formulierte er:

> »Ein guter Anstaltsorganismus hat die Kranken in familiärer, richtiger Weise zu beherbergen, sie entsprechend zu ernähren, zu bekleiden, zu beschäftigen, zu unterhalten.«[91]

Doch was bedeutete dies im Anstaltsalltag für die Ärzte, die betreuenden Dienstkräfte und sonstigen Angestellten, aber vor allem für die Patienten? Zunächst sollte der familienartige Zusammenhalt dadurch gefördert werden, dass die Kleingruppen einer Abteilung Tag und Nacht mit den Wärtern bzw. Wärterinnen verbrachten. Es wurde gemeinsam gegessen, wobei sowohl alle Patienten als auch die Dienstkräfte dieselbe Kost erhielten. Man schlief in denselben

87 Zit. n. Meyer, System, S. 228.
88 Ebd.
89 Nolte, Hysterie, S. 43.
90 Denkschrift »Zur Frage der Errichtung einer Irrenheilanstalt für den Regierungsbezirk Kassel« von 1868, zit. n. ebd., S. 44.
91 Zit. aus Jahresbericht der Irrenheilanstalt zu Marburg vom Jahr 1877, in: HStAM, 220/ Nr. 380.

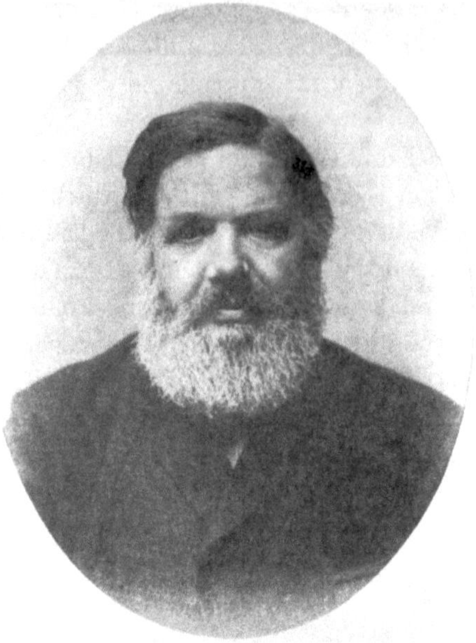

Abb. 4: Heinrich Cramer

Sälen. Einzig der Oberwärter bzw. die Oberwärterin hatten ein separates »Dienstzimmer«, in das sie sich zurückziehen konnten.

Die Wärter begleiteten die arbeitsfähigen Männer den Tag über und hatten dieselbe Arbeit zu verrichten, um durch gutes Vorbild die Arbeitsmotivation der Patienten zu steigern. Ein Wärter sollte seinem Verhalten nach, so Cramer, nicht Aufseher, sondern »Kamerad« des Patienten sowie der »beste und fleißigste Arbeiter« sein.[92] Somit war ein Privatleben für die Aufsichtskräfte nicht vorgesehen, ja es bestand sogar ein Heiratsverbot. Erst nachdem sich im Laufe der Jahre wiederholt Personalprobleme ergaben, wurde den Wärtern gestattet, zu heiraten und eigene Wohnungen auf dem Gelände zu beziehen. Für die Wärterinnen galt das Heiratsverbot allerdings bis in die Zeit der Weimarer Republik hinein.[93]

Zweck dieser enormen Nähe von Patienten und Personal war es im Sinne von no-restraint, durch andauernde Beobachtung unerwünschtes Verhalten frühzeitig zu erkennen, ungünstige Entwicklungen beruhigend zu begleiten oder zu

92 Zit. n. Jahrmärker, 55 Jahre, S. 11.

93 Vgl. Nolte, Hysterie, S. 47f. Noch bis in die zweite Dekade des 20. Jahrhunderts hinein erhielten die Wärterinnen trotz der physisch und psychisch ebenso belastenden Arbeit deutlich geringeren Lohn als die männlichen Kollegen, waren nicht verbeamtet und mussten somit ohne Altersvorsorge auskommen. Ihre Freizeit war auf gerade 11 Stunden im Monat begrenzt.

verhindern. Vollständig vermeiden ließen sich Entweichungen, körperliche Tätlichkeiten, Suizidversuche, Onanie oder Kotschmieren jedoch nicht, bestenfalls eindämmen. Darüber war sich der Anstaltsdirektor aus seiner Erfahrung in der Schweiz vollends im Klaren.[94]

Das selbst auferlegte programmatische Motto Cramers für die psychiatrische Praxis lautete im O-Ton: »Nachtwache, gute Anstalt, gute Wärter und – guter Wille« – so die persönliche Erinnerung von Cramers Nachfolger Franz Tuczek.[95] Angesichts einer solchen engmaschigen Betreuung lässt sich retrospektiv freilich kritisieren, dass der vormals physische Zwang einzig durch strenge Daueraufsicht – ohne Rückzugsräume – auf die psychische Ebene verlagert wurde.[96] Psychiatriegeschichtlich ist allerdings bedeutsam, dass die »freie Behandlung« nachhaltig auf einem neuen Verhältnis zwischen Patient und Institution basierte. Auch nach Cramers Tod wurde großer Wert auf die Beibehaltung dieser Prinzipien gelegt. Eine Dienstanweisung für die Pflegekräfte (1904) machte unmissverständlich klar, dass bei Fehlgriffen und Entgleisungen der Angestellten kein Toleranzbereich bestand:

> »Es ist streng untersagt, gegen die Kranken Schimpfworte zu gebrauchen, oder sie zu schlagen oder zu misshandeln. Die WärterInnen sollen immer daran denken, daß, wenn Kranke dergleichen tun, dies nur krankhafte Äußerungen sind. Unter keinen Umständen ist es gestattet, die Kranken mit ›Du‹ anzureden. Misshandlungen werden mit sofortiger Entlassung bestraft und können Gefängnisstrafe nach sich ziehen.«[97]

Ein weiteres Instrument zur Herstellung von Kontinuität im Alltag war die so genannte »Arbeitskolonie«. Ludwig Meyer war bewusst gewesen, welchen praktischen Problemen sich eine solche »Heilanstalt« durch die hohe Patientenfluktuation würde stellen müssen. In seinem Konzept war angedacht, dass etwa zehn arbeitsfähige Patienten, »welche gleich dem Dienstpersonale der Anstalt eine regelmässige Verwendung im Haushalte derselben finden, (…) unter Aufsicht einzelner Angestellten [wohnen]«.[98] Um den Anstaltsbetrieb aufrecht zu erhalten, mussten demnach chronisch kranke Patienten behalten werden. In der Tat beantragte die Irrenanstalt etwa zehn Jahre nach ihrer Gründung bei der Kommunalverwaltung die Einführung einer solchen »Arbeitskolonie«, bestehend aus 20 Männern und 15 Frauen. In der Begründung des Anstaltsdirektors hieß es, diese speziell ausgewählten »wohldisziplinierten, fleißigen« Kranken würden die Arbeitslust anderer Patienten anregen und be-

94 Vgl. Fetscherin, Jahresversammlung, S. 231–236.
95 Zit. n. Tuczek, Nekrolog, S. 789.
96 Vgl. Nolte, Hysterie, S. 39.
97 Zit. n. ebd., S. 46.
98 Zit. n. Meyer, System, S. 227.

fördern. Das Gesamtkonzept der Anstalt würde durch dieses »Heilmittel« erst vervollständigt.[99]

Die angedachte Zuteilung der Beschäftigungsfelder in der Arbeiterkolonie war von bürgerlichen Rollenerwartungen stark geprägt. Patientinnen sollten in der Anstaltsküche, in der Nähstube oder im Waschhaus eingesetzt werden; eine Vorstellung, die schon beim Bau in der Platzierung des Waschhauses zwischen den drei Abteilungsgebäuden für arbeitsfähige Frauen seinen Ausdruck fand. Die männlichen Mitglieder der Kolonie waren für die Werkstätten, wie Schreinerei, Schneiderei, Schlosserei, Buchbinderei, die Gärtnerei oder die Landwirtschaft vorgesehen.[100] Meyers »ärztliches System« setzte analog auch für die männlichen Insassen auf räumliche Nähe von »Familienhäusern« und Funktionsbauten. Er wollte ausdrücklich hervorgehoben wissen,

> »dass die Vertheilung der einzelnen Häuser auf dem Terrain der Anstalt die mannichfaltige Verwendung der rüstigeren Geisteskranken in den verschiedenen Zweigen des Anstaltshaushaltes wesentlich erleichtert«.[101]

Bei aller stärkeren Einbindung von chronisch kranken Patienten in den Arbeiterkolonien legte Cramer großen Wert darauf, die Einrichtung nicht zu einer Pflegeanstalt werden zu lassen – eine konzeptuelle Gratwanderung also. Daher wurden weiterhin jene, von Cramer als die »chronisch Maniakalischen« (gemeint: Erregten), »Blödsinnigen«, »Unreinen« und »ethisch Defekten« (gemeint: Kriminelle mit nicht heilbaren Psychosen) bezeichneten Patienten in die – unter seiner Beteiligung – erneuerten Pflegeanstalten Haina und Merxhausen verlegt. Welcher vorteilhafte Effekt sich durch diese Segregation für den Marburger Standort ergab, äußerte Cramer 1885 wie folgt:

> »(...) die frisch eintretenden Kranken sehen nicht mehr mit Schrecken auf diese geistigen Ruinen, sie erblicken ihre Leidensgenossen und finden dadurch entschieden Beruhigung; die ganze Anstalt sieht immer mehr einem Krankenhaus für innere Kranke ähnlich und der Reklusionsapparat tritt vollkommen zurück«.[102]

Nach den zeitgenössischen Erkenntnissen der psychiatrischen Krankheitslehre mochte die konzeptionelle Trennung von »Heilbaren« und »Unheilbaren« zunehmend überholt erscheinen. Selbst Cramer, der seit 1877 auch den Lehrstuhl für Psychiatrie innehatte,[103] meldete wiederholt Zweifel an diesen Kategorien

99 Zit. n. Jahrmärker, 55 Jahre, S. 12.
100 Vgl. Oehlenschläger, »Anlage«, S. 89.
101 Zit. n. Meyer, System, S. 228.
102 Zit. n. Jahrmärker, 55 Jahre, S. 12.
103 Zu Cramers Eklektizismus in der theoretischen Ausrichtung der psychiatrisch-universitären Lehre siehe Nolte, Hysterie, S. 309–311. Zum ersten Lehrstuhl unter Cramer siehe noch Gutberlet, Vorgeschichte, 68–78 sowie Oehlenschläger, »Anlage«, S. 83 und 87.

an.[104] In der Praxis war man ihnen aber aufs immer Neue ausgesetzt. Allein die funktionelle und begriffliche Trennung von »Heilanstalt« und »Pflegeanstalt« sorgte für die Konservierung der alten Mentalität. Darin lag gewissermaßen ein Dilemma der erst jungen und unvollendeten Psychiatriereform, an der Psychiater wie Meyer und Cramer teilhatten. Denn mit diesen Definitionsfragen waren auch Aspekte der Pflegekosten, sprich der Abrechnung des Anstaltsaufenthaltes verbunden. Wurde ärztlich die »Unheilbarkeit« eines Patienten postuliert, waren Krankenkassen oder Fürsorgeverbände nicht mehr verpflichtet, die höheren Kosten für die Behandlung in der »Heilanstalt« zu übernehmen.[105] Die betreffenden Patienten mussten entweder nach Hause entlassen oder, wenn dies nicht möglich war, in Pflegeanstalten verlegt werden. Die Definitionsmacht lag zwar in der Hand der Anstaltspsychiater. Jedoch war man ständig zu Aushandlungen mit den Kassen und Fürsorgeverbänden gezwungen, um z. B. einen »unheilbaren«, aber produktiven Patienten, der für den Anstaltsbetrieb unentbehrlich erschien, in der Anstalt belassen zu können. Diese gutachterliche und administrative Korrespondenzarbeit war mit hohem Aufwand verbunden.[106]

Die Funktion dieses spezifischen Behandlungskonzepts ist bereits in der Herstellung einer »temporären Ersatzfamilie« erkannt worden.[107] Besonders deutlich wird diese der »Anstaltsfamilie« innewohnenden Idee an dem über das Jahr verteilten Unterhaltungsprogramm, auf das nicht nur atmosphärisch großen Wert gelegt wurde. Therapeutisch war der Auftrag, den »akuten« Patienten, die krankheitsbedingt nicht arbeiten konnten oder wollten, soviel gesellige Anregungen und Abwechslung wie möglich zu bieten. So fanden regelmäßig Theateraufführungen, Konzerte, Gesangs- oder Kegelabende sowie Feste statt, bei denen sogar der Genuss von Alkohol erlaubt war. Cramer lebte mit seiner Familie selbst auf dem Anstaltsgelände und nahm zu diesen Anlässen persönlich teil.

Zum Weihnachtsfest wurde die Bescherung mit dem Christkind gefeiert. Viele Patienten erhielten per Post Geschenksendungen, die ausgegeben und zusammen geöffnet wurden und, so die Anstaltschronik von 1880: »wo es Not that, versah die Anstalt Vaterstelle«.[108]

Das Konzept der »Anstaltsfamilie« bietet vielseitige Möglichkeiten der Interpretation. Erstens tritt der Charakter einer gewissen inneren Abgeschlossenheit hervor. Der Anstaltsalltag erinnert, z. B. bezüglich der Stellung der

104 Vgl. Oehlenschläger, »Anlage«, S. 89.

105 Laut einer Darstellung des zweiten Nachfolgers im Direktorat, Max Jahrmärker, vertrat Cramer selbst die Ansicht, dass für die chronisch kranken Patienten die »kostspielige Einrichtung« der Marburger Anstalt nicht nötig sei. Vgl. Jahrmärker, 55 Jahre, S. 12.

106 Vgl. Oehlenschläger, »Anstalt«, S. 89.

107 Zit. n. Nolte, Hysterie, S. 44.

108 Zit. n. Oehlenschläger, »Anstalt«, S. 86.

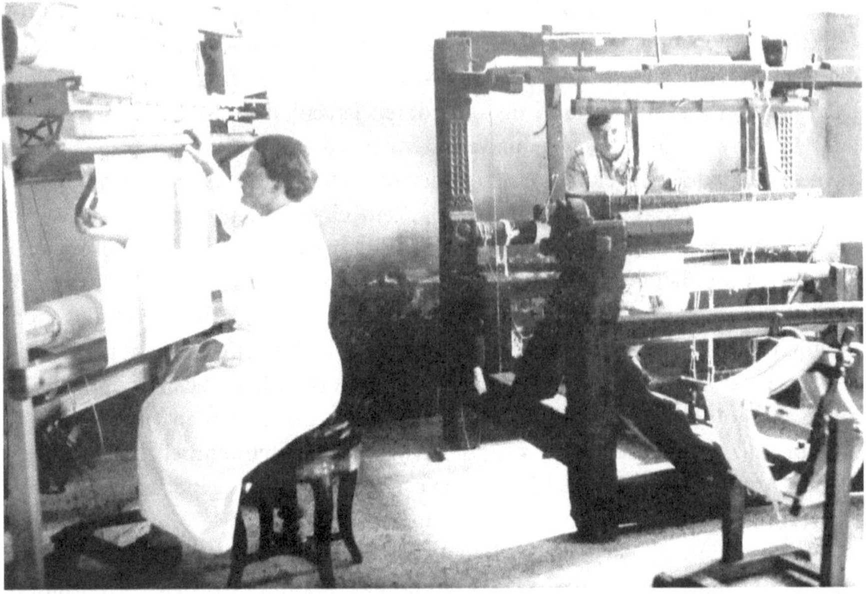

Abb. 5: Arbeitstherapie Weberei

Pflegekräfte an christliche Kongregationen bzw. das Gemeinschaftsleben in einer Klostergemeinschaft. An anderer Stelle wurde die Marburger Lösung bereits als eine Art Landkommune[109] sowie – weitaus sozialkritischer – als »totale Institution« bewertet.[110] Zweitens: Die Beobachtung, dass dieses liberale Reformprojekt aufgrund der sozialen Herkunft seiner Vertreter noch immer paternalistisch ausgerichtet war und sich von bürgerlicher Rollenerwartung der Geschlechter, d.h. letztlich vom Zeitgeist der Wilhelminischen Ära nicht zu lösen vermochte, vermag nur wenig zu überraschen. Fortschrittliche Behandlungskonzepte wie die Übernahme des englischen »open-door«-Systems (seit 1883) fanden eben nur auf den »ruhigen« Männerstationen Anwendung, während die Frau, so Cramer, »ins Haus (…) und außerhalb desselben nur in Verhältnisse, die vollkommen gesichert seien« gehöre.[111] Plausibilität hat allerdings drittens jene Deutung, die »Anstaltsfamilie« als eine Art psychiatrisches Gegenkonzept zu begreifen, in dem Familienkritik als Motiv enthalten war. Erkannten Psychiater nämlich die Krankheitsursachen in den häuslichen Kon-

109 Vgl. Müller, Wege, S. 53.

110 Karen Nolte bezieht sich auf das Konzept von Erving Goffmann. Demnach sieht sie die Marburger Anstalt als eine »Wohn- und Arbeitsstätte einer Vielzahl ähnlich gestellter Individuen, die für längere Zeit von der übrigen Gesellschaft abgeschnitten sind und miteinander ein abgeschlossenes, formal reglementiertes Leben führen«. Zitat aus Goffmann nach Nolte, Hysterie, S. 66.

111 Zit. n. Jahrmärker, 55 Jahre, S. 11.

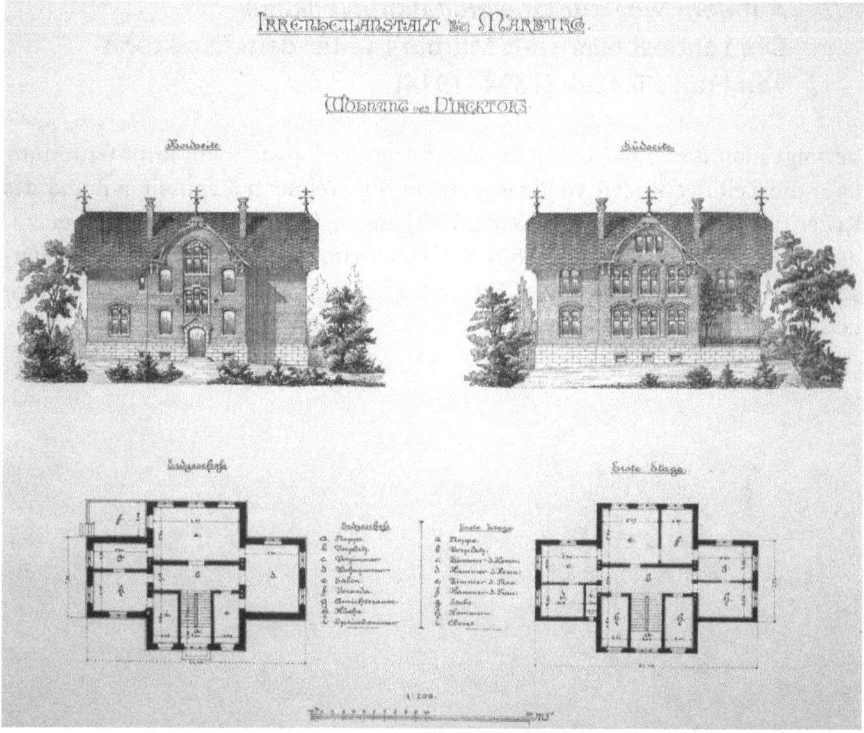

Abb. 6: Wohnhaus des Direktors auf dem Anstaltsgelände

stellationen, konnte die Heilung, so der psychiatrische Umkehrschluss, nur außerhalb, d. h. in der Ersatzfamilie erreicht werden.[112] In Marburg kam es von Beginn an vor, dass Patienten mit der Begründung in der Anstalt behalten wurden, sie würden in ihrer häuslichen Umgebung nur verwahrt werden und damit »degenerieren«.[113]

Versteht man drittens das no-restraint und die »Anstaltsfamilie« als Anstrengung einer medizinischen Disziplin, in der Öffentlichkeit Anerkennung zu erhalten, so lässt sich dieses ganzheitliche Konzept auch als strategisches Instrument auffassen, mit dem die Psychiatrie nicht nur das ihr anhaftende schlechte Image abstreifen wollte, sondern sich auf dem Markt der Gesundheitsversorgung als attraktiv zu positionieren versuchte.

112 So die These von Nolte, Hysterie, S. 43f.

113 Zit. aus Jahresbericht der Irrenheilanstalt zu Marburg vom Jahre 1876, erstellt von Heinrich Cramer, in: HStAM, 220/Nr. 380.

II.2 Auf dem Weg zur Universitätsnervenklinik. Die Landesheilanstalt Marburg unter dem Direktorat von Franz Tuczek (1894–1914)

Verfolgt man die Entwicklung der Marburger Heilanstalt von ihrer Gründung über die Zeit des Ersten Weltkriegs bis in die Weimarer Republik anhand des Kriteriums der jährlichen Patientenbelegungen, lassen sich neben einer zunehmenden Auslastung - bis hin zur Überlastung - mehrere Phasen unterscheiden. Der Zeitraum von der Eröffnung bis zum Ende der 1880er Jahre umfasst den Prozess des Aufbaus.

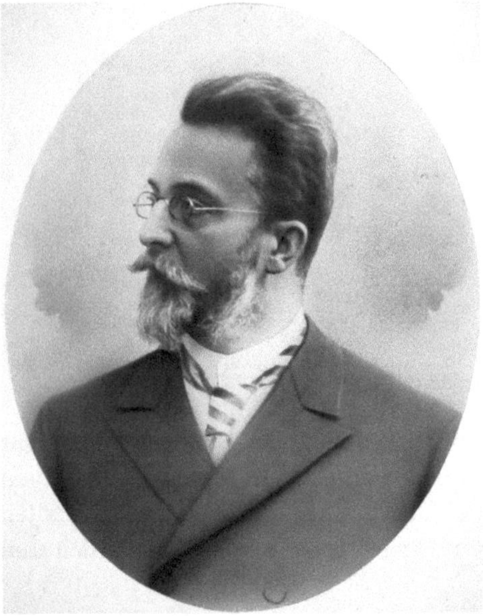

Abb. 7: Franz Tuczek

Nach einem raschen Anstieg auf etwa 150 Patienten pro Jahr pendelte sich die Belegungszahl Mitte der 1880er Jahre bei etwa 200 Frauen und Männern ein. Diese Aufbauphase war um 1880 endgültig abgeschlossen und ging nun in eine Konsolidierungsphase über. Vom Tode Heinrich Cramers im Jahr 1893 bis zum Jahrhundertwechsel erreichten die jährlichen Patientenzahlen unter der Leitung seines Nachfolgers Franz Tuczek mit durchschnittlich 230 bis 250 belegten Betten jenes Niveau, das in der ursprünglichen Konzeption an Planbetten angedacht worden war: etwa 120 Plätze für akut Erkrankte, 60 Plätze für »ruhige« Kranke und 50 Betten für »Pensionate«.

Der weitere Anstieg der Belegungszahlen ab dem Jahr 1903, zunächst auf 300 Patienten jährlich bis hin zu über 400 im Jahr 1913 kann sowohl mit baulichen Erweiterungen und konzeptionellen Veränderungen unter Tuczek als auch mit Verschiebungen in der regionalen Versorgungsstruktur in Zusammenhang gebracht werden, worauf im Weiteren noch näher eingegangen wird. Diese erste große Expansionsphase wurde durch den Ersten Weltkrieg jäh unterbrochen. Während der Kriegsjahre 1914 bis 1918 schrumpfte die Zahl an behandelten zivilen Patienten um über die Hälfte wieder auf das Niveau der 1890er Jahre zurück.[114]

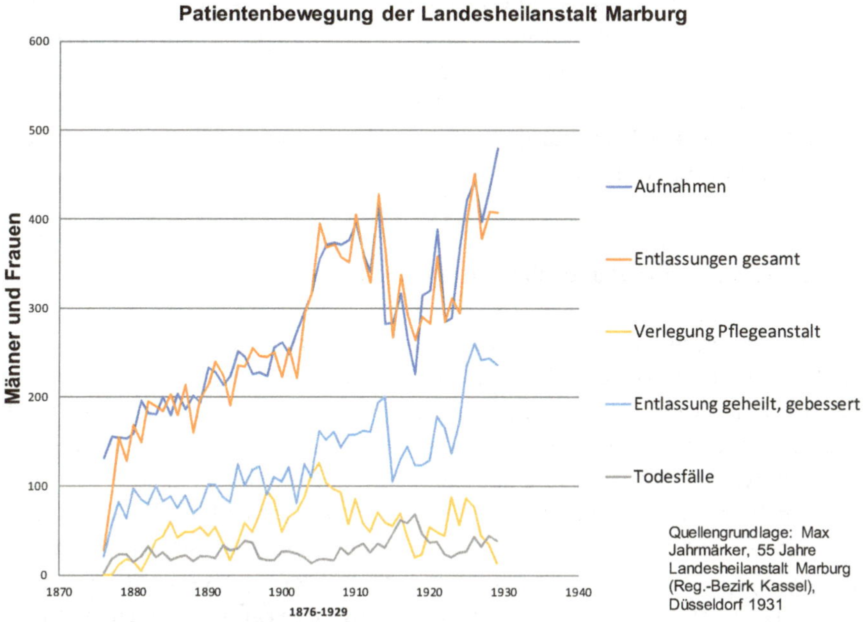

Grafik 1: Verlauf Patientenzahlen

Nach dem Kriegsende und der politischen Krisenzeit der »Novemberrevolution« ging zwar die Anstaltssterblichkeit wieder auf das Vorkriegsniveau zurück. Jedoch traten unter den Auswirkungen der deutschen und weltweiten Wirtschaftskrisen von 1923 und 1929 Zeiten der Erschütterung und starken Veränderung in Marburg ein. Der Anteil von als »unheilbar« eingestuften Patienten stieg kontinuierlich an und die Heilanstalt nahm mehr und mehr den Charakter

114 Zur Patientenentwicklung in den Kriegsjahren 1914 bis 1918 siehe ausführlich das nächste Kapitel.

einer Heil- und Pflegeanstalt an.[115] Mit der Ressourcenverknappung unter erneutem Spardruck erlebte die Marburger Anstalt so eine neue Expansionsphase während der Weimarer Republik, in der die Zahl der Planbetten auf etwa 500 aufgestockt wurde. In der Zeit des Nationalsozialismus setzte sich dieser Trend noch fort, bis an die 700 Patienten wurden in Friedenszeiten behandelt. Während des Zweiten Weltkrieges waren zeitweise sogar 1200 Kranke untergebracht;[116] mit Blick auf derartig beengte lokale Bedingungen weniger ein Expansions- als eher ein Kompressionstrend. Während der Zwischenkriegszeit stand offenbar mehrfach die Schließung der Heilanstalt zur Debatte.[117] Zieht man die praktischen Abweichungen von der ursprünglichen Konzeption nach Meyer und Cramer bereits in der Konsolidierungsphase mit in Betracht, so ist zwar institutionsgeschichtlich der Marburger Standort von Stabilisierung gekennzeichnet, erlebte jedoch keineswegs eine barrierefreie, d.h. geradlinige Erfolgsgeschichte. Dieser Befund lässt sich an der Ära unter Cramers Nachfolger Franz Tuczek und dessen Bemühungen um eine Verwissenschaftlichung der Psychiatrie in Marburg verdeutlichen.

Die Entwicklung zur »Landesheilanstalt« (LHA) unter Franz Tuczek

War für Heinrich Cramer die Gründung der Reformanstalt in Marburg unter Einführung des no-restraint-Systems das letzte Großprojekt seines Lebens, so setzte Franz Tuczek, ganz dem damaligen Trend in der Psychiatrie entsprechend, sein Engagement für die weitgehende Anerkennung und Gleichstellung des Fachs innerhalb der Medizin ein.[118] Aufgrund seiner Initiativen sollte es, wenn auch nicht zur Eröffnung, so zumindest zum Bau der ersten Marburger Universitätsnervenklinik neben der existierenden Heilanstalt kommen. Um das reformpsychiatrische Erbe in Marburg fortzuführen, gab es wohl keinen geeigneteren Nachfolger als Franz Tuczek, der sowohl beruflich als auch privat seit vielen Jahren mit der Familie Cramer und der Marburger Irrenheilanstalt verbunden war.

Franz Tuczek hatte nach seinem Medizinstudium in Berlin und München mit anschließender Promotion im Jahr 1876 zunächst eine Assistenzarztstelle im Bürgerhospital in Köln angetreten, bevor er 1879 die Chance ergriff, an der renommierten Psychiatrischen Klinik der Charité in Berlin zu forschen. Unter der Klinikleitung von Carl Westphal, einem akademischen Schüler Wilhelm

115 Vgl. Langelüddeke, Versorgung, S. 21. Neure Zahlen zur Bestätigung der Angaben im Zeitraum bis 1936 bei Grundmann, Kaiserreich, S. 256.
116 Vgl. Langelüddeke, Versorgung, S. 21.
117 Ebd.
118 Vgl. Nolte, Hysterie, S. 56.

Griesingers, betrieb Tuczek vorrangig hirnpathologische Studien, die Grundlage seiner späteren Arbeiten wurden.[119] Doch schon kurze Zeit später, im August 1879 nahm er das Angebot einer Assistenzarztstelle bei Heinrich Cramer an. Nur drei Jahre nach seinem Dienstbeginn in der Marburger Irrenheilanstalt hatte er sich zum »Zweiten Arzt« qualifiziert. Im Jahr 1884, mit 32 Jahren folgte die Habilitation mit Ernennung zum Privatdozenten.[120] Mit 39 Jahren wurde Tuczek an der Medizinischen Fakultät zum außerplanmäßigen Professor ernannt und erfüllte somit zum Zeitpunkt des unerwartet frühen Ablebens von Heinrich Cramer im Jahr 1893 alle fachlichen und formalen Voraussetzungen, um das Direktorat und den Lehrstuhl für Psychiatrie in Personalunion zu übernehmen.[121]

Möchte man für den therapeutisch-konzeptionellen Schwerpunkt der Marburger Heilanstalt von den 1890er Jahren bis zum Ausbruch des Ersten Weltkrieges eine zutreffende Sprachformel verwenden, so ist es jene der ursprünglich schon von Griesinger programmatisch geforderten »intensiven individualisierenden ärztlichen Behandlung« (F. Tuczek).

Sämtliche in diesem Zeitraum erfolgten Modernisierungsmaßnahmen, baulichen und personellen Erweiterungen waren weitgehend an diesem Behandlungsprinzip ausgerichtet. Es umfasste folgende wesentliche Elemente: Neben der im Jahr 1880 eingeführten und kontinuierlich ausgebauten Bettbehandlung in nunmehr sechs Wachabteilungen (mit »Dauerwache«) für »unruhige« und »erregte« Patienten wurde im Jahr 1905 die Hydrotherapie eingeführt. Diese spezielle Form der aufsichtsintensiven »prolongierten Bäder« bei 32,5 °C bis 37,5 °C Wassertemperatur (mitunter wochenlange Behandlung bis zu 10 h täglich oder gar über Nacht) fand vorrangig Anwendung in Fällen von akuten Erregungszuständen und sollte der Beruhigung der Patienten und der Förderung des Schlafes dienen.[122] Inwieweit hierbei in Marburg körperliche Gewalt zur Durchsetzung der Therapie angewandt wurde, muss offen bleiben.[123] In benachbarten Standorten Hessens, die sich ebenfalls dem no-restraint-System

119 Siehe Schäfer, Geschichte, S. 281.

120 Tuczek, Beiträge.

121 Universitätsarchiv Marburg (UAM), 310 Acc. 1951,6/Nr. 303. Das Berufungsverfahren sah allerdings die Bevorzugung zweier anderer Kandidaten vor, die jedoch nicht zum Zuge kamen, da der Landesdirektor mit der Einsetzung Tuczeks als Direktor der Heilanstalt zumindest zur Hälfte vollendete Tatsachen schuf. Wollte man auf Seiten der Medizinischen Fakultät die Nichtbesetzung der Professur vermeiden, blieb nichts anderes übrig, als sich für Tuczek zu entscheiden.

122 Vgl. Barkey, Entwicklung, S. 366.

123 An anderen Orten kamen beispielsweise Baddeckel aus Holz zum Einsatz, um das aufwendige im Wasser halten durch die Pflegekräfte zu vermeiden. Zur Geschichte und Funktion der Dauerbäder als Zwangsmittel und Therapeutikum in Hessen siehe Rohnert-Koch, Therapie.

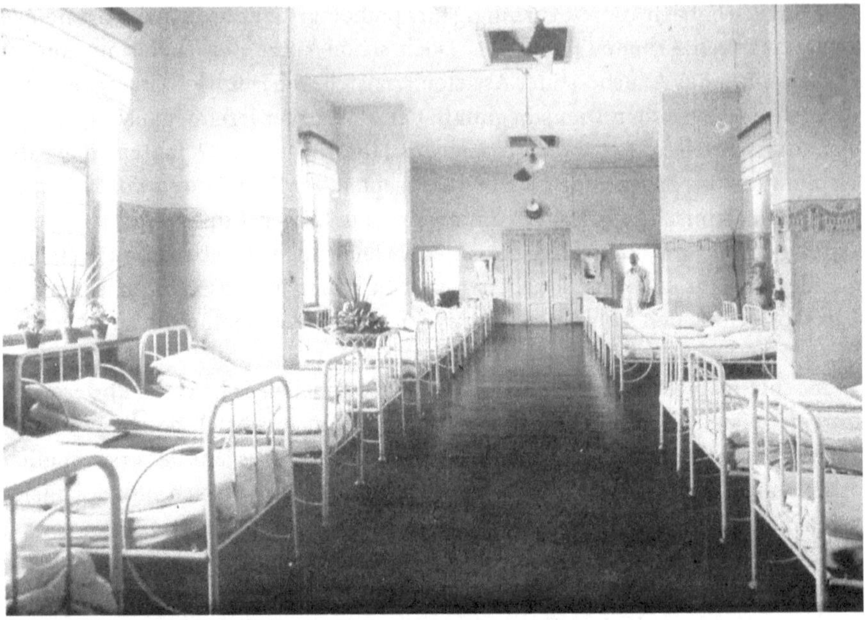

Abb. 8: Wachsaal

verschrieben hatten, beruhte laut Selbstdarstellung die Anwendung auf Freiwilligkeit.[124]

Praktisch erzielte die Kombination aus Bettbehandlung und Dauerbädern den Effekt, dass erstens räumliche »Isolierungen« von akut erregten Patienten aufgegeben wurden – so ersetzten die Dauerbadräume in der psychiatrischen Klinik die früheren Zellenanlagen –, zweitens auf die Verwendung von »mechanischen Beschränkungsmitteln« vollständig verzichtet werden konnte[125] und sich drittens die Vergabe von »Narcoticis« erheblich reduzierte.[126]

Im Jahr 1910 konnte sich die Heilanstalt als eine expandierende moderne therapeutische Einrichtung präsentieren.[127] Hinsichtlich der Anzahl an Gebäuden war die Anstalt um die Hälfte gewachsen.

124 Siehe dazu das Beispiel der Landesirrenanstalt Heppenheim in Vanja, Leben, S. 54.

125 Tuczek, Landesheilanstalt, S. 186; Tuczek, Geisteskrankheit, S. 61.

126 Jahrmärker, 55 Jahre, S. 14. Ein ähnlicher Effekt stellte sich nach Einführung der Dauerbäder in den Pflegeanstalten Haina und Merxhausen ein, wo ebenfalls auf die Vergabe von »chemischen Bändigungsmitteln, die Schlafmittel etc.« weitgehend verzichtet wurde. Vgl. Barkey, Entwicklung, S. 366.

127 Im Jahr 1910 erschien der erste Teil des zweibändigen Werkes »Deutsche Heil- und Pflegeanstalten für Psychisch Kranke in Wort und Bild«, für den Tuczek einen Kurzbeitrag zur Marburger Heilanstalt verfasste. Der zweite Band folgte im Jahr 1912.

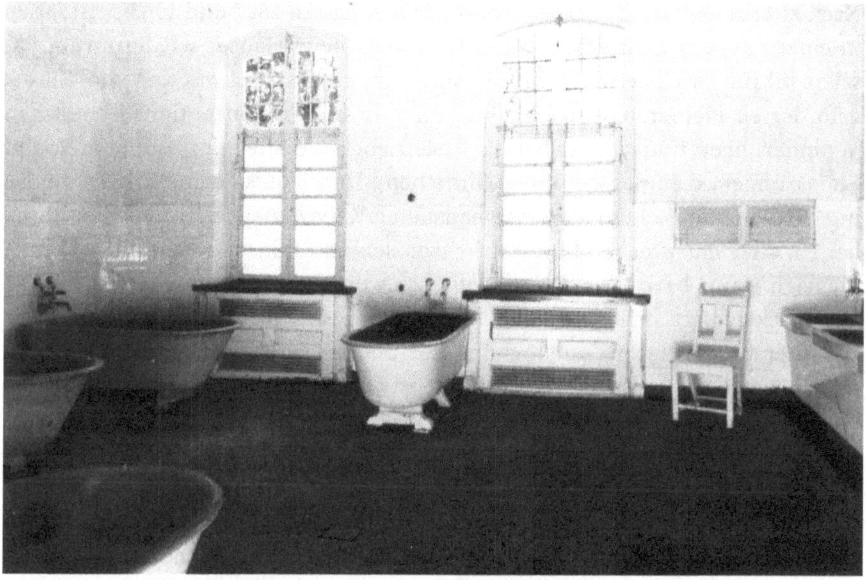

Abb. 9: Dauerbadbehandlung

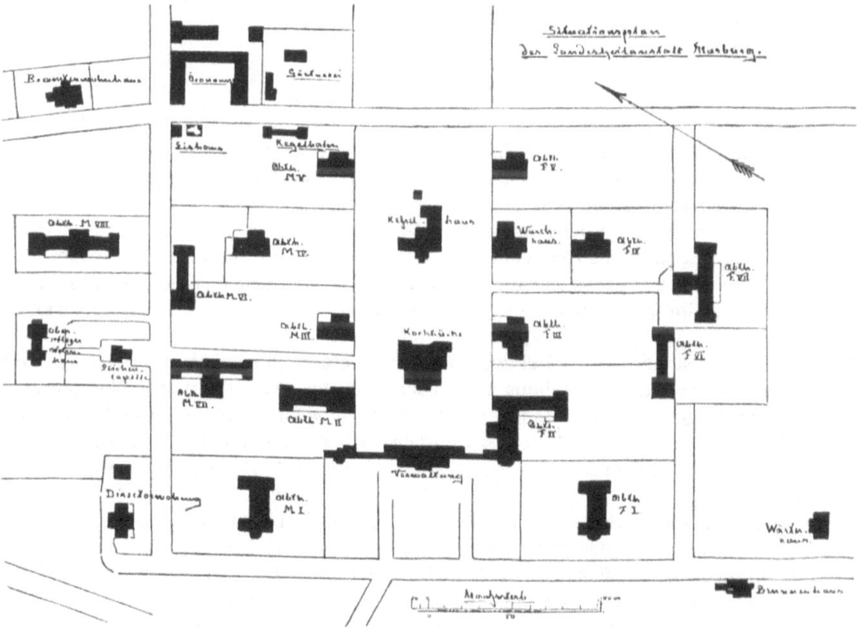

Abb. 10: Topographie der erweiterten LHA 1910

Nach zwei ersten Vergrößerungsbauten in den Jahren 1897 und 1903 entstanden in einem kurzen Zeitraum (1905–1910) sechs neue Häuser wiederum im Pavillonstil für jeweils etwa 20 bis 30 Patienten, ausgestattet mit den von Tuczek geforderten kleineren Wachabteilungen.[128] In diesen konzeptionell-baulichen Veränderungen findet jener bereits beschriebene Anstieg der Aufnahmen und Entlassungen, d.h. des erhöhten jährlichen »Durchlaufs« seine Erklärung. Da um 1900 auch die regionalen Pflegeanstalten Kapazitätsausweitungen erfahren hatten, stieg entsprechend die Zahl chronisch erkrankter Frauen und Männer, die nach Haina bzw. Merxhausen entlassen wurden, stetig an.[129]

Berücksichtigt man zusätzlich den Ausbau der Beschäftigungs- und Arbeitstherapie sowie die Aufstockung des pflegerischen und ärztlichen Personals,[130] wird erkennbar, dass die »intensiv individualisierende ärztliche Behandlung« als Konzeption feingliedrig und abgestimmt durchdacht war. Doch es gab neben solchen, der Therapie immanenten Aspekten bedeutende andere Faktoren mit Einfluss auf die »Gestalt« des Marburger Psychiatriestandortes. Dass im Jahr 1902 auf intensives Betreiben Tuczeks hin die Marburger »Irrenheilanstalt« vom Kommunallandtag in »Landesheilanstalt« umbenannt wurde, um auch begrifflich das Selbstverständnis eines normalen Krankenhauses auszudrücken,[131] ist nur ein Anzeichen für gesellschaftliche Herausforderungen, bei denen das öffentliche Ansehen, die Sachkompetenz und das gesundheitspolitische »Standing« der Psychiatrie auf dem Spiel stand.

---

128 Vgl. Jahrmärker, 55 Jahre, S. 14; Tuczek, Landesheilanstalt, S. 187f.

129 Es ist allerdings überliefert, dass der Marburger Direktor über Jahre bei jeder Verlegung in harte Verhandlungen mit den beiden Pflegeanstalten einsteigen musste, weil sich diese wegen chronischer Überbelegungen gegen Neuaufnahmen wehrten. Die Zahl der in Haina verpflegten Männer stieg von 584 im Jahr 1890 auf 848 im Jahr 1900 bis zu 943 im Jahr 1910. Ein ähnlicher Anstieg zeigt sich für die in Merxhausen verpflegten Frauen, von 532 im Jahr 1890 auf 757 im Jahr 1900 bis hin zu 881 im Jahr 1910. Siehe hierzu Barkey, Entwicklung, S. 359.

130 Im Jahr 1910 standen dem Direktor neben dem Oberarzt und Stellvertreter vier Ärzte mit Anwartschaft auf feste Anstellung, ein Volontärarzt, drei Oberpfleger, vier Oberpflegerinnen und Pflegekräfte im Verhältnis von 1:3–4 Patienten zur Verfügung. Vgl. Tuczek, Landesheilanstalt, S. 190. Und auch noch im Jahr 1929 standen bei einer Kapazität von 466 Planbetten neben dem Direktor vier beamtete Ärzte zur Verfügung. Vgl. Langelüddeke, Versorgung, S. 21f.

131 Tuczek, Geisteskrankheiten, S. 58. Die Marburger Namensänderung lässt sich in einen allgemeineren Trend der Psychiatriegeschichte einordnen. Um 1900 kam es an vielen Standorten zum Abstoßen der »Irren«-Begrifflichkeit. Man bevorzugte nun Bezeichnungen wie »Gehirnheilanstalt«, »Nervenheilstätte«, »psychiatrische Klinik« oder »Nervenklinik«. Nicht zufällig benannte sich etwa zeitgleich (1903) der Verein deutscher Irrenärzte in Deutscher Verein für Psychiatrie um und war folglich bemüht, sich über den erhofften Imagewechsel eine neue Identität zuzulegen. Vgl. Engstrom, Psychiatry, S. 185; Roelcke, Continuities, S. 164.

Psychiatriekritik als äußere und innere Herausforderung des wissenschaftlichen Selbstverständnisses

»Es liegt vielleicht daran, daß die Anstalten sich allzu sehr nach außen abgeschlossen haben, wenn dieselben noch mit manchen Vorurteilen zu kämpfen haben.« (Franz Tuczek, 1902)[132]

Entgegen der Eigenart seines langjährigen Vorgesetzten und Schwiegervaters – Tuczek heiratete im Jahr 1883 eine Nichte Cramers, die dieser als Vollwaise aufgenommen und gemeinsam mit den leiblichen Kindern aufgezogen hatte – pflegte Tuczek bereits vor und auch nach der Übernahme seiner Marburger Amtsgeschäfte kontinuierlich wissenschaftlich zu publizieren. Dabei standen bis zu Beginn der 1890er Jahre eher internistische und neuropathologische Interessen im Vordergrund. Gegen Ende der 1890er Jahre entstand eine Reihe von Vorträgen und Aufsätzen mit explizit sozial- und präventivmedizinischer Programmatik. Dazu können seine jugendpsychiatrischen und fürsorgerischen Arbeiten ebenso gezählt werden wie das ausgeprägte Engagement im »Deutschen Verein gegen Missbrauch alkoholischer Getränke«.[133]

Von besonderer Bedeutung erscheint eine Reihe von Vorträgen, die im Jahre 1902 als »volkstümlicher Lehrgang von Hochschullehrern« in den Räumlichkeiten des Kasseler Arbeiterfortbildungsvereins abgehalten wurde.[134] In sechs inhaltlich zusammenhängenden Vorträgen präsentierte Tuczek dem Publikum den zeitgenössischen Stand der psychiatrischen Wissenschaft, skizzierte das bestehende System der Geisteskrankenfürsorge und umriss eine von ihm vertretene berufspolitische Programmatik. Doch warum nahm der Marburger Anstaltsdirektor, der zudem mit Forschung und Lehre belastet war, die Zeit und Mühe auf sich, der breiteren Öffentlichkeit einen Einblick in die moderne Anstaltspsychiatrie zu gewähren?

Seit dem Ausbau des Irrenanstaltswesens in der zweiten Hälfte des 19. Jahrhunderts sahen sich die Irrenärzte wiederholt der öffentlichen Kritik ausgesetzt.[135] Regelmäßig wurden spezifische Missstände in den Anstalten angeprangert. Seit den späten 1880er Jahren formierten sich die Kritiker, vorrangig aus dem liberalen bürgerlichen Milieu, zu einer psychiatriekritischen Laienbewegung. In der Presse skandalisierte Einzelfälle über als unmenschlich empfundene Umgangs- bzw. Behandlungsformen in psychiatrischen Einrich-

132 Zit. n. Tuczek, Geisteskrankheiten, S. 64.
133 Zu Tuczeks wissenschaftlichem Werk vgl. Aumüller, Tuczek. Einige Beispiele: Tuczek, Element; Tuczek, Bekämpfung.
134 Die Vorträge finden sich in: Tuczek, Geisteskrankheit.
135 Siehe dazu Schmiedebach, »Bewegung« sowie den Sammelband von Fangerau/Nolte, Anstaltspsychiatrie.

tungen boten dieser Bewegung Anlässe, gegen die Institution Psychiatrie mittels Resolutionen, Pamphleten und Presseartikeln zu Felde zu ziehen.[136] An die Abschaffung der Psychiatrie dachte dabei allerdings keiner der Antagonisten, vielmehr ging es um Verbesserungs- bzw. Reformansprüche.

Im Zentrum der Kritik standen die gutachterlich-richterliche Praxis von Zwangseinweisungen und Entmündigungsverfahren, aber auch konkrete therapeutische Praktiken wie Zwangsmittel[137] und Arbeitstherapie. Ganz offen wurde vor der diagnostischen Willkür und damit vor einer drohenden Allmacht der Irrenärzte gewarnt, deren Behandlungsgrundsätze, so der Vorwurf, sich zudem nicht auf gesichertes Wissen stützen könnten.[138] Und auch in der zeitgenössischen Literatur wurde das Misstrauen gegenüber der Anstaltspsychiatrie verarbeitet.[139] Derartige Impulse, flankiert von veröffentlichten Erfahrungsberichten einzelner Betroffener, verfehlten nicht ihre Wirkung. Neben der in der Presse ausgetragenen Debatte um die geforderte »Irrenrechtsreform« fand die Frage der Irrenbehandlung seit Mitte der 1890er Jahre beständig Eingang in parlamentarische Sitzungen des preußischen Landtages sowie des Reichstags.[140]

Von dieser Protestbewegung, die 1909 sogar in einen Verein (Bund für Irrenrecht und Irrenfürsorge) mit eigener »Volkstümlicher Zeitschrift« (Die Irrenrechts-Reform) mündete, sah sich die akademische Psychiatrie über Jahre hinweg herausgefordert. Obwohl die überwiegende Reaktionsweise von Abwehrbewegungen und Gegenangriffen gekennzeichnet war, folgten die Antworten der Psychiater keineswegs einem einheitlichen Schema. So wurden die Anregungen in den eigenen Reihen mitunter auch konstruktiv aufgegriffen.[141] Insbesondere neue reformpsychiatrische Versuche der »offenen Fürsorge« jenseits der Anstaltsmauern, beispielsweise der gemeindenahen ambulanten Versorgung oder die Unterbringung von psychisch Kranken in der den Anstalten

136 Berühmt wurden z. B. die im Zuge einer Konferenz ausformulierten elf »Göttinger Leitsätze« von 1894. Teilnehmer waren laut Karen Nolte Pastoren, Juristen, Offiziere, Journalisten, Lehrer und Professoren. Vgl. Nolte, Hysterie, S. 97; Schott/Tölle, Geschichte, S. 206f. sowie Schmiedebach, »Bewegung«.

137 Impulsgebend war der publik gewordene Fall eines Patienten, der in einer Privatanstalt unmittelbar nach der Aufnahme auf einem Zwangsbett fixiert wurde und dort fälschlicherweise vier Wochen verbrachte, bis der zuständige Arzt aus dem Urlaub zurückgekehrt war. Vgl. Schott/Tölle, Geschichte, S. 207.

138 Nolte, Hysterie, S. 97.

139 Siehe hierzu die Analyse dreier Bücher: Waldemar Müller-Eberhart (Die Turbine, 1908/09), Frederik van Eeden (Ysbrand, 1909) und Heinrich Mann (Die Armen, 1917, einschließlich einer frühen publizistischen Thematisierung im Jahr 1895) durch Schmiedebach, »Ergebnisse«.

140 Siehe Goldberg, Public, S. 190.

141 Schott/Tölle, Geschichte, S. 206.

angeschlossenen »Familienpflege«,[142] verdankten der psychiatriekritischen Bewegung indirekt immer neue Impulse.[143]

Auf lange Sicht betrachtet beschleunigte diese Auseinandersetzung sogar die Professionalisierung der Psychiatrie.[144] Tuczek kann zu jener Gruppe von Psychiatern gezählt werden, welche die öffentliche Thematisierung der Irrenbehandlung für die standespolitischen Interessen zu nutzen versuchten. Zunächst galt es, mit Vorurteilen aufzuräumen, z. B. den Beweis zu erbringen, dass Irrenanstalten keine gefängnisartigen Einrichtungen seien.[145] In dieser Hinsicht war der Marburger Anstaltsdirektor mit der traditionell auf dem no-restraint-System basierenden LHA im modernen Stile der »Cottages« in einer komfortablen argumentativen Ausgangslage.

Darüber hinaus ging es auch um die Verbesserung der psychiatrischen Ausbildung im Bereich der Medizin; eine Forderung, die von Psychiatriekritikern und Psychiatern gleichermaßen erhoben wurde. Die Psychiatrie als Prüfungsfach zu etablieren und Medizinstudenten verstärkt in den Anstalten hospitieren zu lassen, verband sich mit der Argumentation, ärztlichen Fehleinschätzungen bezüglich des Geisteszustandes eines Menschen besser vorbeugen zu können und zugleich mehr Transparenz in der Öffentlichkeit herzustellen.[146] In diesem dynamischen Wechselspiel von öffentlicher Kritik und Legitimierungsstrategien der Psychiatrie um die Jahrhundertwende lässt sich das Engagement Tuczeks als psychiatrischer »Öffentlichkeitsarbeiter« (Karen Nolte)[147] verorten.

Wie sehr der große Schritt in die Öffentlichkeit durch die psychiatriekritischen Anfechtungen provoziert war, lässt sich daran erkennen, wie vehement Anstaltspsychiater wie Tuczek den Geltungsanspruch auf die alleinige Sachkompetenz vertraten. Zwei Aspekte waren für ihn nicht verhandelbar: erstens, die von Psychiatriekritikern geforderte Einbeziehung von Laien in die Zwangseinweisungs- und Entmündigungsverfahren sowie zweitens Behandlungen von Geisteskranken unter Umgehung psychiatrischer Expertise, sprich jenseits der Nervenkliniken sowie Heil- und Pflegeanstalten. In keinem seiner sechs Kasseler

142 Die Familienpflege erlebte ihre größte Ausdehnung in der Weimarer Zeit, insbesondere in den südlichen Gebieten Bayern, Württemberg und Baden. Siehe zur Entstehung der Familienpflege Ley, Psychiatriekritik.

143 Vgl. Schmiedebach/Priebe, Care, S. 276f. Schmiedebach und Priebe arbeiten allerdings auch heraus, dass das System der »offenen Fürsorge« als strategisches Instrument verstanden werden kann, mittels dessen die Psychiatrie das öffentliche Misstrauen abzubauen hoffte und zugleich per Expertise den eigenen Einfluss in breitere gesellschaftliche Räume auszuweiten verstand.

144 Nolte, Hysterie, S. 92, hier in Anschluss an eine Interpretation von Ann Goldberg.

145 Vgl. Schmiedebach/Priebe, Care, S. 277.

146 Ebd.

147 Nolte, Hysterie, S. 102.

Vorträge ließ Tuczek die Gelegenheit verstreichen, den schädigenden Einfluss von Fehleinschätzungen durch Laien zu betonen. Was bereits unter Cramer als Bemängelung der falschen häuslichen Fürsorge für Geisteskranke ausgesprochen worden war, steigerte sich bei Tuczek tatsächlich zu einer ausgeprägten Familienkritik. Die geistig erkrankten Personen würden zu lang zu Hause behalten, die Krankheit selbst würde geheim gehalten und selbst im Falle der Konsultation des Arztes würden wichtige Details verschwiegen werden. Den Schaden trüge der Kranke.[148]

> »Wie viel wird gesündigt indem man erschöpfte und ruhebedürftige Kranke, um sie zu ›zerstreuen‹, in Konzertsäle, Theater, auf Reisen schleppt; wie viel kostbare Zeit wird mit ›Kuren‹ aller Art vergeudet, (…).«[149]

Es sei »unnütz, oft genug schädlich«, für den Betroffenen eine Qual, »krankhafte Stimmungen und Gedankengänge durch Überredung, Trost, Zuspruch, Zerstreuungen und dergleichen Mittel beseitigen zu wollen«.[150] Im Falle der Geisteskrankheiten seien allein die auffälligsten Krankheitserscheinungen dem Laien ersichtlich, »während zur Feststellung und richtigen Würdigung der meisten, und oft der wichtigsten, Krankheitszeichen ärztliches Sachverständnis erforderlich« sei.[151] Mit dieser Argumentation sprach er Laiengutachtern, die sich auf das Prinzip des »gesunden Menschenverstandes« beriefen, jegliches Recht einer Beurteilung ab. Mit rhetorischem Geschick bediente er sich mehrerer Vergleiche:

> »Wo es sich um die Beurteilung eines Stückes Schreinerarbeit oder eines Kunstwerkes oder um den Nachweis eines Giftes in einem Nahrungsmittel handelt, da hält jeder für selbstverständlich, daß man sich an den Fachmann wendet. Nur in der Frage der geistigen Gesundheit traut sich auch der Laie ein Urteil zu und ist geneigt, nur denjenigen für geisteskrank zu halten, welcher der volkstümlichen Vorstellung von einem Geisteskranken entspricht. Dies volkstümliche Bild entspricht aber nur in den seltensten Fällen der Wirklichkeit.«[152]

Die Vorstellungen darüber, was gesund oder krank sei, waren im Urteil von Laien Stereotypien und Vorurteilen erlegen, wie sie in der Bevölkerung verbreitet seien. Als Beispiel führte er die Rede von den »fixen Ideen« ins Feld, der die fälschliche Annahme zugrunde läge, der Kranke könne sich diese ebenso, wie er sie sich »in den Kopf gesetzt« habe, auch leicht wieder »aus dem Kopf schlagen«. Weitere bildreiche Vergleiche kamen zum Einsatz, um seiner Argumentation Plausibilität zu verleihen:

148 Tuczek, Geisteskrankheiten und Irrenanstalten, S. 29.
149 Zit. n. ebd., S. 58.
150 Ebd., S. 6f.
151 Ebd.
152 Ebd., S. 18.

»Und doch gelingt es ebensowenig, durch Vernunftgründe oder durch List eine Wahnvorstellung zu beseitigen, wie man durch Überredung die Körperwärme des Fiebernden auch nur um 1/10° herabsetzen, oder wie man durch schöne Worte eine Feuersbrunst löschen kann.«[153]

Angesichts der zu beobachtenden Quälereien, die Geisteskranke allzu oft über sich ergehen zu lassen hätten, sei die »behauptete Gefährlichkeit so vieler Geisteskranker (...) oft nur das Ergebnis unrichtiger Behandlung«.[154] Damit inszenierte sich die psychiatrische Profession quasi als alleinig legitime Interessenvertretung von psychisch Kranken. Zum Abschluss seines sechsten und letzten Vortrags ließ Tuczek seine Erörterungen noch einmal in einer Abwehr der Psychiatriekritik kulminieren, flankiert mit der berufsständischen Selbstvergewisserung, man habe es nicht nötig,

»Schutzmaßregeln gegen die Irrenärzte anzurufen, so sehr diesen alles, was ihre eigene Verantwortlichkeit vermindert, erwünscht sein könnte. – Die geltenden Bestimmungen reichen vollkommen aus, um alle irrtümlichen oder fahrlässigen oder gar böswilligen Eingriffe in die persönliche Freiheit zu verhüten. Wenn die Anstalten das, was sie könnten und möchten, wirklich leisten sollen, müssen sie vom Vertrauen der Bevölkerung getragen sein.«[155]

Jener erhoffte Vertrauensvorschuss der Bevölkerung wurde jedoch dauerhaft von der Psychiatrie selbst untergraben. Denn nicht wenige Psychiater reagierten mit einer Pathologisierungsstrategie auf ihre Kritiker. So erfreute sich das von Richard von Krafft-Ebing 1881 entwickelte Krankheitskonzept des »Querulantenwahnsinns« um 1900 zunehmender Beliebtheit. Ehemalige Anstaltspatienten, die sich mit Beschwerden über psychiatrische Behandlungsformen an übergeordnete Behörden wandten, wurden durch Zuschreibungen wie »paranoid« oder »noch immer geisteskrank« als unzurechnungsfähig stigmatisiert und gewissermaßen entrechtet.[156] In einigen dokumentierten Fällen erfolgte auch die Zwangseinweisung mit anschließender Entmündigung von bis dahin psychisch unauffälligen Beschwerdeführern, die allenfalls die Behörden mit aussichtslosen Bagatellverfahren überzogen hatten. Die von psychiatriekritischen Laien daraufhin eingeforderte Distinktion zwischen einem nicht pathologischen »Eigensinn« solcher Personen und einem psychiatrisch diagnostizierten »Irrsinn«, um dem Missbrauch des Letzteren vorzubeugen, wurde allerdings von fachlicher Seite – so auch von Franz Tuczek – zurückgewiesen.[157]

153 Ebd., S. 21.
154 Ebd., S. 30.
155 Ebd., S. 64.
156 Siehe Nolte, Hysterie, S. 104–111 und 144.
157 Nolte, Querulantenwahnsinn; zu Tuczeks Haltung siehe Nolte, Hysterie, S. 105.

Klinische Psychiatrie – Psychiatrische Klinik: Die Weiche wird gestellt

Hinsichtlich der universitären Lehre und Forschung wies der Marburger Psychiatriestandort in der ersten Dekade des 20. Jahrhunderts Defizite auf. Bezogen auf den Prozess der Institutionalisierung der akademischen Psychiatrie war Marburg zunächst mit der Heilanstalt zwar stark verspätet in das moderne Irrenwesen gestartet, jedoch mit dem ersten Ordinariat (Cramer, 1877) durchaus fortschrittlich in der Psychiatrielandschaft aufgetreten. Angesichts der noch fehlenden eigenen Universitätsnervenklinik drohte dem Marburger Standort wiederum ein Makel von Rückständigkeit anzuhaften. Denn während in anderen Regionen die Errichtung von Universitätsnervenkliniken bereits in den 1870er Jahren eingesetzt hatte, in den 1890er Jahren und in der ersten Dekade des 20. Jahrhunderts geradezu wellenartig in über einem Dutzend Städte erfolgreich abgeschlossen worden war, fand in Marburg noch immer das Modell der Personalunion von Direktorat (Landesheilanstalt) und Ordinariat Anwendung.[158]

Räumlich bedeutete dies seit der Aufnahme der Lehrtätigkeit, dass der psychiatrische Unterricht in der Irrenheilanstalt und nicht etwa in der Nähe der anderen medizinischen Institute stattzufinden hatte. Wie der Grundriss des zwischen den beiden psychiatrischen Klinikbauten (M II, F II) liegenden Verwaltungsgebäudes der Heilanstalt belegt, war dieser Doppelfunktion bereits in der Anstaltskonzeption Rechnung getragen worden. Denn dort befanden sich neben den Büroräumen sowohl »ärztliche Laboratorien«, das »Mikroskopirzimmer« sowie das Auditorium zur Präsentation von Patienten im Rahmen der Vorlesungen.[159]

Schon in der Aufbau- und Konsolidierungsphase der Anstalt wurden die Nachteile erkannt und zunehmend als unhaltbar empfunden. So mussten die Studenten aufwendig mit Pferdekutschen bzw. -omnibussen für die Vorlesungen zur Anstalt und wieder in die Stadt zurückgebracht werden. Das Auditorium erwies sich bald als zu klein, so dass keine Wahl blieb, als auf den Festsaal der Anstalt zuzugreifen. Durch die individualisierte Behandlung mit Ausdifferenzierung in kleineren Gruppen war ein Trend zur Dezentralisierung der beiden Kliniken eingetreten. Entsprechend kompliziert gestaltete es sich, für die Ka-

158 Die meisten Ordinariate für Psychiatrie wurden von etwa 1870 bis 1900 eingerichtet. Der Neubau von Universitätsnervenkliniken erreichte in den 1890er Jahren einen Höhepunkt und ebbte in der ersten Dekade des 20. Jahrhunderts bereits wieder ab. Die meisten deutschsprachigen Universitätsstandorte waren bis etwa 1910 mit eigenen Kliniken versehen worden. Somit hinkte Marburg zu Beginn der zweiten Dekade umso deutlicher hinterher. Vgl. Eulner, Entwicklung, S. 257–281; grundsätzlich zur Institutionalisierung der Psychiatrie in den beiden Dekaden um den Jahrhundertwechsel siehe Engstrom, Psychiatry.

159 Siehe auch Meyer, System, S. 229.

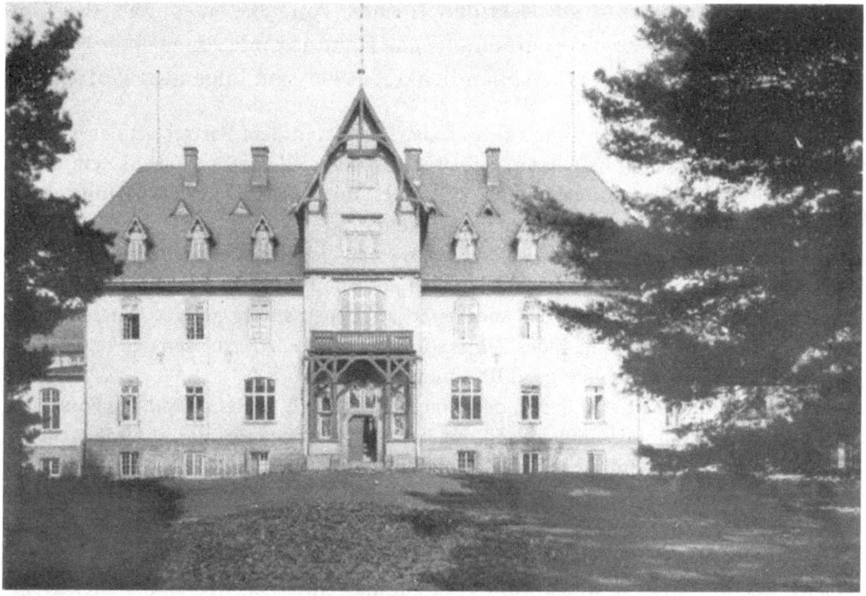

Abb. 11: Verwaltungsgebäude mit Auditorium

suistik die entsprechenden Patienten auf dem Anstaltsgelände rechtzeitig ausfindig zu machen und im Hörsaal zur Verfügung zu stellen.[160] Ganz abgesehen von der für die Lehre unbefriedigenden Situation, dass nur eine begrenzte Bandbreite an Krankheitsbildern zur Anschauung gebracht werden konnte. Insbesondere solche Patienten, deren Demonstration für die thematische Abdeckung von Grenzgebieten der Psychiatrie nötig schien, waren kaum vorhanden.[161]

Die problematischen Arbeitsbedingungen wurden im Jahr 1901 durch eine strukturelle Änderung weiter verschärft. In jenem Jahr erfolgte eine – von Psychiatern mit Nachdruck geforderte – Änderung der Prüfungsordnung für das Medizinstudium.[162] Fortan sollten reichsweit angehende Mediziner beim Antrag auf Zulassung zur Approbation den Nachweis vorlegen, dass sie die »psychiatrische Klinik«, sprich die Psychiatrie-Vorlesung regelmäßig besucht hatten. Der aus Sicht des Lehrstuhls erfreuliche Anstieg an Studenten erforderte jedoch eine größere Bereitstellung von Patienten, was zu Unmut sowohl auf Patienten- bzw. Anstaltsebene als auch auf kommunal-administrativer Ebene führte. Welche Alternativen bestanden also angesichts dieser für Lehre und Forschung ungünstigen Situation?

160 Vgl. Aumüller, Tuczek, S. 102.
161 Siehe Jahrmärker, 55 Jahre, S. 16; Schäfer, Psychiatrie, S. 281; Nolte, Hysterie, S. 58.
162 Vgl. Eulner, Entwicklung, S. 262.

Tuczek formulierte – gewissermaßen unter Aufgabe eines Teils des Cramer'schen Erbes[163] – seine programmatische Haltung im Rahmen einer Festrede vor der Marburger Universitätsöffentlichkeit (1906) mit folgenden Worten:

»Die klinische Psychiatrie muss sich an der Pflege und dem Fortschritt der psychiatrischen Wissenschaft beteiligten. Die psychiatrische Klinik aber soll aus dem Unterricht fliessende Anregungen geben, aber auch mit wissenschaftlichen Hülfsmitteln neue Methoden der Untersuchung ausarbeiten.
(...) Im Getriebe einer Anstaltsleitung ist ein volle Ausübung des akademischen Berufs für den Psychiater nicht möglich. Die psychiatrische Klinik muss selbstständig und in möglichst räumlicher Nähe der anderen klinischen Institute gelegen sein; sonst erschwert sie die Wirksamkeit des Lehrers und trägt den Bedürfnissen des Unterrichts, der Studirenden, nicht genügend Rechnung.
Sie muss die für die Behandlung, den Unterricht und die wissenschaftliche Forschung notwendigen Räume enthalten und mit den, der heutigen Art der klinischen Arbeit entsprechenden, technischen und instrumentellen Einrichtungen ausgestattet sein.
Sie muss dieselben freien Aufnahmebedingungen wie die übrigen Kliniken bieten und kann, da der künftige Arzt die Geisteskrankheiten in ihrem Beginn sowie das weite Grenzgebiet zwischen geistiger Gesundheit und Geisteskrankheit kennen lernen soll, auch der, praktisch so wichtigen, Uebergangsfälle zwischen Nervenkrankheiten und Geisteskrankheiten nicht entbehren.«[164]

Während hier Neurologie und Psychiatrie in institutioneller Hinsicht als zwei Säulen eines Gebäudes gedacht wurden, zeichnete sich argumentativ die Unvereinbarkeit des Doppeldirektorats und somit die Trennung beider Funktionen ab. Die Schritte, die Tuczek diesbezüglich während der letzten zehn Jahre seiner Amtszeit mit großer Hartnäckigkeit und Verhandlungsgeschick unternahm, waren gedanklich schon an der Vision einer Marburger Universitätsnervenklinik orientiert.

Zunächst bemühte er sich um eine intensivere Zusammenarbeit mit der Medizinischen Poliklinik und vereinbarte im Jahr 1903 per Vertrag die Nutzung der dortigen Räumlichkeiten für eine »poliklinische Sprechstunde«. Es sollten Patienten zur Untersuchung empfangen werden, bei denen überwiegend psychisch-nervöse Symptome das Krankheitsbild prägten. Die Sprechstunde wurde von Tuczek selbst und Max Jahrmärker abgehalten.[165] Eine geplante Nutzung für den akademischen Unterricht jedoch kam nicht zustande.[166]

163 Laut der Erinnerungen von Max Jahrmärker, dem nachfolgenden Direktor der LHA, war Tuczek seinem Lehrer Cramer in posthumer Ergebenheit verbunden und mochte es als Bruch mit der Tradition empfunden haben, die von Cramer erstmals ausgeübte Personalunion aufzugeben. Siehe Jahrmärker, Tuczek, S. 181 sowie ders., Erinnerung.

164 Zit. n. Tuczek, Stellung, S. 27.

165 Vgl. Pause, Übergang, S. 26.

166 Vgl. Aumüller, Tuczek, S. 102f. und 114, Anm. 25.

Tuczek erhielt zwischenzeitlich den Ruf auf den in Breslau freiwerdenden Lehrstuhl für Psychiatrie, inklusive der Leitung der dortigen Universitätsnervenklinik – Amtsinhaber Carl Wernicke hatte 1904 den Ruf nach Halle angenommen. Tuczek entschied sich, nach ausgiebigen Verhandlungen mit der Marburger Medizinischen Fakultät zu bleiben. Die in diesem Zusammenhang entworfene Idee eines auf dem Gelände der Heilanstalt zu errichtenden Hörsaalgebäudes scheiterte lediglich an der fehlenden Zustimmung des Kasseler Trägers der Anstalt, dem Bezirksverband.[167]

An Ideen fehlte es allein mit Blick auf andere Psychiatriestandorte des Reiches kaum. Erneut spielte Göttingen eine gewisse Rolle in den Marburger Entwicklungen.[168] Die dort im Jahr 1901 in gemieteten Räumlichkeiten eröffnete »Poliklinik für psychische und Nervenkrankheiten«, 1904 ergänzt durch eine stationäre Abteilung und 1906 als »Nervenklinik« mit 30 Betten konstituiert, diente als Inspirationsquelle.[169] Ebenso blickten Tuczek und die Medizinische Fakultät nach Bonn.[170] Denn dort waren nicht nur die Vorbereitungen für den Neubau der schließlich 1908 eröffneten »Psychiatrischen und Nervenklinik« getroffen worden, sondern deren Anstaltsdirektor und Lehrstuhlinhaber Carl Pelman hatte sich gegenüber dem Minister für Geistige und Unterrichtsangelegenheiten mit Nachdruck gegen die Doppelamtskonstruktion ausgesprochen.[171]

Mit den ersten Konzeptionen einer »besonderen Aufnahmestation« mit 20 Betten, begleitet vom Bau einer neuen Poliklinik in unmittelbarer Nähe zu den bestehenden Kliniken zeigte sich Tuczek noch nicht zufrieden gestellt. Für einen brauchbaren akademischen Unterricht führte seiner Einschätzung nach kein Weg an einer Ausstattung mit 50 bis 60 Betten vorbei. Bis es zur Einigung aller beteiligten Instanzen kam und die Entscheidung über das für den Bau geeignete

167 Ebd., S. 108.

168 Personell bestand eine besondere Beziehung zu Göttingen, denn seit dem Jahr 1900 war August Cramer (1860–1912), einer der Söhne Heinrich Cramers, zum Nachfolger des verstorbenen Ludwig Meyer als Direktor der Provinzial-Irrenanstalt ernannt worden. August Cramer machte sich vorrangig als Gerichtspsychiater überregional einen Namen. Vgl. Nolte, Hysterie, S. 45.

169 Der Göttinger Standort war ungewöhnlich und gewissermaßen luxuriös. Denn die neue Poliklinik wurde in ein komplexes, gestuftes Gefüge psychiatrischer Versorgungseinrichtungen in der preußischen Provinz Hannover eingebettet. Neben der Provinzialanstalt und einer kleineren universitären Nervenklinik bestand das Sanatorium in Rasemühle. Letzteres, im Stil eines Familienhotels eingerichtet, war nur für durch die Poliklinik überwiesene Patienten mit Nervenschwäche aus unteren Bevölkerungsschichten zu deren Erholung vorgesehen. Dort wurde u. a. auf die Geschlechtertrennung verzichtet. Insgesamt stand somit der psychiatrischen Forschung und Lehre ein breites Spektrum an Störungen und Erkrankungen zu Verfügung. Vgl. Engstrom, Psychiatry, S. 192.

170 Siehe Eulner, Entwicklung, S. 265 bzw. 267; Aumüller, Tuczek, S. 108; Nolte, Hysterie, S. 58.

171 Laut den Lebenserinnerungen Pelmans kündigte der Minister ihm gegenüber an, nach und nach die Universitäten mit eigenen Kliniken auszustatten. Vgl. Eulner, Entwicklung, S. 265.

Zur Erinnerung an Franz Tuczek.

Von

M. Jahrmärker.

(Eingegangen am 15. März 1926.)

Am 19. XII. 1925 verschied im Alter von fast 74 Jahren Geh. Med.-Rat Prof. Dr. *Franz Tuczek*; er ist einer Coronarsklerose erlegen, welche erst in der letzten Zeit deutliche Erscheinungen mit stenokardischen Anfällen gemacht hatte; ein langes Krankenlager, welches ihn bei seinem beweglichen Geist ganz besonders hart getroffen hätte, ist ihm erspart geblieben; er ging aus dem Leben noch erfüllt von ernsten Aufgaben und Pflichten, welche er in selbstloser Weise übernommen hatte.

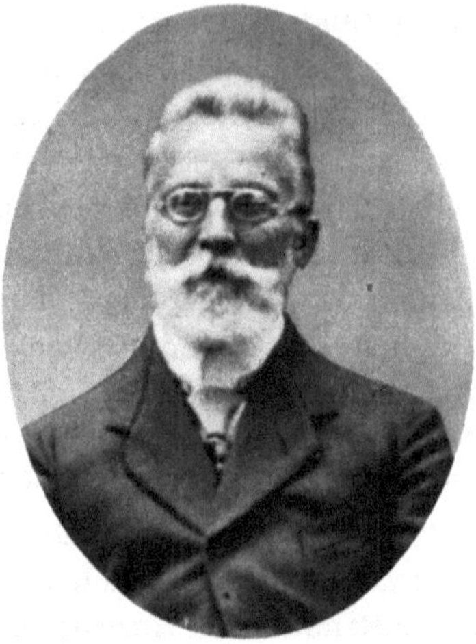

An *Tuczeks* Bahre wurde laut, was er war und was er bedeutete; nicht der allgemeine Gebrauch, ein inneres Gefühl treibt mich, des hochverdienten und von so vielen hochgeschätzten Mannes zu gedenken; viele Jahre habe ich als Schüler des Heimgegangenen unter und mit ihm gearbeitet; ein wahres Vertrauensverhältnis hat mich bis in die letzte Zeit mit dem verbunden, der mir ein väterlicher Freund geworden war.

Tuczek wurde geboren am 11. VI. 1852 zu Köln, kam schon in seiner Jugend in Kreise der Kunst und der Wissenschaft. Es stand für ihn, als er sein Studium wählte, subjektiv die Entscheidung nur zwischen der Baukunde und der Medizin, welche für ihn tiefliegende Berührungspunkte hatten, in Frage, und er wählte, vielleicht etwas aus äußeren Gründen, die Medizin. Nach Abschluß des Studiums

Z. f. d. g. Neur. u. Psych. 103. 33

Abb. 12: Nachruf von Max Jahrmärker 1926

Areal am Ortenberg gefällt war, vergingen weitere sechs Jahre.[172] Erst im Dezember 1911 kam der bindende Vertrag zustande und der Baubeginn erfolgte im Frühjahr des Jahres 1913. Es erging der Auftrag, eine psychiatrische Aufnahmestation mit 28 Betten sowie eine Poliklinik zu errichten, die zusammen die Behandlung von 60 Patienten ermöglichen sollten. Wenngleich Tuczek 1914 noch einmal aus dem Ruhestand insistierte, die Einrichtung möge zu einer Vollklinik mit 80 bis 100 Betten (unter Hinzuziehung jugendpsychiatrischer Fälle) aufgewertet werden, musste er sich mit dem Status quo zufrieden geben.

172 Siehe Aumüller, Tuczek, S. 108–111.

Nachdem vom Bezirksverband das Zugeständnis gemacht wurde, der Klinik im Bedarfsfalle auch zukünftig Patienten für Lehre und Forschung bereit zu stellen, zog Tuczek seine Erweiterungsforderung endgültig zurück.[173] Somit entfielen 20 Betten auf Patienten mit leichteren psychischen Störungen und die übrigen Plätze auf Männer und Frauen mit schweren akuten Erkrankungen. In Folge dieser Vereinbarung diente die LHA auch in der Weimarer Zeit als Fundus für die »Psychiatrische Klinik«, wodurch trotz der vollzogenen räumlichen, personalen und administrativen Trennung eine dauerhafte Verbindung beider Einrichtungen bestehen blieb.

Doch vorerst, während der Jahre des Ersten Weltkriegs, in denen der soeben fertig gestellte Neubau für militärische Truppen zweckentfremdet wurde, oblag es weiterhin der Marburger Heilanstalt, als Ort der universitären Lehre zu fungieren.[174] Die Einweihung der Marburger Universitätsnervenklinik sowie die endgültige Aufhebung der Personalunion gelangen erst nach dem Ende des Krieges im Jahr 1920 unter dem Ordinariat von Robert Wollenberg.[175] Tuczek war es zumindest im Ruhestand vergönnt, die Realisierung seines psychiatrischen Großprojektes noch zu erleben.

Marburger Grenzen des naturwissenschaftlichen Paradigmas

> »Nach einer lange theoretisierenden, konstruktiven, aprioristisch-spekulativen Entwicklungsperiode, in welcher die deduktive Methode, abwechselnd im psychologischen, moralisierenden, naturphilosophischen, phrenologischen Gewande, auf Abwege führte, hat sich die Psychiatrie, im Vergleich zu den anderen klinischen Disziplinen, erst spät zu einer methodisch beobachtenden, beschreibenden und experimentirenden naturwissenschaftlichen Disziplin durchgearbeitet; zu einer empirischen Erforschung der Tatsachen, welche die willkürlichen und unwillkürlichen Äusserungen der Kranken als Naturerscheinungen betrachtet; in planmässiger Weise das Wesentliche in der Reihe der Erfahrungen, in den individuellen Verschiedenheiten das Gemeinsame herauszufinden sucht, unter steter Berücksichtigung des, in das Krankheitsbild hineinspielenden, sozialen Faktors.«[176]

Mit diesem programmatischen Statement umriss Franz Tuczek im Jahr 1906 aus seiner Perspektive die zeitgenössische »wissenschaftliche Stellung der Psychiatrie«. In expliziter Abgrenzung von früheren Zugängen zu geistigen Erkrankungen skizzierte er die moderne, einzig legitime Form der Psychiatrie. Diese, nunmehr fest auf dem Boden der Naturwissenschaften stehende medi-

173 Ebd., S. 112.
174 Siehe Siefert, »Anstalt«.
175 Vgl. Pause, Übergang, S. 80.
176 Zit. n. Tuczek, Stellung, S. 6.

zinische Disziplin verdankte laut Tuczek ihren, wenngleich verzögerten Fortschritt folgenden Elementen: der induktiven Methode der Erkenntnisgewinnung mittels der klinischen Beobachtung und des systematischen Experimentes sowie dem Wissen um die naturgegebenen »Tatsachen« (Krankheitsbilder), die es durch empirische Forschung aufzudecken galt:

> »An die Stelle subjektiver Schätzungen sollen nach Möglichkeit exakte Messungen treten, wobei sich die Untersuchung an die Bedingungen des naturwissenschaftlichen Experimentes zu halten hat: Messung des angewandten Reizes und der folgenden Reaktion. (...) Klinische Analyse und klinische Synthese mit den Mitteln naturwissenschaftlicher Forschung zur Gewinnung einer festen Grundlage für Diagnose, Prognose, Therapie – das ist das nächste Arbeitsziel der psychiatrischen Wissenschaft.«[177]

Nahezu exakt transportierte Tuczek damit jenes neue Wissenschaftsverständnis in der Psychiatrie, das seit den 1880er und 1890er Jahren von Emil Kraepelin mit nachhaltigem Erfolg propagiert wurde. Kraepelins systematischer Ansatz, die Psychiatrie zur empirischen Wissenschaft zu entwickeln, durch Übertragung von experimentellen Methoden der Laborwissenschaften (v.a. Bakteriologie), übte auf die deutsche psychiatrische community eine ungeheure Attraktivität aus.[178] Die Konsequenzen dieses tiefgreifenden Wandels waren sowohl mit Vorteilen als auch mit Nachteilen verbunden. Von den zeitgenössischen Kollegen geradezu als erlösend empfunden wurde die neue Systematik der Krankheitsbezeichnungen (Nosologie), die Ausdruck der dahinter stehenden Krankheitslehre in Form einer Klassifikation der psychopathologischen Formen war. Hierin hatte eine der zentralen Schwachstellen der Psychiatrie des 19. Jahrhunderts bestanden, was nicht nur von Vertretern aus den eigenen Reihen wiederholt beklagt, sondern auch außerhalb der Fachkreise, vorrangig von Juristen bemängelt worden war.[179] Der enormen Heterogenität der Krankheitslehren hatte auf terminologischer Ebene eine »babylonische Sprachverwirrung« entsprochen, wie Kraepelin es 1887 in direkter Übernahme einer früheren Äußerung seines Kollegen Ernst Hecker ausdrückte.[180]

Die von Kraepelin in den 1890er Jahren formulierte Zweiteilung der Psychosen in »Dementia praecox« auf der einen Seite (von Eugen Bleuler 1911 als Assoziationsstörung konzeptionalisiert und mit dem neuen Label »Schizophrenie« versehen[181]) und des »manisch-depressiven Formenkreises« auf der anderen Seite stützten sich hauptsächlich auf Wissen, das an seiner Heidelberger

177 Ebd., S. 9f.

178 Zu den spezifischen Gründen im Einzelnen, wie z.B. der hohen Plausibilität oder der damit verbundenen Hoffnung, den Anschluss an die zeitgenössische Konjunktur der Naturwissenschaften zu erreichen, siehe Roelcke, Psychiatrie, S. 186.

179 Vgl. Engstrom, Psychiatry, S. 28f.

180 Vgl. Roelcke, Psychiatrie, S. 176 u. 182.

181 Siehe hierzu die eindrückliche Darstellung von Bernet, Assoziationsstörung.

Nervenklinik in Langzeitstudien zu den Verlaufsformen psychotischer Erkrankungen sowie durch systematische Auswertungen und Zusammenführungen von in der Literatur vorhandenen Forschungsergebnissen gewonnen worden war.[182]

Das überkommene Konzept der Einheitspsychose war trotz anhaltender Kritik 1859 noch einmal exponiert von Heinrich Neumann vertreten worden. Da Neumann davon ausging, die verschiedenen psychopathologischen Erscheinungsbilder entsprächen nur einzelnen Stadien ein und desselben Krankheitsverlaufs, lehnte er auch konsequent die Idee eines Krankheitssystems ab.[183] Kraepelin dagegen behauptete die Existenz klar trennbarer »natürlicher Krankheitseinheiten«. Diese ließen sich durch den kausalen Zusammenhang von erstens: einer spezifischen Krankheitsursache (Ätiologie), zweitens: einer spezifischen Veränderung im Gehirn (pathologische Anatomie) sowie drittens: der damit korrelierenden, spezifischen klinischen Erscheinungsform (Psychopathologie in Symptomatik und Verlauf) charakterisieren.[184]

Die mit der Kraepelin'schen Lehre verbundenen nachteiligen Implikationen wurden in der Fachöffentlichkeit zum Teil unmittelbar, zum Teil erst mit zeitlicher Verzögerung während der Weimarer Republik geäußert. In zeitgenössischen Rezensionen finden sich bereits kritische Anmerkungen zur methodischen und erkenntnistheoretischen Falle, dass jene von Kraepelin mittels »Zählkarten« (systematische, klinische Verlaufsdokumentation über Jahrzehnte von tausenden Patienten) und statistischen Verfahren zugrunde gelegten Daten nur die zuvor erklärten Annahmen reproduzierten, ohne einen validen Beweis der kausalen Zusammenhänge zu erbringen.[185] Spätere Kritiken bezogen sich auf das problematische Arzt-Patient-Verhältnis, das aus dieser experimentell-beobachtenden Psychiatrie resultierte.[186] Kraepelin hatte selbst 1880 proklamiert, dass metaphysische Konzepte wie die »Seele« angesichts einer empirischen Wissenschaft überflüssig seien.[187] Das alleinige Rekurrieren auf die biologischen Zusammenhänge der Geisteskrankheiten musste insbesondere jene Psychiater zum Widerspruch herausfordern, für die noch andere Einflussfaktoren zur Debatte standen. Zu jener Gruppe, die bei aller Affinität zur naturwissenschaftlichen Fundierung der Psychiatrie den Bereich des Sozialen berücksichtigt sehen wollten, gehörte auch der Marburger Professor Franz Tuczek.

182 Vgl. Schott/Tölle, Geschichte, S. 333f.

183 Vgl. Engstrom, Psychiatry, S. 27.

184 Vgl. hierzu sowie zur zentralen Bedeutung des Kausalitätsbegriffs Roelcke, Psychiatrie, S. 185 und 178.

185 Exemplarisch sind unter den zeitgenössischen Kritikern Hans-Walter Gruhle, Alfred Hoche und Karl Jaspers benannt worden. Vgl. ebd., S. 186.

186 Roelcke, Realität.

187 Roelcke, Psychiatrie, S. 185.

Allein die Schlusssequenz des oben stehenden Zitats, demnach immer auch das »Soziale« in die Krankheit hineinspiele und somit in die Beobachtung einzubeziehen sei, dokumentiert eine eher pragmatische Haltung in Tuczeks Rezeption renommierter Lehrmeinungen, die einen eigenständigen Standpunkt zuließ. Hierfür waren seine Erfahrungen als Anstaltsdirektor und ebenso sein berufsethisches Selbstbild als Arzt ausschlaggebend. Möglicherweise mag dadurch eine streng wissenschaftliche, kohärente psychiatrische Lehre eigener Prominenz verhindert worden sein. Es war aber auch die Gefahr einer allzu reduktionistischen Sichtweise gebannt. In seinem Vortrag von 1906 gab er sich jedenfalls ausdrücklich auch als Sozialmediziner:

> »Die Psychiatrie ist ohne Würdigung der Beziehungen der kranken Persönlichkeit zur menschlichen Gesellschaft nahezu gegenstandslos. Denn für die psychiatrische Betrachtung existirt der Mensch nur als soziale Existenz. (...) Die psychische Persönlichkeit ist nur denkbar in ihren rezeptiven und produktiven Wechselbeziehungen zwischen Individuum und Aussenwelt; die Bezeichnung ›Geisteskrankheit‹ schliesst geradezu neben dem medizinischen einen soziologischen Begriff ein.«[188]

188 Zit. n. Tuczek, Stellung, S. 7f.

III. Die Marburger Psychiatrie im Ersten Weltkrieg und der Nachkriegszeit (1914–1926)

Das Ausscheiden Franz Tuczeks aus seinen Ämtern als Anstaltsdirektor und Ordinarius für Psychiatrie im Jahre 1914 muss als deutliche Zäsur wahrgenommen werden. Insbesondere im Hinblick auf die psychiatrische Konzeptgeschichte in Marburg folgte nun eine Dekade, die man wahlweise als Leerlauf oder auch als Durststrecke bezeichnen könnte. Diese Flaute lässt sich dabei weniger an Personen festmachen. Sicherlich hatten Cramer und Tuczek als Psychiater beträchtliches konzeptionelles Format. Sie praktizierten, forschten und lehrten allerdings auch im »langen 19. Jahrhundert« (Erich Hobsbawn) und somit in vergleichsweise ruhigen Zeiten, in denen sie ihre Ideen sorgsam entwickeln, überprüfen und weiter verbreiten konnten.[189]

Eine politisch stabile und ökonomisch prosperierende Phase, wie sie Cramer und Tuczek im deutschen Kaiserreich seit der Reichsgründung von 1871 bis zum Beginn des Ersten Weltkrieges erleben durften, blieb ihren Nachfolgern verwehrt. Insbesondere die Zeitläufte der Jahre 1914 bis 1924 machten ein ruhiges Gelehrtendasein nahezu unmöglich. Erster Weltkrieg, Kriegsniederlage, Revolution, neue demokratische Staatsform, Wirtschaftskrise mitsamt Inflation ließen kaum Platz für die Neu- oder auch nur Weiterentwicklung elaborierter wissenschaftlicher Konzepte. Die Ereignisse der Kriegs- und Nachkriegsjahre standen zudem auch einer für die Etablierung psychiatrischer Schulen so wichtigen personellen Kontinuität diametral entgegen. Maximilian Jahrmärker, Robert Wollenberg und Georg Stertz konnten nicht langfristig-konzeptionell planen, sondern mussten innerhalb kürzester Zeit auf immer neue welt-, sozial- oder auch gesundheitspolitische Anforderungen reagieren. Darüber hinaus band die Frage nach der Eröffnung bzw. Etablierung der neuen und eigenständigen psychiatrischen Universitätsklinik beträchtliche Ressourcen. Mit

189 Unter dem langen 19. Jahrhundert verstand der britische Historiker Eric Hobsbawm die Zeit von der Französischen Revolution 1789 bis zum Beginn des Ersten Weltkrieges 1914. Diese Epoche war geprägt durch den Kampf der Arbeiter um ihre Rechte, den Aufstieg von Kapitalismus und Bürgertum, den Imperialismus sowie durch Säkularisierung und Rationalisierung. Siehe Hobsbawn, 19. Jahrhundert.

anderen Worten: Die Nachfolger Cramers und Tuczeks waren in ihren recht kurzen Amtszeiten vollkommen damit ausgelastet, pragmatisches Krisenmanagement zu betreiben.

Dementsprechend kommt es in diesem Kapitel mitunter zu Akzentverschiebungen. Zwar befasst es sich auch weiterhin mit der konzeptionellen Ausrichtung der Marburger Psychiater, aber dieser Aspekt gerät an der einen oder anderen Stelle etwas in den Hintergrund. So wird auf den nächsten Seiten die ereignis-, wirtschafts-, lokal- oder auch universitätsgeschichtliche Entwicklung jener Jahre recht ausführlich beschrieben, ohne dass hierbei der eigentliche Untersuchungsgegenstand aus den Augen geraten soll. Ganz im Gegenteil: Gerade wenn man die Genese der Psychiatrie (und ihrer Konzepte) vom Beginn des Ersten Weltkrieges über die Weimarer Republik bis weit in die Zeit des »Dritten Reiches«, ja teilweise sogar bis in die frühen bundesrepublikanischen Jahre hinein adäquat nachvollziehen will, ist eine verstärkte Kontextualisierung dieser Kriegs- und Nachkriegsjahre, die von tiefgreifenden politischen und gesellschaftlichen Umwälzungen und verhängnisvollen Weichenstellungen bestimmt waren, unabdingbar. Dieser Befund gilt nicht nur, aber eben auch für die Psychiatrie in Marburg.

III.1 Militärpsychiatrie und Hungersterben – Die Marburger Psychiatrie unter Maximilian Jahrmärker

Nach der Emeritierung Franz Tuczeks wurde Maximilian Jahrmärker im Oktober 1914 zunächst interimsmäßig, ab 1. April 1915 dann offiziell Direktor der LHA. Gleichzeitig avancierte er dadurch auch zum Ordinarius für Psychiatrie, wobei die Personalunion vonseiten der hessischen Landesregierung auf drei Jahre festgesetzt wurde.[190] Jahrmärker übernahm die Leitung der Marburger Psychiatrie in weltpolitisch äußerst stürmischen Zeiten. Am 1. August 1914 war der Erste Weltkrieg ausgebrochen, ein epochales Ereignis, das – wie zu zeigen sein wird – auch auf die Entwicklungen der Marburger Psychiatrie beträchtlichen Einfluss haben sollte.

Der am 31. März 1872 in Hessisch Lichtenau im Bezirk Kassel geborene Jahrmärker war in der LHA alles andere als ein Unbekannter.[191] Nach bestandener Reifeprüfung studierte er in Halle an der Saale und Göttingen Medizin.

---

190 Dies geht aus einem Schreiben Jahrmärkers hervor, das der Korrespondenz zwischen Franz Tuczek und dem hessischen Landeshauptmann vom Dezember 1916 beigefügt ist. Der Briefwechsel befindet sich in: Archiv des hessischen Landeswohlfahrtverbandes Kassel (LWV-Archiv), 16/Nr. 810.

191 Zur Biografie Jahrmärker siehe vor allem Mazumdar, Jahrmärker. Weiterhin auch Grundmann, Kaiserreich.

1894 wurde Jahrmärker mit einer chirurgischen Arbeit »zur Casuistik des Hodenkrebses« promoviert. Danach assistierte er zunächst für gut zwei Jahre bei einem praktischen Arzt im sächsischen Staßfurt, bevor er 1897 an das Landeshospital in Haina wechselte. Seinem Ziel einer akademischen Laufbahn kam er im Februar 1898 ein gutes Stück näher, als er eine Assistentenstelle an der LHA in Marburg annahm. Franz Tuczek bildete den jungen Arzt zum Psychiater aus und förderte ihn nach Kräften. Ende 1902 wurde Jahrmärker habilitiert, im darauffolgenden Jahr zum beamteten Oberarzt und stellvertretenden Anstaltsleiter ernannt. Maximilian Jahrmärker sollte in der Marburger Psychiatrie bis zu seinem altersbedingten Ausscheiden 1937 knapp 40 Jahre tätig sein und sich bis zum Direktor hocharbeiten.[192]

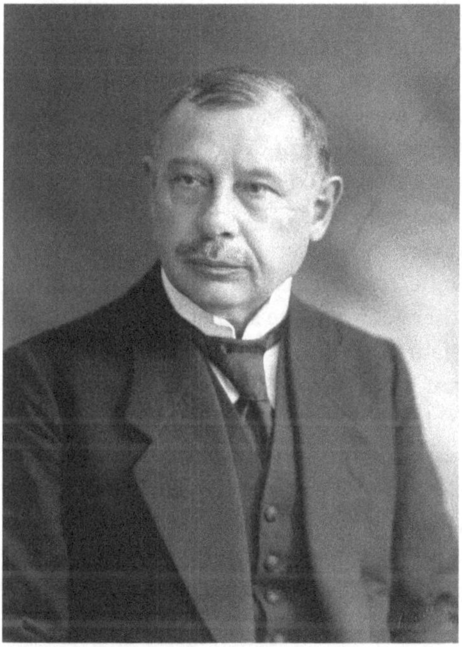

Abb. 13: Maximilian Jahrmärker

Als sein langjähriger Oberarzt war Jahrmärker die logische Wahl für die Nachfolge Tuczeks, stand er als interne Lösung doch für einen vor allem in Krisenzeiten gewünschten effizienten und geräuschlosen Übergang. Und auch in konzeptioneller Hinsicht versprach die Personalie Jahrmärker Kontinuität, be-

192 Die biografischen Angaben basieren auf Mazumdar, Jahrmärker.

wegte sich der neue Anstaltsdirektor auch als Wissenschaftler deutlich in den Spurrinnen seines Vorgängers.

Pragmatischer »Kraepelinianer« – Jahrmärkers wissenschaftliches Konzept

Maximilian Jahrmärker blieb dem eigenen Selbstverständnis nach stets eher Wissenschaftler denn Anstaltspsychiater. Zumindest in den Jahren vor seiner Ernennung zum Direktor der LHA konnte er diesem eigenen Anspruch auch gerecht werden. Bis dato meldete er sich regelmäßig in medizinischen Fachzeitschriften zu aktuellen Themen wie Dementia praecox, Stimmungsanomalien oder Paranoia zu Wort. Darüber hinaus widmete er sich mit großer Energie und Leidenschaft der universitären Lehre.[193] Ab dem Sommersemester 1903 übernahm er von Tuczek die Vorlesungen in »Psychiatrischer Propädeutik« und »Forensischer Psychiatrie«. Im Wintersemester 1905/06 wiederum las er zusätzlich noch das von ihm selbst initiierte gerichtlich-psychiatrische Praktikum für Juristen.[194] Aus seinem Lehrangebot lässt sich mit der Forensik bereits unschwer ein erster Forschungsschwerpunkt ableiten. Seinem Engagement auf diesem Gebiet - Jahrmärker war zudem Mitglied der »psychiatrisch-juristischen Vereinigung« in Marburg - war es zu verdanken, dass die LHA zu einer überregional angesehenen und hochfrequentierten Anlaufstelle für die Begutachtung komplizierter gerichtlich-psychiatrischer Sachverhalte avancierte.[195]

Ein anderes wichtiges Thema für Jahrmärker war die Erforschung des Ergotismus, eine infolge des Verzehrs von mutterkornverseuchten Nahrungsmitteln auftretende Vergiftungskrankheit. Hierbei setzte er die bereits von Tuczek begonnenen Untersuchungen zu einer 1879 im nordhessischen Frankenberg aufgetretenen Ergotismusepidemie fort. In einem umfangreichen Fachartikel aus dem Jahr 1902 legte er die schädlichen Folgen der Erkrankung für das Zentralnervensystem dar.[196] Bei den an Ergotismus erkrankten Frankenberger Einwohnern stellte Jahrmärker häufig anhaltende Störungen wie Reflexausfälle, Parästhesien oder Krampfneigungen fest.[197]

Des Weiteren beschäftigte sich Jahrmärker wissenschaftlich intensiv mit der »Amentia«, einem seinerzeit recht häufig diagnostizierten Krankheitsbild. Ausgelöst vor allem durch Erschöpfung gingen mit dieser akuten Psychose Symptome wie Halluzinationen, Ratlosigkeit und Desorientiertheit einher.[198]

193 Siehe Siefert, »Anstalt«, S. 121.
194 Vgl. Mazumdar, Jahrmärker, S. 28.
195 Vgl. ebd., S. 25f.
196 Jahrmärker, Ergotismusepidemie.
197 Siehe hierzu Mazumdar, Jahrmärker, S. 38f.
198 Ebd., S. 39.

Fasste der Marburger Psychiater die Amentia zunächst noch als eigenständige Krankheitseinheit auf, ordnete er sie in einer Publikation von 1907 der Kraepelin'schen Nosologie unter.[199] Eine Revision, die nicht von ungefähr kam.

Den Fixpunkt in Maximilian Jahrmärkers Wissenschaftsverständnis bildete – wie für viele andere Psychiater seiner Generation – Emil Kraepelin. In seiner Habilitationsschrift, die er unter dem Titel »Zur Frage der Dementia praecox« im Oktober 1902 der Medizinischen Fakultät in Marburg vorlegte, unterzog er die Lehrmeinung Kraepelins einem Praxistest.[200] Die von Kraepelin postulierte Unterteilung der Psychosen in Demenatia praecox und manisch-depressives Irresein, in jenen Tagen eine Art »psychiatrisches Glaubensbekenntnis« (Heinrich Schüle), erschien Jahrmärker nach Auswertung der relevanten LHA-Patientenakten als plausibel und gewinnbringend.[201]

Bei aller sonstigen großen Wertschätzung Kraepelins – mit dessen Begriffsbildung zeigte sich Jahrmärker allerdings nicht einverstanden, wie aus einem Referat über die »Endzustände der Dementia praecox« hervorging, das er gemeinsam mit dem Schweizer Psychiater Eugen Bleuler auf der Berliner Jahrestagung des »Deutschen Vereins für Psychiatrie« im April 1908 gehalten hatte.[202] Bleuler führte bei dieser Gelegenheit das erste Mal die Bezeichnung Schizophrenie in die Debatte ein und wurde dabei von seinem Co-Referenten unterstützt:

> »Kraepelins Krankheit bleibt nach unseren Auffassungen eine Zerfallspsychose, die Bezeichnung ›Dementia praecox‹ will aber auch uns nur wenig glücklich erscheinen; es hat der Herr Referent den viel bezeichnenderen Namen ›Schizophrenie‹ vorgeschlagen, welchen auch ich annehmen möchte.«[203]

Emil Kraepelin nahm Jahrmärker diesen Vorstoß keineswegs übel, sondern unterbreitete ihm noch im gleichen Monat das Angebot, als Oberarzt an seine Klinik nach München zu wechseln.[204] Dass er die Offerte, die einem psychiatrischen Ritterschlag gleichkam, ausschlug, hatte wohl vor allem mit den sich konkretisierenden Plänen einer eigenständigen Universitätsnervenklinik in Marburg zu tun. Maximilian Jahrmärker machte sich damals große Hoffnungen,

199 Jahrmärker, Amentia.

200 Jahrmärker, Dementia praecox.

201 Vgl. ebd., S. 102–104.

202 Zum gemeinsamen Referat von Jahrmärker und Bleuler sowie zu den generellen Diskussionen um Kraepelins Dementia praecox auf dieser Jahrestagung der psychiatrischen Fachgesellschaft siehe Feldmann, Verbreitung, S. 54–56.

203 Zit. n. Mazumdar, Jahrmärker, S. 37. Auch für Bleuler war der gemeinsame Vortrag sehr wichtig, weil er mit seinen neuen Ideen zur Dementia praecox bzw. Schizophrenie viel Zustimmung fand und sich Konzept und Begrifflichkeit von ihm nach der Veröffentlichung seiner Monografie über »Dementia Praecox oder die Gruppe der Schizophrenien« (1911) schnell durchsetzen konnte. Vgl. Feldmann, Verbreitung, S. 56.

204 Vgl. Mazumdar, Jahrmärker, S. 29.

eines nicht mehr gänzlich fernen Tages seinem (dann emeritieren) Lehrer Tuczek als Ordinarius und Direktor der neuen Klinik zu folgen. Dies hätte für den heimatverbundenen Jahrmärker auch den Vorteil gehabt, beruflich in Hessen zu reüssieren. Doch je näher der Tag der Klinikeröffnung rückte, desto klarer zeichnete es sich ab, dass die Landesregierung zum einen die Personalunion zwischen LHA-Direktion und Ordinariat beenden und zum anderen den Lehrstuhl für Psychiatrie extern besetzen wollte. Aus diesem Vorhaben erklärt sich auch der Umstand, dass Jahrmärkers Professur mit Übernahme der Leitung der LHA im April 1915 auf drei Jahre begrenzt wurde. Spätestens dann wollte man die Trennung vollzogen, die neue Klinik eröffnet und einen auswärtigen Gelehrten berufen haben.[205]

Als Wissenschaftler blieb Jahrmärker Zeit seines Lebens ein Verfechter von Kraepelins Systematik. Als Anstaltspsychiater wollte er sich mit dessen pessimistischen Heilungsprognosen – Kraepelin ging von einem therapeutisch kaum beeinflussbaren Krankheitsverlauf aus – schwerlich zufrieden geben. Unter Jahrmärkers Ägide wurde in Marburg das »open-door«-System auch auf die »ruhigen« Frauenabteilungen ausgeweitet. Ein Entschluss, zu dem sich seine Vorgänger noch nicht hatten durchringen können.[206] Daneben begann er die Arbeitstherapie zu forcieren. Als Vorbild diente ihm dabei das Konzept des Gütersloher Psychiaters Hermann Simon, der den psychisch Kranken durch regelmäßige Beschäftigung ein soziales Leben im Kreise der anderen Anstaltsbewohner ermöglichen wollte, anstatt ihn dort bloß untätig und hoffnungslos zu verwahren. Die »aktivere Krankenbehandlung« zöge nach Simons Beobachtung eine erhebliche Milieuverbesserung nach sich, da viele störende Symptome der Patienten durch stete Betätigung nachlassen oder gänzlich verschwinden würden.[207] In der LHA Marburg ging man deshalb dazu über, die Beschäftigungsmöglichkeiten für Patienten weiter auszudehnen. In Arbeit gebracht werden sollten neben den Langzeitpatienten verstärkt auch Akutkranke.[208] Ebenfalls aufgeschlossen zeigte sich Jahrmärker psychotherapeutischen Behandlungsmethoden gegenüber. Eine Ausnahme bildete dabei die Psychoanalyse, die er als spekulative Glaubenslehre einstufte und deshalb ablehnte.[209]

Zusammenfassend lässt sich sagen, dass auch unter Maximilian Jahrmärker ein liberaler und pragmatischer therapeutischer Ansatz vorherrschend war, sodass wie bereits unter seinen Vorgängern Cramer und Tuczek ein undogmatischer »Kraepelinianismus« integraler Bestandteil der psychiatrischen Kon-

205 Siehe ebd., S. 29–31.
206 Vgl. Nolte, Hysterie, S. 64.
207 Zu Hermann Simon und seinem Modell der Arbeitstherapie siehe Beddies, »Krankenbehandlung«, S. 271–273.
208 Vgl. Grundmann, Kaiserreich, S. 262.
209 Vgl. Jahrmärker, 55 Jahre, S. 21f.

zeptgeschichte in Marburg blieb. Eine pragmatische Vorgehensweise war im Ersten Weltkrieg in besonderer Weise gefragt. Beinahe sämtliche von Jahrmärker präferierten Behandlungsmethoden konnten aufgrund der Zwänge und Mängel der Kriegsjahre nur in begrenztem Maße angewandt werden. Gerade therapeutisch wurden an die Psychiater in den Jahren 1914 bis 1918 mitunter gänzlich andere und überaus spezifische Anforderungen gestellt. Sie hatten seelisch überforderte Soldaten zu behandeln – und davon gab es unerwartet viele.

Militärpsychiatrie im Ersten Weltkrieg

Der Erste Weltkrieg bildete ohne Zweifel die entscheidende Zäsur am Beginn des 20. Jahrhunderts. Er erfasste alle gesellschaftlichen Schichten und Generationen in Europa. Kaum jemand, der 1914 in den Krieg zog und glaubte, bald wieder zu Hause zu sein, ahnte, was auf ihn zukommen würde. Dieser Krieg war kein heroischer Ritterkampf, sondern ein Massensterben auf dem Schlachtfeld, ein maschinelles Zerfetzen von Leibern, ein Niedermähen von Millionen.[210] Auch die Kämpfe an der Front bekamen einen neuen Charakter. Vor allem das passive Ausharren und die permanente Todesbedrohung in den Schützengräben während des Stellungskrieges an der Westfront werden für den massenhaften Ausbruch einer weitgehend neuen psychischen Erkrankung verantwortlich gemacht.[211] Eine Vielzahl der Soldaten reagierte auf das Erlebte mit Lähmungen einzelner oder mehrerer Gliedmaßen, sie wurden blind oder taub, zuckten, zitterten, verstummten oder brachen psychisch zusammen. Die Militärpsychiatrie fasste diese Symptome unter Bezeichnungen wie »Kriegsneurose«, »Kriegshysterie« oder »Nervenschock« zusammen.[212]

Mit der Zeit ersannen Psychiater und Neurologen unterschiedliche Konzepte zu Ursache, Diagnostik und Therapie der so genannten Kriegsneurotiker. An der Frage des richtigen Umgangs mit diesem Krankheitsphänomen schieden sich die Geister. Die hitzig geführte Debatte erlebte ihren Kumulationspunkt bei der neurologisch-psychiatrischen Kriegstagung in München im September 1916.[213] Im Blickpunkt stand vor allem das bis dato vorherrschende Erklärungsmodell der traumatischen Neurose des Berliner Neurologen Hermann Oppenheim, das

210 Vgl. Wildt, Generation, S. 847f.

211 Vgl. Leed, Land, S. 163–192; Ulrich/Ziemann, Frontalltag, S. 102–109.

212 Zur deutschen Militärpsychiatrie im Ersten Weltkrieg liegt mittlerweile eine breite Forschungsliteratur vor. An grundlegenden Arbeiten seien genannt: Riedesser/Verderber, »Maschinengewehre«; Lerner, Hysterical. Seit Kurzem auch Peckl, Krank.

213 Zur militärpsychiatrischen Tagung siehe Rauh, Kriegskongress.

sich harscher Kritik ausgesetzt sah.[214] Seine bereits 1889 durch eingehende klinische Beobachtungen an unfallgeschädigten Arbeitern entworfene Theorie basierte auf einem mechanisch-physikalischen Erklärungsansatz. Es verortete den Kern der neurotischen Erkrankung in nicht sichtbaren (und mikroskopisch nicht nachweisbaren) molekularen Veränderungen des zentralen Nervensystems, Gehirns und Rückenmarks. Diese Läsionen würden die nervösen Störungen verursachen, entstanden seien sie durch die mechanische Erschütterung des Unfalltraumas.[215] Bezogen auf die Kriegsneurotiker-Frage stand es für Oppenheim außer Zweifel, dass »der Schreck und die rohe Gewalt der körperlichen Verletzung (...) Funktionsstörungen im zentralen Nervensystem hervorrufen können«, die bei den Soldaten zu Gangstörungen, Zittern oder Stummheit führen würden.[216]

Im Gegensatz zu Oppenheims primär somatischem Erklärungsmodell sahen seine Kontrahenten den Grund für die psychischen Symptome in dem fehlenden Willen der Kriegshysteriker, den Frontalltag auszuhalten, und attestierten ihnen eine oftmals unbewusste Flucht in die Krankheit. Eine Verbindung zwischen anhaltendem seelischen Leiden und konkretem Kriegserleben schlossen sie aus. Sie betonten in diesem Zusammenhang vielmehr die erbliche Belastung der Betroffenen, attestierten ihnen darüber hinaus eine innere Abwehr gegen den Kriegsdienst sowie eine gemütslabile Konstitution. Die Verfechter dieses psychogenen Erklärungsansatzes sollten sich auf dem Kongress gegenüber der Ansicht Oppenheims klar und deutlich durchsetzen.[217] In Marburg war man über den Verlauf der Kriegstagung exakt im Bilde, da Franz Tuczek an ihr teilgenommen hatte. Welchen Standpunkt er in München vertreten hatte, lässt sich hingegen nicht eruieren. Tuczek meldete sich während der Debatte um die Kriegsneurose nicht zu Wort.[218]

Vor allem die Befürworter einer psychologischen Betrachtungsweise legten sich mitunter sehr gewaltvolle Behandlungsmethoden zurecht, die unter dem Begriff der »aktiven Kriegsneurotikertherapie« firmierten.[219] So entwickelte beispielsweise der Psychiater Fritz Kaufmann als Leiter eines Reservelazarettes

214 Zu Oppenheim ist in den letzten Jahren eine Fülle an Forschungsliteratur entstanden. An neueren Arbeiten sind zu nennen: Bewermeyer, Oppenheim; Pech, Oppenheim; Weber, Nerven.

215 Vgl. Hofer, Nervenschwäche, S. 231 sowie Lerner, Nieder, S. 17.

216 Oppenheim, Vortrag, zit. n. Rauh, Kriegskongress, S. 50.

217 Vgl. Rauh, Therapiemethoden, S. 32.

218 Eine ausführliche zeitgenössische Zusammenfassung des Kongresses, insbesondere von psychiatrischer Seite findet sich in: Allgemeine Zeitschrift für Psychiatrie und psychisch-gerichtliche Medizin 73 (1917), S. 163–233. Auf Seite 164f. ist auch eine Anwesenheitsliste abgedruckt.

219 Einen Überblick über die rigiden militärpsychiatrischen Therapiemethoden im Ersten Weltkrieg bietet Peckl, Krank, S. 45–51.

in Ludwigsburg seine berüchtigte Elektrosuggestivbehandlung.[220] Kaufmann verabreichte den Soldaten »kräftige Wechselströme« in 3–5-minütigen Intervallen. Die Strombehandlung wurde durch Suggestion in scharfem militärischem Befehlston begleitet. »Der gewaltige Schmerzeindruck«, so gab sich Kaufmann überzeugt, würde den Patienten »in die Gesundung hinein zwingen«.

In der bisherigen Forschungsliteratur über die Militärpsychiatrie im Ersten Weltkrieg wurde lange Zeit eine Dominanz dieser drakonischen kriegspsychiatrischen Konzepte unterstellt.[221] Diese These konnte allerdings in den letzten Jahren anhand empirischer, zumeist auf Krankenakten basierender Forschungen erheblich modifiziert werden.[222] Die Auswertung von Lazarettakten weist vielmehr auf eine differenzierte Behandlungspraxis hin, in der lediglich ein Viertel der Kriegsneurotiker mittels einer kombinierten Suggestiv- und Elektrotherapie behandelt wurde. Stattdessen ging es in der alltäglichen Arbeit in Frontnähe primär um eine Wiederherstellung der psychischen wie auch physischen Kräfte mit einfachen roborierenden Maßnahmen. Den Soldaten wurde von den Lazarettärzten vor allem Bettruhe, kräftigende Kost sowie Beruhigungsmittel wie Brom oder Baldrian verordnet. Darüber hinaus gestand man ihnen mit durchschnittlich zwei Monaten Zeit zur Regeneration zu. Neue Lokalstudien machen überdies deutlich, dass auch in den Heimatlazaretten oftmals an den herkömmlichen Therapien festgehalten wurde.[223]

In Marburg existierte mit Kriegsbeginn in den Räumen der LHA ein Reservelazarett, in dem bis zu seiner Auflösung 1921 über 1.000 seelisch kranke Soldaten behandelt und begutachtet wurden.[224] Allerdings sah sich Maximilian Jahrmärker, der neben der regulären Anstalts- auch die Lazarettleitung inne hatte, ob der immensen Arbeitsbelastung außer Stande, über die sich in seiner Obhut befindlichen Soldaten noch ausführliche Berichte oder gar gesonderte Krankenakten zu verfassen. Auch sein in den Jahresberichten der LHA wiederholt angekündigtes Vorhaben, nach dem Kriege in einem wissenschaftlichen Artikel ausführlich über die von ihm behandelten Soldaten zu berichten, ließ sich nicht realisieren.[225] Zwar ging er in besagten Jahresberichten beständig auf das Reservelazarett ein, die Angaben waren jedoch beinahe ausschließlich statistischer Natur. Näheres geht aus immerhin zwei auffindbaren Lazarettakten

220 Kaufmann, Heilung, S. 802–804. Die folgenden Zitate nach ebd.
221 Siehe etwa bei Kaufmann, Gehirne oder Riedesser/Verderber, »Maschinengewehre«.
222 Siehe v. a. Peckl, Krank. Die folgenden Angaben aus ebd., S. 60–80.
223 Siehe beispielsweise Hermes, Krankheit sowie Fangerau, Sanatorium.
224 Vgl. Jahrmärker, 55 Jahre, S. 17.
225 Die LHA-Jahresberichte für den relevanten Zeitraum befinden sich in: LWV-Archiv 16/ Nr. 81.

hervor, die erstmals konkrete Hinweise auf Jahrmärkers Umgang mit zu behandelnden Soldaten liefern.[226] Einer von ihnen war Ferdinand B.

»Ich träume meist vom Kriegsschauplatz und dann wieder von zu hause«[227] – Annäherungen an den militärpsychiatrischen Alltag im Reservelazarett der LHA Marburg

Der am 1. Juli 1897 in Holzhausen an der Haide (damalige Provinz Hessen-Nassau) geborene Zimmermann Ferdinand B. wurde am 9. Januar 1917 zu den Waffen gerufen. Als Schütze eines Grenadier-Regiments nahm er an den verlustreichen Stellungskämpfen an der Westfront teil. Insbesondere bei der dortigen Frühjahresoffensive 1918 habe er nach eigenem Dafürhalten »große Aufregungen mitgemacht«. Am 16. Juni 1918 wurde B. im Nachgang der »Operation Gneisenau« bei einem Granateinschlag verschüttet. Nach seiner Bergung sei er »ganz erschöpft umgefallen«; Er zittere seitdem am ganzen Körper und leide unter Kopfschmerzen und Schwindel, außerdem habe er »Schmerzen auf der Brustseite« und »Herzklopfen bekommen«. Da sich sein Zustand nicht besserte, wurde B. mit dem Lazarettkrankenzug in die Heimat befördert. Am 24. Juni erreichte er das Reservelazarett in Schwäbisch-Gmünd, wo er rund drei Wochen verbrachte, eher er am 12. Juli in ein weiteres Reservelazarett, diesmal nach Stuttgart weiterverlegt wurde. Auch hier verordneten ihm die behandelten Militärärzte primär Bettruhe und Beruhigungsmittel wie etwa Baldrian. Da sich B. zusehends erholte, entließ man ihn am 22. Juli aus dem Lazarett. Er wurde allerdings nicht direkt an die Front zurückbeordert, sondern sollte seinen Er-

226 Es erwies es sich als ein kompliziertes Unterfangen, belastbare Angaben zum militärpsychiatrischen Behandlungsalltag in Marburg zu generieren. Da nach der Entlassung aus dem Lazarett die Krankenakte des Soldaten für gewöhnlich an die für ihn zuständige militärische Behörde geschickt werden musste, war diese Quelle in den für die LHA einschlägigen Archiven in Marburg bzw. Kassel nicht auffindbar. Fündig wurden wir schließlich im Bundesarchiv-Militärarchiv in Freiburg, wo der zentrale Lazarettaktenbestand des Ersten Weltkrieges überliefert ist. In Freiburg war zwischen 2006 und 2009 auch das Forschungsprojekt »Krieg und medikale Kultur. Patientenschicksale im Zeitalter der Weltkriege« angesiedelt, in dessen Zentrum die Auswertung von knapp 1.000 Lazarettakten psychisch kranker und physisch erschöpfter Soldaten des Ersten Weltkrieges stand und an dem einer der beiden Autoren des vorliegenden Buches mitgewirkt hatte. In der Datenmaske des damaligen Projekts fanden sich die Signaturen zweier Krankenakten von Soldaten, die aufgrund ihres seelischen Leidens im Reservelazarett der LHA Marburg behandelt wurden. Die Ergebnisse des Freiburger Projektes sind zusammengefasst in: Prüll/Rauh, Krieg.

227 Dieses wie die nun folgenden Zitate und weiteren Angaben des militärischen Werdeganges von Ferdinand B. basieren, so weit nicht anders vermerkt, auf seiner Lazarettakte. Diese befindet sich im Bundesarchiv-Militärarchiv Freiburg (Ba-Ma), Pers 9/Nr. 1.7.97; Bas-Ben.

satztruppenteil in der Heimat aufsuchen. Auf dem Weg dorthin verschlechterte sich jedoch B.s Zustand derart, dass er seine Reise nicht fortsetzen konnte. Stattdessen wurde er ins Reservelazarett der LHA Marburg eingewiesen, wo er »dem Chefarzt für Nervenleiden Herrn Prof. Dr. Jahrmärker vorgestellt« wurde.

Bei der Anamnese in Marburg am 29. Juli 1918 zitterte Ferdinand B. am ganzen Körper, vor allem aber am linken Bein. Bereits nach wenigen Augenblicken bekam er »einen hochroten Kopf« und sein Puls beschleunigte sich umgehend. Des Weiteren klagte er über Kopfschmerzen, »als wie es die Augen herausdrücken wollte«, über Schwindel beim Bücken und Hochrichten, über Herzklopfen bei der kleinsten Anstrengung und über »Schlaflosigkeit mit vielen ängstlichen Träumen«. Die Ärzte in Marburg diagnostizierten bei B. eine »psychisch-nervöse Schwäche«, als aussichtsreiche Behandlung schwebte ihnen »Bettruhe und psychische Beeinflussung« vor. Eine der brachialen »aktiven Kriegsneurotikertherapien«, wie etwa die »Kaufmann-Kur«, stand für sie offensichtlich nicht zur Debatte.

Am 10. August wurde in B.s Lazarettakte vermerkt, dass sich sein Zustand langsam bessere, vor allem sein Zittern lasse etwas nach. Ansonsten fühle sich der Patient jedoch noch recht »schlapp«. Nachdem er auch die nächsten drei Wochen überwiegend liegend verbracht hatte, verließ er am 1. September erstmals das Bett und ging spazieren. Vier Tage später äußerte er den Ärzten gegenüber, dass er sich bedeutend besser fühle. Sogar mit dem Schlafen ginge es mittlerweile leidlich, die Alpträume hätten etwas nachgelassen:

> »Ich träume meist vom Kriegsschauplatz und dann wieder von zu hause. Alles so verworren. Dann wieder falle ich durch die Luft od.[er] ich gehe an einem Abhang und stürze hinunter. Dann schrecke ich unter Zusammenfahren auf und es dauert eine Zeit lang, bis ich mich wieder beruhigt habe und einschlafen kann. Das ist aber alles besser geworden.«

Generell weisen die Einträge in die Lazarettakte auf einen behutsamen Umgang hin. Der Soldat Ferdinand B. bekam in Marburg Zeit zur Regeneration zugestanden. Allem Anschein nach nahm man sein seelisches Leiden ernst; Verdachtsmomente vonseiten der Ärzte, B. würde übertreiben oder gar simulieren, finden sich nicht. Dabei mag eine Rolle gespielt haben, dass Ferdinand B. zwar offensichtlich nicht mehr für einen Fronteinsatz infrage kam, jedoch stets Gesundungswillen zeigte und mehrmals betonte, zur »Arbeitsaufnahme bereit« zu sein. Am 6. September 1918 wurde Ferdinand B. aus dem Reservelazarett der LHA Marburg als garnisondienstverwendungsfähig »Heimat od.[er] Etappe«[228]

228 Als Etappe wurde im Ersten Weltkrieg das Gebiet unmittelbar hinter dem Operationsgebiet der Armee bezeichnet. Das Etappenwesen war für die Zuführung des personellen und materiellen Nachschubs, die Nutzung von Vorräten und Hilfsmitteln aus den besetzten Gebieten und den Abschub von nicht benötigtem Material verantwortlich.

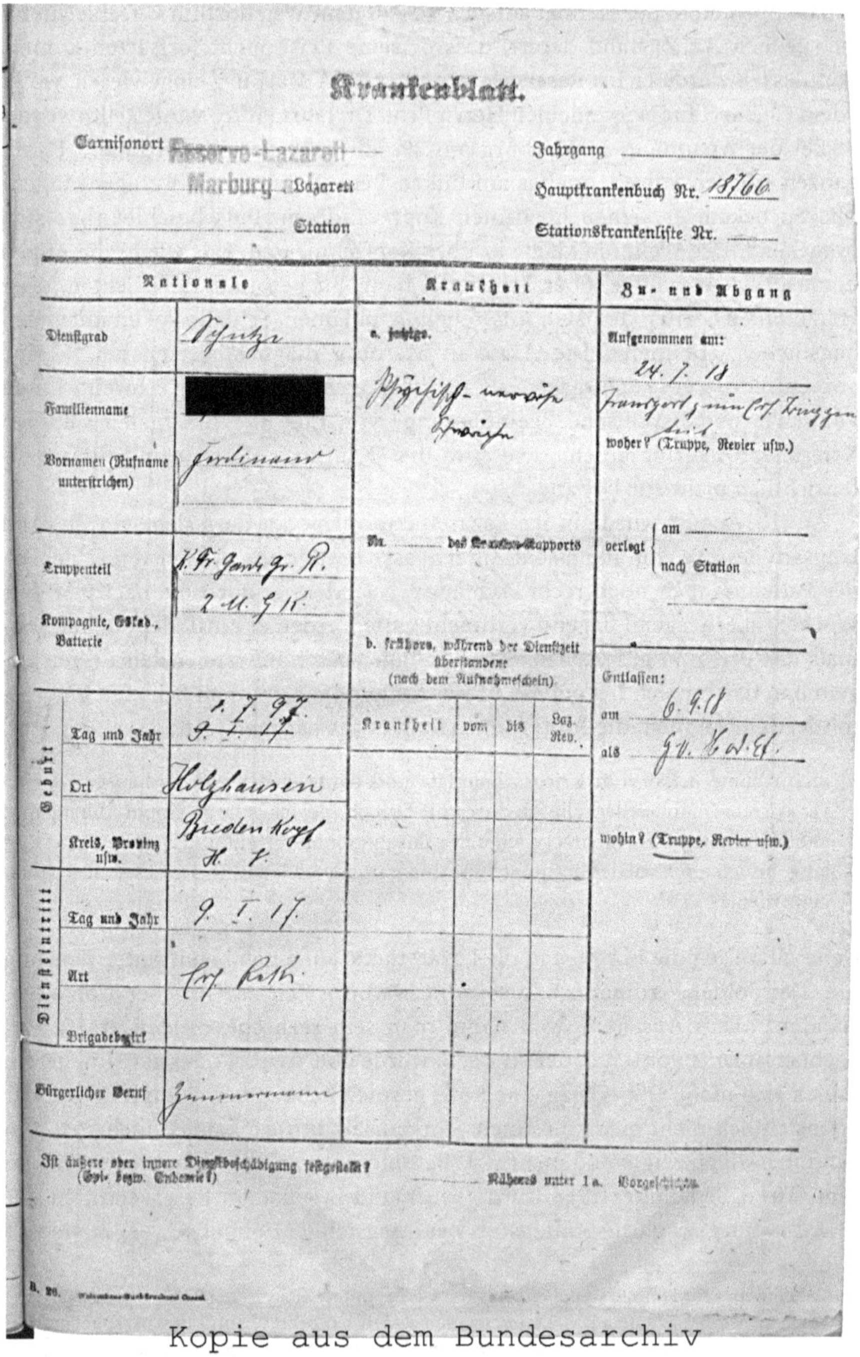

Krankenblatt.

Garnisonort Reserve-Lazarett Marburg Lazarett — Jahrgang

Hauptkrankenbuch Nr. 18766

Station — Stationskrankenliste Nr.

Nationale		Krankheit	Zu- und Abgang
Dienstgrad	Schütze	a. jetzige.	Aufgenommen am: 24. 7. 18
Familienname	[redacted]		woher? (Truppe, Revier usw.)
Vornamen (Rufname unterstrichen)	Ferdinand		
Truppenteil	K. Fr. Garde Gr. R.	Nr. ... des Kranken-Rapports	verlegt am / nach Station
Kompagnie, Eskad., Batterie	2 u. G. K.	b. frühere, während der Dienstzeit überstandene (nach dem Aufnahmeschein)	Entlassen: am 6. 9. 18
Geburt: Tag und Jahr	1. 7. 97		als
Geburt: Ort	Holzhausen		
Geburt: Kreis, Provinz usw.	Bieden Kopf H. N.		wohin? (Truppe, Revier usw.)
Diensteintritt: Tag und Jahr	9. I. 17		
Diensteintritt: Art			
Brigadebezirk			
Bürgerlicher Beruf	Zimmermann		

Krankheit	vom	bis	Laz. Rev.

Ist äußere oder innere Dienstbeschädigung festgestellt? (Epi- bezw. Endemie?) .... Näheres unter 1a. Vorgeschichte.

B. 26.

Abb. 14: Lazarettakte Ferdinand B.

entlassen. Er musste jedoch nicht sofort zum Dienst bei seinem Truppenteil antreten, sondern durfte sich auf Anweisung Jahrmärkers noch bis zum 15. Oktober erholen.

Auch beim zweiten quellenmäßig überlieferten Fall verfolgten die Marburger Militärpsychiater eine ähnliche Stoßrichtung. Benedikt L. hatte sich bereits am 8. August 1914 freiwillig zum Kriegsdienst gemeldet und in der Folge als Infanterist an zahlreichen Gefechten sowohl an der West- wie auch an der Ostfront teilgenommen.[229] Von seinen Vorgesetzten lange Zeit als ein tadelloser und äußerst tapferer Soldat beschrieben (inklusive mehrmaliger Auszeichnungen und Beförderungen), änderte sich sein Verhalten ab 1917 zusehends. L. bekam fortan wiederholt Tobsuchtsanfälle und leistete sich zudem mehrmals disziplinarische Vergehen. Nachdem eine erste Hospitalisierung wegen »nervöser Erschöpfung« im Reservelazarett Gotha im Sommer 1917 keine nachhaltige Besserung seines Gesundheitszustandes nach sich gezogen hatte, wurde er Ende des Jahres nach einem weiteren Erregungsanfall sogar in die Arrestanstalt Kassel eingewiesen. Von dort kam er am 5. Dezember 1917 in das Reservelazarett der LHA Marburg.

Obwohl er den Marburger Ärzten phasenweise sehr erregt und gereizt erschien, seinen Mitpatienten Gewalt androhte und wohl auch antat, ging man recht nachsichtig mit ihm um. Wiederholt wurde in der Lazarettakte notiert, dass Benedikt L. selbst sehr unglücklich über seinen Zustand sei. Anstelle einer brachialen Elektrosuggestivbehandlung, die andernorts häufig auch unter sozialdisziplinierenden Prämissen angewandt worden war, verabreichten die Mediziner dem Soldaten L. in erster Linie Brom als Beruhigungsmittel.[230] Aufschlussreich ist weiterhin, dass bei Benedikt L. ein »abgelaufener krankhafter Ausnahmezustand bei Epilepsie« diagnostiziert wurde. Somit wurden seine bereits seit längerer Zeit auftretenden Tobsuchtsanfälle in Marburg als epileptische Anfälle gedeutet. Die immer auch stigmatisierenden Diagnosen wie Kriegshysterie oder Kriegsneurose blieben in seinem Fall wie im Übrigen auch bei Ferdinand B. aus.

Wie belastbar sind nun die beiden dargestellten Kasuistiken? Lassen sie generalisierende Aussagen im Sinne eines herkömmlich-pragmatischen, den kranken Soldaten durchaus zugewandten und die drakonischen Therapiemethoden ablehnenden Behandlungsalltags in Marburg zu? Von den beiden Einzelfalldarstellungen abgesehen, gibt es zumindest noch einen weiteren Indikator, der für diese Annahme spricht.

---

229 Die Lazarettakte von Benedikt L. findet sich in: Ba-Ma, Pers 9/Nr. 1.1.97; La–Li. Die folgenden Angaben und Zitate sind, soweit nicht anders vermerkt, aus ebd.

230 Die sozialdisziplinierende Stoßrichtung der Militärpsychiatrie betont Roth, Modernisierung.

»Mein Körper ist seit 1916 genau so wie der Deutsche Staat, die Verschüttung, das ist bei mir die Revolution«[231] – Jahrmärker und die Berentungsfrage

Die erbitterte Auseinandersetzung um Oppenheims traumatische Neurose während der militärpsychiatrischen Tagung in München wird nur durch ihre Vorgeschichte im Rahmen des vom damaligen Reichskanzlers Otto von Bismarck initiierten Aufbaus des Sozialversicherungssystems hinreichend verständlich. Weite Teile der Ärzteschaft lehnten die sozialpolitischen Initiativen gegen Ende des 19. Jahrhunderts entschieden ab.[232] In der 1884 eingeführten Unfallversicherung sahen viele Ärzte beispielsweise die Gefahr, dass durch die in Aussicht gestellte Rente der Gesundungswille des verletzten oder erkrankten Arbeiters gehemmt würde. Die Folge sei eine nachhaltige Verweichlichung der Arbeiterschaft und die Züchtung einer Vielzahl so genannter Rentenneurotiker.[233] Und genau aus dieser Entwicklungslinie heraus erklärt sich die Abneigung vieler Psychiater gegenüber dem Erklärungsansatz Oppenheims, wurde doch 1889 die Ausweitung des Unfallversicherungsgesetzes auf traumatische Arbeitsunfälle beschlossen.[234]

Das Berufsprofil vieler Psychiater und Neurologen sollte sich mit dem Inkrafttreten des Gesetzes ändern, waren sie doch fortan als Gutachter für staatliche Stellen gefragt. Insbesondere unter den führenden Fachvertretern ließ sich eine weitverbreitende Berentungsskepsis ausmachen. Sich als Hüter der Staatsfinanzen gerierend, warnten sie eindringlich vor den horrenden Kosten, die die Gesetzesausweitung nach sich ziehen würde. Einen kausalen Zusammenhang zwischen dem Arbeitsunfall und den posttraumatisch auftretenden nervösen Störungen des Rentenantragstellers schlossen sie weitgehend aus. Vielmehr schrieben sie die Beschwerden der vermeintlich schwächlichen Konstitution oder dem unsteten Lebenswandel des Lohnempfängers zu, bereits früh flankiert von rassenhygienisch motivierten Mutmaßungen über seine »minderwertige Erbanlage«.[235]

Frappierend ist, wie eng die Diskussionen um die Kriegsneurotiker sich an die Debatten vor 1914 um die traumatische Neurose anlehnten. Im Prinzip wurden von allen Seiten die auf dem zivilen Sektor entwickelten Theorien und Anschauungen eins zu eins auf den militärischen Bereich übertragen. Dies lenkt den Blick nun auf Maximilian Jahrmärkers Vorkriegshaltung in dieser Frage.

Unter den Frauen galten Telefonistinnen aufgrund ihres täglichen Umgangs mit der modernen Kommunikationstechnik als besonders gefährdet, an einem

231 Zit. aus der Krankenakte von Ludwig H., in: LWV-Archiv, 16/Nr. 5720.
232 Vgl. Kater, Lage.
233 Siehe Moser, Arzt.
234 Vgl. Lerner, Nieder, S. 18.
235 Vgl. Milles/Müller, Auftrag, S. 46.

Nervenleiden zu erkranken. Das Telefon wurde als hochgradig nervös machende Apparatur angesehen. Darüber hinaus waren die »Fräuleins vom Amt« aufgrund der schlecht isolierten Kopfhörerleitungen häufigen Stromschlägen ausgesetzt. In ihren Gutachten hatten Psychiater wie Maximilian Jahrmärker darüber zu entscheiden, ob die nervösen Beschwerden vieler Telefonistinnen eine direkte Folge ihrer Berufsausübung darstellte. Der Leiter der LHA bejahte dies zumeist.[236] Und zwar auch noch während der Kriegsjahre. So konstatierte er beispielsweise 1916 bei der Telegrafengehilfin Elisabeth Aimée K. aufgrund ihrer berufsbedingten schweren Neurose eine 100 prozentige Erwerbsunfähigkeit.[237]

Die Berentungsfrage blieb unter Psychiatern und Neurologen auch nach dem Ersten Weltkrieg virulent. Wie jede Nachkriegsgesellschaft musste sich auch die Weimarer Republik mit den anhaltenden gesundheitlichen Problemen der heimgekehrten Soldaten auseinandersetzen. Dies betraf nicht zuletzt die Frage nach Anerkennung einer Dienstbeschädigung bei seelisch versehrten Soldaten.[238] Und auch hier blieb Maximilian Jahrmärker seiner bisherigen Linie treu. Im Oktober 1925 verfasste er für das Versorgungsgericht Kassel ein Gutachten über Ludwig H.[239] Seit dem dieser im Juli 1916 vor Verdun verschüttet worden und mehrere Stunden ohne Bewusstsein gewesen war, klagte er über »nervöse Beschwerden, Anfälle, die mit Druck in der Herzgegend, Ohrensausen, Schwindel, dann Bewusstlosigkeit verlaufen«. Wo er früher »ein wagemutiger Soldaten gewesen sei« habe er in der Folgezeit »Angstgefühle gehabt und sich immer nur nach Hause gesehnt«.

Auch in den Nachkriegsjahren litt Ludwig H. noch an den Folgen seines Kriegseinsatzes. Seit Verdun sei sein Körper, so klagte er gegenüber Jahrmärker, »genauso wie der Deutsche Staat, die Verschüttung, das ist bei mir die Revolution«. Der frühere Soldat fühlte sich häufig schlapp, antriebslos und zunehmend verzweifelt. Mehrmals habe er versucht, sich das Leben zu nehmen. Darüber hinaus träten seit Herbst 1924 immer häufiger besagte Anfälle auf. Aufgrund dieser Verschlimmerung wandte sich H. an das Versorgungsgericht. Zwar war bei ihm bereits 1921 eine Kriegsdienstbeschädigung anerkannt worden. Die Versorgungsbehörden gestanden ihm hierbei jedoch lediglich eine 10 prozentige Erwerbsbeschränkung zu. Durch seine gehäuften Anfälle war es H. jedoch kaum mehr möglich, seinem Beruf als Kaufmann nachzugehen, weshalb er eine Er-

236 Siehe Nolte, »Gefühl«, S. 194–198.

237 Karen Nolte weist wohl zurecht darauf hin, dass Jahrmärkers Begutachtungspraxis in dieser Frage auch von der unter Psychiatern (und nicht nur dort) weitverbreiteten Überzeugung geleitet wurde, dass Erwerbsfähigkeit der Frau generell schade. Vgl. ebd., S. 197f.

238 Zur Berentungspraxis bei psychisch kranken Soldaten in der Weimarer Republik siehe im Detail Neuner, Politik.

239 Das Gutachten befindet sich in der Krankenakte von Ludwig H., in: LWV-Archiv, 16/ Nr. 5720. Die folgenden Angaben und Zitate n. ebd.

höhung seiner Kriegsrente beantragte. Für seinen Gutachter Maximilian Jahrmärker stand es außer Frage, dass H.s »psychisch-nervöse Schwäche auf die Einwirkungen des Kriegsdienstes« zurückzuführen sei. Für ihn galt es aufgrund der zahlreichen Erfahrungen auf diesem Gebiete als erwiesen,

> »dass auch bei früher scheinbar völlig nervengesunden, erblich nicht besonders belasteten Männern unter dem Einfluss der Kriegsschädigungen eine Umstimmung der gesamten psychisch-nervösen Reaktionsart (...) vorkommen kann«.

Hieraus ergab sich für Jahrmärker eine nachträgliche Erhöhung der Erwerbsunfähigkeit Ludwig H.s auf bis zu 60 Prozent.

Die verfügbaren Quellen zum militärpsychiatrischen Behandlungs- und Begutachtungsalltag in Marburg ergeben ein gleichermaßen einheitliches wie bemerkenswertes Bild. Maximilian Jahrmärker fasste die seelischen Erkrankungen der Soldaten eben nicht als unbewusste Flucht, Begehrungsvorstellung oder Simulation auf, sondern als kausale Folge ihrer verstörenden, traumatischen Erlebnisse im Ersten Weltkrieg. Daraus ergaben sich für ihn offensichtlich eine zurückhaltende Diagnosevergabe, die ohne ideologisch aufgeladene Begrifflichkeiten wie »Kriegshysterie« oder »Kriegsneurose« auskam, ein herkömmlicher pragmatisch-moderater therapeutischer Ansatz und eine grundsätzlich wohlwollende Haltung in der Berentungsfrage. Damit verhielt er sich konträr zum diskursiven Mainstream seiner Profession während des Ersten Weltkriegs und der Weimarer Republik. Die zunehmend schriller werdenden Forderungen führender Fachvertreter nach einer härteren Gangart im Umgang mit den Kriegsneurotikern scheinen – vorbehaltlich der schwierigen Quellenlage – an Maximilian Jahrmärker weitgehend abgeprallt zu sein.

Psychiatrisches Hungersterben im Ersten Weltkrieg am Beispiel der LHA Marburg

Das »Deutsche Reich« war nicht nur auf dem militärischen, sondern auch auf zivilem Sektor völlig unzureichend auf einen jahrelangen Krieg vorbereitet. Die Ende 1914 von den Engländern gegen Deutschland verhängte Seeblockade verhinderte die Zufuhr wichtiger Rohstoffe und Lebensmittel und verschärfte die Ernährungssituation. Der so genannte »Kohlrübenwinter« von 1916/17 gilt als Symbol für eine dramatische Mangelversorgung der deutschen Bevölkerung. Da die Kartoffelernte im Sommer bzw. Herbst 1916 verheerend ausfiel, wurden als Ersatz rationierte Kohl- bzw. Steckrüben ausgegeben. Flugblätter und Kriegskochbücher gaben Hinweise, wie daraus vermeintlich nahrhafte Mahlzeiten herzustellen seien. Zwar sind Rüben robust, sodass sie bei jeder Witterung gedeihen, und vergleichsweise vitaminreich, allerdings haben sie nur einen kleinen Kalorienanteil, weshalb trotz ihrer massenhaften Verwendung der Kalorienbedarf in der Bevölkerung nur unzureichend gedeckt werden konnte.[240]

Von der tiefgreifenden Versorgungskrise waren die Patienten psychiatrischer Einrichtungen in hohem Maße betroffen.[241] Als verheerend erwies sich ein Erlass des Kriegsernährungsamtes vom Februar 1917, der die Lebensmittelversorgung von Anstaltsbewohnern auf das Verpflegungsmaß der Normalbevölkerung reduzierte.[242] Das Absinken der täglichen Lebensmittelrationen traf die Psychiatriepatienten besonders hart, war es ihnen doch kaum möglich, sich auf dem Schwarzmarkt zusätzliche Lebensmittel zu beschaffen. Die Folge waren katastrophale Zustände, viele Anstaltspatienten aßen, so die Beobachtung eines Anstaltspsychiaters, »um den quälenden Hunger zu stillen, dort, wo Gelegenheit dazu war, Kohlstrünke, Gemüseabfälle, Blätter (…). Sie flehten die Ärzte fußfällig um Nahrung an«.[243] Zusätzlich verschärft wurden die prekären Lebensbedingungen noch durch den Platzmangel, den die Zweckentfremdung vieler Einrichtungen als Militärlazarette mit sich brachte.[244] Die Überbelegung erhöhte die Gefahr von Infektionskrankheiten wie Tuberkulose, Ruhr oder Typhus, die für diejenigen Patienten, die über kaum mehr Abwehrkräfte verfügten, eine Lebensbedrohung darstellten.[245] Als Folge hiervon starben in den psychiatrischen Anstalten im Zeitraum von 1914 bis 1918 mindestens 70.000 Menschen an Hunger oder an durch Unterernährung ausgelösten Erkrankungen.[246]

Das Hungersterben im Ersten Weltkrieg war keine zentral initiierte bzw. gesteuerte Vernichtungsmaßnahme, sondern es handelte sich vielmehr um eine Art nichtintendierten »Kollateralschaden«, der von der Bevölkerung ohne nennenswerte Kritik hingenommen wurde. Auch viele Anstaltsleiter schienen das Geschehen als notwendiges Opfer für eine sich im Krieg befindliche Nation erachtet zu haben.[247] Es ließ sich somit unter den deutschen Psychiatern – zumindest in Teilen – ein verheerender Patriotismus ausmachen, der wenigstens in Kriegszeiten eine tödliche Ausgrenzung der eigenen Patientenschaft akzeptierte, um dadurch die Lebenschancen der »Höherwertigen« zu steigern.[248] Gleichwohl gilt es an dieser Stelle fein säuberlich zu unterscheiden; und zwar nicht nur im Hinblick auf die Attitude einzelner Anstaltsdirektoren, sondern auch – ganz

240 Siehe hierzu aus medizinhistorischer Perspektive Eckart, Weltkrieg.
241 Siehe hierzu ausführlich Faulstich, Hungersterben sowie Siemen, »Menschen«.
242 Vgl. Faulstich, Hungersterben, S. 42.
243 Zit. n. ebd., S. 47.
244 Vgl. Siemen, Grauen, S. 32.
245 Vgl. Faulstich, Hungersterben, S. 37.
246 Vgl. Siemen, »Menschen«, S. 29f. Auf die Zahl der 70.000 Hungertode kommt Siemen, in dem er reichsweit die Sterberaten der Vorkriegsjahre mit denen der Jahre 1914 bis 1918 vergleicht.
247 Vgl. Faulstich, Hungersterben, S. 67.
248 Vgl. Siemen, Menschen, S. 32.

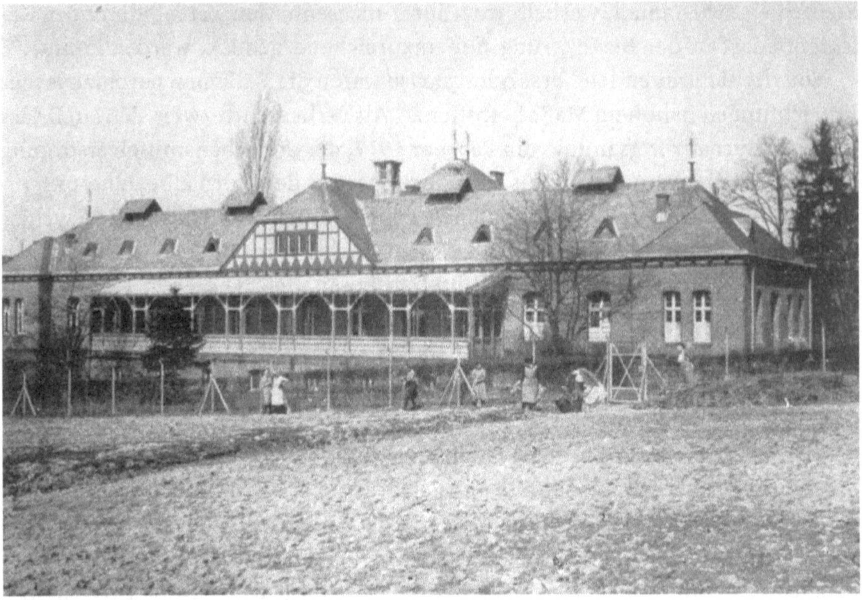

Abb. 15: Blick auf die Frauenstation

konkret – was die Versorgungslage der jeweiligen psychiatrischen Einrichtungen betrifft.

In den ersten Kriegsjahren herrschte für die über 300 Patienten der LHA Marburg noch eine vergleichsweise gute Ernährungssituation, konnte man doch durch die konzeptionelle Anlehnung an eine »agricole Colonie« auf einen eigenen landwirtschaftlichen Betrieb zurückgreifen. Die Anstaltsökonomie verfügte über Milchkühe und Schlachtvieh, weiterhin wurden Getreide und Kartoffeln angebaut.[249] Von Beginn an zu schaffen machte der Anstaltsleitung hingegen die personelle Situation. Bereits unmittelbar nach erfolgter Mobilmachung verringerte sich das Personal um drei Ärzte, 30 Pfleger und einige Verwaltungsangestellte. Dies hatte unter anderem zur Folge, dass Jahrmärker nominell der einzige verbliebene Arzt in der Anstalt war.[250] Um auch weiterhin eine adäquate ärztliche Versorgung zu gewährleisten, half der pensionierte Franz Tuczek aus. Zusätzlich wurde noch Jahrmärkers Ehefrau Gertrude, vormals Medizinalassistentin an der LHA, reaktiviert. Um den Notstand an Pflegern zu begegnen, rekrutierte man Hilfspfleger und Pflegerinnen und schloss vier Abteilungen. Insgesamt reduzierte sich das gesamte Anstaltspersonal über die Kriegsjahre hinweg von anfangs 83 auf 61 Angestellte.[251] Da während der

249 Vgl. Nolte, Hysterie, S. 61.
250 Vgl. Mazumdar, Jahrmärker, S. 51.
251 Vgl. Grundmann, Kaiserreich, S. 250–255.

Kriegsjahre vermehrt unruhige Patienten eingewiesen wurden,[252] kam es vor allem in den Wachabteilungen zu Überfüllungen und damit wohl auch zu kaum kontrollierbaren Zuständen. Letztlich sah sich die Anstaltsleitung genötigt, vereinzelt vom no-restraint-Konzept abzurücken und für die unruhigen Patienten wieder »leichte« Zwangsmaßnahmen, wie feste Handschuhe oder Zwangsjacke anzuwenden.[253]

Die anfänglich stabile Versorgungslage hatte noch einen anderen Grund. Denn aller Überfüllung der Wachabteilungen zum Trotz, die Patientenzahlen der LHA waren rückläufig.[254] Maximilian Jahrmärker beobachtete in den Kriegsjahren zwar nicht nur bei den Soldaten, sondern auch in der Zivilbevölkerung eine Zunahme nervöser Symptome. Die vermehrt auftretende Unruhe und Erregung basierte seiner Meinung nach neben dem Hunger auch auf der emotionalen Kriegserfahrung, wie zum Beispiel bei der Sorge um die im Feld stehenden Angehörigen.[255] Das erhöhte Aufkommen seelischer Leiden schlug sich zumindest in Marburg nicht in steigenden Patientenzahlen nieder; ganz im Gegenteil: Zum einen fehlten unter den Neuaufnahmen die schizophrenen und manisch-depressiven Männer. Da diese meist im jungen Erwachsenenalter erkrankten, wären viele von ihnen zum Heeresdienst eingezogen worden, wo »im Lauf der Kriegsjahre«, so die lakonische Einschätzung Jahrmärkers, »wohl nicht wenige Menschen mit mangelhaften Nervensystem so oder so zugrunde gegangen« seien.[256] Zum anderen wurde in den Familien jede helfende Hand benötigt, weshalb im Ersten Weltkrieg die Bereitschaft sank, arbeitsfähige Angehörige in eine psychiatrische Einrichtung einzuweisen bzw. man versuchte alles, sie so schnell wie möglich wieder aus der Anstalt nach Hause zu holen.[257]

Ab 1916 nahm dann auch in der LHA Marburg die Lebensmittelknappheit ein bedrohliches Ausmaß an. Aufgrund des Mangels an arbeitsfähigen Kranken fehlten die produktiven Kräfte, welche die Anstaltsökonomie hätten ausreichend bewirtschaften können. Als keine große Hilfe erwiesen sich in diesem Kontext die Militärkranken. Vernehmbar genervt, äußerte Jahrmärker im Jahresbericht von 1918, sie »waren auch in diesem Jahre nicht in dem Masse (...) nutzbar zu machen«.[258] Da auch der Mangel an Tierfutter stetig zunahm, fielen die Erträge der anstaltseigenen »Gutswirtschaft« über die Jahre immer bescheidener aus und verschärften die angespannte Ernährungssituation zusehends. Zu dieser

252 Vgl. Jahrmärker, 55 Jahre, S. 17.
253 Vgl. Mazumdar, Jahrmärker, S. 61.
254 Siehe hierzu die Angaben in den LHA-Jahresberichten von 1915 bis 1918, in: LWV-Archiv, 16/Nr. 81.
255 Vgl. Nolte, Hysterie, S. 62.
256 LHA-Jahresbericht 1918, in: LWV-Archiv, 16/Nr. 81.
257 Vgl. Mazumdar, Jahrmärker, S. 52.
258 LHA-Jahresbericht 1918, in: LWV-Archiv, 16/Nr. 81.

unheilvollen Entwicklung trug sicherlich der bereits erwähnte Erlass des Kriegsernährungsamtes vom Februar 1917 bei, der die Lebensmittelrationen auch der Marburger Anstaltsbewohner auf das Maß der Normalbevölkerung reduzierte. Maximilian Jahrmärker versuchte durchaus, auf die dramatische Lage zu reagieren. Eine naheliegende Maßnahme war, auf die Aufnahme von Patienten für die 1. Klasse »möglichst [zu] verzichten (...), da eine bessere Verpflegung nur auf Kosten der anderen Klassen hätte gewährt werden können«.[259] Initiativen wie diese änderten freilich nichts an der grundsätzlichen Problematik: Scheinbar unaufhaltsam näherte sich die Lebensmittelversorgung der Anstaltsbewohner der Grenze zum Existenzminimum.

Zusätzlich verschärft wurde die Situation der LHA noch durch die allgemeine Unterversorgung der Bevölkerung. Die im Laufe der Kriegsjahre neu aufgenommenen Kranken kamen mehrheitlich in einem verheerenden körperlichen Zustand in der Marburger Anstalt an.[260] Insbesondere die ausgemergelten Neuankömmlinge verfügten über keinerlei Abwehrkräfte und waren den in der LHA grassierenden Krankheiten weitgehend schutzlos ausgeliefert. Als Folge der schlechten Verpflegung traten ab 1916 sowohl bei den Patienten wie auch beim Pflegepersonal gehäuft Darm- bzw. Infektionserkrankungen, wie Scharlach und Diphterie auf. Frappierend war der Anstieg der Tuberkulosefälle, der vor allem weibliche Patienten betraf. Allein im Jahre 1918 fielen 22 Frauen der Tuberkulose zum Opfer.[261]

Auch in Marburg erreichte das psychiatrische Massensterben im letzten Kriegsjahr einen historischen Höchststand. Über 15 Prozent der gesamten Patientenschaft kam 1918 ums Leben, wobei die häufigsten Todesursachen Marasmus und Lungentuberkulose waren.[262] Neben den bereits erwähnten Mangelerkrankungen fegte noch die »Spanische Grippe« mit kaum vorstellbarer Wucht über Europa hinweg. Allein in Deutschland erkrankten über 10 Millionen Menschen an ihr, mehr als 300.000 verstarben.[263] Die Pandemie machte auch vor der LHA nicht halt. Im Oktober und November 1918 litten knapp 30 Prozent aller Patienten an der lebensgefährlichen Influenza. In nahezu gleichem Ausmaß waren auch Pflegekräfte und Ärzte von der Grippewelle betroffen.[264] Insgesamt gab es zehn grippebedingte Todesfälle zu vermelden.[265]

So katastrophal die Zustände auch waren, verglichen mit anderen psychiatrischen Einrichtungen der Region war die Sterberate in der LHA Marburg

259 Ebd.
260 Vgl. Jahrmärker, 55 Jahre, S. 17.
261 Siehe hierzu neben den Jahresberichten v.a. Grundmann, Kaiserreich, S. 251f.
262 Vgl. Mazumdar, Jahrmärker, S. 52 sowie Grundmann, Kaiserreich, S. 253.
263 Zur »Spanischen Grippe« siehe Eckart, Medizin, S. 195–211.
264 LHA-Jahresbericht 1918, in: LWV-Archiv, 16/Nr. 81.
265 Vgl. Grundmann, Kaiserreich, S. 252.

unterdurchschnittlich gering. In Eichberg beispielsweise starben im letzten Kriegsjahr über 24 Prozent aller Anstaltsbewohner, in Weilmünster waren es sogar 36,5 Prozent.[266] Im gesamten preußischen Gebiet lag die Sterbequote 1918 bei 19,3 Prozent.[267] Fragt man nach den Gründen für die vergleichsweise niedrigen Marburger Zahlen, so ist zum einen die anstaltseigene »Gutswirtschaft« zu nennen, die, wenn auch auf stark nachlassendem Niveau, eine Selbstversorgung der Anstaltsbewohner gewährleistete. Denkbar – wenngleich nicht belegbar – ist auch, dass Jahrmärker, der sich 1916 zum Marburger Stadtverordneten wählen ließ,[268] auf lokalpolitischer Ebene alle Hebel in Bewegung setzte, um die Versorgung in seiner Anstalt halbwegs aufrecht zu erhalten. Nichtsdestotrotz hatte sich am Ende des Ersten Weltkrieges der Patientenstand – hervorgerufen durch das Hungersterben, mehr noch allerdings durch die sehr zurückhaltende Einweisungspraxis vonseiten der Angehörigen – von ursprünglich 336 Personen bei Kriegsbeginn auf 187 vermindert.[269]

Doch nicht nur die Patientenzahl, auch die »Anstaltsklientel« hatte sich, wie Jahrmärker am Kriegsende anmerkte, in den Jahren 1914 bis 1918 grundlegend geändert:

> »Die hiesige Anstalt ist an sich überhaupt nur für akute Kranke bestimmt, erhält zur Behandlung (…) jetzt (…) nur Kranke, die besonderer Wartung, besonderer Aufsicht bedürfen, besondere Mühe machen, beherbergt fast keine chronisch Kranken, die sich selber helfen und auch sonst noch nützlich machen können, hat unter Berücksichtigung ihrer speziellen Aufgaben im Vergleich zu ihrer Krankenzahl ausserordentlich viel Wachsäle (Tag- und Nachtwachen) in Betrieb (…).«[270]

Wie unter einem Vergrößerungsglas weisen die Kriegsjahre auf eine grundsätzliche Problemlage in der Geschichte der LHA Marburg hin. Der reformerische Anspruch, der dort seit den Zeiten von Heinrich Cramer vertreten wurde, war stets geprägt durch das Spannungsverhältnis zwischen Theorie und Praxis. Das anstaltspsychiatrische Konzept wurde immer wieder durch externe wie auch interne Faktoren herausgefordert. So machten politische Ereignisse wie auch gesellschaftliche Entwicklungen wiederholt Nachjustierungen nötig. Damit zusammenhängend erwiesen sich auch nicht zu jeder Zeit alle Patienten ohne Weiteres als »reformkompatibel«. Das Rückgreifen auf restriktive Maßnahmen im Umgang mit diesen »widerspenstigen Patienten« zeigt, dass in der

266 Vgl. ebd. S. 253.
267 Siehe im Detail Faulstich, Hungersterben.
268 Vgl. Mazumdar, Jahrmärker, S. 24.
269 Vgl. Jahrmärker, 55 Jahre, S. 25.
270 LHA-Jahresbericht 1918, in: LWV-Archiv, 16/Nr. 81.

Krisensituation des Ersten Weltkrieges das Marburger Reformkonzept stagnierte bzw. sich sogar in Teilen zurückentwickelte.[271]

Trotz der Geschehnisse während des Ersten Weltkrieges, die ihm als Anstaltsleiter schwer zu schaffen machten, waren es wohl weniger die Kriegs- denn die Nachkriegsjahre, die Maximilian Jahrmärker als fundamentale Krise empfand.[272] Dabei blieben direkte Berührungspunkte mit den Wirren der Novemberrevolution 1918 weitgehend aus; und wenn es sie dann in Bezug auf das Reservelazarett doch gab, liefen sie recht glimpflich ab. Im Jahresbericht 1918 heißt es dazu:

> »Die im November eingetretene staatliche Umwälzung brachte nur geringe Unruhe: Noch in der Nacht, in welcher sich der Soldatenrat gebildet hatte, erschien eine bewaffnete Mannschaft, um die militärischen Gefangenen zu befreien, insbesondere die zu befreien, die sich gegen die militärische Disziplin vergangen hatten, liess sich aber von dem Polizeiwachtmeister bedeuten, dass in der offenen Abteilung solche Leute nicht seien und die in der geschlossenen Abteilung doch nicht so ohne weiteres auf freien Fuss gesetzt werden könnten (…).«[273]

Als am Tag darauf einige Soldaten aus den offenen Abteilungen »unter Berufung auf die anderswo stattgehabte Befreiung der Gefangenen« auf ihre Entlassung drängten, ließ Jahrmärker sie, ohne viel Aufhebens zu machen, gehen.[274]

Es bedarf keiner allzu großen Phantasie, um sich vorzustellen, wie skeptisch der preußisch-monarchistisch geprägte, politisch konservative Jahrmärker den politischen Umwälzungen in Deutschland gegenüberstand.[275] Beredtes Zeugnis darüber gibt sein 1919 erfolgter Eintritt in die »Deutschnationale Volkspartei« (DNVP), die insbesondere in den Anfangsjahren der Weimarer Republik einen dezidiert demokratiefeindlichen Kurs fuhr.[276] Doch weit mehr als die allgemeine politische Situation deprimierte Jahrmärker eine universitäre Richtungsentscheidung. Im Frühjahr 1919 berief die Medizinische Fakultät in Marburg Robert Wollenberg auf den Lehrstuhl für Psychiatrie und betraute ihn gleichzeitig mit der Leitung der neu zu eröffnenden Universitätsnervenklinik.[277] Für Jahrmärker bedeutete dies nichts weniger als das Platzen eines lange gehegten Traumes.

271 Siehe Nolte, Hysterie, S. 65.
272 Vgl. Grundmann, Kaiserreich, S. 254.
273 LHA-Jahresbericht 1918, in: LWV-Archiv, 16/Nr. 81.
274 Ebd. Nach der Auflösung des Lazarettes im März 1921 wurden die meisten Soldatenpatienten der geschlossenen Abteilung schließlich in die LHA übernommen; vgl. Mazumdar, Jahrmärker, S. 53.
275 Vgl. Mazumdar, Jahrmärker, S. 24.
276 Zur DNVP siehe Ohnezeit, »Opposition«.
277 Zu Wollenbergs Tätigkeit in Marburg siehe das folgende Kapitel.

Im Prinzip hätte Maximilian Jahrmärker auf das Ende seiner – zeitlich stets befristeten – Personalunion vorbereitet sein müssen. Ebenso wusste er nur zu genau, dass die Medizinische Fakultät für die Besetzung von Ordinariat und Klinikleitung nicht ihn, sondern eine externe Lösung präferierte. All dies war bereits vor bzw. zu Beginn des Ersten Weltkrieges in die Wege geleitet worden. Doch als in dem bezugsfertigen Bau der psychiatrischen Universitätsklinik ein Reservelazarett eingerichtet worden war, wodurch sich die Inbetriebnahme auf unbestimmte Zeit verzögerte, und überdies seine bei Amtsantritt ursprünglich auf drei Jahre befristete Doppelfunktion um ein weiteres Jahr verlängert worden war,[278] hatte er noch einmal Hoffnung geschöpft. Eine Hoffnung, die durch die chaotischen Zustände der unmittelbaren Nachkriegszeit zusätzlich genährt wurde. So machte das Militär keinerlei Anstalten, aus dem Klinikneubau abzuziehen und auch für ein ordentliches universitäres Berufungsverfahren sprach zunächst wenig. Als mit dem gegen Kriegsende aus Straßburg vertriebenen Robert Wollenberg plötzlich und unerwartet ein erfahrener Psychiater mit Lehrstuhl- und Klinikleitungserfahrung auf dem »Markt« war, griff die Medizinische Fakultät im März 1919 kurzerhand zu und beendete damit Jahrmärkers Doppelfunktion abrupt.

Maximilian Jahrmärker sollte noch bis 1936 die Geschicke der Marburger LHA lenken. Hätte er auch das Format für den Marburger Psychiatrie-Lehrstuhl gehabt? Dass er ihn nicht bekam, lag wohl in nicht unerheblichem Maße daran, dass er sich als langjähriger Kenner und umsichtiger Leiter der LHA dort schlichtweg unentbehrlich gemacht hatte. Als die Personalunion beendet wurde, lag es von daher nahe, den erfahrenen Jahrmärker als Anstaltsdirektor zu belassen und mit dem Ordinariat eine externe Kraft zu betrauen. Mit der Medizinischen Fakultät blieb er auch nach dem Ende seiner Doppelfunktion als Lehrbeauftragter assoziiert, was für ihn – bedenkt man seine ursprünglichen Ambitionen – ein mehr als schwacher Trost gewesen sein dürfte.[279]

An dieser Stelle verlässt unser Buch den Marburger Anstaltskosmos. Durch das Aufheben der Personalunion zwischen LHA-Leitung und Psychiatrie-Professur wie auch durch die eigene Nervenklinik rückte die Universitätspsychiatrie örtlich, strukturell und personell deutlich näher an die Medizinische Fakultät der Philipps-Universität heran. Die nächsten Kapitel werden zeigen, wie sich Marburger Psychiatrie- und Universitätsgeschichte immer mehr miteinander verwoben.

278 Siehe hierzu die Verlautbarung des hessischen Landeshauptmannes vom 22. Dezember 1916 in: LWV-Archiv, 16/Nr. 810.

279 Vgl. Grundmann, Kaiserreich, S. 250.

III.2 Aus dem Paradies vertrieben und in Marburg gelandet – Das kurze Gastspiel Robert Wollenbergs

Robert Wollenberg kam am 9. Februar 1862 in Pelpin im damaligen Westpreußen zur Welt.[280] Mit fünf Jahren zog er mit seiner Familie nach Königsberg. Auch nach dem Abitur blieb er dort und begann 1879 sein Medizinstudium, das er sechs Jahre später in Leipzig mit einer Promotion abschließen sollte. Noch im gleichen Jahr trat er eine erste Stellung an der Provinzial-Irrenanstalt in Nietleben bei Halle an der Saale an. Da er auch wissenschaftlich arbeiten wollte, wechselte Wollenberg im Frühjahr 1888 an die Universitätsnervenklinik der Charité. In Berlin wurde er Schüler des Neuropathologen Ernst Siemerling, der ihn vor allem in die mikroskopische Anatomie des Nervensystems einwies. Nach drei Jahren kehrte Wollenberg nach Halle zurück, wo er Oberarzt in der neu gegründeten psychiatrischen Universitätsklinik wurde. Lehrstuhlinhaber und Klinikdirektor war der Psychiater und Hirnforscher Eduard Hitzig, bei dem sich Wollenberg 1892 mit einer anatomisch-pathologischen Arbeit habilitierte.[281]

Seine Lehr- und Wanderjahre setzte Robert Wollenberg dann im April 1898 in Hamburg an der »Irren-, Heil- und Pflegeanstalt Friedrichsberg« fort. Entsetzt über die gefängnisähnliche Ausrichtung der Anstalt focht er für eine umfassende Reform der Lebensbedingungen seiner Patienten. Im August 1898 verließ Robert Wollenberg für einige Wochen die Hansestadt. Über New York reiste er nach Toronto, wo er seine Verlobte, die kanadische Klaviermusikerin Maria Luisa Hunter, die er bereits in Leipzig kennengelernt hatte, am 6. September heiratete. Zusammen machte sich das Paar dann auf die Rückreise nach Deutschland.

Ende 1900 erhielt Robert Wollenberg den Ruf auf den Lehrstuhl für Psychiatrie und Neurologie an der Universität Tübingen. Er folgte hier seinem akademischen Lehrer, Mentor und Freund, dem bereits erwähnten Ernst Siemerling. Obwohl er an der renommierten schwäbischen Universität eine moderne Klinik und eine inspirierende akademische Atmosphäre vorfand, wurde es dem Großstadtmenschen Wollenberg im beschaulichen Tübingen mit den Jahren zu eng. Als ihm im Frühsommer 1906 das Ordinariat für Psychiatrie in Straßburg angeboten wurde, griff er zu; wohlwissend, dass die beruflichen Voraussetzungen im Elsass schlechter waren als in Schwaben.

Der kulturelle außerordentlich interessierte Robert Wollenberg fühlte sich in Straßburg sogleich zu Hause. Er wandelte auf Goethes Spuren, besuchte Konzerte und Ausstellungen und lernte viele gleichgesinnte Freunde und Bekannte kennen. Deutlich weniger erbaulich stellte sich für ihn die Situation an der

280 Sofern nicht anders vermerkt, orientieren sich die folgenden biografischen Angaben allesamt an der Studie Drachler, Wollenberg.

281 Wollenberg, Untersuchungen.

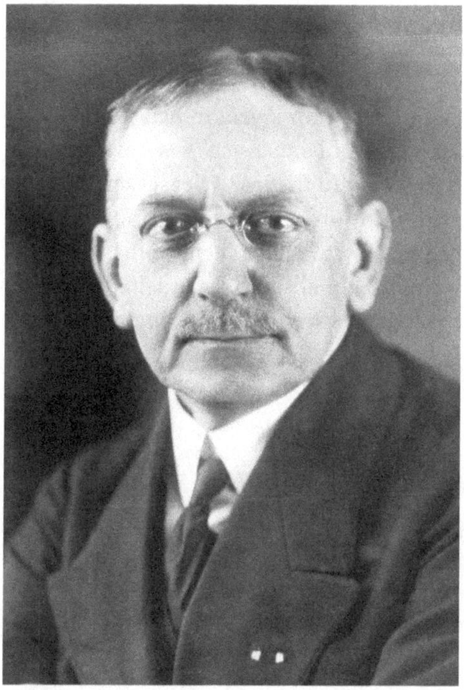

Abb. 16: Robert Wollenberg

psychiatrischen Universitätsklinik dar. Ähnlich wie in Hamburg erinnerte sie ihn mit ihren hohen Mauern, den Eisentoren und der trostlosen Innenausstattung eher an ein Gefängnis. Und auch in Straßburg machte er sich sogleich daran, das Anstaltsleben seiner Patienten grundlegend zu verbessern. Mit großer Beharrlichkeit setzte er einen modernen Klinikneubau durch. Die neue »Psychiatrische und Nervenklinik« öffnete im Oktober 1911 ihre Tore. Im Ersten Weltkrieg leitete Wollenberg zwei Reservelazarette; eines befand sich in Straßburg, das zweite war etwas außerhalb der Stadt gelegen. Im November 1918 spitzte sich die Lage für die deutsche Bevölkerung im Elsass zu. Am 25. November 1918 marschierten französische Truppen in Straßburg ein. Im Dezember wurden Robert Wollenberg und seine Frau Maria ausgewiesen. Bis auf ihre Koffer mussten sie alles zurücklassen, ihr Vermögen wurde beschlagnahmt.[282]

Die Berufung von Robert Wollenberg im März 1919 nach Marburg folgte keinem ausgefeilten Masterplan, sondern war vielmehr den Kriegs- bzw. Nachkriegswirren geschuldet. Landesregierung, preußisches Kultusministeri-

282 Das Elsass war jahrhundertelang ein Zankapfel zwischen Deutschland und Frankreich. Speziell zur Vertreibung der Deutschen aus dem Elsass am Ende des Ersten Weltkrieges siehe Kohser-Spohn, Vertreibung.

um und Universitätsführung wollten die Marburger Personalunion zwischen LHA und Ordinariat unbedingt beenden und endlich die neugebaute psychiatrische Universitätsklinik in Betrieb nehmen. Hierfür suchte man einen durchsetzungsstarken und in der Leitung einer Klinik erfahrenen Mann. Wollenberg wiederum, der diesem Anforderungsprofil entsprach, war auf der Suche nach einer Wiedereinstellung. Durch seinen durch das Kriegsgeschehen erzwungenen Weggang aus Straßburg fiel ihm ein Anrecht auf eine adäquate Anstellung innerhalb der neuen Reichsgrenzen zu. Doch auch wenn es sich bei der Berufung Wollenbergs somit um einen Schnellschuss handelte, passte er doch zumindest hinsichtlich seiner psychiatrischen Ausrichtung ideal nach Marburg.

Begeisterter Verkünder psychiatrischer Wissenschaft

> »Denn menschlicher Voraussicht werde ich kein Denkmal aere perennius von meiner wissenschaftlichen Tätigkeit hinterlassen. Keine Krankheit ist nach mir benannt, ja nicht einmal ein ›Phänomen‹ oder einen bescheidenen Reflex darf ich mein eigen nennen. Und so werde ich vergessen sein, wenn meine strengen Richter noch als helle Sterne am Gelehrtenhimmel glänzen.«[283]

Sicherlich wohnte dieser Einschätzung, mit der Robert Wollenberg 1931 im Alter von 70 Jahren auf seine Schaffensjahre zurückblickte, gepflegtes Understatement und feine Ironie inne, gleichzeitig handelte es sich eben auch um ein realistisches Fazit. Zwar lassen sich bei Wollenberg einige Forschungsschwerpunkte finden, allerdings gab es innerhalb von Psychiatrie und Neurologie kein Themenfeld, das von ihm nachhaltig beeinflusst oder gar entscheidend weiterentwickelt worden ist.[284] Wollenberg selbst stellte dies auch gar nicht in Abrede, sondern schätzte sich – durchaus zutreffend – als ein begeisterter Verkünder, aber eben nicht als genialischer Gestalter psychiatrischer Wissenschaft ein. Ein Blick auf sein schaffensreiches psychiatrisches Werk lohnt dennoch.

Nachhaltig beeinflusst haben Wollenberg seine akademischen Lehrer Ernst Siemerling und Eduard Hitzig, beides Neuropathologen, die einen dezidiert naturwissenschaftlichen Ansatz in der Psychiatrie vertraten.[285] Die Frühphase intensiver neuroanatomischer bzw. -pathologischer Forschung gipfelte 1892 in Wollenbergs Habilitationsschrift »Untersuchungen über das Verhalten der

283 Zit. n. Wollenberg, Erinnerungen, S. IX.

284 Das wissenschaftliche Werk Wollenbergs mitsamt seiner Bibliographie ist ausführlich dargestellt in: Drachler, Wollenberg, S. 45–143. Sofern nicht explizit anders vermerkt, basieren die Angaben auf ebd.

285 Zu Siemerling siehe Schimmelpenning, Geschichte, S. 192–194. Zu Hitzig siehe Marneros/Pillmann/Gutmann, Geschichte, S. 260–265.

Spinalganglien bei Tabes dorsalis«.[286] Hierbei ging er der Frage nach, ob es bei der syphilitisch bedingten Rückenmarksschwindsucht (Tabes dorsalis) in den Spinalganglien, also in den Nervenknoten an der hinteren Wurzel der Rückenmarksnerven, zu krankhaften Veränderungen kommt. Wollenberg untersuchte Rückenmark und Spinalganglien von 14 an Tabes dorsalis verstorbenen Menschen und verglich die Präparate mit einer Kontrollgruppe, die nicht an Lues erkrankt war. Bei den Befundpräparaten beobachtete Wollenberg hochgradige Veränderungen sowohl in den Nervenfasern als auch im Bindegewebe.[287]

Großes Interesse brachte Robert Wollenberg stets klinischen Fragestellungen entgegen. Beinahe drei Jahrzehnte lang befasste sich er sich beispielsweise intensiv mit der Neurosen-Lehre. Über kein Thema publizierte er in vergleichbarer Anzahl, wobei er sich stets um eine gewisse Trennschärfe bei den Begrifflichkeiten wie Neurose, Hysterie oder Nervenschwäche bemühte – wohlwissend um die Schwere des Unterfangens. In diesem Zusammenhang kritisierte er 1906 in einem Aufsatz den inflationären Gebrauch der »Neurasthenie«-Diagnose, die zu einer »Sammelerscheinung der verschiedenartigsten Zustände geworden« sei.[288] Wollenberg verstand unter der Neurose eine funktionelle Nervenkrankheit ohne organischen Befund. Klinisch wiederum sei sie durch eine komplexe Mischung körperlicher und seelischer Symptome gekennzeichnet. Oppenheims Theorie der »traumatischen Neurose« lehnte er ab, sie stellte für ihn keine eigenständige Krankheitsentität dar.

Im Ersten Weltkrieg schaltete sich Wollenberg wiederholt in die Kriegsneurotiker-Debatte ein. Auch auf der berühmten Münchener Tagung 1916 meldete er sich mehrmals zu Wort.[289] Wenig überraschend war er ein strikter Befürworter des psychogenen Erklärungsansatzes. Wie viele andere führende Fachvertreter vermochte auch er keinen direkten Zusammenhang zwischen der seelischen Erkrankung bei Soldaten und ihren Kriegserlebnissen erkennen. Als Leiter zweier Reservelazarette sah er die größten Heilungschancen von Kriegsneurotikern in der Beschäftigungstherapie. Doch gegenüber den brachialen elektrosuggestiven Therapiemethoden zeigte er sich ebenfalls aufgeschlossen, auch wenn sie bei ihm wohl eher selten Anwendung erfuhren. Das Thema blieb für Wollenberg über das Kriegsende hinaus bedeutend. Zumindest kreisten seine beiden einzigen Marburger Publikationen um Ätiologie, Behandlung und Berentung von psychisch kranken Soldaten.[290] Dabei stehen die militärpsych-

286 Wollenberg, Untersuchungen.
287 Vgl. ebd., S. 352.
288 Zit. n. Wollenberg, Moment, S. 659. Generell zum Phänomen der Neurasthenie am ausgehenden 19. und beginnenden 20. Jahrhunderts siehe Radkau, Zeitalter.
289 Vgl. den Kongreßbericht, in: Allgemeine Zeitschrift für Psychiatrie und psychisch-gerichtliche Medizin 73 (1917), S. 185 bzw. 210.
290 Wollenberg, Anschauungen sowie ders., Crampus-Neurose.

iatrischen Verlautbarungen von ihm im Gegensatz zu Wollenbergs sonstiger Haltung im Umgang mit seinen Patienten.

Robert Wollenberg engagierte sich auf allen beruflichen Stationen für eine tiefgreifende Verbesserung der Lebenssituation seiner Schutzbefohlenen. Sein reformerischer Impetus in dieser Frage geht besonders eindrücklich aus einem Beitrag für den 1900 erschienenen und breit rezipierten »Leitfaden der Krankenpflege« hervor.[291] Gleich zu Beginn von »Specielles über Irrenpflege« teilte Wollenberg dem Leser seine Grundüberzeugung mit: Geisteskrankheiten seien letztlich nichts anderes als Gehirnerkrankungen, woraus sich für ihn ergebe, dass eine psychische Erkrankung eine Krankheit wie jede andere auch ist. Der davon Betroffene sei in erster Linie ein hilfsbedürftiger Mensch, der Anspruch auf bestmögliche Versorgung und Behandlung habe. Auch bei seelisch kranken Menschen sei es »die wichtigste Aufgabe des Pflegenden die Liebe und das Vertrauen der Kranken zu gewinnen«, ihnen »Menschenliebe« und »Herzensgüte« entgegenzubringen. Mit Verve sprach er sich gegen jedwede Form der Zwangsbehandlung aus. In einer Zeit, in der viele psychiatrische Einrichtungen äußerlich und innerlich noch eher Strafvollzugsanstalten denn Krankenhäusern glichen und Gewaltanwendungen gegenüber den Anstaltsinsassen auf der Tagesordnung standen, waren Wollenbergs Ausführungen bemerkenswert. Als rigoroser Befürworter des no-restraint-Systems fügte er sich nahtlos in diesen wichtigen und wirkungsmächtigen Strang psychiatrischer Konzeptgeschichte in Marburg ein.

Ein anderer Schwerpunkt, den Robert Wollenberg mit seinen Marburger Vorgängern teilte, war die forensische Psychiatrie. Er war ein überaus gefragter Gutachter, der auch beim spektakulärsten Gewaltverbrechen jener Tage als Sachverständiger zu Rate gezogen wurde. Der Fall des Massenmörders Ernst Wagner verdient dabei nicht nur ausführliche Beachtung, weil er in Wollenbergs Vita einen wichtigen Markstein darstellte, sondern auch wegen seiner immensen Bedeutung für die Konstituierung der psychiatrischen Schule in Tübingen. Diese wird vor allem mit dem Namen Robert Gaupp in Verbindung gebracht, aber eben auch mit Ernst Kretschmer, der dann ab 1926 für zwei Jahrzehnte die Geschicke der Marburger Psychiatrie leiten sollte.[292]

Der »Fall Wagner«

»Plötzlich fand er den Namen ›Wagner‹ auf seinen Lippen. Wie bewusstlos sprach er ihn aus: ›Wagner – Wagner.‹ Wo kam der Name her? Aus welchem Schacht? Was wollte

291 Wollenberg, Irrenpflege. Die nun folgenden Angaben und Zitate aus ebd.
292 Zu Kretschmer siehe ausführlich das nächste Kapitel.

> er? Wer war Wagner? Wagner? (…) Er schrak plötzlich zusammen. Wieder ein Zusammenhang! Der Schullehrer und Mörder hatte ja – Wagner geheißen! Also da saß der Kern! Wagner – so hieß jener Unheimliche, jener wahnsinnige Verbrecher, der seine ganze Familie umgebracht hatte. War nicht mit diesem Wagner irgendwie sein ganzes Leben seit Jahren verknüpft gewesen? Hatte nicht dieser üble Schatten ihn überall verfolgt?«[293]

Hermann Hesses Novelle »Klein und Wagner«, die er 1919 geschrieben hatte und aus der soeben zitiert wurde, ist Ausdruck einer tiefen Lebenskrise, in der sich der Autor befand. Seine Ehe mit Maria Bernoulli war tief zerrüttet. Hesse fühlte sich wie in Gefangenschaft und wusste sich schließlich nicht mehr anders zu helfen, als seine Frau und seine drei Kinder zu verlassen. Seine Gewissensqualen verarbeitete Hesse literarisch. Wie der Autor selbst ist auch die Hauptfigur der Novelle, der Beamte Friedrich Klein, aus dem bürgerlichen Leben ausgebrochen, hat Frau und Kinder den Rücken gekehrt, und ist in die Freiheit des Südens aufgebrochen. Moralisch allerdings stürzt ihn sein Handeln in einen dramatischen Konflikt. Hesse nimmt dabei direkten Bezug auf ein erst wenige Jahre zurückliegendes Ereignis, das weit über Deutschland hinaus für großes Aufsehen gesorgt hatte und ihm auf eigentümliche Weise nahe gegangen war. Er zieht in seiner Novelle Parallelen mit dem schwäbischen Schullehrer Ernst Wagner, der seine ganze Familie umgebracht hat, und wirft die radikale Frage auf, ob auch er, um sich aus der Enge seiner bürgerlichen Existenz zu befreien, ein solches Verbrechen hätte begehen können.[294]

Die wahre Begebenheit begann am Morgen des 4. September 1913. Um fünf Uhr ermordete der Oberlehrer Ernst Wagner in Degerloch bei Stuttgart seine Frau und seine vier Kinder.[295] Später stieg er auf sein Fahrrad und fuhr zum Stuttgarter Bahnhof. Mit dem Zug ging es weiter in das rund 40 Kilometer entfernte Müllhausen an der Enz, jenem kleinen Ort, an dem er früher als Lehrer tätig gewesen war. Wagner kam in der Nacht an seinem Zielort an. Er setzte zunächst vier Scheunen in Brand und holte zwei Pistolen aus seiner Reisetasche. Als die Einwohner ob des Feuers ihre Häuser verließen, erschoss er neun Menschen, zwölf weitere verletzte er bei seinem Amoklauf zum Teil schwer. Schließlich gelang es der Polizei, ihn zu überwältigen. Bei den Vernehmungen zeigte sich schnell, dass Ernst Wagner seine Tat minutiös geplant hatte und auf halbem Weg gestoppt worden war. Ursprünglich wollte er alle Männer Müll-

293 Hermann Hesse, Klein und Wagner, Frankfurt a.M. 2016, zit. n. Neuzner/Brandstetter, Wagner, S. 225.

294 Sie hierzu den Beitrag von Eberhard Falcke über Hesse im Deutschlandfunk, abrufbar unter: http://www.deutschlandfunk.de/briefe-von-hermann-hesse-eine-existenz-auf-messers-schneide.700.de.html?dram:article_id=327785 (28.2.2018).

295 Zu Ernst Wagner und seinem Amoklauf siehe Neuzner/ Brandstädter, Wagner. Die folgenden Angaben sind entnommen aus ebd.

hausens erschießen, um danach nach Ludwigsburg zu reisen, das dortige Schloss zu stürmen und im Bett der Herzogin Suizid zu begehen. Im Zuge der staatsanwaltlichen Ermittlungen wurden die Psychiater Robert Gaupp und Robert Wollenberg damit beauftragt, die Schuldfähigkeit Wagners zu überprüfen – durchaus ein heikle Aufgabe, denn die Volksseele kochte wegen dieser entsetzlichen Tat und forderte die Hinrichtung Wagners.

Insgesamt sechs Wochen lang wurde Ernst Wagner in der psychiatrischen Universitätsklinik Tübingen eingehend auf seinen Geisteszustand untersucht. Neben intensiven Explorationen wertete Robert Gaupp, Ordinarius für Psychiatrie und Direktor der hiesigen Universitätsnervenklinik, die umfangreichen Polizei- und Gerichtsakten zum Tathergang aus. Zudem konnte er auf eine Vielzahl an autobiografisch gefärbten Schriften zurückgreifen, die der schriftstellerisch nicht unbegabte Wagner über die Jahre angefertigt hatte. Im Februar 1914 legte Gaupp dem Landgericht Heilbronn sein ausführliches Gutachten vor, das eigentlich einer Biografie des »Mörders von Degerloch« gleichkam.[296] Hierin erklärte er Wagner für unzurechnungsfähig, da dieser geisteskrank sei. Der frühere Lehrer leide an Wahnideen, die zum einen erblich bedingt seien, zum zweiten sich aus seinem Charakter ableiten würden und zum dritten auf einem angeblichen sodomitischen Erlebnis Wagners beruhten, in dessen Folge er sich wahnhaft verfolgt und verspottet fühlte. Gaupp sollte der Fall bis zu Wagners Tod 1938 nicht mehr los lassen. Er baute seine gesamte Paranoia-Lehre darauf auf und veröffentlichte rund ein Dutzend Aufsätze zu Persönlichkeit und Entwicklung Wagners.[297] Der Zweitgutachter ging mit der Causa Wagner wesentlich geschäftsmäßiger um.

Wollenberg hatte im Januar 1914 einige Tage die Möglichkeit, eingehende Unterredungen mit Ernst Wagner zu führen, da dieser eigens für die Co-Begutachtung in das Untersuchungsgefängnis nach Straßburg verlegt wurde.[298] Des Weiteren begnügte er sich – anders als sein Tübinger Kollege, der sämtliche Akten eingesehen hatte – mit dem Bericht der richterlichen Voruntersuchung. Insofern überrascht es auch nicht, dass sein Gutachten im Vergleich zu Gaupp sehr viel kürzer ausfiel.[299]

Allem Anschein nach hatte sich Wollenberg vor der ersten persönlichen Begegnung ein ganz anderes Bild von Wagner gemacht. Im Gutachten vermerkte er dazu:

296 In leicht abgeänderter Form findet sich das Gutachten in: Gaupp, Fall.

297 Zu Gaupps psychiatrischem Konzept vgl. das Kapitel über Ernst Kretschmer, der sich – wie zu zeigen sein wird – ebenfalls für den »Fall Wagner« interessierte.

298 Zu Wollenbergs Rolle im Fall Wagner siehe Drachler, Wollenberg, S. 107–110.

299 Auch Wollenbergs Gutachten liegt in leicht veränderter Fassung vor. Siehe Wollenberg, Fall. Die folgenden Angaben und Zitate aus ebd.

»Wagners Äußeres entspricht nicht dem Bilde, das man sich auf Grund seiner Taten von ihm zu machen geneigt ist. Er ist ein mittelgroßer Mann von feinen Gesichtszügen und eher grazilem Körperbau. Die Gesichtsfarbe ist blaß, Kopf und Barthaar ergraut, der Gesamteindruck der eines mindestens 50 jährigen (W. ist 40 Jahre alt).«

Nach einer eingehenden körperlichen Untersuchung widmete sich der Straßburger Psychiater der Kernfrage des Gutachtens, nämlich der etwaigen Schuldfähigkeit Wagners. Und obwohl er mehrfach betonte, seine Expertise sei »völlig unabhängig von der Tübinger Begutachtung entstanden«, kam Wollenberg zu ganz ähnlichen Schlussfolgerungen. Auch für ihn stand es außer Frage, dass der Amokläufer an Verfolgungswahn leide. Wagner habe sich zur Tatzeit »in einem Zustand krankhafter Störung der Geistestätigkeit befunden, durch welchen seine freie Willensbestimmung ausgeschlossen war«. Er sei auch jetzt noch geisteskrank und »mithin als gemeingefährlich zu erachten«. Da sich die Heilbronner Gerichtsbarkeit den Voten der beiden Sachverständigen anschloss, kam es zu keiner Hauptverhandlung, stattdessen wies man Wagner in die Heil- und Pflegeanstalt Winnenthal bei Winnenden ein, wo er bis zu seinem Lebensende verwahrt blieb.

Wollenbergs »Lumpenordinariat« in Marburg

Robert Wollenberg hatte nach eigenem Bekunden in Straßburg die glücklichste Zeit seines Lebens verbracht.[300] Er war im gesetzten Alter von 57 Jahren aus dem Paradies vertrieben worden – und hart in Marburg gelandet:

»Als ich im März 1919, bei trübseliger Witterung, nach Marburg kam, um die dortigen Verhältnisse kennen zu lernen, hatte ich einen niederschmetternden Eindruck. Ich wußte natürlich, daß die Stadt sowohl wegen ihrer herrlichen Lage als auch nach ihren Lebensbedingungen eine der reizvollsten und beliebtesten kleineren Universitätsstädte ist, (....). Aber damals merkte ich von alledem nichts. Wir waren Vertriebene, die außer der Stellung auch ihre ganze Habe, wahrscheinlich für immer verloren hatten, waren nur mit dem Notwendigsten ausgestattet, auch ohne die gewohnten wissenschaftlichen Hilfsmittel in Gestalt von eigenen Büchern und Sammlungen und ohne die Möglichkeit, eine Wohnung einzurichten, selbst wenn wir damals eine solche gefunden hätten. (...) Es war überhaupt eine Zeit der allgemeinen Depression.«[301]

Mit eindrücklichen Worten blickte Robert Wollenberg in seiner Autobiografie auf seine deprimierende Ankunft in Marburg zurück. Als Flüchtling kam er weitgehend mittellos an seiner neuen Wirkungsstätte an. Da wegen der eklatanten Wohnungsnot an eine dauerhafte Bleibe nicht zu denken war, quartierte

300 Siehe hierzu Drachler, Wollenberg, S. 25–35.
301 Zit. n. Wollenberg, Erinnerungen, S. 152f.

sich das Ehepaar Wollenberg übergangsweise bei einer Offizierswitwe zur Miete ein.[302] Von der auch in Marburg grassierenden Unterversorgung jener Tage waren sie als Neuankömmlinge besonders betroffen, standen sie als Ortsfremde bei Schwarzmarktaktivitäten stets auf verlorenem Posten.[303] Auch an Heizmaterial herrschte Mangel, sodass

> »wir (...) niemals so grausam gefroren haben wie in dem Winter 1919/20, in dem (...) wir uns mit Recht fragten, ob mehr Mut dazu gehörte, abends in das kalte Bett hineinzusteigen oder es morgens zu verlassen«.[304]

Mit seinen Sorgen und Problemen stand Wollenberg mitnichten alleine da. Sicherlich war die Fallhöhe bei ihm und seiner Frau beträchtlich, waren sie doch in Straßburg vermögende und angesehene Bürger gewesen. Dessen ungeachtet waren materielle Not, Verunsicherung und Verzweiflung in Deutschland allgegenwärtig. Neben der für viele Zeitgenossen völlig überraschenden Kriegsniederlage und der unsicheren politischen Situation waren die ersten Jahre der Weimarer Republik vor allem wirtschaftlich desolate Zeiten. Nun war es keineswegs so, dass Mangel an Geld herrschte; ganz im Gegenteil: (Papier-)Geld war reichlich vorhanden – allein es war bald nichts mehr wert.

Der Keim für die Inflation wurde bereits im Ersten Weltkrieg gelegt. Auch in Deutschland war der Krieg durch Anleihen und Kredite auf Pump finanziert worden. Wer verliert, soll bezahlen – dies war das Kalkül aller kriegsführenden Nationen gewesen. Die deutsche Niederlage und die von den Siegermächten im »Versailler Vertrag« verhängten Reparationszahlungen beschleunigten nach dem Krieg die Geldentwertung. Bereits im Januar 1920 hatte die Mark gegenüber dem US-Dollar nur noch ein Zehntel ihres Wechselkurses vom August 1914. Und in den darauffolgenden beiden Jahren sollte sich die Situation weiter verschärfen.[305] Eine Entwicklung, die sich – wie zu zeigen sein wird – auch auf die Marburger Psychiatriegeschichte auswirken sollte.

Der Kampf um die Klinikeröffnung

Beruflich erwartete Robert Wollenberg in Marburger eine äußerst komplizierte Ausgangssituation, die er in seinen Lebenserinnerungen wie folgt beschrieb:

> »Und nun war auch nicht einmal eine Klinik oder die sichere Aussicht auf eine solche und damit auf eine lohnende Tätigkeit vorhanden. Denn die Militärbehörde dachte gar

302 Die Wohnungsnot sollte in Marburg über die gesamten 1920er Jahre hinweg ein bestimmendes Thema bleiben; vgl. Hussong, Marburg, S. 52.

303 Vgl. Wollenberg, Erinnerungen, S. 157.

304 Zit. n. ebd.

305 Zur Inflation in Deutschland siehe vor allem Feldman, Disorder.

nicht daran, die dafür bestimmten Baulichkeiten in nur kurzer Zeit freizugeben. Diese befanden sich zudem in einem stark verwohnten Zustande, weil sie halbfertig in Gebrauch genommen und mit kriegerischer Rücksichtlosigkeit ihren neuen Zwecken angepaßt worden waren. Unzweifelhaft standen mir harte Kämpfe bevor, nur um die Soldaten dort herauszubringen, und dann mußten weitere Anstrengungen darauf gerichtet sein, die verursachten Schäden festzustellen und die verantwortlichen Stellen zu ihrer Heilung zu bewegen. Dann erst konnte die dritte Phase, die Einrichtung der Klinik selbst beginnen. Wenn ich mir überlegte, wie viel Zeit und Kraft ich hierauf würde verwenden müssen, wie darüber meine letzten fruchtbaren Arbeitsjahre vergehen würden und wie der Erfolg schließlich doch höchst unsicher bliebe, wollte ich fast verzweifeln.«[306]

Die missliche Ausgangslage, in der sich Wollenberg durch die ungeklärte Klinikfrage befand, wurde noch dadurch verstärkt, dass er sich als Psychiater in Marburg »wie ein unerwünschter Eindringling« fühlte.[307] Die im Schnellverfahren durchgeführte Berufung Wollebergs stieß innerhalb der Medizinischen Fakultät auf Skepsis. Insbesondere Franz Tuczek, der zwar emeritiert war, aber als langjähriger Dekan im Hintergrund immer noch einige Fäden in der Hand hielt, hatte einen anderen Kandidaten präferiert.[308] Und Maximilian Jahrmärker nahm es Wollenberg offenbar persönlich übel, dass er nicht Lehrstuhlinhaber für Psychiatrie und Leiter der Universitätsnervenklinik geworden war. Er legte dem Neuling, gerade was Patientenschaft und universitäre Lehre anging, einige Steine in den Weg.

Da zu Beginn des Sommersemesters 1919 der neue Klinikbau immer noch nicht eröffnet worden war, verfügte der neue Ordinarius über keinerlei Möglichkeiten, eigenständige Lehrveranstaltungen »am Patienten« anzubieten. In dieser Situation bat Wollenberg Anfang März seinen Vorgänger, den universitären Unterricht provisorisch in den Räumen und mit den Patienten der LHA abzuhalten. Für Jahrmärker stellte dies ein Ding der Unmöglichkeit, ja geradezu einen Affront dar. Er beließ es dabei nicht nur bei einer harschen Absage an Wollenberg, sondern schaltete sogar seine vorgesetzte Behörde ein. Aus dem Schreiben Jahrmärkers an den Landeshauptmann vom 8. März 1919 wird klar ersichtlich, wie gekränkt er immer noch darüber war, bei der Lehrstuhlbesetzung übergangen worden zu sein.[309] Er habe sich dem Ansinnen Wollenbergs gegenüber, so teilte er der Behörde mit,

306 Zit. n. Wollenberg, Erinnerungen, S. 152f.

307 Zit. n. ebd., S. 152.

308 Siehe den Brief von Tuczek an Jahrmärker vom 20.4.1919, in: LWV-Archiv, 16/Nr. 810: Psychiatrische Klinik.

309 Das Schreiben von Jahrmärker an den Landeshauptmann in Hessen vom 8.3.1919 findet sich in: ebd.

> »unbedingt ablehnend verhalten und habe darauf hingewiesen, dass es meine Autorität nach innen und aussen ausserordentlich herabsetzen würde, wenn ich in der Erteilung des psychiatrischen Unterrichts auf der Landesheilanstalt durch ihn ersetzt würde«.[310]

Der Landesausschuß unterstützte Jahrmärkers Verweigerungshaltung. In einem Schreiben vom 24. März rügte er Wollenberg für seinen Vorstoß und sprach sich

> »entschieden dagegen aus, daß etwa der psychiatrische Unterricht (...) in der Landesheilanstalt von einer anderen Persönlichkeit als dem Anstaltsdirektor abgehalten wird«.[311]

Robert Wollenberg war aufs Erste blamiert. Um überhaupt Lehrveranstaltungen anbieten zu können, stellte ihm sein Fakultätskollege, der Internist Gustav von Bergmann eine seiner klinischen Doppelstunden und geeignete Patienten für ein »Nervenkolleg« zur Verfügung.[312]

Der entscheidende Punkt, der über das Wohl und Wehe seines Ordinariates entscheiden würde, dies sah Wollenberg vollkommen klar, war die Frage der Klinikeröffnung – denn ohne eigene Räumlichkeiten keine Patienten und ohne »eigene« Patienten keine universitäre Lehre. Sollte er mit diesem zentralen Unterfangen scheitern, dann wäre auch er gescheitert – und der Ort der Marburger Universitätspsychiatrie wäre wohl wieder, zumindest vorübergehend Jahrmärkers Landesheilanstalt geworden.[313] Vor Inbetriebnahme der psychiatrischen Universitätsklinik galt es zwei Hürden zu überwinden. Zum einen bedurfte es eines tragfähigen Konzepts zur Kliniknutzung. Der Neubau musste, darauf hatte die Landesregierung seit jeher gepocht, aus ökonomischen Erwägungen die Unterbringung von mindestens 60 Patienten gewährleisten.[314] Diese Aufgabe stellte für den erfahrenen Wollenberg, der in Straßburg bereits den Bau einer neuen Universitätsklinik realisiert hatte, kein allzu großes Problem dar. Schnell überzeugte er die relevanten Stellen davon, dass in den Räumlichkeiten Platz für insgesamt 70 Patienten sei; konkret ging er dabei von »42 Geisteskranken« und »28 Nervenkranken« aus.[315]

Das weitaus größere Problem war, dass das Klinikgebäude erst einmal wieder in den Besitz der Universität gelangen musste. In den Räumlichkeiten befand sich nämlich nach wie vor ein Reservelazarett. Aus diesem Grunde bestanden für Robert Wollenberg die ersten Wochen und Monate als Marburger Universi-

310 Zit. n. ebd.
311 Der Beschluss des Landesausschusses vom 24.3.1919 findet sich in ebd.
312 Zit. n. Wollenberg, Erinnerungen, S. 154.
313 Vgl. ebd., S. 153.
314 Vgl. etwa die Verlautbarung des hessischen Landeshauptmannes vom 22.12.1916, in: LWV-Archiv, 16 /Nr. 810.
315 Zit. aus dem Schreiben des Universitätskurators an den hessischen Landeshauptmann vom 1.7.1919. Die Abschrift befindet sich in: ebd.

tätspsychiater beinahe ausnahmslos in zähen Verhandlungen mit den Militärbehörden, die sich zunächst beharrlich weigerten, den Klinikneubau zu räumen. Als es im Juni 1919 schließlich doch gelang, sie zum Abzug zu bewegen, war dies keineswegs gleichbedeutend mit einer sofortigen Eröffnung der Universitätsnervenklinik; viel zu sehr waren die Räumlichkeiten durch das Militär in Mitleidenschaft gezogen worden. Es bedurfte zunächst einer grundlegenden Renovierung, zudem waren Umbaumaßnahmen für die zivile Nutzung vonnöten. Bei diesem Unterfangen bereitete Wollenberg die zunehmende Geldentwertung große Schwierigkeiten:

> »Dann aber gab es Sorgen wegen der inneren Einrichtung. In der damals schon beginnenden Inflation wiederholten sich bei jedem Kauf die bekannten Erscheinungen: Angebot des Gegenstandes zu einem angemessen scheinenden Preis, Antrag in Berlin [beim preußischen Kultusministerium], Eintreffen der Entscheidung mit büromäßigem Zeitverlust, inzwischen völlig geänderte Sachlage und neue Bewilligung und so weiter, ad infinitum. Es war oft zum Verzweifeln.«[316]

Es sollte noch fast ein weiteres Jahr vergehen, bis im Juni 1920 die psychiatrische Universitätsklinik endlich eröffnet werden konnte.

Nach der Klinikeröffnung musste Robert Wollenberg kräftezehrende Kärrnerarbeit verrichten, um den Klinikbetrieb in Gang zu bringen bzw. am Laufen zu halten. Dies band nahezu sämtliche Ressourcen seiner Tätigkeit, sodass er bis zuletzt mit seinem Marburger Standort haderte. Dementsprechend groß war seine Freude, als er im Sommer den Ruf der Universität Breslau für den dortigen Lehrstuhl für Psychiatrie erhielt. Wollenberg musste nicht zweimal überlegen und verließ nach kaum mehr als zwei Jahren die Stadt an der Lahn. Fußspuren in konzeptioneller Hinsicht hatte er bis zu seiner Abreise keine hinterlassen. Dafür waren schlichtweg die Zeit zu kurz und die Anforderungen zu spezifisch. Sein bleibendes Verdienst war es jedoch, erfolgreich um die Inbetriebnahme der Universitätsnervenklinik gekämpft zu haben. Die ersten Patienten der neuen Marburger Klinik trafen auf einen ihnen zugewandten und empathischen Leiter, der sich auf allen seinen Stationen sehr für eine bessere Versorgung psychisch kranker Menschen engagiert hatte. Insofern war er als Gründungsdirektor eine gute Wahl.

Robert Wollenberg benötigte ein liberales, freigeistiges Klima, um sich an einem Ort wohlzufühlen. Zwar war er ein Patriot, der sich im Ersten Weltkrieg von der um sich greifenden nationalen Aufwallung durchaus anstecken ließ; seit seiner Vertreibung aus Straßburg war er überdies auf die Franzosen nicht mehr sonderlich gut zu sprechen. Und dennoch war der mit einer kanadischen Musikerin verheiratete Wollenberg im Grunde genommen ein Humanist, war

316 Zit. n. Wollenberg, Erinnerungen, S. 154.

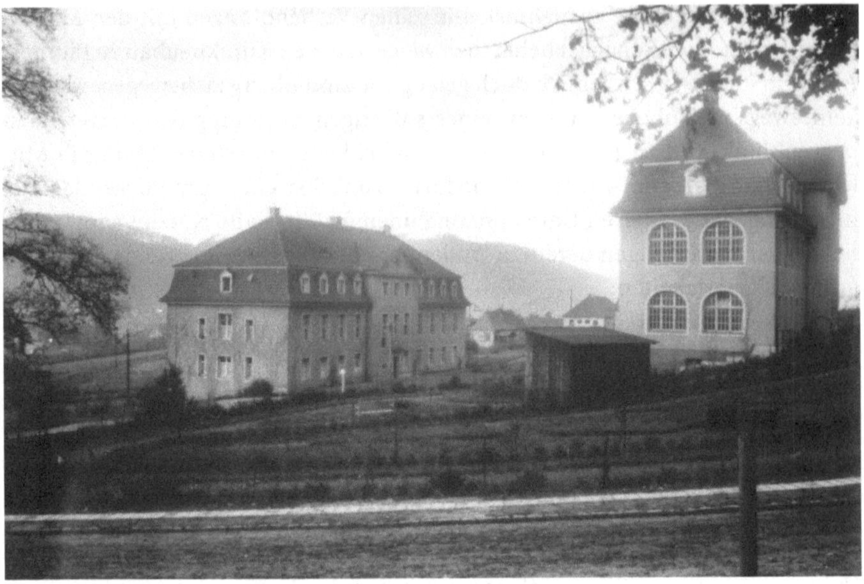

Abb. 17: Universitätsnervenklinik

weltoffen und tolerant. Attribute, die man im Marburg der Nachkriegsjahre und vor allem an der Philippina weitgehend vergeblich suchte.

Ein »Hort der Reaktion« – Die Universität Marburg in den Nachkriegsjahren

Für das frühe Scheitern der ersten deutschen Demokratie wird neben sozioökonomischen Problemen immer auch die mangelnde Akzeptanz der Bevölkerung der neuen Staatsform gegenüber verantwortlich gemacht. In diesem Zusammenhang ist von Weimar als »Republik ohne Republikaner« die Rede.[317] Ein Befund, der auf die politische Haltung der deutschen Professorenschaft zweifelsohne zutrifft.[318] Auch an der Philipps-Universität in Marburg bildeten dezidierte Befürworter oder gar leidenschaftliche Verteidiger der Weimarer Republik zunächst die Ausnahme.[319] Insbesondere die anfänglich dezidiert linksliberale Bildungs- und Wissenschaftspolitik, ein »gemäßigt egalitäres Programm (…), das darauf abzielte, universitäre Hierarchien teilweise abzubauen, Einkommensunterschiede innerhalb des Lehrkörpers zu reduzieren und Nichtordinarien ebenso wie Studenten besser in die Universität zu integrieren«,

317 Siehe hierzu Wirsching/Eder, Vernunftrepublikanismus.
318 Vgl. Hammerstein, Marburg, S. 3–8.
319 Siehe Wettmann, Philipps-Universität, S. 13–16.

blieb den in ihrem Standesdünkel der Wilhelminischen Zeit verhafteten Professoren zutiefst suspekt.[320] Darüber hinaus fand auch beileibe nicht jeder Marburger Gelehrte den Weg zu einem »Vernunftrepublikanismus« (Friedrich Meinecke), der es zumindest ermöglicht hätte »mit der Republik zu leben und deren Kommen als historische Notwendigkeit anzusehen«.[321] Stattdessen blieb man oftmals einem antidemokratischen Denken verhaftet; Eine Haltung, die mit einer nostalgischen Verklärung des Kaiserreichs einherging.[322] So entstand ein restauratives Klima, zu dem auch die Medizinprofessoren ihren Betrag leisteten. Auffällig ist in diesem Zusammenhang, dass es in der Medizinischen Fakultät Marburg bereits weit vor 1933 kaum jüdische Gelehrte gab.[323]

Wurde die ablehnende Haltung von den Professoren eher hinter vorgehaltener Hand artikuliert – der Beamtenstatus wirkte sich hierbei sicherlich mäßigend aus – so suchten die Studenten demonstrativ den Weg in die Öffentlichkeit, um ihre tiefe Abneigung gegenüber der neuen Staatsform kund zu tun. Flankiert wurde ihre krawallige Agitation noch von einem militanten Hass auf Marxisten bzw. Sozialisten und einem ebenso offen zur Schau getragenen virulenten Antisemitismus. Mit seiner rechtsradikalen Attitüde stand der akademische Nachwuchs in Marburg keineswegs alleine da, verkörperte das völkische Gedankengut doch den Mainstream der Studentenschaft jener Jahre. Gleichwohl muss die Philippina als eines der Epizentren der völkischen Studentenbewegung der Weimarer Republik bezeichnet werden.[324]

Traurige Berühmtheit erlangten die Marburger Studenten durch die Geschehnisse nahe der thüringischen Ortschaft Mechterstädt im März 1920, die kurz geschildert werden sollen.[325] Das Kriegsende im November 1918 war in Deutschland keineswegs gleichbedeutend mit einem vollständigen Schweigen der Waffen. Als Freikorps bezeichnete (para)militärische Einheiten formierten sich und wurden von der Regierung zur Zerschlagung linksrevolutionärer Umtriebe eingesetzt. Unter den rund 400.000 Freikorpsangehörige befand sich eine auffällig hohe Zahl an Studenten.[326] Ihr Einritt erfolgte zumeist mitnichten aus Treue zur Republik, sondern aus Hass gegen bzw. Furcht vor dem Bolschewismus. Zudem boten die Freikorps-Aktivitäten für viele Studenten einen

---

320 Zit. n. Grüttner, Universität, S. 92. Dezidiert zu Marburg vgl. Seier, Verhältnis, S. 191.

321 Zit. n. Gay, Republik. S. 44.

322 Siehe Hammerstein, Marburg, S. 5 sowie Wettmann, Philipps-Universität, S. 15f.

323 Siehe Aumüller, Entwicklung, S. 182.

324 Generell zur »völkischen Studentengeneration« der Weimarer Republik siehe Herbert, »Generation«.

325 Zu den Geschehnissen in Mechterstädt siehe Heither/Schulze, Morde sowie Krüger/ Nagel, Mechterstädt. Die folgende Darstellung bezieht sich auf die Quintessenz der beiden Darstellungen.

326 Generell zu den Freikorps siehe nach wie vor Schulze, Freikorps. Die studentischen Freikorps thematisiert Kater, Studentenschaft.

willkommenen Anlass für ein fortgesetztes militärisches Engagement. In Marburg trat das explosive studentische Gemisch aus Frustration, Aggression und Abenteurertum dann infolge des so genannten »Kapp-Lüttwitz-Putsches« offen zu Tage.[327]

In Marburg hatte sich im Herbst 1919 auf Geheiß der Reichswehr ein Studentenkorps gebildet. Als am frühen Morgen des 13. März 1920 der Reichswehr-General Walther von Lüttwitz zusammen mit dem ihm unterstehenden Freikorps der »Brigade Ehrhardt« das Berliner Regierungsviertel besetzte und seinen Mitverschwörer Wolfgang Kapp kurzerhand zum Reichskanzler ernannte, solidarisierten sich weite Teile der Marburger Studentenformation mit den Putschisten. Der Staatsstreich war jedoch bereits nach vier Tagen beendet. Entscheidend hierfür waren die Weigerung der Ministerialbürokratie, den Anordnungen Kapps Folge zu leisten, sowie der Zusammenbruch der öffentlichen Versorgung infolge eines deutschlandweiten Generalstreiks, zu dem die demokratisch legitimierte Regierung aufgerufen hatte.

In Sachsen, Thüringen und im Ruhrgebiet versuchten linksgerichtete Kräfte im Nachgang, den Generalstreik zur »proletarischen Revolution« auszuweiten. Die Reichs- und Länderregierungen wussten sich nicht anders zu helfen, als ausgerechnet Freikorps zur Niederschlagung des »Märzaufstandes« einzusetzen. In diesem Zusammenhang wurde am 19. März 1920 auch das Studentenkorps Marburg in Gefechtsbereitschaft gesetzt. Einen Tag später zogen rund 2.000 Marburger Studenten auf in den Kampf nach Thüringen. Am 24. März trafen einige von ihnen in der Ortschaft Thal ein, um 15 – »revolutionärer Umtriebe« verdächtige – Arbeiter ins 30 Kilometer entfernte Gera zu überführen. Am nächsten Morgen wurde der Trupp in Marsch gesetzt. Auf halber Strecke, in der Nähe von Mechterstädt, erschossen die Marburger Studenten alle Gefangenen.

Die »Tragödie von Mechterstädt« sorgte deutschlandweit für empörte Reaktionen. Fast mehr noch als die Bluttat selbst stieß dabei der juristische Umgang auf harsche Kritik. Zwar mussten sich 14 Studenten im Juni 1920 vor dem Marburger Kriegsgericht für ihr Vorgehen rechtfertigen. Das Verfahren endete jedoch für alle Angeklagten mit einem Freispruch. Und dass obwohl die Version der Studenten vor Gericht, sie hätten die Arbeiter »auf der Flucht« erschossen, durch die Obduktion der Leichen, welche hauptsächlich Einschüsse in Schädel- und Brustbereich ergab, stark in Zweifel gezogen wurde. Das Urteil galt bereits unter Zeitgenossen als handfester Skandal im Sinne einer primär nach ideologisch-politischen Prämissen recht(s)sprechenden Klassenjustiz. Die Universität Marburg wiederum nahm ihre Studenten in Schutz. Nach der Urteilsverkün-

327 Einen konzisen Überblick über den »Kapp-Lüttwitz-Putsch« bietet der Internetauftritt des Deutschen Historischen Museum. Siehe https://www.dhm.de/lemo/kapitel/weimarer-republik/innenpolitik/luettwitz-kapp-putsch-1920.html (24.1.2018).

dung sprach ihnen Rektor Franz Hofmann ostentativ Dank für ihren tapferen Einsatz in Thüringen aus.[328] Dieser – um es vorsichtig zu formulieren – unsensible Umgang sollte das Image der Philippina schwer schädigen und erbrachte ihr den Ruf, ein »Hort der Reaktion« zu sein.[329]

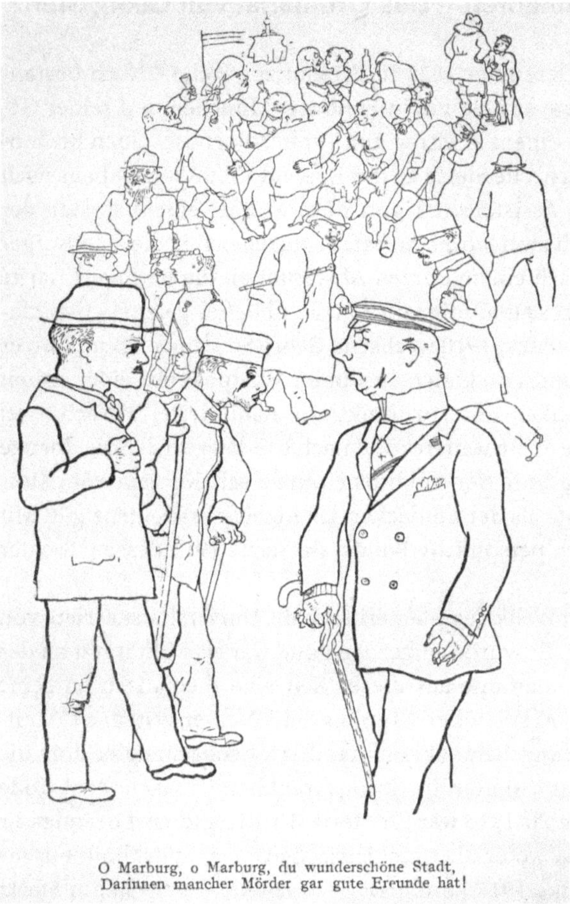

Abb. 18: George Grosz, Das Gesicht der herrschenden Klasse

Wie wohl oder wie unwohl sich Wollbergs Nachfolger Georg Stertz und seine Ehefrau Gertrud, die jüdische Wurzeln hatte, in diesem eben auch »antisemitischen Hort« gefühlt haben mögen – darüber kann nur spekuliert werden; zumal selbst Stertz nicht frei war von antisemitischen Stereotypen. Dass auch er

328 Siehe Hussong, Marburg, S. 49f. sowie Wettmann, S. 13f.
329 Zit. n. Hussong, Marburg, S. 57.

nur kurze Zeit an der Lahn blieb, scheint jedoch in erster Linie an seinem Karriereplan gelegen zu haben, der Marburg von Beginn an lediglich als Zwischenstation vorsah.

III.3 Marburg als Sprungbrett – Das Ordinariat von Georg Stertz

Georg Stertz kam am 19. Dezember 1878 in Breslau zur Welt.[330] Nach bestandener Reifeprüfung studierte er Medizin in Freiburg, München und seiner Geburtsstadt, wo er 1903 mit einem »Beitrag zur Typhusdiagnose« auch promovierte.[331] Ein Jahr später wechselte Stertz an das Eppendorfer Krankenhaus nach Hamburg. Dort wurde er Assistenzarzt von Max Nonne, einem Nestor der deutschen Neurologie. Nach zwei Jahren musste er turnusmäßig die Hamburger Klinik wieder verlassen. Nach einem kurzen Abstecher an die Berliner Charité kehrte er zunächst nach Breslau an die von Karl Bonhoeffer geleitete psychiatrische Universitätsklinik zurück. 1910 wechselte Georg Stertz nach Bonn, wo er sich bei dem Neurologen und Psychiater Alexander Westphal mit einer Arbeit über »periodisches Schwanken der Hirnfunktion« habilitierte.[332] Nach zwei Jahren im Rheinland kehrte er ein weiteres Mal nach Breslau zurück. Die dortige »Königliche Psychiatrische und Nervenklinik« wurde seit Kurzem von Alois Alzheimer geleitet, der heute als der Entdecker der Alzheimer-Demenz gilt. Mit Alzheimer gab es bald auch persönliche Bande, da Stertz 1915 dessen Tochter Gertrud heiratete.[333]

Der Ausbruch des Ersten Weltkrieges unterbrach die Universitätskarriere von Georg Stertz für einige Zeit. Er wurde eingezogen und war als Militärarzt an der Westfront tätig. Immerhin stammte aus dieser Zeit eine thematisch an seine Dissertation anknüpfende Arbeit über »Typhus und Nervensystem«.[334] Zeitweise in ein Typhus-Genesungsheim abkommandiert, beobachtete er dort die »nervösen Nachkrankheiten« dieser Infektionskrankheit.[335] Nach dem Tode Alois Alzheimers im Dezember 1915 war für Stertz der Kriegsdienst beendet. Er kehrte nach Breslau zurück, wo er die psychiatrische Universitätsklinik bis zur Berufung von Oswald Bumke 1917 kommissarisch leitete.[336] 1919 nahm Stertz

330 Zur Vita von Stertz siehe Hippius/Möller/Müller/Neundörfer, Klinik, S. 132–139. Sofern nicht anders vermerkt, basieren die folgenden Angaben auf ebd.
331 Stertz, Beitrag.
332 Stertz, Schwanken.
333 Das enge Verhältnis zwischen Alois Alzheimer und Georg Stertz geht aus der Alzheimer-Biografie des Journalisten Michael Jürgs hervor; siehe Jürgs, Alzheimer.
334 Stertz, Typhus.
335 Brief von Stertz an Nonne vom 29.04.1915; zit. n. Peiffer, Hirnforschung, S. 859 (Brief Nr. 854).
336 Vgl. Jürgs, Alzheimer, S. 248f.

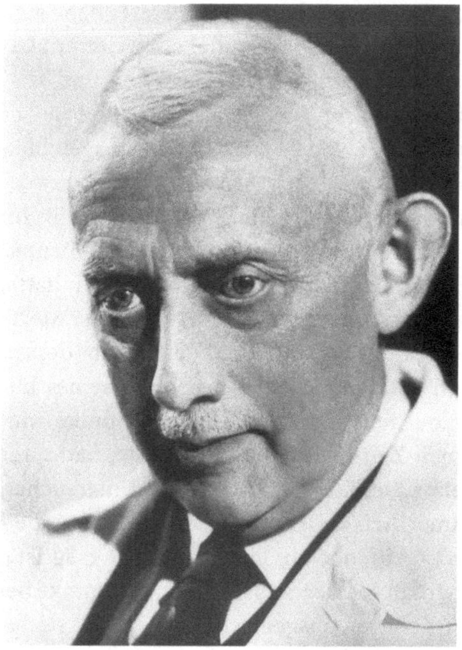

Abb. 19: Georg Sterz

dann das Angebot Emil Kraepelins an, als Oberarzt an dessen Münchener Klinik zu wechseln. Er blieb zwei Jahre in München, dann ereilte ihn der Ruf aus Marburg.

Ein Neuropsychiater– Zum Wissenschaftsverständnis von Stertz

Bei seiner Berufung spielte sicherlich eine Rolle, dass Stertz als kommissarischer Leiter in Breslau und als Oberarzt in München mit der »Verwaltung einer grösseren Lehranstalt wohl vertraut« war.[337] Erfahrung in dieser Hinsicht war für die Marburger Belange von großer Bedeutung, befand sich die erst kürzlich eröffnete Psychiatrische Klinik noch in den Kinderschuhen. Davon abgesehen gab sich die Medizinische Fakultät in Marburg davon überzeugt, mit Stertz einen »gut durchgebildete[n] Arzt« für die hiesige Universitätspsychiatrie gewonnen zu haben.[338] Und tatsächlich hatte Stertz – psychiatrisch ausgebildet bei Bonhoeffer und Kraepelin, neurologisch vor allem bei Nonne sowie neuropatholo-

337 Zit. aus der Liste der Medizinischen Fakultät für die Wiederbesetzung des Lehrstuhls für Psychiatrie vom 4. Mai 1921, in: UAM, 307c acc 1969,33/Nr. 341.

338 Zit. aus ebd.

gisch bei Alzheimer – fast ausnahmslos bei Koryphäen gelernt. Stertz habe sich auf diesen Stationen, davon gab sich mit Alexander Westphal ein weiterer akademischer Lehrer überzeugt, »frei von jeder Einseitigkeit das Gute und wissenschaftlich sicher gestellte zu Eigen gemacht«. Aus diesem Grund sei er »psychiatrisch und neurologisch in gleicher Weise vortrefflich ausgebildet, (…)«.[339]

Etwas kritischer wurde er hingegen von Karl Bonhoeffer eingeschätzt. Für ihn stand zwar außer Frage, dass Stertz »auf neurologischem und speziell hirnpathologischem Gebiet« durchaus wissenschaftliche Meriten erworben hatte, psychiatrisch sei er allerdings »weniger hervorgetreten«. Generell hielt er Stertz nicht gerade für einen besonders originellen Kopf. Bonhoeffer sah dessen Stärken »mehr in der sorgfältigen und eindringlichen Bearbeitung seines klinischen Materials als in der Konzeption neuer Ideen«.[340] Oswald Bumke wiederum, der Stertz aus der gemeinsamen Zeit in Breslau gut kannte, hatte nur lobende Worte übrig. Stertz sei »ein sehr zuverlässiger, gründlicher Untersucher, glänzender Diagnost und sehr sorgsamer Arzt«. Die wissenschaftlichen Arbeiten von ihm stufte Bumke »als sehr hoch ein, obwohl ihre Zahl nicht groß ist«. Letzteres liege »an einer gewissen Hypertrophie der Selbstkritik«, die Bumke bei seinem ansonsten so sehr geschätzten Kollegen ausgemacht hatte.[341]

Wie bereits sein Marburger Vorgänger Robert Wollenberg so stand auch Georg Stertz in der Tradition einer dezidiert naturwissenschaftlich ausgerichteten Psychiatrie, die sich seit dem letzten Drittel des 19. Jahrhunderts vor allem der Erforschung des Gehirns widmete und dabei verstärkt auf neurowissenschaftliche Methoden zurückgriff. Zentral für viele dieser Neuropsychiater war die Frage, welchem konkreten Ort im Gehirn die jeweiligen psychopathologischen Symptome ihrer Patienten zugeordnet werden könne.[342] Ihr wirkungsmächtigster Vertreter war der Breslauer Psychiater Carl Wernicke.[343]

Mit gerade einmal 26 Jahren verfasste Wernicke 1874 seine Monografie über den »aphasischen Symptomencomplex«.[344] In diesem bahnbrechenden Werk lokalisierte er das sensorische Sprachzentrum im Gehirn, genauer: im hinteren Versorgungsgebiet der mittleren Gehirnschlagader, mittlerweile »Wernicke-Areal« genannt; Schädigungen dieser Hirnregion hätten den Verlust des

339 Zitate aus Westphals Stellungnahme zur Wiederbesetzung des Lehrstuhls für Psychiatrie vom 20. 1. 1925, in: Landesarchiv Schleswig-Holstein Kiel, Abteilung 47.6/Nr. 45: Wiederbesetzung Psychiatrie. Diese wie die nun folgenden Einschätzungen über Stertz aus dem Kollegenkreis sind seiner Berufungsakte der Universität Kiel entnommen.

340 Zit. aus dem Gutachten Bonhoeffers zur Wiederbesetzung des Lehrstuhls für Psychiatrie an der Universität Kiel vom 15. Januar 1925, in: ebd.

341 Das Gutachten von Bumke vom 19. 1. 1925 findet sich in: ebd.

342 Vgl. Karenberg, Neurologie, S. 23.

343 Zu Wernicke siehe Lanczik, Psychiater.

344 Wernicke, Symptomencomplex.

Sprachverständnisses zur Folge. Patienten mit dieser Art von Sprachstörung könnten zwar fließend sprechen, aber ohne Sinnzusammenhang, auch vermögen sie die Bedeutung von Worten nicht zu erfassen. Seine Erkenntnisse über die »Aphasie« dehnte Wernicke in den darauffolgenden Jahren auf das gesamte Gebiet der Psychiatrie aus.[345] Er versuchte, jede psychische Funktion in der Großhirnrinde einem zu lokalisierendem Zentrum, d.h. einem Projektionsfeld, zuzuordnen, unterstrich in diesem Zusammenhang jedoch die Bedeutung der Verbindungen zwischen den Arealen, die er für mindestens genauso wichtig hielt wie die einzelnen Areale selbst.[346] Wernicke begründete mit diesem Ansatz, der psychische Krankheiten auf Schädigungen bestimmter Hirnareale und insbesondere deren Verbindungen untereinander zurückführte, die Breslauer Schule der Neuropsychiatrie, deren bedeutendste Schüler Karl Bonhoeffer, Karl Leonhard, Karl Kleist und Otfried Foerster waren. Auch wenn seine Gegner Wernickes Ansatz als »Gehirnmythologie« verspotteten, so galt er doch am ausgehenden 19. Jahrhundert als einzige gewichtige Gegenstimme zur Kraepelin'schen Nosologie.[347]

Georg Stertz kam mit der Breslauer Schule verschiedentlich in Berührung. Während seines Medizinstudiums war Carl Wernicke der dortige Ordinarius für Psychiatrie. Die Tatsache, dass er nach seinem Studium direkt die Laufbahn als Neuropsychiater einschlug und nach Hamburg zu Max Nonne wechselte, legt einen gewissen Einfluss Wernickes auf den jungen Stertz nahe. Als er 1907 nach Breslau an die psychiatrische Universitätsklinik wechselte, wurde diese vom Wernicke-Schüler Karl Bonhoeffer geleitet. In Breslau entsprang auch die Idee, sich mit einer Arbeit über das »periodische Schwanken der Hirnfunktion« zu habilitieren, wenngleich er die Studie erst 1911 während seiner Zeit in Bonn abschloss. Trotz dieser Berührungspunkte – als lupenreines Mitglied der Wernicke-Schule kann Georg Stertz nicht gelten. Dafür war der Einfluss eines anderen Wissenschaftlers auf ihn zu groß.

Als weiteres Forschungsfeld kam für neurologisch interessierte Psychiater wie Georg Stertz zu Beginn des 20. Jahrhunderts die normale und pathologische Histologie des Nervensystems hinzu, wie sie vor allem von Alois Alzheimer vertreten wurde.[348] Ähnlich wie Wernicke nutzte auch Alzheimer primär morphologische Methoden. Er setzte dabei Mikroskop und Schnitttechniken sowie neue Fixierungs- und Färbeverfahren ein, um die Pathologien des Nervensystems mithilfe feingeweblicher Befunde zu differenzieren und ihre Ursachen zu entschlüsseln.[349] Neuropathologen wie Alzheimer oder auch sein langjähriger

345 Vgl. Tesak, »Symptomencomplex«, S. 11.
346 Vgl. Lanczik, Psychiater, S. 30.
347 Vgl. Tesak, »Symptomencomplex«, S. 9.
348 Vgl. Karenberg, Traumdeutung, S. 71. Generell zu Alzheimer siehe Jürgs, Alzheimer.
349 Vgl. Karenberg, Neurologie, S. 24.

Mitstreiter Franz Nissl kritisierten die Beschränkung der Wernicke-Schule auf die Hirnrinde und Nervenzellen. Sie hielten auch andere Hirnareale und Gehirnstrukturen für pathologisch-anatomisch relevant. Weiterhin unterschieden sich die beiden Wissenschaftler, die im Übrigen ihre prägenden gemeinsamen Jahre bei Kraepelin in München verbrachten, in ihrem klinischen Anspruch von der rein hirnanatomischen Forschung der Breslauer Psychiatrie des ausgehenden 19. Jahrhunderts.[350]

Sicherlich inspiriert von seinem Schwiegervater befasste sich Georg Stertz intensiv mit der Lokalisation neuropsychiatrischer Störungen, wobei er sich auf diejenigen Erkrankungen des Zentralen Nervensystems fokussierte, die sich in wie auch immer gearteten Bewegungsstörungen äußerten. Bereits seine Habilitation, mehr noch aber seine Studien über den »extrapyramidalen Symptomenkomplex«, die er in München geschrieben hatte und die 1921, kurz vor seinem Wechsel nach Marburg, erschienen waren, spiegelten dieses Forschungsinteresse wider.[351]

Unter dem extrapyramidalen System verstand Stertz ein »Regulationsorgan für den vom Cerebellum [Kleinhirn] vermittelten, sogen. formgebenden Muskeltonus«, das »ebensowohl der Statik wie der Dynamik der Bewegung« diene. Das extrapyramidale System sei demnach für unwillkürliche Bewegungen wie auch automatisierte Bewegungsabläufe, zum Beispiel dem Mitpendeln der Arme beim Gehen, verantwortlich. »Eine motorische Eigentätigkeit« besitze es jedoch nicht. Vielmehr bedürfe es zu seiner »Ingangsetzung der Großhirnimpulse«.[352] Extrapyramidale Läsionen hätten verschiedenartige Bewegungsstörungen zur Folge, die von Stertz unter dem Begriff des »extrapyramidalen Symptomenkomplexes« subsummiert wurden.[353] In diesem Kontext unterschied er zwischen »Erkrankungen des extrapyramidalen Systems« im engeren Sinne, wie zum Beispiel Pseudosklerose, Chorea oder Myoklonie, und derartigen Erkrankungen im weiteren Sinne. Zu letzteren zählte Stertz unter anderem Arteriosklerose und senile Demenz, Multiple Sklerose, Paralyse, Epilepsie, cerebrale Kinderlähmung oder auch die Encephalitis epidemica.[354]

Auch wenn er sicherlich eher auf neurologischem Gebiet forschend und klinisch tätig war, so gehörte Georg Stertz zu den letzten Wissenschaftlern seiner Generation, die Psychiatrie und Neurologie noch als ein Ganzes angesehen und gedacht haben.[355] Denn spätestens seit dem beginnenden 20. Jahrhundert waren die Rufe vieler Neurologen, sich sowohl von der Inneren Medizin als auch von

350 Siehe Schott/Tölle, Psychiatrie, S. 87f.
351 Stertz, Symptomenkomplex sowie ders., Organisation.
352 Zitate aus Stertz, Organisation, S. 484.
353 Siehe Stertz, Symptomenkomplex.
354 Zit. n. ebd., S. 4.
355 Vgl. Schimmelpenning, Geschichte, S. 194.

der Psychiatrie loszusagen, immer lauter geworden. Markant an den Emanzipationsbestrebungen der deutschen Neurologie ist, dass es sich um eine Bewegung handelte, die über eine starke außeruniversitäre Stoßkraft verfügte. Innerhalb der Medizinischen Fakultäten wurde die Neurologie zwar nach wie vor von der Universitätspsychiatrie für sich reklamiert. Doch gleichzeitig kam es außerhalb der Universitäten zur Gründung einer ganzen eine Reihe von Polikliniken für Nervenkranke. Insbesondere die private Nervenklinik des bereits erwähnten Hermann Oppenheim in Berlin genoss Weltruf. Oppenheim war es auch, der die Etablierung einer eigenen neurologischen Fachgesellschaft erfolgreich vorantrieb. Die erste Versammlung der »Gesellschaft deutscher Nervenärzte« 1907 muss als ein bedeutender Markstein in dem Streben der deutschen Neurologie gelten, als eigenständige medizinische Fachdisziplin wahrgenommen zu werden. Den ersten Lehrstuhl für Neurologie erhielt 1919 mit Max Nonne in Hamburg der wohl einflussreichste akademische Lehrer von Stertz.[356]

Klinikleitung in Zeiten der Hyperinflation

Das Hauptaugenmerk von Georg Stertz lag in seinen Marburger Jahren darauf, den Alltag in der neuen Universitätsnervenklinik zu konsolidieren und zu optimieren. In Anbetracht einer immer bedrohlicher werdenden ökonomischen Lage war dies zweifelsohne ein anspruchsvolles Unterfangen. Vor allem die personelle Ausstattung machte die Realisierung ambitioniertere Pläne fast unmöglich. In einem Brief vom Oktober 1924 an seinen Kollegen Oswald Bumke, mit dem er bis in die bundesrepublikanische Zeit hinein regelmäßig korrespondierte, bat er diesen um Hilfe.[357] Stertz war auf der Suche nach einem neuen Assistenten für sein anatomisches Labor; sein bisheriger Mitarbeiter hatte ein besser dotiertes Angebot erhalten und ihn deswegen verlassen. Ob Bumke, mittlerweile Ordinarius für Psychiatrie in München, einen Mitarbeiter ohne Planstelle habe, der für Marburg in Frage käme, so das Anliegen von Stertz, denn

> »ungern liesse ich das ganze nette Laboratorium der Klinik verwaisen, aber ich muss doch auch, da es sich um eine meiner – im ganzen – 2 Assistentenstellen handelt, auf einige klinische Vorkenntnisse sehen«.[358]

356 Zu den emanzipatorischen Bestrebungen der deutschen Neurologen siehe Karenberg, Neurologie, insbesondere die Seiten 28f.

357 Der Schriftwechsel zwischen Stertz und Bumke befindet sich unsigniert im Psychiatriehistorischen Archiv der Universitätsklinik München (PHAUM). Wir danken Frau Karin Koelbert und Herrn Prof. Norbert Müller sehr für die Zusendung der relevanten Kopien des Briefwechsels.

358 Zit. n. Brief von Stertz an Bumke vom 24.10.1924, in: ebd. Unterstreichung im Original.

Mit lediglich zwei Planstellen waren keine großen wissenschaftlich-konzeptionellen Sprünge möglich. Und auch Neuanschaffungen für die Klinik erwiesen sich als schwieriges Unterfangen. Immerhin gelang es Stertz während seiner Amtszeit die psychiatrische Universitätsklinik um ein Wirtschaftsgebäude mit Desinfektionsraum und einen Stall für Versuchstiere zu erweitern.[359] Solcherlei eher bescheiden anmutende Investitionen stellten in Anbetracht der vorherrschenden wirtschaftlichen Schieflage geradezu einen Kraftakt dar. Wie bereits sein Vorgänger Robert Wollenberg hatte auch Stertz als Klinikleiter unter der rasanten Geldentwertung zu leiden.

Nach dem im April 1921 die ehemaligen Kriegsgegner die Reparationszahlungen erstmals konkret auf 132 Milliarden Goldmark beziffert hatten und Deutschland ultimativ dazu aufforderten, die Summe zu akzeptieren, beschleunigte sich die Inflation nochmals. Als die Franzosen im Jahr 1923 wegen verspäteter Reparationszahlungen das Ruhrgebiet besetzten, war dies der Tropfen, der das Fass zum Überlaufen brachte. Die deutsche Regierung rief zu passivem Widerstand, Sabotage und Streik auf. Im Gegenzug zahlte sie die Löhne an die Streikenden weiter. Die Geldentwertung geriet in der Folge außer Kontrolle, es kam zur Hyperinflation. Die Preise für Versorgungsgüter stiegen in schwindelerregende Höhen. In Berlin beispielsweise kostete zu Beginn des Jahres 1923 ein Kilogramm Roggenbrot 163 Mark, am Jahresende war es dann astronomische 233 Milliarden Mark wert. Geld war Spielgeld geworden. Wer seinen Lohn nicht umgehend wieder ausgab, konnte sich schon Tage, manchmal Stunden später, kaum mehr etwas davon kaufen. In Marburg kam es auf dem Höhepunkt der Krise im Oktober 1923 zu Übergriffen von Arbeitslosen auf Lebensmittelgeschäfte.[360]

Mit der Einführung der Rentenmark am 15. November 1923 gelang es der Reichsregierung zwar allmählich, Währung und Preise zu stabilisieren. Doch durch die Hyperinflation, durch die Deutschland seine den Bürgern geschuldeten Kriegskredite praktisch abschreiben konnte, hatten Millionen Menschen ihr Erspartes verloren. Am härtesten von der Geldentwertung waren Staatsbedienstete und Beamte betroffen. Auch die Familie Stertz-Alzheimer zählte zu den Leidtragenden. Das großzügige Erbe, welches die Kinder von Alois Alzheimer nach seinem Tode erhalten hatten, setzte sich vor allem aus Bargeld und Wertpapieren zusammen.[361]

Das Geld war nach der Hyperinflation nichts mehr Wert, die Wertpapiere stürzten ins Bodenlose. Grundsätzlich erodierte durch das Krisenjahr 1923 das Vertrauen der Bevölkerung in den neuen demokratischen Staat dramatisch. War

359 Vgl. Schäfer, Psychiatrie, S. 217.
360 Vgl. Kessler, Geschichte, S. 127.
361 Siehe Jürgs, Alzheimer, S. 255–257.

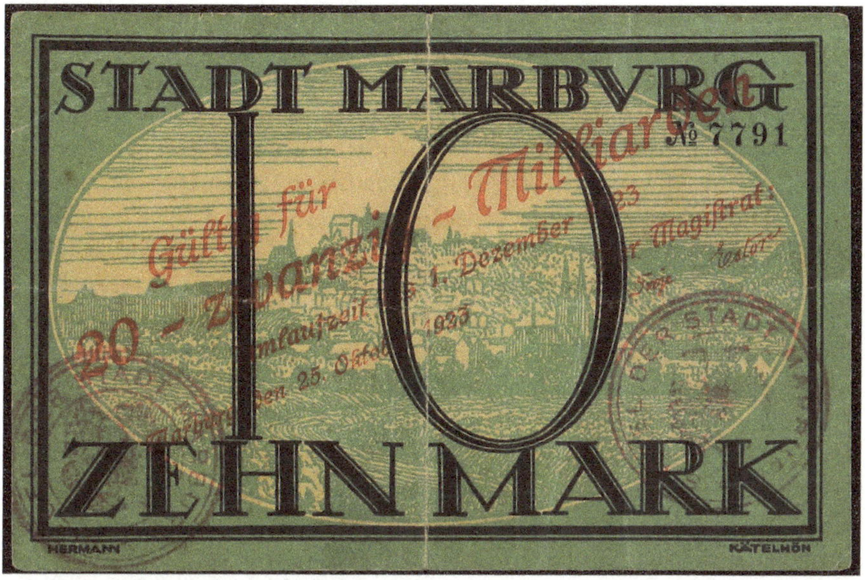

Abb. 20: Kriegsnotgeld der Stadt Marburg, gültig zunächst vom 1. 10. 1918 bis 2. 1. 1919. Auf dem Höhepunkt der Geldentwertung wieder verwendet, war dieser 10 Markschein dann Ende 1923 Zwanzig Milliarden wert

für viele Menschen in Deutschland durch das Abdanken des Kaisers, durch Kriegsniederlage, Revolution, Bürgerkriegswirren und Demokratie die Welt ehedem schon aus den Fugen geraten – durch die rasante Geldentwertung schien sie nun vollends verrückt geworden zu sein.[362]

Marburger Forschungsschwerpunkte von Stertz

In seinen knapp fünf Marburger Jahren widmete sich Georg Stertz wissenschaftlich vor allem der »Encephalitis epidemica«. Sämtliche wissenschaftliche Abhandlungen jener Jahre kreisten um diese Thematik.[363] Neben der »Spanischen Grippe« war sie die zweite verheerende Epidemie der Kriegs- und Nachkriegsjahre gewesen. Die Krankheit setzte mit allgemeiner Mattigkeit, Kopfschmerzen, Übelkeit, Schwindel und Frostgefühl ein. Danach verfielen viele Betroffene in einen Schlafzustand, weshalb die Erkrankung auch Schlafkrankheit genannt wurde. Bei anderen Kranken äußerte sich die Encephalitis epidemica durch Zitterbewegungen, die an die bereits bekannte »Parkinson«-Er-

362 Eingängig hierzu Geyer, Welt.
363 Stertz, Encephalitis Epidemica; ders., Aphasie; ders., Encephalitis und Lokalisation; ders., Encephalitisfolgen.

krankung erinnerten. Diese extrapyramidalen Bewegungsstörungen gingen, ganz im Gegensatz zur lethargischen Form des Leidens, mit hartnäckiger Schlaflosigkeit einher. In jedem Fall konnte die Hirnerkrankung zu einer Schwächung der geistigen Leistung führen, mitunter sogar tödlich verlaufen.[364]

Der Blick auf seine Encephalitis-Studien lohnt grundsätzlich, zeigt sich an ihnen doch das Wissenschaftsverständnis von Georg Stertz par excellence. Sein Interesse für dieses Krankheitsbild geht auf seine Münchener Zeit zurück, wo es 1920 zu einer »Encephalitisepidemie« gekommen war.[365] In Marburg vertiefte er seine Kenntnisse über die Erkrankung. Vergegenwärtigt man sich seine bisherigen Forschungsschwerpunkte, so überrascht es nicht, dass Georg Stertz sich in seinen Artikeln vor allem intensiv mit den Bewegungsstörungen der Encephalitis epidemica befasste. Dabei nahm er stets auf den zeitgenössischen psychiatrischen Diskurs Bezug, der sich um die Frage drehte, ob bei der Erforschung psychomotorischer Symptome eher eine hirnphysiologische Herangehensweise oder eine psychologische Deutung den entscheidenden Erkenntnisgewinn versprach. Während ersteres Deutungsmuster von der Wernicke-Schule vertreten wurde, interpretierte Kraepelin die Bewegungsstörungen auf psychologischem Wege als Störungen im Ablauf der Willensvorgänge.[366]

Die Polarisierung zwischen der Kraepelin- und Wernicke-Schule wurde jahrzehntelang in heftiger Form geführt, zog nahezu alle Psychiater in ihren Bann und hatte Einfluss auf ihr Selbstverständnis als Wissenschaftler. Die Auseinandersetzung beider Lager wird fälschlicherweise häufig auf die Frage eine Psychiatrie mit oder ohne Hirnpathologie reduziert. Dabei integrierte Kraepelin die Hirnforschung durchaus in sein psychiatrisches Konzept. Seine Kritik entzündete sich vielmehr an dem verengten Fokus und dem mangelnden Empirie-Gehalt der Breslauer Schule. Ein Vorwurf, den Wernicke mit gleicher Münze zurückzahlte, in dem Kraepelins Konzept als »feuilletonistisch« geringschätzte.[367]

Wie bereits erwähnte stützte sich Kraepelins berühmte und wirkungsmächtige Nosologie hauptsächlich auf die Ergebnisse seiner Langzeitstudien zu den Verlaufsformen psychotischer Erkrankungen. Wernickes Lokalisationslehre und das damit verbundene Postulat, die Unterschiede in der Hirnlokalisation als maßgebliches Einteilungsprinzip psychischer Störungen aufzufassen, hatte Kraepelin stets als nicht erwiesen und unplausibel abgelehnt. Einer seiner zentralen Einwände war, dass die strikte Lokalisationstheorie die Einflüsse, die von höherliegenden psychischen Prozessen ausgingen, nicht berücksichtigen

364 Siehe die präzisen zeitgenössischen Zuschreibungen in: Oppenheim, Lehrbuch, S. 1306–1315.
365 Zit. n. Stertz, Aphasie, S. 548.
366 Vgl. ebd., S. 539.
367 Vgl. Schott/Tölle, Psychiatrie, S. 526.

könne.[368] In Hinblick auf die Kausalverbindungen zwischen Hirnfunktion und psychischer Krankheit wiederum vertrat er die Ansicht, die Psychiatrie benötige weniger »spekulative« Theorien und mehr Laborforschung über Hirnprozesse. Nicht zuletzt deshalb wandte er sich der experimentellen Psychologie zu. In zahlreichen Reiz-Reaktionsexperimenten versuchte Kraepelin, psychologische Leistungsnormen aufzustellen, um dadurch die Grenzen einzelner Krankheitseinheiten definieren zu können. Darüber hinaus untersuchte er psychologisch feststellbare Symptome, um Erkenntnisse über jene somatischen Ursachen zu erhalten, in denen er den Ursprung aller psychiatrischen Störungen sah.[369]

Auch Georg Stertz wollte sich in dieser Streitfrage positionieren. Beredtes Zeugnis darüber gibt neben seinen Publikationen auch der bereits erwähnte Briefwechsel mit Oswald Bumke. Noch aus München schrieb er im November 1920 dem damaligen Breslauer Ordinarius Bumke, er hätte gegenüber seinem Chef Kraepelin »neulich auch ein wenig in Palastrevolution gemacht«, und zwar indem er »bei der Analyse eines höchst eigenartigen Falles von Enceph.[alitis] epidemica« deutliche Anleihen bei Wernickes Lokalisationslehre nahm.[370] In diesem Zusammenhang äußerte Stertz tiefergehende Bedenken Kraepelins Konzept gegenüber:

> »Wo etwas Hirnpathologisches in einem engeren Sinne sich vollzieht (…), da muss man doch sehr bald an die Grenzen aller psychologischen Analysen, wenn sie auch der Ausgangspunkt sein müssen, gelangen. So ist es mit vielen ›selbständigen‹ Willensstörungen.«[371]

In seiner Replik an Stertz am 23. November 1920 wagte Bumke einen interessanten Versuch, die beiden Konzepte Wernickes und Kraepelins miteinander in Einklang zu bringen. Eine Weiterentwicklung entlang der beiden Antipoden werde gelingen, gab sich Bumke überzeugt, nicht zuletzt da er als innovativer Verfechter einer wissenschaftlichen Psychologie und Stertz als Repräsentant einer modernen empirischen Lokalisationslehre sich aufeinander zu bewegten:

> »Meiner Ansicht nach werden sich die beiden Wege treffen, meiner, der von der komplexen unendlich verwickelten und doch keineswegs unergründlichen Psyche des Gesunden ausgeht und an dem (…) nur die psychologisch verständlichen Krankheitsformen liegen können, und ihrer, an dessen Ausgangspunkt Wernicke und die Aphasie-Apraxielehre stehen, der sich aber folgerichtig von den groben mechanischen Vorstellungen Wernickes entfernen muß, um so schließlich aufzuzeigen, wo komplexe

368 Siehe Hildebrandt, Versuch, S. 11f.
369 Siehe hierzu Weber/Burgmair/ Engstrom, Kraepelin, S. 2688.
370 Brief von Stertz an Bumke vom 13.11.1920, in: PHAUM.
371 Zit. n. ebd.

seelische Vorgänge durch organische Gehirnveränderungen in spezifischer Weise umgestaltet und gestört werden können.«[372]

Bumkes Prophezeiung vor Augen unternahm Georg Sterz in seinen wissenschaftlichen Artikeln zur Encephalitis epidemica den Versuch einer Synthese,

»denn wer unvoreingenommen die Dinge betrachtet, steht keineswegs hier vor einem Entweder-Oder, kann vielmehr in den hypothetischen Betrachtungen beider einen berechtigten Kern und zu weit gezogene Grenzen finden«.

Stertz plädierte dafür, sich den weitgefassten Hypothesen von Wernicke und Kraepelin auf psychomotorischem Gebiet etappenweise zu nähern und sie im Einzelfall empirisch zu überprüfen. Man müsse nach Krankheitserscheinungen

»fahnden, deren hirnpathologische Grundlage (…) sichergestellt erscheint, und die es zugleich gestatten, in (…) noch unbekannte Reiche des Motoriums vorzudringen«.[373]

Die Encephalitis epidemica erschien ihm für dieses Unterfangen prädestiniert. Gleichzeitig warnte er bei dem Bestreben, psychische Vorgänge zu lokalisieren, vor Zirkelschlüssen und davor, den Untersuchungsgegenstand zu überhöhen. Es gehe ihm hierbei lediglich um die Frage,

»ob einigermaßen genügende Grundlagen für die Zurückführung bestimmter psychischer Störungen auf die Erkrankung bestimmter Hirnteile (…) sich gewinnen lassen«.[374]

Georg Stertz ging von davon aus, dass »die Vorzugsstelle der encephalitischen Krankheitsherde im Hirnstamm gelegen« seien. Dieser Prämisse folgend machte er sich anhand ausgewählter Kasuistiken aus München und Marburg daran, zwischen den psychischen Symptomen »und den betreffenden Hirnregionen örtliche Beziehungen herzustellen«.[375] Entscheidend hierfür sei die Tatsache, dass »jeder Form psychischer Erregung wie Hemmung eine motorische Seite gesetzmäßig zugeordnet ist«. Basierend auf seinen klinischen Beobachtungen lokalisierte er im extrapyramidalen System, genauer: im Bereich unterhalb der Großhirnrinde, einen Apparat, welcher der motorischen Versorgung dient. Stertz sah es als erwiesen an, dass sich diese Apparatur zugleich auf die Bewegungsabläufe und die psychische Aktivität auswirke.[376] Weitergehende Schlussfolgerungen, was die grundsätzliche Lokalisation psychischer Störungen in Hirnstamm oder Hirnrinde anging, lehnte er jedoch ab.

Liest man sich die wissenschaftlichen Texte von Geog Stertz zur Encephalitis epidemica aufmerksam durch, kommt man unweigerlich zu dem Schluss, dass er

372 Brief Bumkes an Stertz vom 23.11.1920, in: ebd.
373 Zitate aus Stertz, Aphasie, S. 540.
374 Zit. n. Stertz, Encephalitis und Lokalisation, S. 289.
375 Zit. n. ebd.
376 Vgl. ebd., S. 293f.

die angekündigte Synthese zwischen dem rein naturwissenschaftlichen hirnpathologischen Ansatz und einer eher klinisch orientierten, psychologisch-verstehenden Herangehensweise nicht konsequent vorantrieb. Seine Reminiszenzen an das verlaufsorientierte Konzept Kraepelins fielen eher pflichtschuldig aus, während er den Hypothesen der Wernicke-Schule einen hohen Grad an Plausibilität zuerkannte.[377] Sein Kritikpunkt an der Breslauer Lokalisationslehre war ein altbekannter, nämlich dass vieles von dem, was dort postuliert worden war, empirisch bisher nicht belegt werden konnte. Auch er teilte den verschiedentlich an Wernicke und Co. gerichteten Vorwurf der »Hirnmythologie«.

Georg Stertz war niemand für den spektakulären und großen konzeptionellen Wurf, sondern zeigte sich als Psychiater – um es mit Berthold Brecht zu sagen – für die »Mühen der Ebene« verantwortlich. Er wäre niemals auf die Idee gekommen, sich und seine Forschungsergebnisse zu überhöhen, ganz im Gegenteil zeugen seine Studien durchweg von (beinahe übertriebener) Zurückhaltung. Immer wieder betonte Stertz, er würde sich dem Forschungsgegenstand lediglich vorsichtig annähern, der Erkenntnisgewinn sei eher bescheiden ausgefallen und seine Ergebnisse dürften in keinem Fall verallgemeinert werden. Zusammen mit einem eher spröden Schreibstil sorgt dies einerseits dafür, dass nicht jeder seiner wissenschaftlichen Texte das vollkommene Lesevergnügen darstellen; andererseits weisen ihn seine Publikationen als einen gediegenen und redlichen Wissenschaftler aus.

Die ihm eigene Gewissenhaftigkeit, die Georg Stertz beim Anfertigen wissenschaftlicher Publikationen stets an den Tag legte, sorgte wohl auch dafür, dass es mit einer geplanten Studie nichts wurde, die im Laufe der Zeit sicherlich großes Aufsehen erregt hätte:

> »Ich bin in diesem Jahr (…) ein langsamer Arbeiter gewesen. Das war ich eigentlich immer, aber diesmal fiel es mir selber auf. Ich hoffe, dass es sich dabei nicht um eine fortschreitende Entwicklung handelt. Am meisten liegt mir daran, die Monographie über die Alzheimersche Krankheit einmal fertigzustellen, zu der ich allerlei wertvolles Material im Laufe der Jahre gesammelt habe.«[378]

Aus diesem Schreiben an Oswald Bumke vom Oktober 1922 geht hervor, dass Stertz im Begriff war, das wissenschaftliche Erbe seines Schwiegervaters weiterzuführen. Als Alois Alzheimer, damals frisch habilitierter Oberarzt bei Kraepelin in München, auf einer Versammlung südwestdeutscher Psychiater in Tübingen im November 1906 erstmals über eine, wie man heute sagen würde, Alzheimer-Patientin referierte, blieb die Resonanz der anwesenden Ärzte verschwindend gering. Alzheimer berichtete über eine Frau, die an Eifersuchts-

377 Vgl. Stertz, Aphasie, S. 549.
378 Brief von Stertz an Bumke vom 27.10.1922, in: PHAUM.

ideen, Gedächtnisschwächen, Orientierungsstörungen und allgemeinem geistigen Abbau litt. Nach ihrem Tod habe er bei der Sektion einen Schwund in den Ganglienzellen der Großhirnrinde, Flecken und fadenförmige Strukturen vorgefunden, weshalb er seinen Vortrag von 1906 auch »Über eine eigenartige Erkrankung der Hirnrinde« nannte.[379] Von dem mangelnden Interesse seiner Kollegen ließ sich Alzheimer nicht entmutigen und intensivierte in der Folgezeit seine Forschungen. Unterstützung bekam er dabei von seinem Chef Emil Kraepelin, der – stets auf der Suche nach anatomisch-klinisch definierten, eigenständigen Krankheitseinheiten – den von seinem Oberarzt beschriebenen Krankheitsprozess als »Alzheimer'sche Krankheit« etikettierte.[380]

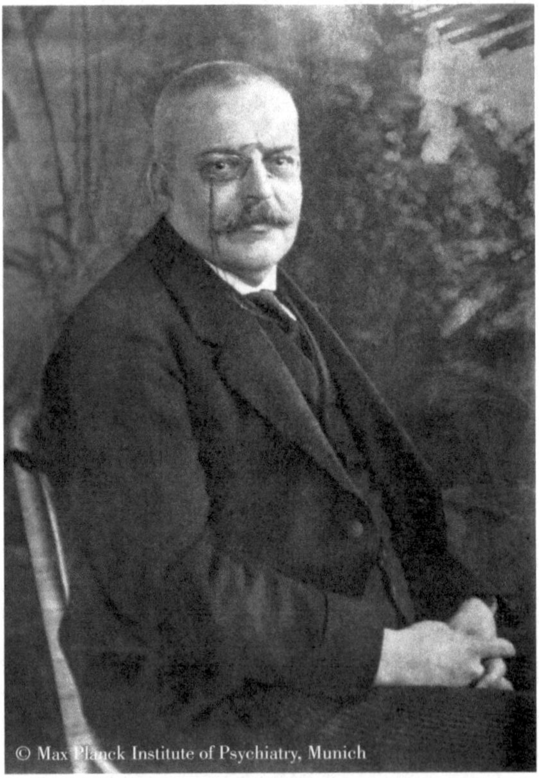

Abb. 21: Alois Alzheimer

379 Zu Alzheimers Vortrag in Tübingen siehe Kircher/Wormstall, Alzheimer.
380 Siehe hierzu Karenberg, Traumdeutung, S. 69f.

Die Unterstützung durch Kraepelin änderte jedoch nichts daran, dass es weiterhin kaum fachliches, geschweige denn öffentliches Interesse an der »Alzheimer'schen Krankheit« gab. Dies hatte sicherlich auch mit dem frühen Tod ihres Entdeckers im Jahre 1915 zu tun. Über Jahrzehnte fand sich niemand mehr, der Alzheimers Entdeckung propagierte bzw. weiterentwickelte. Georg Stertz hatte es zumindest vor, doch es gelang ihm weder in Marburg noch auf seinen späteren Stationen, dieses Vorhaben zu realisieren. Nun soll an dieser Stelle keine kontrafaktische Geschichtsschreibung betrieben werden, dennoch ist es ein interessantes Gedankenspiel, sich vorzustellen, was passiert wäre, hätte Stertz die beabsichtigte Alzheimer-Studie fertiggestellt – noch dazu in Marburg. Hätte es ihm noch Zeit seines Lebens Weltruhm eingebracht? Oder wäre sein Versuch ebenso verpufft wie der seines Schwiegervaters? Würde Stertz in der heutigen Demenzforschung in einem Atemzug mit Alzheimer genannt werden? Wie dem auch sei, seit dem Ende der 1960er Jahre stellte man in Anbetracht der demografischen Entwicklung fest, dass immer mehr Menschen an »Alzheimer« erkranken.[381] Heutzutage gibt es keine andere Erkrankung im Grenzbereich zwischen Psychiatrie und Neurologie, die derart im öffentlichen Bewusstsein verankert ist wie die »Alzheimer'sche Demenz«.

Der Gutachter Stertz und die Kriegsneurotiker-Frage

Ein zeitloser Grund, warum Georg Stertz seine »Alzheimer«-Monografie niemals abschloss, war die von Bumke bei ihm diagnostizierte »Hypertrophie der Selbstkritik«, die einer regen Publikationstätigkeit im Wege stand. Konkret in Marburg hinderte ihn neben der strapaziösen Leitung einer neuen Klinik in wirtschaftlich angespannten Zeiten noch ein anderer Umstand am Bücher schreiben. Auf Psychiatrieordinarien wie Georg Stertz rollte in den Jahren der Weimarer Republik eine wahre Begutachtungslawine zu – und zwar vor allem in Fragen der Berentung von psychisch kranken Kriegsveteranen. Um einen Eindruck von der Dimension zu erhalten, sei auf den »Sanitätsbericht über das Deutsche Heer im Weltkriege« verwiesen, der von insgesamt 600.000 Soldaten ausging, die während ihres Kriegsdienstes seelisch erkrankt waren.[382] Dies waren doppelt so viele Patienten wie die gesamte Population in den psychiatrischen Einrichtungen zu Friedenszeiten. Eine Vielzahl der ehemaligen Kriegsteilnehmer beantragte in der Weimarer Republik eine Kriegsdienstentschädigung.[383]

381 Siehe ebd., S. 70.
382 Vgl. Heeres-Sanitätsinspektion, Sanitätsbericht, S. 145.
383 Siehe hierzu ausführlich Neuner, Politik.

In der »Kriegsneurotiker«-Frage vertrat Georg Stertz von Beginn an rigiden Ansichten, wie ein Brief an seinen akademischen Lehrmeister Max Nonne vom April 1915 zeigt:

> »Die ausgeprägten Erscheinungen der Unfallneurose habe ich (…) nur ganz vereinzelt zu sehen bekommen, mag sein, dass sich diese Komplexe erst in der Heimat so richtig entwickeln und sicher kann man wohl annehmen, daß sie nach dem Friedensschluß, wenn die allgemeine Spannung und die Massensuggestion, unter deren Einfluß doch jeder mehr oder weniger steht, vorüber sein werden, üppig ins Kraut schießen werden. Dann habe[n] wir gewiss viel Arbeit auf diesem Gebiet zu erwarten, und ich stehe ganz auf Ihrem Standpunkte, daß man nicht ernst genug dahin streben kann, die ganze dahin gehende Richtung möglichst im Keime zu bannen. Jedenfalls habe ich auch die Absicht, innerhalb meines Wirkungskreises einen außerordentlich strengen Maßstab anzulegen und mich ganz dafür einzusetzen. Solange der Krieg dauert, kann man nur in den schwersten Formen der Neurasthenie überhaupt daran denken, die Felddienstfähigkeit zu verneinen. Belastete mit einzelnen Syndromen, auch epileptische mit seltenen Anfällen, sind meines Erachtens nicht zu befreien. Gerade unter der Wirkung der im Soldaten- und Kriegsleben enthaltenen Suggestionen halten sie sich ganz gut, und ich kann mich – unter uns gesagt – von dem Nebengedanken nicht ganz frei machen, daß das systematische Konservieren der minderwertigen Volkselemente nur unterwünschte Ergebnisse zeitigen könne. So etwas darf man natürlich nicht laut sagen, aber denken, und danach handeln, scheint mir doch erlaubt.«[384]

Auffällig an diesen Zeilen ist zunächst einmal die frappierende Ähnlichkeit zu den Ansichten Nonnes. Genau wie dieser lehnte Stertz Hermann Oppenheims Konzept der traumatischen Neurose (»Unfallneurose«) ab. Zudem hatte Nonne wiederholt geklagt, der Erste Weltkrieg hätte die »Zuchtwahl Darwins« regelrecht konterkariert, in dem die

> »Besten (…) geopfert, die körperlich und geistig Minderwertigen, Nutzlosen und Schädlinge (…) sorgfältig konserviert [werden], anstatt daß bei dieser günstigen Gelegenheit eine gründliche Katharsis stattgefunden hätte, die zu dem durch den Glorienschein des Heldentodes die an der Volkskraft zehrenden Parasiten verklärt hätte.«[385]

Die abwertende Einschätzung von Stertz im Hinblick auf »das systematische Konservieren der minderwertigen Volkselemente« zielte dabei in genau die gleiche Richtung. Kurzum: In der Frage des richtigen Umgangs mit psychisch kranken Soldaten passte zwischen Nonne und Stertz kein Blatt Papier.

Seinen strengen Maßstab aus dem Jahre 1915 scheint Stertz auch nach dem Kriege als Gutachter angelegt zu haben. Für ihn gab es keinen ursächlichen Zusammenhang zwischen dem Kriegserleben und den manifesten seelischen

384 Brief von Stertz an Nonne vom 29.04.1915; zit. n. Peiffer, Hirnforschung, S. 859 (Brief Nr. 854).

385 Zit. n. Nonne, Erfahrungen, S. 112.

Erkrankungen ehemaliger Soldaten. Mehr noch: Kriegsneurotiker, die nach 1918 eine Entschädigung beanspruchten, standen bei ihm unter dem Verdacht, ihr Leiden übertrieben darzustellen und sich dadurch eine Rente erschleichen zu wollen. Dies wird beim Blick auf mehrere Krankenakten jener Jahre deutlich. Als Diagnose wurde hier mehrmals »Rentenbegehrungsvorstellungen« vermerkt, was eine Voreingenommenheit seitens des Arztes seinem Patienten gegenüber offenbart.[386] Georg Stertz stand mit dieser Haltung keineswegs alleine da. Führende Psychiater bzw. Neurologen wie Robert Gaupp oder besagter Max Nonne attestierten den psychisch kranken Veteranen nach der Kriegs- nun pauschal eine »Rentenneurose«. Eine Berentung lehnten sie vehement ab.

Marburg als Durchgangsstation

Ansonsten hinterließ Stertz bis zu seinem Weggang nach Kiel 1926 kaum mehr Spuren. Es spricht viel dafür, dass er die Stadt an der Lahn lediglich als Zwischenstation betrachtet hat. Mit dieser Haltung stand er freilich nicht alleine da. Marburg galt bis Mitte der 1920er Jahre als klassische »Durchgangsuniversität«.[387] Viele Professoren bewarben sich von hier aus bereits nach kurzer Zeit auf andere Lehrstühle an prestigereicheren Hochschulen. Insbesondere die Halbwertzeit der Marburger Medizinordinarien war ausgesprochen kurz. Insgesamt 12 Ordinariate waren innerhalb weniger Jahre von mitunter mehrfachen Wechseln betroffen. Der ersten Welle von Neuberufungen in den frühen 1920er Jahren, folgte eine zweite in der zweiten Hälfte des Jahrzehnts. Erst danach setzte eine Kontinuität ein – an der bemerkenswerter Weise auch die Jahre des »Dritten Reichs« nichts ändern sollten.[388] Diese Entwicklung lässt sich punktgenau an den personellen Veränderungen des Lehrstuhls für Psychiatrie nachvollziehen. Nach den kurzen Amtszeiten von Wollenberg und Stertz sollte 1926 mit Ernst Kretschmer ein Psychiater kommen, der das Ordinariat zwei Jahrzehnte lang bekleidete. Für Georg Stertz scheint die Philipps-Universität in erster Linie ein Sprungbrett gewesen zu sein, hatte er sich doch bereits 1924 kurz vor dem Absprung befunden. Bei den Beratungen über die Wiederbesetzung des Psychiatrie-Lehrstuhles in Leipzig galt er als Favorit der Medizinischen Fakultät.[389] Stertz selbst war auch keineswegs abgeneigt, schließlich handelte es sich bei Leipzig neben München und Berlin um die renommierteste Universität

386 Beispiele finden sich in: LWV-Archiv, Bestand 16/Nr. Nr. 5720.
387 Vgl. Hammerstein, Marburg, S. 1.
388 Siehe Aumüller, Entwicklung, S. 184.
389 Siehe Bumkes Gutachten vom 19.1.1925, in: Landesarchiv Schleswig-Holstein Kiel, 47.6/ Nr. 45.

Deutschlands.[390] Letztlich verhinderte das sächsische Kultusministerium, das andere personelle Planspiele verfolgte, zunächst noch seinen Weggang aus Marburg.

Zwei Jahre später nahm Stertz schließlich den Ruf der Universität Kiel an. Dort geriet er nach der Machtübernahme durch die Nationalsozialisten vom Januar 1933 wegen seiner Frau, die nach den rassistischen Kriterien der neuen Machthaber als »Halbjüdin« galt, politisch zunehmend unter Druck und wurde 1937 aus seinem Amt als Kieler Ordinarius für Psychiatrie gedrängt und zwangspensioniert. Mit seiner Frau – im Unterschied zu manch anderen dachte Stertz nicht daran, sich von ihr scheiden zu lassen – lebte er bis zum Ende des Zweiten Weltkrieges zurückgezogen im Familienwohnsitz der Familie Alzheimer am Weßlinger See in der Nähe Münchens.[391]

Der kurze Ausblick auf den Werdegang von Stertz im »Dritten Reich« bietet eine gute Gelegenheit für eine Standortbestimmung der deutschen Psychiatrie im Allgemeinen sowie der Marburger Ordinarien im Besonderen. Denn bereits in den Jahren des Ersten Weltkrieges und der Weimarer Republik wurde vieles von dem lebhaft diskutiert, teilweise auch ganz konkret vorweggenommen, was dann in den Jahren 1933 bis 1945 in radikale Verfolgungs- und Vernichtungspolitik mündete.

Der Erste Weltkrieg als Markstein. Die Nachkriegsdebatten über Rassenhygiene, Sozialdarwinismus und »Euthanasie«

Der Erste Weltkrieg und dessen Nachkriegsrezeption waren für die deutsche Psychiatrie von wegweisender Bedeutung.[392] Im Angesicht des Massensterbens an der Front, Hunger und Mangelversorgung in der Bevölkerung wie auch in den eigenen Anstalten überdachten viele Ärzte im Ersten Weltkrieg ihr Verhältnis zum Wert des Lebens ihrer Schutzbefohlenen neu.[393] Darüber hinaus sah sich das Fach kriegsbedingt mit weitgehend neuen Problemstellungen konfrontiert. Psychiater hatten sich – und dies auch noch lange nach dem Krieg – um die Behandlung und Begutachtung von hunderttausenden von seelisch kranken Soldaten zu kümmern. Der psychiatrische Blick auf diese Patienten war dabei nicht selten beeinflusst von rassenhygienischen Vorstellungen. Dass gerade der

390 Vgl. Hammerstein, Marburg, S. 1.

391 Nach dem Zweiten Weltkrieg erhielt Georg Stertz im Februar 1946 den Lehrstuhl für Psychiatrie und die Leitung der Universitätsnervenklinik in München. Beide Leitungsfunktionen hatte er bis 1952 inne.

392 Generell zur Bedeutung des Ersten Weltkriegs als Katalysator für Rassenhygiene und »Euthanasie« siehe Rauh, Violence.

393 Vgl. Faulstich, Hungersterben, S. 67.

ansonsten eher zurückhaltende und ausgewogene Stertz in einem Brief an Max Nonne vom April 1915 die seiner Meinung nach zu laxe Haltung im Umgang mit Kriegsneurotikern als das »systematische Konservieren der minderwertigen Volkselemente« verunglimpfte, zeigt, wie stark rassenhygienische bzw. sozialdarwinistische Motive bereits während des Ersten Weltkriegs den psychiatrischen Diskurs bestimmten.[394]

Die deutsche Rassenhygiene, deren Entwicklung bis weit in die 1930er Jahre hinein im Kontext der internationalen Eugenik-Bewegung zu verstehen ist, hatte ihren Ausgangspunkt in den Degenerationsängsten des späten 19. Jahrhunderts.[395] Die damaligen Diskussionen kreisten länderübergreifend um die Sorge, dass Alkohol, Syphilis sowie die Ausschaltung der natürlichen Selektion durch die moderne Hygiene und Krankenversorgung die natürliche Evolution konterkarieren und zu einer rapiden Verschlechterung des kollektiven Erbgutes eines Volkes führen würden.[396] Aus dieser als bedrohlich empfundenen Situation leiteten die Rassenhygieniker bzw. Eugeniker ihre Forderungen ab, durch (finanzielle) Anreize die Fortpflanzung der Erbgesunden zu fördern sowie durch repressive Maßnahmen, wie zum Beispiel Heiratsverbot oder Sterilisation, die Fortpflanzung der »erblich Minderwertigen« einzugrenzen, um damit den jeweiligen nationalen Genpool entscheidend zu verbessern. Bereits am Vorabend des Ersten Weltkrieges hatten rassenhygienische Lösungsansätze Eingang in die Medizin gefunden. Ein Befund, der zuvorderst für die Psychiatrie zu erheben ist, avancierte diese doch zur bevorzugten Referenzwissenschaft der Rassenhygieniker. Durch das massenhafte Auftreten der Kriegsneurotiker fühlten sich viele Psychiater in ihrem Degenerationstheorem bestärkt.

Der Erste Weltkrieg, so die Überzeugung vieler Mediziner, habe eine verheerende Wirkung auf den Fortbestand des deutschen Volkes gehabt. Derlei Ausführungen über eine verweichlichte, degenerierte Bevölkerung waren bereits vor 1914 verbreitet, aber sie waren weit davon entfernt, das politische und geistige Klima des Landes zu bestimmen. Durch das Massensterben an der Front und die Erfahrungen des verlorenen Krieges änderte sich dies. Sie schienen den postulierten Grundsätzen eine empirische Grundlage zu verleihen und verschafften ihnen eine ungleich größere Anhängerschaft.[397] Die (Selbst)-Wahrnehmung eines degenerierten und kranken »Volkskörpers« beschränkte sich dabei nicht auf den medizinischen Diskurs, sondern war in weiten Teilen der deutschen Eliten verbreitet.[398] Diese gesellschaftliche Stimmung stellte auch den

394 Vgl. auch Prüll, Bedeutung, S. 366.

395 Einen konzisen Überblick über die mittlerweile reichhaltige Forschungsliteratur zur Geschichte von Rassenhygiene und Eugenik liefert Schmuhl, Eugenik.

396 Vgl. Roelcke, Sonderweg, S. 48.

397 Vgl. Herbert, Nationalsozialisten, S. 31.

398 Siehe Föllmer, »Volkskörper«.

Nährboden für intensive Debatten sowie radikale Lösungsansätze innerhalb der Psychiatrie dar. In diesem Klima wurde der Ruf nach der gezielten »Freigabe der Vernichtung unwerten Lebens« laut.

War es vor 1914 bei der Auseinandersetzung um den »Gnadentod« primär um die Gewährung der Tötung auf Verlangen gegangen, so kennzeichnete die Publikation des Juristen Karl Binding und des Psychiaters Alfred Hoche »Die Freigabe der Vernichtung lebensunwerten Lebens. Ihr Maß und ihre Form« eine neue Qualität der Debatte.[399] Die beiden Autoren verfassten ihre Schrift unter dem unmittelbaren Eindruck des verlorenen und verlustreichen Krieges. Nach Ansicht des Psychiaters Hoche befand sich das besiegte Deutschland in einer prekären Lage, die er mit einer schwierigen Expedition verglich, die nur zu überstehen sei, wenn man sich von allem unnötigen Ballast befreie. Lege man diesen Maßstab zu Grunde, so könne es für das Lebensrecht schwer geistig behinderter oder psychisch kranker Anstaltspatienten nur eine Konsequenz geben: sie müssen zur Vernichtung freigegeben werden. An die Geschehnisse und Debatten der Kriegs- und Nachkriegsjahre konnte einige Zeit später im »Dritten Reich« dann problemlos angeknüpft werden.

Maximilian Jahrmärker, Robert Wollenberg oder Georg Stertz waren sicherlich keine radikalen Vertreter ihrer Zunft. So bemühte sich beispielsweise Jahrmärker im Ersten Weltkrieg nach Kräften, um die desolate Ernährungssituation seiner Anstaltspatienten in den Griff zu bekommen. Ein Befürworter des psychiatrischen Hungersterbens war er nicht. Genauso wenig, wie er nach 1933 zum Nationalsozialisten wurde. Weder er noch Stertz oder Wollenberg sollten jemals in die NSDAP eintreten. Und dennoch weisen alle drei Marburger Psychiater eben auch ideologische Überschneidungen mit den zukünftigen NS-Machthabern aus. Die von Wollenberg, Stertz und vielen anderen Militärpsychiatern geforderte harte Hand im Umgang mit Kriegsneurotikern wurde im »Dritten Reich« nicht nur offizielle Leseart, sondern fand auch Eingang in den Behandlungs- und Begutachtungsalltag. Das von Stertz in diesem Zusammenhang postulierte Degenerationstheorem wurde ab 1933 Allgemeingut. Der antidemokratische Impetus wiederum, den Maximilian Jahrmärker 1919 durch seinen Eintritt in die DNVP offenbarte, war Ausdruck einer weit verbreiteten Ablehnung vieler Ärzte der Weimarer Republik gegenüber. Wie viele andere Mediziner war Jahrmärker bereits in der Weimarer Republik eugenischen Ideen zugeneigt. Das direkt nach der NS-»Machtergreifung« im Juli 1933 verabschiedete »Gesetz zur Verhütung erbkranken Nachwuchses«, das zur zwangsweisen Sterilisation von über 350.000 psychisch kranken und geistig behinderten Frauen und Männern führte, rühmte er als »Kulturtat«.[400]

399 Binding/ Hoche, Freigabe.
400 Zit. aus Mazumdar, Jahrmärker, S. 79.

Robert Wollenbergs Einstellung zu Weimarer Republik oder Sterilisationsgesetz ist nicht überliefert, der Ersten Weltkrieg und vor allem seine Vertreibung aus Straßburg durch die Franzosen ließen den ansonsten polyglotten Psychiater allerdings mitunter zum Chauvinisten werden. Wie virulent der Antisemitismus unter den deutschen Medizinern bereits vor dem »Dritten Reich« war, darauf weist ausgerechnet Georg Stertz hin. Trotz seiner jüdischen Schwiegermutter urteilte er in einem Brief an Oswald Bumke vom Juli 1922 über seinen früheren Münchener Kollegen Eugen Kahn, dieser sei »zwar Jude, aber ein durchaus einwandfreier Charakter«.[401] Diese Episode wie auch die teilweise nationalistischen und eugenischen Ansichten von Jahrmärker und Wollenberg machen deutlich, dass die Saat für eine unheilvolle Entwicklung bereits in den Kriegs- und Nachkriegsjahren gelegt worden war. Oder anders formuliert: Die Abwehrkräfte insbesondere der medizinischen Eliten gegenüber dem heraufziehenden Nationalsozialismus waren bereits weit vor 1933 nachhaltig geschwächt worden.

Als Georg Stertz 1926 Marburg in Richtung Kiel verließ, war von alledem freilich noch nichts, man könnte auch sagen: weniger denn je zu spüren. Es würde generell die Perspektive auf die Weimarer Republik unzulässig verengen, interpretierte man diese Jahre als bloße Vorgeschichte des »Dritten Reiches«. Ausgehend von einer – wenn auch äußerst brüchigen – wirtschaftlichen Erholung können die Jahre 1924 bis 1929 aus psychiatriehistorischer Perspektive als eine Phase des therapeutischen Aufbruchs bezeichnet werden. Mit dem Konzept der offenen Fürsorge Gustav Kolbs und der von Hermann Simon professionalisierten Beschäftigungstherapie kamen zwei für die damalige Zeit innovative Behandlungsmethoden in den psychiatrischen Einrichtungen verstärkt zur Anwendung.[402]

Darüber hinaus machte sich ab Mitte der 1920er Jahre in Teilen der Gesellschaft eine Aufbruchstimmung breit, die auch vor Akademikern nicht Halt machte; mehr noch: Die Universität Marburg erlebte just in diesen Jahren ihre Blütezeit.[403] Brillante Wissenschaftler, wie zum Beispiel der Theologe Rudolf Bultmann, der Romanist Ernst Robert Curtius oder der Ökonom und Vordenker der »Sozialen Marktwirtschaft« Wilhelm Röpke sorgten für eine, im Vergleich zur unmittelbaren Nachkriegszeit, deutlich offenere und liberalere Atmosphäre an der Universität, die auch einige sehr begabte Studenten anzog. So begann im Herbst 1924 eine junge Frau aus Königsberg an der Philipps-Universität ihr Philosophiestudium. Hannah Arendt war zu Ohren gekommen, in Marburg

401 Brief von Stertz an Bumke vom 26.7.1922, in: PHAUM.

402 Zu Kolbs Modell der offenen Fürsorge siehe Ley, Psychiatriekritik. Zu Hermann Simons arbeitstherapeutischem Konzept siehe Beddies, »Krankenbehandlung« S. 271–273.

403 Vgl. Hammerstein, Marburg, S. 8f.; Wettmann, Philipps-Universität, S. 13.

könne man bei einem jungen Philosophen namens Martin Heidegger gut das Denken lernen.[404]

Die bevorstehende Berufung Ernst Kretschmers zum Ordinarius für Psychiatrie passte dabei exakt in dieses Bild. Wie kein anderer Mediziner personifizierte Kretschmer die »Goldenen Zwanziger Jahre« der Marburger Universität.

404 Vgl. Grunenberg, Arendt, S. 18.

IV. »Was wir an Systematik gewinnen, verlieren wir an Verständnis«[405] – Das mehrdimensionale Konzept Ernst Kretschmers in Weimarer Republik und Nationalsozialismus (1926–1946)

Am 1. April 1926 nahm Ernst Kretschmer den Ruf der Universität Marburg zum Ordinarius für Psychiatrie und Direktor der Psychiatrischen und Nervenklinik an. Er sollte bis zu seiner Rückkehr nach Tübingen 1946 über zwei Dekaden und drei verschiedene politische Systeme hinweg die Marburger Universitätspsychiatrie nachhaltig prägen.[406] Mit Kretschmer konnte die Medizinische Fakultät einen der innovativsten und produktivsten deutschen Psychiater gewinnen, der auch international bereits über beträchtliches Renommee verfügte.

Fragt man sich, für welches psychiatrische Konzept Ernst Kretschmer stand, fällt auf, dass er die Säulen seiner wissenschaftlichen Lehre bereits vor seiner Marburger Zeit entwickelt hatte.[407] So verdankte er sein Renommee zum Ersten seiner 1918 erschienen Habilitationsschrift über den »Sensitiven Beziehungswahn«, in der er einen neuen Ansatz zur Pathogenese der Paranoia verfocht, zum Zweiten einer Konstitutionstypologie, die in seinem Werk über »Körperbau und Charakter« (1921) eingehend konturiert wird, und zum Dritten seinem Buch über die »Medizinische Psychologie«, in dem er 1922 sein psychotherapeutisches Konzept ausbreitete.

Die Klammer, die das Werk Kretschmers trotz aller Akzentverschiebungen zusammenhält, ist die Mehrdimensionalität, die er Ursachen, Entstehung, Diagnostik und auch Therapie von psychischen Erkrankungen stets zu Grunde legte. Ernst Kretschmer lieferte keine monokausale, in sich stimmige und wi-

405 Zit. n. Kretschmer, Wahnbildung, S. 298.

406 Eine kritische Biografie über Ernst Kretschmer, der sicherlich zu den bedeutendsten deutschen Psychiatern der (ersten Hälfte) des 20. Jahrhunderts zu zählen ist, stellt nach wie vor ein Forschungsdesiderat dar. Gleichwohl gibt es zwei medizinhistorische Arbeiten, die sich ausführlich mit Teilaspekten seines psychiatrischen Konzeptes auseinandersetzen. Während Priwitzer aus psychohistorischem Blickwinkel die Charakterlehre Kretschmers beleuchtet, hat die Studie von Matz seine Konstitutionstypologie zum Gegenstand (vgl. hierzu Priwitzer, Kretschmer sowie Matz, Konstitutionstypologie). Den beiden Studien gemein ist, dass sie sich vor allem auf das psychiatrische Frühwerk Kretschmers stützen. Seine Marburger Schaffensjahre hingegen sind bisher weitgehend unerforscht.

407 Die Grundpfeiler seines psychiatrischen Konzeptes beleuchtet Leonhardt, Psychiatrie.

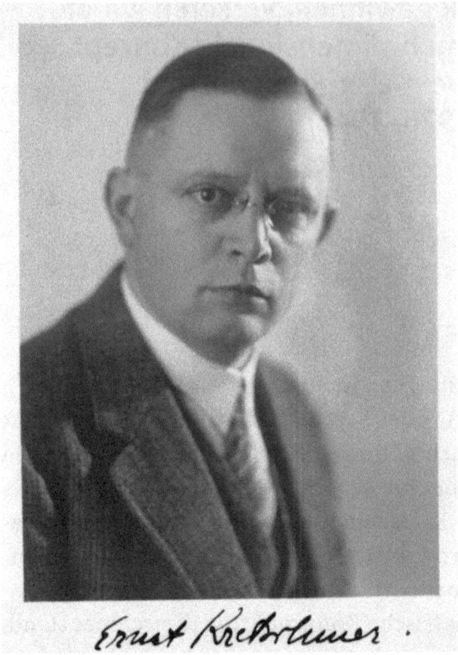

Abb. 22: Ernst Kretschmer

derspruchsfreie Systematik zur psychiatrischen Krankheitslehre ab. Er richtete sich vielmehr gegen das zeitgenössisch vorherrschende dichotome Modell Emil Kraepelins, das eine systematische Einteilung der Psychosen in einen schizophrenen oder manisch-depressiven Formenkreis vorsah.[408] In einem programmatischen Artikel »Über psychogene Wahnbildung bei traumatischer Hirnschwäche« von 1919 sprach sich Kretschmer gegen diese Art von diagnostischer Klassifizierung aus. Zwar erkannte er an, dass dadurch scharf abgrenzbare Krankheitseinheiten gewährleistet würden,

> »aber wir erreichen sie durch ätiologische und systematische Verstümmelung der lebendigen Bilder; was wir an Systematik gewinnen, das verlieren wir an Verständnis. – Demgegenüber haben wir hier den umgekehrten Weg gewählt, (...) die Erscheinung nicht abstrahiert, sondern plastisch rundum beleuchtet und so ein Bild gewonnen, dass nun allerdings nicht mehr mit nur einem einzigen Ausdruck diagnostisch abgestempelt werden kann.«[409]

408 Zum psychiatrischen Konzept Kraepelins siehe Roelcke, Laborwissenschaft.
409 Zit. n. Kretschmer, Wahnbildung, S. 298.

Seine Publikation schließt er mit dem Appell, »von der abstrahierenden zur plastischen, von der eindimensionalen zur mehrdimensionalen Diagnostik überzugehen«.[410]

Ausgehend von einem dynamischen Krankheitsverständnis ging es Ernst Kretschmer darum, die verschiedenen Dimensionen des Krankwerdens und Krankseins zu verstehen, zu erfassen und miteinander in Beziehung zu setzen.[411] Er mühte sich, die biologischen Parameter und psychologischen Aspekte bei der Entstehung und dem Verlauf psychischer Störungen miteinander zu verbinden:

> »Was zwingt uns denn, ein psychisches Krankheitsbild immer nur an einer einzigen Skala zu messen; können wir es nicht zugleich in seiner biologischen und in seiner psychologischen Relation verstehen und bezeichnen?«[412]

Ernst Kretschmer suchte nach einer umfassenden Theorie des Menschen; sein ambitionierter, weit über die Psychiatrie hinausreichender konzeptioneller Ansatz zielte auf nichts weniger ab, als die Einheit von Leib und Seele empirisch zu belegen.[413]

In seinen Marburger Jahren differenzierte und modifizierte er seine bisherigen Schwerpunkte, v.a. aber sorgte er durch die Vergabe von Forschungsthemen für eine Weiterentwicklung und Verbreitung seiner Lehre. Wie sich Ausdifferenzierung und Fortentwicklung im Detail vollzogen, soll im Zentrum dieses Kapitels stehen. Die Tatsache jedoch, dass Kretschmer sein psychiatrisches Grundkonzept bereits vor seiner Berufung nach Marburg herausgearbeitet hatte, macht es zunächst erforderlich, seinen Weg noch ein ganzes Stück weiter zurückzuverfolgen.

IV.1 Kretschmers Lebenslauf und Genese des psychiatrischen Konzeptes

Ernst Kretschmer wurde am 8. Oktober 1888 in Wüstenrot bei Heilbronn als Pfarrerssohn geboren. Nachdem er seine Reifeprüfung abgelegt hatte, studierte er von 1906 bis 1912 in München und Tübingen zunächst zwei Semester lang Philosophie und danach Medizin. Nach dem Staatsexamen war Kretschmer Medizinalpraktikant in der psychiatrischen Heilanstalt Winnental. Am 1. August 1913 wechselte er an die von Robert Gaupp geleitete Tübinger Universi-

410 Ebd., S. 299.
411 Vgl. Schott/ Tölle, Geschichte, S. 229.
412 Zit. n. Kretschmer, Wahnbildung, S. 298.
413 Kretschmers Konzept lässt sich somit in die ganzheitlichen Bestrebungen der deutschen Medizin zwischen dem ausgehenden 19. und dem ersten Drittel des 20. Jahrhunderts einordnen. Siehe hierzu Hau, Gaze.

tätsklinik für Gemüts- und Nervenkrankheiten, wo er ein Jahr später mit einer Arbeit über »Wahnbildung und manisch-depressiven Symptomkomplex« promovierte.[414]

Für Ernst Kretschmers weiteren beruflichen Werdegang bedeutete der Erste Weltkrieg eine wichtige Zäsur. Als Militärpsychiater in einem Reservelazarett im fränkischen Bad Mergentheim eingesetzt, bezeichnete Kretschmer die zwei Jahre als Leiter der dortigen Nervenstation als entscheidende Station in seinem beruflichen Werdegang.[415] Neben mehreren Arbeiten zur Hysterielehre entstand in dieser Zeit insbesondere seine Habilitationsschrift über den »Sensitiven Beziehungswahn«, die bereits erste Ansätze zur Entwicklung einer pluridimensionalen Psychiatrie enthielt.[416]

Das psychiatrische Modell von Ernst Kretschmer war während der Kriegsjahre somit bereits angedacht, allerdings noch nicht explizit benannt – von einer fertig ausgebreiteten, in sich geschlossenen Theorie ganz zu schweigen. Die Homogenisierung, Popularisierung und Verteidigung seines Konzeptes erfolgte an der Tübinger Nervenklinik, an die er nach Kriegsende 1918 zurückkehrte. Hier fand Kretschmer in Robert Gaupp, der dem Leser im vorangegangenen Kapitel im Zuge des »Falles Wagner« bereits begegnet ist, einen engagierten und einflussreichen Förderer und zudem eine inspirierende Arbeitsatmosphäre vor.

Der Einfluss der Tübinger Schule

Die Universitätsnervenklinik in Tübingen beschritt unter ihrem Leiter Robert Gaupp neue Wege der psychiatrischen Forschung.[417] Gaupps Credo war, die Psychiatrie sei »nicht nur ein Zweig der naturwissenschaftlichen Medizin«, sondern habe es darüber hinaus auch mit der »Erforschung der psychischen Zusammenhänge zu thun«.[418] Dabei wehrte er sich stets gegen eine Verabsolutierung von Theorien und plädierte stattdessen für eine an der klinischen Realität des Patienten orientierte Forschung. Ausgehend von dieser Überzeugung konnte sich zu Beginn des 20. Jahrhunderts innerhalb der Tübinger Psychiatrie ein außergewöhnlich breites Spektrum an Forschungsthemen und -methoden entfalten.[419] Von Gaupp zur eigenständigen Arbeit ermuntert, forschten in seiner

414 Vgl. ausführlich Priwitzer, Kretschmer, S. 19–51.
415 Siehe hierzu Kretschmers Autobiografie, die jedoch streckenweise stark verklärende Züge aufweist: Kretschmer, Gestalten.
416 Vgl. Schott/Tölle, Geschichte, S. 390.
417 Zu Robert Gaupp siehe Leins, Gaupp.
418 Gaupp, Grenzen; zitiert n. Leonhardt, Psychiatrie, S. 368.
419 Siehe Schott/Tölle, Geschichte, S. 141–146.

Nervenklinik eine ganze Reihe begabter und ambitionierter Mediziner, die von hier aus ihre Karrieren starteten.[420]

Als Primus inter Pares der Gauppschen Assistenten galt jedoch spätestens seit dem »Sensitiven Beziehungswahn« Ernst Kretschmer.[421] Der Einfluss der Tübinger Schule auf sein psychiatrisches Werk kann dabei kaum hoch genug eingestuft werden.

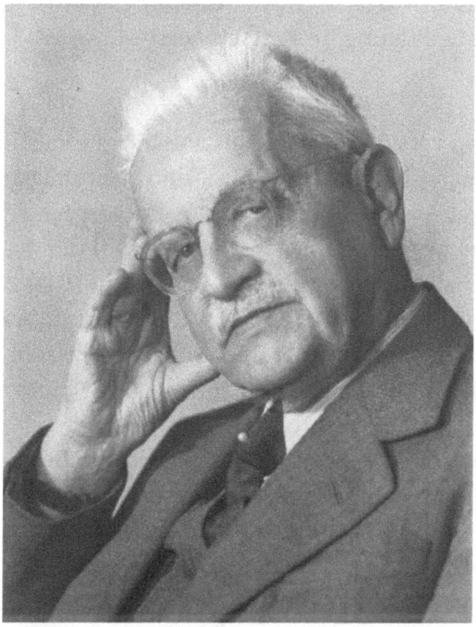

Abb. 23: Robert Gaupp

Kretschmer nahm neben der Skepsis dem naturwissenschaftlichen Absolutheitsanspruch gegenüber auch die Tübinger Forschungsvielfalt auf, gab ihr durch seine Arbeiten über Hysterie und Paranoia wichtige neue Impulse, erweiterte sie originär um seine Konstitutionslehre und goss sie in ein psychiatrisches Konzept der Mehrdimensionalität. Die Jahre nach seiner Rückkehr nach Tübingen waren ohne Zweifel die wissenschaftlich Produktivsten. Dem »Sensitiven Beziehungswahn« (1918) folgten innerhalb kürzester Zeit »Körperbau und Charakter« (1921), »Medizinische Psychologie« (1922) sowie »Hysterie, Reflex, Instinkt« (1923). Allesamt bedeutende Werke, die in mehreren Sprachen

420 Neben Kretschmer wären u.a. der Hirnforscher Korbinian Brodmann, der Erbpsychiater Hermann F. Hoffmann, der forensische Psychiater Alfred Storch oder auch der spätere Marburger Psychiatrie-Ordinarius Werner Villinger zu nennen.

421 Vgl. Leins, Gaupp, S. 37.

und unzähligen Neuauflagen erschienen.[422] Diese immense Publikationstätigkeit war Ausdruck eines großen psychiatrischen Talents wie auch einer enormen schriftstellerischen Begabung; sie ist jedoch ebenso als direkte Reaktion auf die zum Teil harsche Kritik zu sehen, die seine Habilitationsschrift hervorrief.[423]

»Vom Biologischen allzuweit entfernt«[424] – Der Sensitive Beziehungswahn, seine Rezeptionsgeschichte und ihre Bedeutung für Kretschmers psychiatrisches Konzept

Unter dem Sensitiven Beziehungswahn verstand Ernst Kretschmers eine spezifische Form der Paranoia, die zuvorderst bei empfindsamen und feinfühligen Charakteren zu beobachten ist.[425] Deren Wahnbildung sei häufig hervorgerufen durch »sexualethische Konflikte«, die bei den Betroffenen ein Gefühl der Insuffizienz und beschämender Minderwertigkeit erzeuge.[426] In diesem Zusammenhang spielte auch für ihn das Gewaltverbrechen des schwäbischen Lehrers Ernst Wagners eine wichtige Rolle. Kretschmer war es auch möglich gewesen, Wagner in der Anstalt in Winnenden zu untersuchen.[427] Der junge Psychiater gab sich in seiner Habilitationsschrift von der zentralen Bedeutung von Charakter, Milieu und Erlebnis für die Krankheitsgenese des Sensitiven Beziehungswahns überzeugt. Er vertrat eine psychodynamische Betrachtungsweise, die psychische Realitäten nicht als fertige Gegenstände im Sinne eines biologisch determinierten Prozesses versteht, sondern als werdende Vorgänge begreift, die für den Psychiater psychologisch nachvollziehbar sind.[428]

In einem eigenständigen Kapitel geht Kretschmer ausführlich auf die Bedeutung des Charakters bei der Entstehung von Wahnerkrankungen ein.[429] Sein Beitrag zu einer psychiatrischen Charakterlehre ist der Entwurf einer Typologie, in der er vier Hauptgruppen unterscheidet: den primitiven, expansiven, sensitiven und rein asthenischen Charakter.[430] Methodisch auffällig an seiner Studie ist, dass sich Kretschmer zur Verdeutlichung seiner Thesen stets zahlreicher Krankengeschichten bedient, die er in aller Ausführlichkeit, zumeist zu Beginn

422 Vgl. Schott/Tölle, Geschichte, S. 145f.
423 Siehe hierzu im Detail Priwitzer, Kretschmer, S. 245–264.
424 Zit. n. Kahn, Referat, S. 85.
425 Vgl. Kretschmer, Beziehungswahn, S. 12.
426 Zit. n. ebd., S. 149.
427 Vgl. Neuzner/Brandstätter, Wagner, S. 71.
428 Vgl. Priwitzer, Kretschmer, S. 145.
429 Charakter versteht Kretschmer hier als »den Inbegriff der Einzelpersönlichkeit nach ihrer Gefühls- und Willensseite« hin (zit. n. Kretschmer, Beziehungswahn, S. 20).
430 Vgl. ebd., S. 20–42.

der jeweiligen Kapitel, dem Leser ausbreitet, und die gleichsam das Fundament seiner Thesen und Theorien bilden.

Kretschmers Betonung der psychogenen Faktoren bei der Entstehung der Paranoia wurde in Fachkreisen kontrovers diskutiert. Das Spektrum der Reaktionen reichte dabei von ungeteilter Zustimmung, ja euphorischer Bewunderung bis hin zu kategorischer Ablehnung. Während etliche Psychiater den »Sensitiven Beziehungswahn« als genialen Wurf und Meilenstein eines neuen psychiatrischen Denkens wahrnahmen, lief vor allem die seinerzeit sehr einflussreiche Münchener Psychiatrieschule um Emil Kraepelin Sturm gegen die Thesen Kretschmers.[431] Mit Kraepelins Oberarzt Eugen Kahn sollte sich ein Psychiater aus ihrer Mitte zum Chefkritiker aufschwingen.[432]

Auf einer wissenschaftlichen Sitzung der Deutschen Forschungsanstalt für Psychiatrie (DFA), die sich ebenfalls in München befand und von Kraepelin neben der Universitätsklinik in Personalunion geleitet wurde, hielt Kahn ein »Referat über den sensitiven Beziehungswahn und die mehrdimensionale Diagnostik Kretschmers«. Diese Stellungnahme vom am 13. November 1919 muss als der schärfste Verriss gegen die Theorie des jungen Kretschmer gelten.[433] Kahns zentraler Kritikpunkt war, dass Kretschmer in der Habilitationsschrift »das Biologische viel zu sehr vernachlässigt« habe.[434] Daran anknüpfend bemängelte Kahn – hierin eindeutig ein Schüler Kraepelins – die fehlende Systematik, die zu einer beliebig großen Anzahl von nicht scharf abgrenzbaren Typen und zu einer babylonischen Sprachverwirrung innerhalb der psychiatrischen Diagnostik führe.[435] Resümierend meinte der Referent noch einmal daran erinnern zu müssen, dass

> »unsere Disziplin eine naturwissenschaftliche ist, die auf dem Boden von Tatsachen stehen muß und die durch jede spekulative Methode in ihrer naturwissenschaftlichen Eigenart gefährdet und dem Entwicklungsstand wieder näher gerückt wird, auf dem sie sich zur Zeit der Psychiker befand.«[436]

In der im Anschluss an den Vortrag geführten Aussprache hieben die Diskutanten unisono in die gleiche Kerbe. Immer wieder wurde die fehlende naturwissenschaftliche Empirie angemahnt. Kraepelin bemängelte in seiner Wortmeldung gar, Kretschmer betreibe keine »medizinische Forschung«, sondern »dichterische Nachschöpfung«.[437]

---

431 Siehe hierzu mit Beispielen Schott/Tölle, Geschichte, S. 537.

432 Zu Kahn siehe Roelcke, Psychiatry.

433 Der Vortrag mitsamt der anschließenden Diskussion ist abgedruckt in: Kahn, Referat.

434 Zit. n. ebd., S. 75.

435 Vgl. ebd., S. 83f.

436 Zit. n. ebd., S. 85.

437 Vgl. ebd., S. 86.

Ernst Kretschmers Konflikt mit der Kraepelin'schen Schule war vorprogrammiert. So weist seine Habilitationsschrift einige Spitzen gegen Kraepelin auf. Insbesondere dessen zu starre Systematik bot Kretschmer wiederholt Anlass zur Kritik.

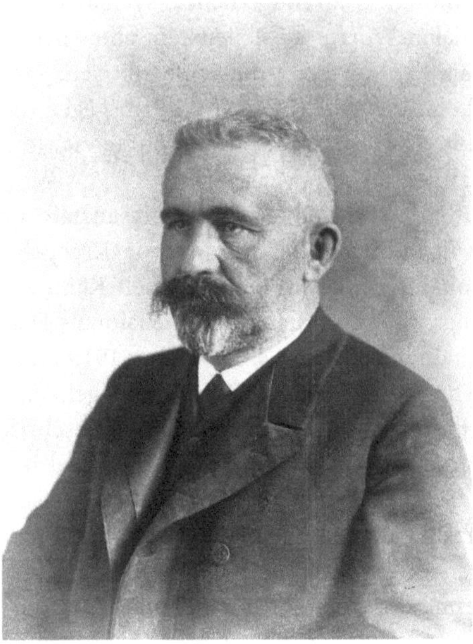

Abb. 24: Emil Kraepelin

Offensichtlich traf er mit seinen Kritikpunkten an dem engen naturwissenschaftlichen Korsett, das Kraepelin der Psychiatrie angelegt hatte, einen Nerv. Zwar galt dessen Krankheitslehre nach wie vor als das dominierende Paradigma, doch machte sich zu dieser Zeit auch vermehrt Unbehagen dagegen breit. So meldeten sich insbesondere in den beiden Jahrzehnten nach 1910 neben dem jungen Kretschmer einige renommierte Psychiater wie Alfred Hoche (Freiburg), Oswald Bumke (Breslau, später Nachfolger Kraepelins als Ordinarius in München) oder auch die Vertreter der Heidelberger Schule um den dortigen Ordinarius Karl Willmanns und seinem Oberarzt Hans-Walter Gruhle mit kritischen Anmerkungen zu Wort.[438] Zudem vertraten Eugen Bleuler (Zürich), Karl Birnbaum (Berlin) wie auch besagter Gruhle ähnliche konzeptionelle Ideen wie Kretschmer. Dieser stand somit weder mit seiner mehrdimensionalen Theorie noch mit seiner Kritik an Kraepelin gänzlich alleine da; die grassierende Un-

438 Siehe hierzu insbes. Roelcke, Realität.

zufriedenheit gegen dessen Krankheitslehre aufgenommen zu haben, mag sicherlich ein wichtiger Grund für den Erfolg des »Sensitiven Beziehungswahns« gewesen sein. Das Buch entfaltete vor allem auf die junge Psychiater-Generation eine anhaltende Wirkung.[439]

Neben den inhaltlichen und auch methodischen Divergenzen zwischen der damals noch eher intuitiv-hermeneutischen Herangehensweise Kretschmers und der streng naturwissenschaftlichen Systematik Kraepelins und seiner Schüler mag die Schärfe der Kritik auch auf der Empörung beruht haben, mit welcher Selbstgewissheit hier ein junger, in der wissenschaftlichen Medizin bis dato weitgehend namenloser Arzt das Konzept des berühmten Psychiaters kritisierte. Sichtlich irritiert nahm das Münchener Establishment zur Kenntnis, wie hier ein gleichermaßen begabter, kreativer wie auch unorthodoxer Psychiater die Bühne betrat, der noch dazu über eine derartige sprachliche Brillanz verfügte, dass seine dargestellten Kasuistiken sich eher wie Novellen denn wie Krankengeschichten lasen.

Kretschmers Reaktion wiederum macht deutlich, dass die harsche Ablehnung, die ihm aus München entgegenschlug, ihre Wirkung nicht verfehlt hatte. Der junge und noch nicht etablierte Psychiater empfand die Angriffe des großen Kraepelin und seiner einflussreichen Schule als existenzgefährdend.[440] Zwar setzte er sich zunächst in einer Replik an Kahn hart und polemisch zur Wehr, doch war er andererseits von nun an peinlich darauf bedacht, die biologische Seite seines psychiatrischen Ideengebäudes stärker hervorzuheben.[441] Seine nachfolgenden Veröffentlichungen zeichnete stets das Bemühen aus, das Stigma der Unwissenschaftlichkeit los zu werden.[442]

Das 1921 erschienene Buch »Körperbau und Charakter« ist in eben diesem Kontext zu sehen.[443] Mit seiner darin entworfenen biologisch fundierten Typologie kam Ernst Kretschmer dem naturwissenschaftlichen Zeitgeist in der Psychiatrie ungleich besser entgegen, als dies beim »Sensitiven Beziehungswahn« der Fall gewesen war.

439 Vgl. Schott/Tölle, Geschichte, S. 537.

440 Vgl. Priwitzer, Kretschmer, S. 264f. Hier findet sich auch ein zeitgenössisches Briefzitat von Kretschmers Frau Luise, das zeigt, wie sehr Kretschmer die Kritik aus München zusetzte.

441 Vgl. Matz, Konstitutionsbiologie, S. 93–103. Die Replik an Kahn ist abgedruckt in: Kretschmer, Forschung.

442 Er versuchte diesen Anspruch gleich im Anschluss an den Sensitiven Beziehungswahn in einigen Fachartikeln einzulösen. Siehe v.a. Kretschmer, Wahnbildung sowie ders., Forschung.

443 Vgl. Priwitzer, Kretschmer, S. 265.

Konzeptionelle Annäherung an den biologischen Mainstream – Kretschmers Konstitutionstypologie in »Körperbau und Charakter«

»Bis in die kleinste Haarwurzel hinein ist alles durch
den Gesamtplan der Persönlichkeit festgelegt. (…)
Leute mit buschigem Haarschopf haben eine andere Seele,
als die Herren mit den schönen Glatzen.«[444]

»Körperbau und Charakter« basiert auf der Hypothese, dass messbare Korrelationen zwischen dem Körperbau und dem Charakter eines Menschen bestehen. Zu Beginn seines Buches benennt Ernst Kretschmer die Frage nach der Konstitution als zentrales Problem der psychiatrischen, ja der gesamten medizinischen Klinik. Bemerkenswert ist, was er unter dem Konstitutionsbegriff subsummiert, nämlich »die Gesamtheit aller genotypisch verankerten Individualeigenschaften«.[445] Mit seiner genotypischen Verortung der Konstitution reihte sich Kretschmer in den somatisch-biologischen Mainstream innerhalb der Psychiatrie ein. Den Schlüssel zu einem besseren Verständnis ihrer bedeutenden Rolle sieht er in der wissenschaftlich-empirischen Körperbauuntersuchung.[446] Basierend auf zahlreichen anthropometrischen Messungen seiner Patienten legte er eine Körperbausystematik vor, die drei verschiedene Typen umfasst: den kräftig gebauten »Athletiker«, den schmalwüchsigen »Astheniker« und den breitwüchsigen »Pykniker«.[447]

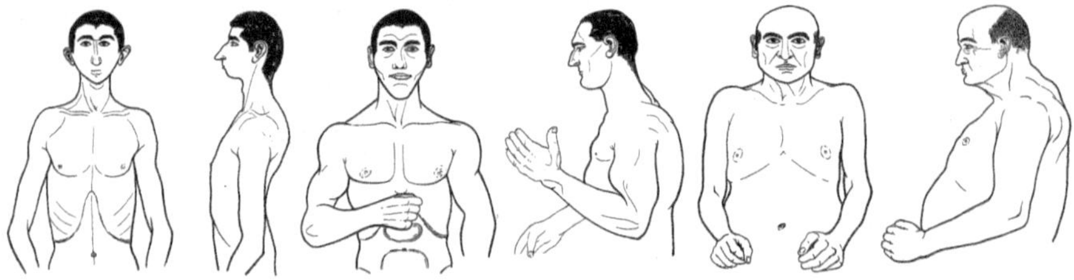

Abb. 25: Körperbautypen nach Ernst Kretschmer. Von li. n. re.: Astheniker, Athletiker und Pykniker

Diese drei Körperbautypen korrelierte er mit der jeweiligen Psychoseart der Untersuchten, wobei er sich diesmal strikt an die von ihm kurze Zeit vorher noch als zu schematisch kritisierte dichotome Systematik Kraepelins hielt. Auf diesem

444 Kretschmer, Körperbau, in: Berliner Tagblatt und Handels-Zeitung 37 (1922), Morgen-Ausgabe, Erstes Beiblatt. Zit. aus Person, Blick, S. 220.
445 Zit. n. Kretschmer, Körperbau, S. 206f.
446 Vgl. ebd., S. 1f.
447 Zur Typologie in »Körperbau und Charakter« siehe ausführlich Matz, Die Konstitutionsbiologie, besonders S. 18–28.

Weg stellte Kretschmer Affinitäten zwischen bestimmten Körperbauvarianten und den beiden psychiatrischen Diagnosegruppen her, wobei er im zirkulären bzw. manisch-depressiven Formenkreis primär den pyknischen Typus und bei Schizophrenen vermehrt Astheniker und Athletiker vorfand.[448]

Doch Ernst Kretschmer wollte es nicht bei dieser Zuordnung bewenden lassen, sein Konzept zielte über das psychiatrische Forschungsfeld weit hinaus. Kretschmers Konstitutionsbiologie hatte das übergeordnete Ziel, die Einheit von Leib und Seele empirisch zu belegen.[449] Aus diesem Grunde unternahm er in einem weiteren Schritt den Versuch, signifikante Zusammenhänge zwischen Körperbau und menschlicher »Normalpsychologie« herauszuarbeiten. Die drei Körperbautypen korrespondierten nun mit zwei verschiedenen Persönlichkeitseigenschaften, dem schizothymen und zyklothymen Temperament. Da Kretschmer von einem graduellen Übergang zwischen gesunder und krankhafter Psyche ausging, leitete er diese Temperamente und ihre Affinitäten zu den einzelnen Körpertypen mittels einer Kontinuitätsthese aus den beiden Formenkreisen der Psychose ab.[450] Dieses Zusammenspiel illustrierte er – nun wieder intuitiv-hermeneutisch vorgehend – mit Hilfe eines pathografischen Potpourris aus Literaten, Künstlern und historisch bedeutsamen Persönlichkeiten.[451] So gibt er sich in seinem Kapitel über die schizothymen Temperamente davon überzeugt, dass die Schriftsteller Friedrich Hölderlin und August Strindberg ihrer kühlen äußeren Erscheinung zum Trotz ein sehr empfindsames Innenleben führten:

> »Sie schließen die Läden ihres Hauses, um in dem zarten gedämpften Halbdunkel ihres Innern ein phantastisch ›tatenarmes und gedankenvolles‹ (Hölderlin) Traumleben zu führen. Sie suchen, wie Strindberg so schön von sich sagt, die Einsamkeit, um sich ›in die Seide ihrer eigenen Seele einzuspinnen‹.«[452]

Doch bestimmte nach Kretschmer die Konstitution nicht nur die dichterische Innerlichkeit, sondern auch die Weltgeschichte:

> »Die systemlose Gemütspolitik Luthers (Bauernkrieg!) und die gutmütige Fettleibigkeit seiner ebenfalls pyknischen Landesherren drückt den Anfängen der deutschen Reformation in organisatorischer Hinsicht ihren zyklothymen Stempel auf.«[453]

448 Vgl. Kretschmer, Körperbau, S. 93.
449 Vgl. Leonhardt, Psychiatrie, S. 377.
450 Kretschmer ging in diesem Zusammenhang davon aus, dass die Temperamente auf humoralem Weg mit dem Körperbau in Verbindung treten (vgl. Kretschmer, Körperbau, S. 209f.).
451 Vgl. Person, Blick, S. 207.
452 Zit. n. Kretschmer, Körperbau, S. 136.
453 Zit. n. ebd., S. 202.

Seine Konstitutionslehre rief in Fachkreisen großes Interesse und überwiegende Zustimmung hervor, versprach sie doch eine bessere Differentialdiagnose und Verlaufsprognose.[454] Auch Eugen Kahn zeigte sich äußerst angetan von dem neuen Forschungsschwerpunkt. Die Lage habe sich »vollkommen verändert«, konzedierte er zufrieden, da Kretschmer sich nun »vorbehaltlos auf den biologischen Boden« stelle.[455] Dieser schien seine Lektion gelernt zu haben. Nachdem ihm mit dem »Sensitiven Beziehungswahn« ein freigeistiges Werk gelungen war, das eine sehr intuitive, teilweise künstlerische Herangehensweise offenbarte, ordnete er sich mit »Körperbau und Charakter« in den psychiatrischen Zeitgeist ein. Mit seiner naturwissenschaftlich ausgerichteten Konstitutionslehre avancierte er vollends zu einem aufstrebenden jungen Psychiater, dem eine glänzende Universitätskarriere vorausgesagt wurde.[456]

Bereits 1921 während der Berufungsberatungen für den Marburger Psychiatrie-Lehrstuhl kursierte der Name Ernst Kretschmer. Die Medizinische Fakultät war der Meinung, dass er »als einer der zukunftsreichsten jüngeren Forscher anzusehen ist«.[457] Gleichwohl gaben die Fakultätsmitglieder zu bedenken, Kretschmer besitze »für die hiesige Stelle mit ihren besonderen Anforderungen aber noch nicht die genügende allgemeine Erfahrung«.[458] Die Tatsache, dass Kretschmer – kurz nach Erscheinen von »Körperbau und Charakter« und gerade einmal 32 Jahre alt – bei der Besetzung des Lehrstuhles nicht auf der Berufungsliste erschien, enttäuschte ihn sehr. Aufschluss darüber gibt ein Brief seiner Frau Luise Kretschmer an ihre Mutter Clara Pregizer vom 16. Mai 1921:

> »Mit Marburg ist es nichts geworden; Ernst ist nicht einmal auf die Liste gekommen, darüber sind wir tief gekränkt. Als 1. ist Stertz von München drauf; dass sichs um diesen handelt, haben wir ja gewusst. Aber dann haben sie noch zwei alte nichtssagende Kracher drauf getan. Wenn sie alle diese abgestandenen Herrn noch versorgen wollen, dann können wir auch alt werden, bis wir dran kommen.«[459]

Bis es mit dem Ruf nach Marburg klappen sollte, verbrachte Ernst Kretschmer noch fünf weitere Jahre in Tübingen. Dort machte er sich alsbald an die Fertigstellung seiner nächsten bedeutenden Publikation. In der 1922 erschienenen

454 Zur Rezeption von »Körperbau und Charakter« siehe ausführlich Matz, Konstitutionsbiologie.
455 Zit. n. ebd., S. 95.
456 Vgl. Schott/Tölle, Geschichte, S. 537.
457 Zit. aus der Berufungsakte Georg Stertz, in: UAM, Bestand 307c acc 1969,33/Nr. 341.
458 Zit. n. ebd.
459 Der Brief findet sich im Nachlass Ernst Kretschmers im Universitätsarchiv Tübingen (UAT), Bestand 749/Nr. J 9. Bei den »alten nichtssagenden Krachern« handelte es sich um die Psychiater Julius Raecke (Frankfurt), Arthur Hübner (Bonn) sowie Willy Vorkastner (Rostock). Vgl. UAM, 307c acc 1969,33/Nr. 341.

»Medizinischen Psychologie« findet man mit ausführlichen Betrachtungen über die Psychotherapie einen weiteren konzeptionellen Schwerpunkt Kretschmers.

Jeder Arzt ist ein Psychotherapeut – Das Psychotherapie-Verständnis Kretschmers

Für wie essentiell Ernst Kretschmer die Psychotherapie hielt, macht ein Statement aus der »Medizinischen Psychologie« deutlich, das gleichsam einer Grundsatzerklärung gleichkommt:

> »Psychotherapie ist eine der Haupttätigkeiten nicht nur des Nervenarztes, sondern des Arztes überhaupt (...). Es liegt nicht im freien Ermessen des Arztes, ob er Psychotherapie betreiben will oder nicht, sondern der Arzt ist an einen Platz gestellt, von dem alle Welt unter einem katathymen Zwang Psychotherapie erwartet und empfängt. Er wirkt psychotherapeutisch, nicht weil er, sondern weil seine Klientel es will – er wirkt auf alle Fälle intensiv psychisch – ob zum Guten oder zum Schlechten, das allein ist ihm selbst in die Hand gegeben.«[460]

Bei der Psychotherapie handelt es sich um eine vergleichsweise junge Disziplin, deren Durchbruch zu einer eigenen Fachrichtung sich am Ende des 19. Jahrhunderts anbahnte.[461] Als Wegbereiter gilt der französische Internist Hippolyte Bernheim (1840–1919), der das gesprochene Wort des Therapeuten als den entscheidenden Hebel der Behandlung ansah.[462] Er ging davon aus, dass durch suggestives Zureden beim Patienten eine heilende Dynamik in Gang gesetzt wird. Bernheims Ansatz übte auch großen Eindruck auf Sigmund Freud aus, dessen psychoanalytisches Konzept wiederum die Weiterentwicklung der Psychotherapie in den ersten Jahren des 20. Jahrhunderts nachhaltig beeinflusste.[463] Nach dem Verständnis von Freud waren Neurosen Ausdruck verdrängter Affekte, die in der Psychoanalyse wieder bewusst gemacht werden sollten.[464] Mit Hilfe der von ihm entwickelten freien Assoziationstechnik wollte er den Patienten dazu zu bewegen, sämtliche Gedanken, Einfälle oder auch Träume offen zu artikulieren. Nach der Phase des freien Assoziierens folgte die der Deutung, in der aus dem Gesagten das für die Neurose verantwortliche Moment herausgefiltert werden sollte.

Wichtig in diesem Zusammenhang ist, dass die Psychotherapie lange Zeit nicht auf die Behandlung von Geisteskrankheiten im engeren Sinne gemünzt

460 Zit. n. Kretschmer, Psychologie, S. 255.
461 Zu den Anfängen der Psychotherapie siehe Schröder, Fachstreit.
462 Vgl. Schott, Psychotherapie, S. 255.
463 Vgl. ebd., S. 256.
464 Zur Genese der Freud'schen Theorie siehe Makari, Revolution, S. 17–155.

war. Ganz im Gegenteil war doch die Abgrenzung zur Psychiatrie für ihre Entwicklung nachgerade konstitutiv.[465] Dies beruhte insofern auf Gegenseitigkeit, als dass über Jahrzehnte hinweg die akademische Psychiatrie kaum Interesse an den psychotherapeutischen Behandlungstechniken zeigte.[466] Ernst Kretschmer stellte hier eine Ausnahme dar, war er doch einer der wenigen Universitätspsychiater, der sich bereits früh der Psychotherapie zuwandte und diese auch ein ärztliches Leben lang weiterentwickelte.

Das Interesse Kretschmers an der Psychotherapie nahm seinen Ausgangspunkt im Ersten Weltkrieg. Als junger Militärpsychiater in Bad Mergentheim mit dem massenhaften Auftreten der Kriegsneurosen konfrontiert, stellten diese Jahre für Kretschmer eine Art psychotherapeutischen »Crash-Kurs« dar.[467] Es wird dabei oftmals übersehen, dass es sich bei den rigiden, für die seelisch kranken Soldaten äußerst schmerzhaften militärpsychiatrischen Therapiemethoden, wie zum Beispiel den elektrischen oder hypnotischen Suggestionsverfahren, zuvorderst um Psychotherapie – »wenn auch in ihrer rohesten und äußerlichsten Form«[468] – handelte.[469] Der Erste Weltkrieg erwies sich für die Verbreitung der Psychotherapie einerseits als Katalysator, andererseits trug die Psychotherapie-Bewegung als Hypothek aus dieser Zeit den brachialen therapeutischen Umgang mit den psychisch kranken Soldaten davon.[470]

Betrachtet man Ernst Kretschmers psychotherapeutisches Konzept der »zweigleisigen Standardmethode«, das er 1922 in der »Medizinischen Psychologie« präsentierte, so fällt auf, dass darin seine Erfahrungen mit den Kriegsneurotikern unmittelbar mit einflossen. Auf der Basis von Wach- und Elektrosuggestion oder Hypnose versucht er in einem ersten Schritt, den Patienten zur Rücknahme seiner akuten Symptome zu bewegen.[471] Im zweiten Methodenteil steht dagegen die Analyse der seelischen Konfliktsituation im Zentrum. Nach Art eines sokratischen Gesprächs versucht er, die Problemlage des Patienten zu erörtern.[472] Ziel ist es, dass der Patient im Gesprächsverlauf die Logik seiner eigenen Krankheitsentwicklung erkennt, richtige Schlüsse daraus zieht und einen neuen Lebensplan entwirft. Häufig wird noch ein Schlussprotokoll verfasst, das den Patienten fortwährende Orientierungshilfe bieten soll.[473]

465 Vgl. Roelcke, »Verwissenschaftlichungen«, S. 146.
466 Vgl. ebd., S. 146f.
467 Siehe Priwitzer, Kretschmer, S. 62–68.
468 Zit. n. Kronfeld, Psychotherapie, S. 454f.
469 Eine der Ausnahmen ist: Zeller, Psychotherapie, insbesondere die Seiten 9–38.
470 Vgl. ebd., S. 37f.
471 Vgl. Leonhardt, Psychiatrie, S. 378f.
472 Siehe hierzu Kretschmer, Gestalten, S. 185f.
473 Vgl. Kretschmer, Weiterentwicklung, S. 600.

Anders als der Name suggeriert, fasste Kretschmer die »zweigleisige Standardmethode« als ein offenes Konzept auf, das es dem Psychotherapeuten ermöglichen sollte, eigene Schwerpunkte zu setzen, um auf den Patienten individuell eingehen zu können.[474] Von Interesse ist, was er in diesem Zusammenhang konkret darunter verstand:

> »Man soll bei intelligenten und feinfühligen Patienten keinen plumpen suggestiven Bauernfang treiben. Umgekehrt soll man sich aber auch erinnern, daß auf einen groben Klotz ein grober Keil gehört. Gegenüber massiven hysterischen Autosuggestionen und Zweckproduktionen beschränkter Menschen geht man kurz und bündig zu Werk. Wo wir mit belebender Elektrode und strammem Kommando in einer halben Stunde zum Ziel kommen, da werden wir nicht lange nach Vater- und Mutterkomplexen suchen. Wir werden auch nicht in stundenlangen Sitzungen Monate und Jahre hindurch unsere Zeit opfern für Hypnosen und Psychoanalysen an allerhand degeneriertem Volk, unheilbaren Schwächlingen oder Halbweltdamen, denen die ernste ärztliche Arbeit nur eine Sensation oder ein koketter Zeitvertreib ist.«[475]

Bei genauem Hinsehen entpuppt sich Kretschmers Konzept als Zwei-Klassen-Psychotherapie, welche die Behandlungsart vom soziointellektuellen Standing des Patienten abhängig machte. Während intellektuell eingeschränkte, »degenerierte« Hysteriker oder »B-Promis« das auf den Erfahrungen des Ersten Weltkrieges basierende, brachiale psychotherapeutische Methodenarsenal erwartete, ließ Kretschmer differenzierten Charakteren eine einfühlsame und sensitive Psychotherapie angedeihen.

»Für Kretschmer ist der Boden gut bereitet« – Der Ruf nach Marburg

Unmittelbar nachdem der Weggang von Georg Stertz nach Kiel feststand, begann im Hintergrund das Strippenziehen um dessen Nachfolge. Anders als 1921 sollten sich die Dinge für Kretschmer diesmal vielversprechend entwickeln. Kretschmers Chef und Mentor Robert Gaupp war es, der Anfang 1925 seine Fühler in Richtung Marburg ausstreckte, um die Berufungschancen seines Schülers auszuloten. In seinem Antwortschreiben an Gaupp machte Stertz keinen Hehl daraus, wen er sich als seinen Nachfolger wünsche:

> »(…) Für Kretschmer ist der Boden gut bereitet. Ich habe keine Gelegenheit versäumt – aus vollster Überzeugung – für ihn einzutreten. Ich würde ihn jedenfalls als den originellsten und aussichtsreichsten Anwärter bezeichnen, wenn ich auch Kehrers wissenschaftlichen und persönlichen Eigenschaften ein sehr gutes Zeugnis ausstellen muß. (…) Eins glaube ich bestimmt, daß Kretschmer und Kehrer bei den beiden

474 Vgl. Leonhardt, Psychiatrie, S. 379.
475 Zit. n. Kretschmer, Psychologie, S. 294.

bevorstehenden Besetzungen einrücken werden. Denn wer sollte ihnen vorzuziehen sein? Da ich auch in der Fakultät in Münster einiges Gewicht habe, so würde ich auch dort der Sicherheit halber mit aller Energie für Kretschmer eintreten.«[476]

Stertz erwies sich hier als verlässliches Orakel, darüber hinaus wird deutlich, welch ein einflussreicher Netzwerker innerhalb der medizinischen Fakultäten der aus Marburg scheidende Psychiater gewesen sein dürfte. Denn nachdem Ferdinand Kehrer im November 1925 den Ruf nach Münster erhielt, lief in den Marburger Berufungsverhandlungen alles auf Ernst Kretschmer hinaus.[477] Bereits die von der medizinischen Fakultät eingeholten externen Gutachten zu den geeigneten Nachfolgekandidaten sprechen eine deutliche Sprache. Nahezu einhellig empfehlen die zurate gezogenen Psychiatrieordinarien Ernst Kretschmer für den vakanten Marburger Lehrstuhl.[478] Kretschmer – so bringt es der Frankfurter Psychiater Karl Kleist auf den Punkt – »steht ganz erheblich über den anderen Namen«.[479]

Sieht man einmal davon ab, dass weitgehende Einigkeit über eine Berufung Kretschmers herrschte, so ist an den auswärtigen Stellungnahmen noch ein anderer Aspekt erwähnenswert. Mit Alfred Hauptmann (Freiburg) und Gabriel Steiner (Heidelberg) kursierten auch die Namen von zwei jüdischen Psychiatern. Während sich der Hamburger Neurologe Max Nonne in seinem Dossier sehr für Hauptmann einsetzte, es aber gerade bei dessen »Bewerbung nach Marburg« nicht unerwähnt lassen wollte, dass sein früherer Schüler »in seinen Adern jüdisches Blut hat«, wurde Karl Wilmanns noch konkreter.[480] Für den Heidelberger Psychiater kämen prinzipiell beide Kandidaten für einen Listenplatz in Frage, doch fühlt er sich bei ihnen zu einer Entscheidung genötigt. »Wenn sich die Fakultät trotz der unter den Studierenden Marburgs herrschenden Strömung dazu entschließen kann, einen Juden auf die Liste zu setzen«, dann würde er für seinen Assistenten Steiner plädieren.[481]

Es ist erhellend, dass es Wilmanns offensichtlich undenkbar erschien, die Medizinische Fakultät würde beide jüdischen Psychiater mit einem Platz auf der Berufungsliste versehen. Die Eingaben Nonnes und Wilmanns werfen ein bemerkenswertes Schlaglicht auf die im vorangegangenen Abschnitt eingehend thematisierte völkisch-antisemitische Stimmung innerhalb der Marburger

476 Zitiert aus dem Brief von Stertz an Gaupp vom 18.3.1925. Das Schreiben befindet sich in: UAT, 749/Nr. S 33.

477 Zu Ferdinand Kehrer siehe die kenntnisreiche Arbeit von Mamali, Nervenklinik. Die Angabe zum Berufungsdatum Kehrers aus ebd., S. 35.

478 Die einzelnen Stellungnahmen sind überliefert in: UAM, 307 acc. 1969/Nr. 342.

479 Zit. aus dem Schreiben von Karl Kleist an den Dekan der Medizinischen Fakultät in Marburg, Prof. Dr. Eduard Müller, vom 6.1.1926. Das Dossier Kleists findet sich in ebd.

480 Zit. aus der Stellungnahme von Max Nonne vom 5.1.1926, in: ebd.

481 Zit. n. Karl Wilmanns, Schreiben an Dekan Eduard Müller vom 4.1.1926, in: ebd.

Hochschullandschaft, die sich allem Anschein nach bis nach Hamburg bzw. Heidelberg rumgesprochen hatte. Allen voran die völkischen Studenten hatten die Philipps-Universität nachhaltig in Verruf gebracht.[482]

Nach dem deutlichen Votum der führenden psychiatrischen Fachvertreter schloss sich die Medizinische Fakultät in Marburg deren Empfehlungen an und sprach sich eindeutig für Ernst Kretschmer als neuen Lehrstuhlinhaber aus.[483] Es entbehrt nicht einer gewissen Ironie, dass mit den Zweitplatzierten Julius Raecke und Arthur Hübner just die beiden Psychiater hinter Kretschmer positioniert wurden, die bereits 1921 Listenplätze eingenommen hatten und die von Luise Kretschmer daraufhin despektierlich als »alte nichtssagende Kracher« bezeichnet wurden. Ihre Ängste, dass zuerst deren Altersversorgung gewährleistet werden sollte, erwiesen sich als unbegründet. Am 1. April 1926 trat Ernst Kretschmer seinen Dienst als Ordinarius für Psychiatrie und Direktor der Psychiatrischen und Nervenklinik in Marburg an.[484] In seinem Gefolge wechselten auch die Tübinger Assistenzärzte Friedrich Mauz (1900–1979) und Willi Enke (1895–1974) in die Stadt an der Lahn.[485]

IV.2 Angekommen – Kretschmer in Marburg

Ernst Kretschmer ordnete im Rückblick auf seine berufliche Vita die Marburger Anfangszeit wie folgt ein:

> »Der Lebensweg, auf den hier zurückzuschauen wäre, hat in der Tat mit einem ruhigen Gelehrtendasein sehr wenig Ähnlichkeit. (…) Man könnte eigentlich nur von der Zeit zwischen 1926 und 1933 sprechen. Es wurde schon erzählt, wie freundlich und behaglich diese ersten Marburger Jahre für uns in dieser schönen Stadt in Wald und Garten und auf den Bergen – bei vielen angenehmen Abendgeselligkeiten sich gestaltet haben; bei tüchtiger, aber nicht gehetzter Arbeit. Sehr dramatisch und voller Kampf waren dagegen vorher die Jahre 1918–1926, das heißt von meiner Habilitation bis zu der ersten Berufung nach Marburg. Besonders die Bücher über den Sensitiven Beziehungswahn und über Körperbau und Charakter erregten in und außerhalb der Fach-

---

482 Vgl. hierzu das Kapitel: »Die Marburger Medizinische Fakultät in der Weimarer Republik bis zum Machtantritt Hitlers 1933«, in: Aumüller/Grundmann/Kräwinkel/Lauer/Remschmidt, Fakultät, S. 21–68.

483 Vgl. UAM, 307 acc. 1969/Nr. 342.

484 Siehe hierzu auch die Personalakte Ernst Kretschmer in: UAM, 305a acc. 1978,15/Nr. 4057a.

485 Während Mauz direkt von Tübingen nach Marburg wechselte, war Enke zunächst an die Unfallnervenklinik Schkeuditz gewechselt, von wo er dann am 1.6.1926 seinem früheren Oberarzt Kretschmer nach Marburg folgte. Siehe zu beiden Psychiatern die Personalakten in: UAM, 307c acc. 1969,33/Nr. 219 (Mauz) und 307c acc. 1969,33/Nr. 202 (Enke). Zu Friedrich Mauz siehe Silberzahn-Jandt/Schmuhl, Mauz sowie Rauh, Psychiater.

welt einen wahren Sturm teils von Begeisterung und Zustimmung, teils von heftigen Polemiken. (…) 1933 war es nun mit der kurzen friedlichen Atempause zu Ende.«[486]

Es soll hier von Kretschmer keineswegs das Bild eines Müßiggängers gezeichnet werden, und dennoch ist seine Bewertung aufschlussreich. Er war in vielfacher Hinsicht in Marburg angekommen. Die vorhergehenden aufregenden, arbeitsintensiven und konfliktbeladenen Jahre hatten zwar ihre Spuren hinterlassen. Doch er hatte es zum Ordinarius geschafft, war mittlerweile über Deutschland hinaus anerkannt, teilweise wurde ihm Bewunderung entgegengebracht, und auch wenn es immer wieder Kritik an seinen Konzepten und Werken gab, so schienen die großen Schlachten geschlagen. In dem Bewusstsein, einen beruflichen Meilenstein erreicht zu haben, siedelte er nach Marburg über. In den von ihm wohl treffend als Atempause beschriebenen Jahren 1926 bis 1933 ist bei Kretschmer eine gewisse Entschleunigung zu konstatieren. Zwar galt es, seine psychiatrischen Konzepte weiter zu differenzieren, fortzuentwickeln und zu popularisieren, aber den Ehrgeiz, mit gänzlich neuen Ideen die Fachwelt in Atem zu halten, verspürte er offensichtlich nicht mehr. Der neu ernannte Professor fuhr jetzt vielmehr die Ernte für seine rastlose Forschungs- und Publikationstätigkeit der vorangegangenen Jahre ein. Dies äußerte sich in zahllosen Einladungen zu internationalen medizinischen Kongressen, Preisverleihungen und (Ehren)Mitgliedschaften in diversen Fachverbänden.[487]

Ernst Kretschmer war weit über die Psychiatrie und Medizin hinaus in aller Munde. Insbesondere seine Konstitutionstypologie wurde sehr breit rezipiert, hatte sie doch den Anspruch, ein allgemeingültiges, exaktes, übersichtliches und ganzheitliches Modell vom Menschen zu liefern. Darüber hinaus bediente und befeuerte sie das zu dieser Zeit vornehmlich unter Intellektuellen und Wissenschaftlern vorherrschende Interesse an der Lesbarkeit des Körpers.[488] Zwar wurden in der Weimarer Republik höchst unterschiedliche Vorstellungen von kranker, gesunder oder normaler Körperlichkeit propagiert, gemein ist diesen Körperbildern jedoch, dass sie zugleich mit den Funktionen des Körpers immer auch die Charaktereigenschaften veranschaulichen wollten.[489] Mit »Körperbau und Charakter« setze Kretschmer hier einen Trend und so verwundert es nicht, dass sich mit diesem Werk Kulturphilosophen wie Theodor Lessing und Literaten wie Alfred Döblin, Gottfried Benn oder Robert Musil intensiv befassten.[490]

486 Zit. n. Kretschmer, Gestalten, S. 214f.
487 Vgl. UAM, 305a acc 1978,15/Nr. 4057a.
488 Zum physiognomischen Boom in den Weimarer Jahren siehe: Schmölders/Gilman, Gesichter. Hierin besonders: Hau/Ash, Körper.
489 Vgl. Hau/Ash, Körper, S. 12.
490 Vgl. Person, Blick, S. 229–231.

Die Popularität Ernst Kretschmers wurde noch durch eine weitere Publikation verstärkt. Das Buch »Geniale Menschen« erschien 1929 und orientierte sich, was den Kausalzusammenhang zwischen physischer Veranlagung und Persönlichkeit betrifft, an »Körperbau und Charakter«.[491] Besonders der zweite Teil, in dem Kretschmer verschiedene Charaktertypen in Kapiteln über Goethe, Bismarck oder Rousseau präsentierte, erinnert stark an das konstitutionstypologische Vorgängerwerk.[492] Im ersten Teil machte er sich hingegen zu neuen Ufern auf, in dem er Überlegungen über die Wirkung der Rassenmischung auf das Genie-Aufkommen anstellt.[493] Im Gegensatz zu Verfechtern der Reinrassigkeit hebt Kretschmer die Vorzüge von Rassenkombinationen hervor.[494] Es ist die »nordisch-alpine Mischung«, der er eine signifikant hohe Genie-Dichte attestiert.[495] Sein Plädoyer für die genieförderliche »Blutmischung« findet jedoch seine Grenze in der Warnung vor dem »Blutchaos«, jener »Vermischung wahllos zusammengeströmter, beliebiger Bevölkerungsmassen, wie dies besonders in den Weltstädten zustande kommt«.[496] Seine Rassenlehre erweist sich als erweiterte Konstitutionstypologie.[497] Kretschmer verteilt in den »Genialen Menschen« die Dichotomien aus »Körperbau und Charakter« auf die geographische Landkarte Europas. Das Gegensatzpaar bildet dabei die nordische Rasse, bei der er vornehmlich schizothyme Temperamente bei leptosomem Körperbau zu erkennen glaubt, und die alpine Rasse, die vor allem aus zyklothymen Pyknikern bestehe.[498]

Es ist bemerkenswert, was für eine Deutungshoheit Ernst Kretschmer für sich und sein konstitutionstypologisches Konzept beanspruchte. Durch seinen pathografischen Blick sah er sich als ein Deuter der Literatur-, Kultur- und Weltgeschichte. Sein in Marburg durchgeführtes konstitutionsbiologisches Forschungsprogramm hatte zudem den Anspruch, gesellschaftspolitische Veränderungen herbeizuführen.

Vom gesellschaftlichen Nutzen der Konstitutionsbiologie

Ernst Kretschmer schloss die erste Auflage von »Körperbau und Charakter« in dem Bewusstsein, noch ganz am Anfang der Konstitutionsforschung zu ste-

491 Vgl. Kretschmer, Menschen.
492 Vgl. Person, Blick, S. 233.
493 Vgl. Kretschmer, Menschen, S. 73–106.
494 Vgl. Person, Blick, S. 235.
495 Zit. n. Kretschmer, Menschen, S. 92.
496 Ebd. S. 103.
497 Vgl. Person, Blick, S. 235.
498 Vgl. ebd.

hen.[499] Er machte keinen Hehl daraus, viele Aspekte eher als Problemaufriss denn als empirisch gesicherte Erkenntnisse benannt zu haben.[500] Zwar sah er sich in seiner Kernthese vom körperlich-seelischen Zusammenhang der menschlichen Temperamente durch eigene weiterführende Untersuchungen sowie internationale Forschungen bestätigt, doch war ihm gleichzeitig bewusst, dass seine Typologie noch einiger Feinanalyse bedurfte. Es ging ihm darum, nach und nach »die große Menge intellektueller, charakterologischer und psychomotorischer Eigentümlichkeiten und Unterschiede der Konstitutionen« in seine Typologie zu integrieren.[501] Dies war der Ausgangspunkt für ein groß angelegtes Forschungsprogramm, in dem durch eine Vielzahl experimentalpsychologischer und endokrinologischer Untersuchungen seine Erkenntnisse weiter ausgebaut werden sollten.[502]

Bereits kurz nach seinem Dienstantritt in Marburg ließ Ernst Kretschmer in der Nervenklinik ein experimental-psychologisches Laboratorium einrichten, dass neben ihm vor allem sein Assistent Willi Enke zu nutzen wusste.[503] In seiner Habilitationsschrift »Psychomotorik der Konstitutionstypen auf experimentaler Basis« von 1929 unternahm Enke den Versuch, grundsätzliche Abweichungen im »seelischen Tempo« der verschiedenen Konstitutionstypen herauszuarbeiten. Konkret wollte er die psychomotorischen Entwicklungsunterschiede anhand der Messung der koordinativen Geschicklichkeit wie auch durch umfangreiche Handschriftenanalysen nachweisen. Insbesondere Enkes »Resultate bezüglich der Auswirkungen der intrapsychischen Spannung in der Handschrift«, so hob der die Arbeit begutachtende Kretschmer hervor, gingen über einen rein psychiatrieimmanenten Wert deutlich hinaus und hätten gerade für die Felder der Begabungsforschung und Berufsberatung große Bedeutung.[504]

An diesem Punkt lässt sich ein wichtiges Anforderungsprofil ablesen, dem die Marburger Konstitutionslehre entsprechen wollte. Psychiater versuchten in der Weimarer Zeit verstärkt als Berater bzw. Experten für die Politik zu reüssieren. Und zwar indem ihre Konzepte schlüssige Antworten auf sozial- und gesellschaftspolitisch relevante Themenfelder in Aussicht stellten.[505] An diese Entwicklung versuchte auch die Marburger Psychiatrie anzuknüpfen, indem sie die spezifische Konstitution des Einzelnen als gewichtigen Indikator für seine Be-

499 Generell zur Geschichte der Konstitutionsforschung siehe Metzger, »Grundlage«; Dies., »Forschungserträge«.
500 Vgl. Kretschmer, Körperbau, S. 195.
501 Zit. n. Kretschmer, Gestalten, S. 131.
502 Vgl. UAM, 305a acc 1978,15/Nr. 4057a.
503 Siehe hierzu Kretschmer, Gestalten, S. 131.
504 Zitate aus der Bewertung von Enkes Habilitationsschrift durch Ernst Kretschmer vom 12.6.1929, in: UAM, 307c acc 1969,33/Nr. 202.
505 Wegweisend hierzu Raphael, Verwissenschaftlichung. Weiterhin Roelcke, »Verwissenschaftlichungen«.

fähigung auf dem Arbeitsmarkt ansahen. Und es gab noch ein weiteres Gebiet, auf dem man direkt in gesellschaftliche Entwicklungen eingreifen wollte: Die Marburger Psychiater sahen sich als konstitutionsbiologisch geschulte Eheberater.

Zusammen mit seinem Mitarbeiter Friedrich Mauz untersuchte Ernst Kretschmer insgesamt über 170 Ehepaare und wertete deren Heiratsverhalten unter konstitutionstypologischen Gesichtspunkten aus.[506] Als ein auffälliges Ergebnis sah Kretschmer an, dass die schizothymen bzw. schizoiden Temperamente eindeutig pragmatische und lebensbejahende Partner bevorzugen würden, wobei die »hohe biologische Zweckmäßigkeit dieser erotischen Tendenz« sowohl im Hinblick auf die »individuelle Lebensanpassung« als auch wegen der »Wirkung auf die Nachkommen« zu begrüßen sei.[507] Überrascht hatte die beiden Psychiater, dass die hypomanischen Personen des zirkulären Formenkreises trotz ihrer Kontaktfreudigkeit nicht zueinander fänden, sondern sogar noch stärker den Kontrast suchten.[508] Nach Kretschmer stehe man dort »vor sehr merkwürdigen, nur tief instinktmäßig, überpersönlich, gattungshaft zu begreifenden Tatsachen.«[509]

Bei den verschiedenen Paarkombinationen konstatierte Kretschmer noch eine weitere Regelhaftigkeit. So suche sich der Mann mit »Teilfeminismen« bevorzugt eine kraftvoll-energische »Kontrast-Partnerin«. Bei dieser Gelegenheit nimmt der Marburger Psychiater seinem (teilfemininen männlichen) Leser gleich noch die Angst vor diesem Frauenbild. Er betont, dass die populäre Sicht auf die Xanthippe gänzlich falsch sei, denn Ehen mit ihr seien »zum größten Teil ganz besonders glücklich und harmonisch« und böten »auch nach außen hin ein durchaus würdiges Bild zweckmäßiger Ergänzung im Lebenskampf«.[510] Augenscheinlich ist, dass bei dieser Art konstitutionsbiologischer Eheberatung erstmals auch ein erbhygienischer Gesichtspunkt hinzukommt.

Abschließend verdient es noch ein weiterer Aspekt, erwähnt zu werden. Ernst Kretschmer galt durch den weltweiten Erfolg von »Körperbau und Charakter« als der Repräsentant psychiatrischer Konstitutionsforschung schlechthin. Aufgrund dieses Alleinstellungsmerkmals seines Lehrstuhlinhabers erfreute sich die Marburger Psychiatrie eines regen Interesses zumeist junger Forscher, die zu einem großen Teil aus dem Ausland nach Marburg kamen, um in die Tiefen der Konstitutionsbiologie eingewiesen zu werden.[511] Für eine Verbreitung seiner

---

506 Die Ergebnisse dieser Untersuchungsreihe sind zusammengefasst in: Kretschmer, Konstitutionsmischung.

507 Zit. n. ebd.

508 Vgl. Matz, Konstitutionstypologie, S. 315.

509 Zit. n. Kretschmer, Konstitutionsmischung, S. 20f.

510 Ebd., S. 22.

511 Vgl. Kretschmer, Gestalten, S. 130.

Lehrmeinung sorgten somit nicht nur die Publikation von Forschungsergebnissen oder seine Assistenten, die in späteren Jahren selbst Ordinarien (Mauz) oder Anstaltsdirektoren (Enke) wurden und auf diese Weise die Kretschmer'sche Lehre ins Land hinaustrugen, sondern die Tatsache, dass die Marburger Klinik unter seiner Ägide zu einer internationalen Fortbildungsstätte wurde.[512]

Neben der Konstitutionsbiologie gab es noch einen weiteren Arbeitsschwerpunkt, den Ernst Kretschmer mit Beginn seiner Tätigkeit in Marburg in den Mittelpunkt rückte:

> »Die größte und umfassendste Aufgabe aber war, unserer ganzen Arbeitsrichtung entsprechend, die Weiterentwicklung der klinischen Psychotherapie in ihren Grundlagen, Methoden und ihrer wissenschaftlichen Organisation.«[513]

Die Marburger Psychiatrie als Zentrum für Psychotherapie

Ernst Kretschmers erblickte in der verstärkten Hinwendung »zum Ärztlichen« seine primäre Aufgabe in Marburg. Zur Behandlungsmethode der Wahl avancierte ganz eindeutig die Psychotherapie. Kretschmer gehörte neben dem Schweizer Eugen Bleuler, Robert Sommer (Gießen) oder Ferdinand Kehrer (Münster) über Jahre hinweg zu den wenigen deutschsprachigen Universitätspsychiatern, die Psychotherapie konsequent ausübten, theoretisch darstellten und prüften.[514] Er hatte es sich zum Ziel gesetzt, sie als wesentliche Teildisziplin fest in die universitäre Psychiatrie und Neurologie zu verankern. Seine Aktivitäten als exponierter Repräsentant der Psychotherapie-Bewegung sollen zunächst einmal ausführlich geschildert werden, bevor sich der Blick dann auf die therapeutischen Bemühungen innerhalb der Marburger Psychiatrie richtet.

Die Psychotherapie hatte seit Beendigung des Ersten Weltkrieges erhebliche Veränderungen erfahren. Vor allem niedergelassene Nervenärzte begannen, sich für sie zu interessieren und arbeiteten an ihrer Integration in die klinische Medizin. Man könnte für diese Phase von der Psychotherapie als einer ärztlichen Basisbewegung sprechen, zu der sich das psychiatrische Establishment nach wie vor überwiegend ablehnend bis skeptisch verhielt. Gegen die mitunter feindselige Stimmung begehrten Mitte der 1920er Jahre eine Reihe von psychotherapeutisch orientierten Medizinern auf. Als ihnen auf der Jahrestagung des »Deutschen Vereins für Psychiatrie« und der »Gesellschaft deutscher Nervenärzte« 1925 in Kassel noch einmal in aller Deutlichkeit das Desinteresse und die

512 Siehe auch UAM, 305a acc 1978,15/Nr. 4057a.
513 Zit. n. Kretschmer, Gestalten, S. 132.
514 Vgl. Priwitzer, Kretschmer, S. 8.

Aversionen von großen Teilen der akademischen Psychiatrie und Neurologie vor Augen geführt worden war, beschlossen sie, sich in einer eigenständigen Fachgesellschaft zu organisieren.[515]

Bereits im darauf folgenden Jahr wurde der »Erste allgemeine Kongress für ärztliche Psychotherapie« in Baden-Baden abgehalten, der über 500 Teilnehmer hatte und sich reger internationaler Resonanz erfreute.[516] Dabei gelang es den Organisatoren um den Münchener Nervenarzt Wladimir Eliasberg, auch einige Universitätspsychiater bzw. -neurologen wie zum Beispiel die bereits erwähnten Robert Sommer und Ferdinand Kehrer wie auch Viktor von Weizsäcker, die in ihren Kliniken dezidiert psychotherapeutisch tätig waren, zur Kongressteilnahme zu bewegen. Trotz oder gerade wegen der historisch gewachsenen Rivalität zur akademischen Psychiatrie war die Teilnahme von angesehenen psychiatrischen Fachvertretern für die Legitimation der Gesellschaft von großer Bedeutung. Ein Jahr später wurde dann auf dem Folgekongress die Gründung der »Allgemeinen Ärztlichen Gesellschaft für Psychotherapie« (AÄGP) beschlossen.[517] Zu ihrem Vorsitzenden wurde 1928 der Gießener Ordinarius für Psychiatrie Robert Sommer gewählt.

Ernst Kretschmer war auf der Gründungsveranstaltung nicht zugegen, verfolgte den Zusammenschluss der Psychotherapeuten jedoch interessiert. Da es sich bei ihm um einen der angesehensten deutschen Psychiater handelte, der sich zudem wiederholt von der grundlegenden Bedeutung der Psychotherapie nicht nur für die Psychiatrie, sondern für die gesamte Medizin überzeugt gegeben hatte, verwundert es nicht, dass die AÄGP wiederum an einer Mitarbeit Kretschmers Interesse zeigte.[518] Bereits kurze Zeit später engagierte sich dieser dann auch im Rahmen der AÄGP für die wissenschaftliche Anerkennung und institutionelle Etablierung der Psychotherapie.[519] Zusammen mit Robert Sommer gab er auch das publizistische Fachorgan der Gesellschaft, das »Zentralblatt für Psychotherapie« heraus.

Innerhalb kurzer Zeit firmierte Ernst Kretschmer zu einem Protagonisten der deutschen Psychotherapie-Bewegung. Dies nicht zuletzt deshalb, da er 1930 den AÄGP-Vorsitz von Sommer, der aus gesundheitlichen Gründen nicht mehr kandidierte, übernahm. Sein Stellvertreter wurde der berühmte Schweizer

515 Vgl. Zeller, Psychotherapie, S. 97–101.
516 Schröder, Fachstreit, S. 225.
517 Das genaue Gründungsdatum ließ sich bisher nicht eruieren. Sicher ist jedoch, dass auf dem Kongress 1927 die Institutionalisierung beschlossen worden ist. Zum gesamten Ablauf der sich aus der Kongressbewegung konstituierenden AÄGP siehe detailliert: Zeller, Psychotherapie.
518 Vgl. Kretschmer, Psychologie, S. 255.
519 Vgl. Neuner, Politik, S. 148.

Psychiater und Psychoanalytiker Carl Gustav Jung.[520] In seiner neuen Funktion investierte Kretschmer von nun an einen beträchtlichen Teil seiner beruflichen Ressourcen in die Aufbau-, Einigungs- und Strukturarbeit der psychotherapeutischen Interessenvertretung. Dies war insofern auch notwendig, da sich unter dem Dach der AÄGP mit Vertretern von Psychoanalyse, Hypnose, Suggestions- bzw. Entspannungsverfahren oder auch Repräsentanten diverser nicht-psychoanalytischer Gesprächstherapien ein sehr breites Spektrum psychotherapeutischer Konzepte versammelte. Besondere Kopfschmerzen bereiteten Kretschmer dabei die Integration der diversen psychoanalytischen Schulen und deren zerstrittenen Protagonisten.[521] Generell mahnte er an, die einzelnen psychotherapeutischen Gruppierungen stünden durch ihre Isolation- und Verweigerungshaltung nicht nur dem wissenschaftlichen Erkenntnisgewinn im Wege, sondern liefen Gefahr, sich selbst bis zur Bedeutungslosigkeit zu marginalisieren. Der Überwindung dieser, in seinen Augen abträglichen Situation widmete sich der AÄGP-Funktionär Kretschmer mit großem Engagement. Dabei stellte er sich im Rückblick auch ein gutes Zeugnis aus, indem er sich davon überzeugt gab, zusammen mit Mitstreitern wie Robert Sommer, Carl Gustav Jung, Johannes Heinrich Schultz oder Arthur Kronfeld »der Gesamtbewegung einen festen überparteilichen Kern und ihrer starken und manchmal etwas wilden Dynamik eine klare Bahnung« gegeben zu haben.[522]

Psychoanalytische Experimentierphase und psychotherapeutische Praxis

Die Auseinandersetzungen mit Freud und den mit ihm konkurrierenden Strömungen ist noch aus einem anderen Grund von Interesse, waren doch Ernst Kretschmers Anfangsjahre in Marburg geprägt von einer intensiven Auseinandersetzung mit der Psychoanalyse. Aufschluss darüber geben zahlreiche handschriftlich verfasste Traum- und Analyseprotokolle, die sich im Nachlass Ernst

520 Vgl. Heim, Welt, S. 39.

521 Aufgrund fachlicher und/oder persönlicher Differenzen schieden aus dem Zirkel um Freud nach und nach so bedeutende Psychoanalytiker wie Alfred Adler, Wilhelm Stekel oder Carl Gustav Jung aus und gründeten neue Schulen. Während Adler sein die unteilbare Einheit von Körper, Seele und Geist betonendes »individualpsychologisches Konzept« kreierte, entwickelte Stekel die »Aktive Psychoanalyse«, die im Unterschied zu Freud versuchte, die unbewussten Konflikte des Patienten direkter und schneller zu bearbeiten. C. G. Jung wiederum entwickelte eine »analytische Psychologie«, die den Traum als wichtigsten Wegweiser zum Unbewussten ansah. Einer der bedeutendsten therapeutischen Aspekte lag für ihn in der Selbstwerdung und Begegnung mit »dem Göttlichen in uns selbst«. Siehe ausführlich Makari, Revolution, S. 287–347.

522 Zit. n. Kretschmer, Gestalten, S. 135.

Kretschmers befinden.[523] Sie belegen das Interesse der Marburger Psychiater an psychoanalytischen Techniken.[524]

Das Ringen Ernst Kretschmers mit den Lehren Sigmund Freuds war immer ambivalent gewesen. Einerseits erkannte er den grundlegenden Impuls, der von ihm auf die Entwicklung der Psychotherapie ausging, an. Ihn faszinierten bei Freud vor allem sein gründliches psychisches Explorieren und Erkennen gewisser triebhafter Motivzusammenhänge. In diesem Sinne hielt er Sigmund Freud für einen wegweisenden und brillanten Wissenschaftler.[525]

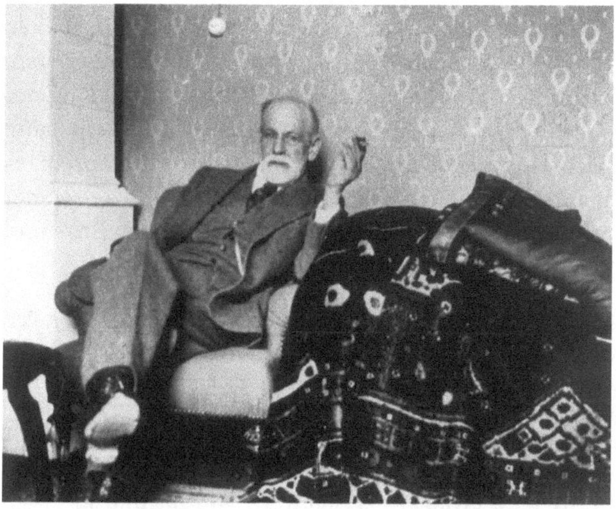

Abb. 26: Sigmund Freud in seinem Wiener Behandlungszimmer

Doch so respektvoll er sich Freud gegenüber auch ausdrückte, so groß war sein Unverständnis den »Freudianern« wie auch den mit ihnen rivalisierenden psychoanalytischen Schulen gegenüber. Kretschmer, dessen Idee es war, eine theoretisch und methodisch möglichst vielfältige Psychotherapie zu entwickeln, fühlte sich von deren angeblichem Dogmatismus abgestoßen. Er attestierte ihnen eine Engstirnigkeit und Abgehobenheit, die den Heilungsaussichten des Patienten geradezu entgegenlaufe:

»Von diesem Teil der Freudschen Schule muß man sagen, daß kein Patient für eine wirkliche Psychoanalyse so vollkommen verdorben ist, wie der, der aus der Hand des

523 Vgl. UAT, 749/W20, Z38 bis Z39–1, Z41 bis Z45, Z49 bis Z59. Diese Notizzettel sind von etwa 1928 bis in die 1930er Jahre hinein datiert. Siehe hierzu auch Priwitzer, Kretschmer, S. 219.

524 Neben Kretschmer tat sich hierbei insbesondere sein Oberarzt Mauz hervor. Siehe Mauz, Methoden.

525 Vgl. Matz, Konstitutionsbiologie. S. 392.

> Psychoanalytikers kommt. Patienten dieser Art haben die Fähigkeit zur unbefangenen Reproduktion ihres seelischen Eigenmaterials und zur sachlichen Selbsteinstellung nicht geübt, sondern verloren; stattdessen werfen sie uns beständig analytische Fachausdrücke, noch dazu recht anfechtbarer Art, an den Kopf; sie sprechen von ihrem ›Oedipuskomplex‹ und ihrem ›Kastrationskomplex‹ wie von alten Bekannten und bringen uns mit jedem Traum die sofortige Deutung (...). Und was noch schlimmer ist, sie haben sich in dem Aufsagen eine undurchdringliche Abwehr gegen wirkliche therapeutische Eingriffe geschaffen. Sie stehen stramm in der psychoanalytischen Einheitsuniform; sie haben in der Freudschen Begriffskammer ihre Neurose frisch eingekleidet.«[526]

Trotz dieser Polemik bemühte sich Kretschmer, psychoanalytische Techniken als einzelne Bausteine in sein psychotherapeutisches Konzept zu integrieren. Wie er dabei vorging, zeigt ein Artikel von ihm »Zur Weiterentwicklung der psychotherapeutischen Technik, speziell der Psychoanalyse« aus dem Jahre 1928.[527] Hierin wird zunächst einmal deutlich, wie umfangreich die Auseinandersetzung der Marburger Psychiatrie mit der Psychoanalyse war. Kretschmer merkte in seinem Text an, er habe zusammen mit seinen Assistenten Enke und Mauz

> »seit Jahren die Lehrsätze der Psychoanalyse, mit Einschluß der Resultate von Adler, Jung, Stekel, methodisch an einem großen klinischen Material (...) durchgeprüft (...) und [sich] auch zu jedem einzelnen theoretischen Lehrsatz nach Möglichkeit ein rein empirisches eigenes Urteil gebildet«.

Darüber hinaus habe man in Marburg »die Psychoanalyse als praktisch-therapeutische Technik methodisch an größeren Serien durchgeprüft und in ihrem Wert« mit allen anderen psychotherapeutischen Methoden, wie zum Beispiel den hypnotischen, wachsuggestiven oder psychagogischen Techniken verglichen. Konkret wandten Kretschmer und Co. die freie Assoziationstechnik, die vertiefte Exploration, das Assoziationsexperiment nach Jung, die Analyse in Hypnose (»kathartische Methode«) und das Rorschach'sche Experiment an.

Generell lässt sich sagen, dass Kretschmer in den Marburger Anfangsjahren wohl den Zenit seiner Annäherung an die Lehren Freuds erreicht hatte.[528] Zusammen mit Bleuler, Kronfeld und Schultz fühlte er sich einer Gruppe von Psychotherapeuten zugehörig, die zwar einerseits nicht bereit waren, »die Anschauungen Freuds (...) blindlings zu übernehmen« und auch teilweise deutliche Kritik an zentralen Punkten seines Lehrgebäudes übten. Sie sahen jedoch andererseits »in dem Kern der Freudschen Methodik einen der wertvollsten

526 Zitiert n. Kretschmer, Weiterentwicklung, S. 600.
527 Die nun folgenden Angaben und Zitate sind, sofern nicht anders vermerkt, aus ebd.
528 Nach 1945 sollte sich Kretschmer dann zu einem entschiedenen Gegener einer institutionalisierten Psychoanalyse aufschwingen. Vgl. Hoyer, Getümmel, S. 267f.

Bausteine für eine moderne große Psychotherapie«. Freuds Forschungsresultate stellten für sie »neben unhaltbaren und allzu paradoxen Formulierungen« eben auch »eine Fülle tiefer psychologischer Einsichten und gerade auch empirisch stichhaltiger Menschenkenntnis« dar.

Die Resultate der theoretischen Auseinandersetzung mit Freud wie auch die in der Praxis getätigten Erfahrungen mit psychoanalytischen Behandlungstechniken ließ Ernst Kretschmer in die Weiterentwicklung seines eigenen psychotherapeutischen Konzeptes einfließen. Vor allem die von Freud entworfene »freie Assoziationstechnik« scheint im Marburger Behandlungsalltag häufig angewandt worden zu sein.[529] Die Träume benutzte Kretschmer dabei »als Ausgangsmaterial für die freien, spontanen Assoziationen des Patienten«. Grundsätzlich sah er die psychoanalytischen Behandlungspraktiken nicht als die Technik schlechthin an, sondern als wichtige Optionen innerhalb seines eklektizistischen psychotherapeutischen Methodenarsenals. Trotz ihrer teilweisen Integration in sein Psychotherapie-Konzept und ungeachtet aller Ehrerbietung gegenüber Sigmund Freud darf die Annäherung Kretschmers an die Psychoanalyse auch nicht überschätzt werden. Um es auf den Punkt zu bringen: Ernst Kretschmer hätte sich zu keiner Zeit – so auch nicht am Ende der 1920er Jahre – als Psychoanalytiker bezeichnet, gleichzeitig wäre er innerhalb der psychonalytischen community auch niemals als ein solcher anerkannt worden.

Für den von Ernst Kretschmer forcierten psychotherapieorientierten Ansatz erwiesen sich die überschaubaren Marburger Verhältnisse, die psychiatrische Nervenklinik bot nie mehr als 150 Patienten Platz, als äußerst günstig, gewährleisteten sie doch im Verbund mit einem soliden ärztlichen und pflegerischen Betreuungsschlüssel eine individuelle Behandlung der Patienten. Individuell auch in der Hinsicht, dass der Klinikdirektor Kretschmer seinen psychotherapeutisch geschulten Oberärzten Friedrich Mauz und Willi Enke große Freiräume zugestand und sie ermunterte, ihre jeweiligen therapeutischen Fertigkeiten einzusetzen.[530] Während er Mauz ein »angeborenes« therapeutisches Talent und eine rhetorische Brillanz attestierte, die ihm stets eine rasche Kontaktaufnahme mit seinen Patienten ermöglichten, schätzte er bei Enke die ruhige, systematische und unerbittliche Konsequenz seiner Behandlungsweise, die ihm nach Kretschmers Einschätzung bei einer Reihe von besonders schwierigen Fällen – in der Marburger Klinik wurde die Psychotherapie bereits sehr früh auch bei schizophrenen Patienten angewandt – sehr gute Heilungserfolge bescherte.[531] Der Spielraum, den er im therapeutischen Alltag seinen Mitarbeitern

---

529 Vgl. Kretschmer, Vorlesungen, S. 11f.

530 Vgl. Kretschmer, Gestalten, S. 133.

531 Vgl. ebenda sowie auch die Beurteilungen durch Kretschmer in den jeweiligen Personalakten in: UAM, 307c Acc. 1969,33/Nr. 219 (Mauz) sowie 307c acc 1969,33/Nr. 202 (Enke).

gewährte, spiegelt indes Kretschmers grundsätzliche Haltung wieder. Sein späterer Oberarzt Walter Theodor Winkler erinnerte sich, dass sein Chef

> »(...) Mitarbeitern an der Klinik bezüglich ihrer täglichen Arbeit größte Freiheit ließ. Er vertraute darauf, daß jeder spontan sein Möglichstes tue und sein Bestes gebe. Ernst Kretschmer war kein Freund des Extrems. Wo etwas aus den Fugen zu geraten drohte, rückte er es – meist ohne viel Worte – wieder zurecht. Seine tägliche Arbeit stellte er unter das Prinzip der Sophrosyne.[532] Er verstand es, mit seinen Kräften hauszuhalten. Er liebte an seiner Klinik den ›geräuschlosen Betrieb‹. Ein Abweichen von dem von ihm selbst allerdings eher weit abgesteckten Rahmen seines Forschungsgebäudes konnte er seinen Schülern sehr übel nehmen. In dieser Hinsicht war er unerbittlich, kränkbar und nachtragend.«[533]

Das (psycho)therapeutische Engagement von Ernst Kretschmer und seinen Mitarbeitern war, schenkt man seinen Aussagen glauben, von großem Erfolg geprägt. Eine Erfolgsgeschichte, die sich nicht nur auf die Heilungsaussichten seiner Patienten beschränkte, sondern auch finanzielle Aspekte beinhaltete. In diesem Zusammenhang zog Kretschmer Anfang 1932 sehr selbstbewusst eine erste Zwischenbilanz seiner Tätigkeit:

> »In den paar Jahren meines Hierseins haben wir die Arbeit unserer Marburger Nervenklinik durch die Weiterentwicklung der therapeutischen Methoden so intensiviert und es ist dadurch ein solcher Zuzug auch gutzahlender Patienten erwachsen, daß wir aus der Verbesserung unserer Etats nicht nur große Anschaffungen für die Klinik selbst bestreiten, sondern auch andere Kliniken mitfinanzieren und noch erhebliche Beträge an die Regierung abführen konnten.«[534]

Kretschmer zeichnete hier das Bild seiner psychiatrischen Universitätsklinik als florierendes Unternehmen, das nicht nur kostendeckend arbeitete, sondern sogar noch Gewinne erwirtschaftete, die sowohl der Marburger Universität als auch dem preußischen Fiskus zugute kamen. Dabei ist bemerkenswert, dass dieses Wirtschaftswachstum auf dem regen Durchlauf einer wohlhabenden Patientenschaft basierte. Ernst Kretschmer, dessen psychotherapeutisches Konzept sich seit je her stark an dem sozialen Status seiner Patienten orientiert hatte, scheint in seiner Marburger Klinik mit Erfolg ein hochfrequentiertes Therapieangebot für »Besserverdienende« implementiert zu haben. Ein Befund, der nicht nur ein wichtiges Schlaglicht auf die Anstaltsklientel unter seiner Ägide wirft, sondern auch seine verstärkte Hinwendung zu psychoanalytischen Behandlungstechniken in ein anderes Licht rückt. Neben dem wissenschaftlichen und auch standespolitischen Interesse Kretschmers an dieser Therapieform war wohl noch ein weiterer Grund von Bedeutung. Psychoanalyse war zu dieser Zeit

532 Altgriechischer Begriff für »besonnene Gelassenheit«.
533 Zit. n. Priwitzer, Kretschmer, S. 86.
534 Zit. aus UAT, 749/S 45.

ganz eindeutig eine Behandlungsform für Patienten aus der Oberschicht und somit exakt für eben jene lukrative Klientel, die dafür sorgte, dass an der Marburger Psychiatrie schwarze Zahlen geschrieben wurden. Mit ihrer Aufnahme in das psychotherapeutische Inventar seiner Klinik schien Ernst Kretschmer auch der Nachfrage seiner »Premiumpatienten« Rechnung getragen zu haben.

Nicht zuletzt seine Therapieerfolge und die damit verbundene finanzielle Rentabilität des Klinikbetriebes machten Ernst Kretschmer – neben seinem Ruf als glänzendem Wissenschaftler – auch an anderen Orten zu einem begehrten Psychiater.

Bern ruft

Zwei Angebote während der Zeit der Weimarer Republik verdienen Erwähnung. Zum einen war es die mittlerweile an der Kaiser-Wilhelm-Gesellschaft integrierte DFA, die Ernst Kretschmer 1930 als Leiter ihrer klinischen Abteilung gewinnen wollte.[535] Der Ruf aus München ist ein deutlicher Beleg, wie sehr sich seit der Kontroverse um den »Sensitiven Beziehungswahn« die Wogen geglättet hatten und sich die früheren Meinungsverschiedenheiten über die Jahre hinweg in Wohlgefallen und gegenseitiger Wertschätzung aufgelöst hatten. Weit stärker als das Angebot aus München ließ ihn allerdings eine eidgenössische Offerte grübeln.

Zu Beginn des Jahres 1932 versuchte die Universität Bern, Ernst Kretschmer als Lehrstuhlinhaber und Direktor der Universitätsnervenklinik zu gewinnen.[536] Kretschmer war sehr ernsthaft interessiert und überlegte lange, ob er den Ruf aus Bern annehmen sollte. Verbrieft ist sein reges Interesse in den Korrespondenzen mit zwei Schweizer Kollegen, zum einen mit Otto Nägeli, Ordinarius für Innere Medizin in Zürich, sowie dem Berner Psychiater und Psychotherapeuten Walter Morgenthaler, in denen er sich detailliert über die dortigen Verhältnisse und universitären Entwicklungen unterrichten ließ.[537] Aus den Verlautbarungen Kretschmers geht eindeutig hervor, dass er zumindest mit einem Bein bereits in Bern stand. An Nägeli, den er noch aus Tübinger Zeiten kannte, schrieb er am 20. Januar 1932, er könne ihm »einfach und klar sagen«, bereit zu sein, »die Professur als Ordinarius in Bern zu übernehmen.«[538]

Doch es sollte anders kommen. Ernst Kretschmer entschied sich schlussendlich gegen einen Neuanfang. Allem Anschein nach schreckten ihn die Ar-

535 UAT, 749/T2.
536 Ebd.
537 Die Korrespondenzen finden sich in: UAT, 749/Nr. S 45.
538 Zit. aus Schreiben Kretschmers an Nägeli vom 20. 1. 1932. Korrespondenz findet sich in ebd.

beitsbedingungen ab, die ihn in Bern erwarteten. Die Sondierungsgespräche fielen in die Zeit, als die Medizinische Fakultät eine Trennung des Lehrstuhles und der Universitätsnervenklinik von der psychiatrischen Heilanstalt in Bern vorantrieb.[539] Kretschmer war wohl bewusst, welch eine anstrengende organisatorische Pionierarbeit dort auf ihn zukommen würde. Ganz im Gegensatz zu Marburg, wo er seine Klinik in den vorangegangenen sechs Jahren weitgehend nach seinen Vorstellungen geformt hatte. Und Kretschmer, der allergrößten Wert auf einen überschaubaren, ruhigen, gleichmäßigen Klinikbetrieb legte, wurden in dieser Hinsicht noch weitere Verbesserungen offeriert.[540]

Bei seiner Entschlussbildung pro Marburg spielte sicherlich eine Rolle, dass man seitens der Universität wie auch der Regierung große Anstrengungen unternahm, ihn zum Bleiben zu bewegen.[541] Auf diese Weise hatte der abgelehnte Ruf nach Bern auch direkten Einfluss auf die weitere Geschichte der Marburger Universitätsnervenklinik. Denn Kretschmer, der sich ohne Zweifel in einer exzellenten Verhandlungsposition befand, ließ sich seinen Verbleib nicht nur pekuniär veredeln, sondern rang der Regierung weitreichende infrastrukturelle Zusagen ab.[542] Im Angesicht des drohenden Wegganges von Ernst Kretschmer wurde somit der Grundstein für den weitreichenden Ausbau der Marburger Klinik gelegt.[543] Konkret wurde die Ausweitung der Klinik durch die Anfertigung eines neuen Mittelbaus beschlossen. Darin sollte Platz sein für neue Krankensäle, große Tagräume, Badeeinrichtungen und eine moderne Laborabteilung, die sich in ein Stoffwechsel-, ein klinisch-diagnostisches und ein psychologisches Laboratorium aufteilen würde.[544] Die Umsetzung dieser baulichen Maßnahmen sollte allerdings bis weit in die Jahre des Zweiten Weltkrieges andauern.

IV.3 Das Ende vom Anfang einer Marburger Schule: Autonomie, Angleichung oder Radikalisierung der Konzepte im Nationalsozialismus?

Der NS-Staat war ein Rassenstaat, der die Schaffung einer rassisch homogenen, leistungsstarken und wehrhaften »Volksgemeinschaft« anstrebte.[545] Das anvisierte Ziel sollte auf der einen Seite durch (finanzielle) Förderung des rassisch erwünschten, erbgesunden und leistungsbereiten Teils der Bevölkerung erzielt

539 Vgl. den Brief Kretschmers an Morgenthaler vom 4.2.1923, der ebd. überliefert ist.
540 Vgl. Kretschmer, Gestalten, S. 130.
541 UAM, 305a acc 1978,15/Nr. 4057a.
542 UAT, 749/Nr. T2.
543 Ebd.
544 Müller, Wege, S. 69.
545 Siehe Burleigh/Wippermann, State.

werden. Auf der anderen Seite forcierte das NS-Regime die »Reinigung des deutschen Volkskörpers« von allen »rassefremden«, »erbkranken« und »asozialen Elementen«. Diese wurden als »Parasiten« oder »Ballastexistenzen« verunglimpft und stigmatisiert. Bei ihrer Erbgesundheits- und Rassenpolitik wandten die Nationalsozialisten zentrale Bestandteile der Rassenhygiene bzw. Rassenanthropologie an.

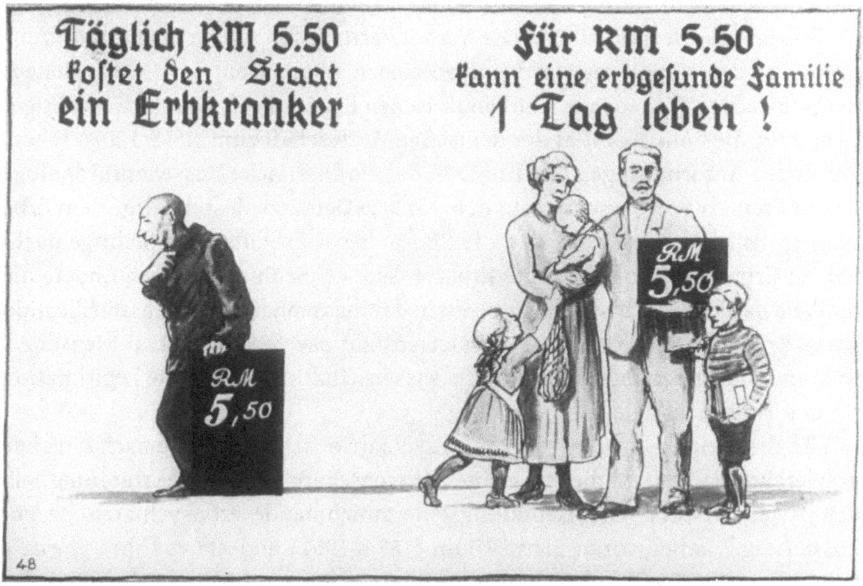

Abb. 27: NS-Propaganda zum »Gesetz zur Verhütung erbkranken Nachwuchses«

Die rassenhygienische Programmatik richtete sich primär gegen »Erbkranke« der eigenen Rasse – psychisch Kranke und geistig Behinderte – und gegen gesellschaftliche Randgruppen wie Kriminelle, Alkoholiker und Fürsorgebedürftige, deren normbrechendes Verhalten auf genetische Anomalien zurückgeführt wurde. Ging es den Rassenhygienikern um »Aufartung«, so stand bei den Rassenanthropologen die »Aufnordung« im Vordergrund. Basierend auf der Annahme einer Ungleichwertigkeit der verschiedenen Rassen wandte sich die Rassenanthropologie gegen fremde Rassen und gegen »rassische« Minderheiten, wie zum Beispiel Juden oder Sinti und Roma, im eigenen Land.[546] Zwar spielten rassenhygienische Lösungsansätze bereits im Kaiserreich und vor allem nach dem verlorenen Ersten Weltkrieg in der Weimarer Republik eine bedeu-

546 Zur Geschichte der Rassenhygiene siehe Weindling, Health sowie Weingart/Kroll/Bayertz, Rasse.

tende Rolle. Sie waren jedoch weit davon entfernt, eine Monopolstellung einzunehmen. Dies änderte sich mit der Machtübernahme durch die Nationalsozialisten umgehend. Die Rassenhygiene avancierte ab 1933 zur staatlich sanktionierten Leitwissenschaft, die nicht nur die Medizin, sondern letztlich alle gesellschaftlichen Bereiche des »Dritten Reiches« durchdrang.

Mit der Implementierung des rassenhygienischen Paradigmas ging ein Funktionswandel des Arztberufes einher. Der Arzt im »Dritten Reich« war nicht mehr primär dem Individualwohl seiner Patienten, sondern der Heilung des »Volkskörpers« verpflichtet.[547] Die Verantwortung für »Aufartung« und »Aufnordung« der Nation wurde den Medizinern übertragen. In diesem Bedeutungszuwachs ist – neben sozioökonomischen Erwägungen – auch ein wichtiger Grund für die hohe Affinität der deutschen Ärzteschaft zum NS-Staat zu sehen. Die neuen Anforderungen brachte 1934 der einflussreiche Rassenanthropologe Otmar Freiherr von Verschuer auf den Punkt: »Der Arzt, dessen Sorge dem Erbe unseres Volkes gilt, und der sich die Pflege dieses Erbguts zur Pflicht gemacht hat, ist Erbarzt. Jeder Arzt sollte Erbarzt sein!«[548] Schlussendlich mündete die radikale nationalsozialistische Eugenik in der massenhaften Zwangssterilisation sowie Ermordung von geistig behinderten und psychisch kranken Menschen, während die Rassenanthropologen die wissenschaftlich verbrämte Legitimation für den Holocaust lieferten.[549]

Für die weitere Ausrichtung der Psychiatrie hatte die eugenische Wende gravierende Folgen. An die Stelle eines Wissenschaftspluralismus trat innerhalb der psychiatrischen Theoriebildung eine zunehmende erbpsychiatrische Fokussierung.[550] Allen voran Ernst Rüdin (1874–1952) und die von ihm geleitete DFA erlangten eine beachtliche Machtfülle und bestimmten entscheidend den Fortgang des Faches.[551]

Dem erbpsychiatrischen Mainstream schienen – zumindest aus nationalsozialistischer Sicht – die Forschungsschwerpunkte der Marburger Psychiatrie in Teilen entgegenzustehen. Sie galten im »Dritten Reich« als umstritten (Psychotherapie) bzw. wurden als nachrangiger (Konstitutionslehre) eingestuft. Darüber hinaus galt Ernst Kretschmer nicht als dezidierter Vertreter psychiatrischer Eugenik. Vor 1933 lassen sich von ihm in dieser Hinsicht kaum Stellungnahmen vernehmen.[552] Demzufolge wurde sein psychiatrisches Konzept

547 Siehe Bruns, »Volkskörper«.
548 Verschuer, »Erbarzt«, S. 2; zit. n. Rickmann, »Rassenpflege«, S. 88.
549 Siehe hierzu allen voran die Arbeiten von Schmuhl, Rassenhygiene; ders. Grenzüberschreitungen; ders., Rassenforschung.
550 Siehe hierzu Roelcke, Wissenschaft.
551 Vgl. ebd., S. 120.
552 Vgl. Matz, Konstitutionsbiologie, S. 565.

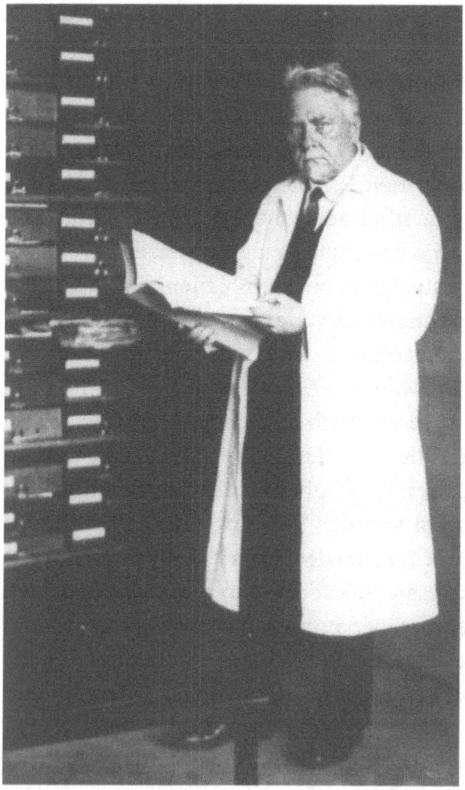

Abb. 28: Ernst Rüdin

bald als zu liberal und mit der NS-Rassenideologie unvereinbar diskreditiert.[553] Der Wind hatte sich dadurch jedoch weniger für Kretschmer, der sich als Ordinarius in einer komfortablen Position befand, sondern eher für seine Schüler Friedrich Mauz und Willi Enke gedreht. Diese hatten sich bis dato konzeptionell deutlich sichtbar in den Spurrinnen ihres akademischen Lehrers bewegt. Aus diesem Grund wird die folgende Abhandlung über die Marburger Psychiatrie im Nationalsozialismus neben der Frage, wie Ernst Kretschmer auf die neue Situation reagierte, ausführlich die Emanzipationsbemühungen seiner Schüler beleuchten.[554]

553 Vgl. Aumüller et al., Fakultät, S. 235f.

554 Eine differenzierte Darstellung der Rolle Ernst Kretschmers im NS findet sich in ebd., S. 234–237, 454–457 sowie 532–535. Ungleich kritischer, was die Haltung Kretschmers im NS betrifft, ist Müller, »Not«.

Rassenhygiene und Konstitution

Eine der ersten Amtshandlungen der NS-Regierung war die Verabschiedung des »Gesetzes zur Verhütung erbkranken Nachwuchses« (GzVeN) vom 14. Juli 1933.[555] Im Zuge dieses Gesetzes und der nachfolgenden Durchführungsverordnungen wurden bis zum Ende des »Dritten Reiches« insgesamt über 350.000 Frauen und Männer zwangsweise unfruchtbar gemacht. An der Durchführung war die deutsche Psychiatrie federführend beteiligt. Zum einen waren Psychiater verpflichtet, ihre als »erbkrank« eingestuften Schutzbefohlenen zur Unfruchtbarmachung zu melden. Zum anderen fungierten viele Nervenärzte als Beisitzer an den so genannten Erbgesundheitsgerichten und entschieden in dieser Funktion direkt über eine zu tätigende Zwangssterilisation.

Den führenden Fachvertretern kam jedoch noch eine andere Aufgabe zu. Sie sollten durch ihre berufliche Autorität die Realisierung des Gesetzes beratend begleiten und auf diesem Wege zu dessen (fach)öffentlicher Legitimation beitragen.[556] In diesem Kontext ist auch ein von der DFA im Januar 1934 durchgeführter erbbiologischer Lehrgang zu sehen, bei dem etwa 120 Psychiater in das GzVeN eingewiesen wurden. Die Referate der dort vortragenden Experten wurden in einem von Rüdin herausgegebenen Sammelband über »Erblehre und Rassenhygiene im völkischen Staat« abgedruckt.[557] Diese Publikation diente fortan allen an der Zwangssterilisation Beteiligten als gewichtiges Referenz- und Standardwerk.[558]

Einer der Referenten und somit auch Beiträger des Sammelbandes war Ernst Kretschmer.[559] In seinen Ausführungen über »Konstitutionslehre und Rassenhygiene« sprach er sich klar und deutlich für die Zwangssterilisation aus.[560] Die unter das GzVeN fallenden psychiatrischen Erberkrankungen teilt Kretschmer unter konstitutionsbiologischen Gesichtspunkten in zwei Kategorien auf: »Allgemeine Defekt- und Kümmerformen« sowie »konstitutionsspezifische Entartungsformen«. Bei den Ersteren, Kretschmer meint hier vornehmlich Personen mit »angeborenem oder früh erworbenem Schwachsinn« (heute Debillität), ist sein Urteil schnell gefällt. Da es sich um die »fortpflanzungsgefährlichste« Gruppe handele, kann das GzVeN an dieser Stelle sein »größtes und volkshygienisch dankbarstes Wirkungsgebiet« entfalten.[561] Etwaige Bedenken hat Kretschmer keine:

---

555 Zum GzVeN siehe Bock, Zwangssterilisation.
556 Vgl. Schmuhl, Zwangssterilisation, S. 206f.; ders. Gesellschaft.
557 Rüdin, Erblehre.
558 Vgl. Schmuhl, Rasse, S. 12.
559 Vgl. Kretschmer, Konstitution, S. 184–193.
560 Ebd., S. 185.
561 Zit. n. ebd.

»Die Eltern solcher Defekten haben kein Interesse an Nachkommenschaft, die Nachkommen selbst sind nur zum Unglück geboren und die Volksgemeinschaft wird von ihnen mit moralischer Zersetzung, unerträglichen Lasten und zuletzt mit dem Untergang bedroht. Es gibt kein moralisches Gesetz und keine Art von durchdachter Humanität, die uns die Erhaltung dieser Erbstämme gebieten könnte.«[562]

Ernst Kretschmer reiht sich hier in die Masse der Psychiater ein, die Eugenik und Zwangssterilisation nicht zuletzt deshalb bejahten, um die angeblich drohende Gefahr einer Degeneration des »Volkskörpers« abzuwenden.[563]

Bei der zweiten Gruppe, den »konstitutionsspezifischen Entartungsformen«, unter die er Schizophrene, Epileptiker und Manisch-depressive subsumierte, urteilt Ernst Kretschmer ungleich differenzierter. Zwar befürwortet er bei den schweren Krankheitsfällen ebenfalls die »Ausmerzung aus dem Erbgang«, gibt jedoch zu bedenken, dass es sich hierbei um eine Minderheit handele. Der überwiegende Teil dieser Kategorie käme für Nachkommenschaft durchaus in Frage, da er sich lediglich »aus ungünstigen Erbkombinationen bestimmter (...) Konstitutions- und Persönlichkeitsformen« rekrutiere.[564] Um diese Kombinationen zu entschlüsseln, bedürfe es eines kompetenten Konstitutionsforschers, der »für eine sachkundige und individualisierte ärztliche Eheberatung« sorgen kann, um die Paare »im Erbgang wieder zur gesunden Mitte zurückzuführen«.[565] Dieses Vorgehen sieht Kretschmer bei den weniger schweren Fällen als die bessere Alternative zur Zwangssterilisation an.[566]

Ernst Kretschmer flankierte nicht nur in publizistischer Form das GzVeN, sondern er hatte in den Jahren 1934/35 den Beisitz am Kasseler Erbgesundheitsobergericht inne.[567] Dort entschied – analog zu den Erbgesundheitsgerichten – ein Gremium aus zwei Ärzten und einem Juristen über den Einspruch der Betroffenen gegen die erstinstanzlich verhängte Entscheidung zur Zwangssterilisation. Als Klinikdirektor zeigte er seine vermeintlich »erbkranken« Patienten beim Gesundheitsamt an oder aber er beantragte – wenn auch eher selten – direkt deren Unfruchtbarmachung.[568] Darüber hinaus wurden auch

562 Zit. n. ebd., S. 186.
563 Siehe insbesondere Ley, Zwangssterilisation.
564 Zit. n. Kretschmer, Konstitution, S. 186f.
565 Ebd., S. 192.
566 Ebd., S. 188.
567 Vgl. Aumüller et al., Fakultät, S. 474.
568 Im Zuge der Forschungen zur Marburger Medizinischen Fakultät im NS wurden die Akten des Erbgesundheitsgerichtes Marburg ausgewertet und dabei festgestellt, dass in der Universitätsnervenklinik deutlich öfter ein Patient wegen einer »Erbkrankheit« angezeigt, denn ein Antrag auf Unfruchtbarmachung gestellt worden ist. Während die Autoren leider keine Zahlen für die getätigten Anzeigen liefern, benennen sie drei Fälle, bei denen eine durchgeführte Zwangssterilisation auf einem Antrag durch Ärzte der Universitätsnervenklinik basierte. Vgl. ebd., S. 458–471.

viele einer »Erbkrankheit« verdächtigte Personen zur Begutachtung in die psychiatrische Universitätsklinik eingeliefert.[569] Kretschmers Gutachten weisen dabei auf eine differenzierte, abwägende Haltung gegenüber dieser Zwangsmaßnahme hin. Er wurde daraufhin von Protagonisten der NS-Erbpsychiatrie auch schnell als eugenischer Bedenkenträger verunglimpft.[570] Dies ändert jedoch nichts an der Tatsache, dass auf sein Geheiß hin geistig behinderte und psychisch kranke Menschen gegen ihren Willen durch ein entwürdigendes, schmerzhaftes und teilweise lebensbedrohliches Verfahren ihrer Fortpflanzungsfähigkeit beraubt wurden.

Vom positiven Zusammenhang von Rassenmischung und Hochkultur – Kretschmer als rotes Tuch für die NS-Ideologen

Trotz Kretschmers Bereitschaft, sich an der Durchführung wie auch Propagierung der Zwangssterilisationen zu beteiligen, lässt sich bereits kurze Zeit nach der NS-Machtübernahme Misstrauen ausmachen, das ihm von einer Gruppe hochschulpolitischer »Alter Kämpfer« und Rassenideologen entgegenschlug. Wiederholt wurde von dieser Seite angemahnt, die Ansichten, Theorien und Konzepte Kretschmers stünden der NS-Ideologie diametral entgegen. Als Begründung wurde fortwährend aus Kretschmers Buch von den »Genialen Menschen« zitiert.[571] Dabei empörten sich die Kritiker vor allem über seine These vom positiven Zusammenhang zwischen Rassenmischung und Hochkultur. Im Gegensatz zu den Verfechtern der nordisch-arischen Reinrassigkeit hob Kretschmer hier zumindest in Teilen die Vorzüge der Rassenvielfalt hervor.[572]

Den Malus der »Genialen Menschen« sollte Ernst Kretschmer nicht mehr loswerden. Dies hatte zur Folge, dass er im »Dritten Reich« keinerlei Aussichten hatte, den Ruf einer anderen Universität zu erhalten. Als 1936 in Tübingen über die Nachfolge von Robert Gaupp als Ordinarius für Psychiatrie beraten wurde, erlangte Ernst Kretschmer, der sehr an einer Rückkehr interessiert war und für den sich auch Gaupp als seinen Nachfolger ausgesprochen hatte, zwar den ersten Listenplatz. Seine Berufung scheiterte zunächst einmal an der Intervention Ernst

569 Auch zu den erstellten Gutachten gibt es keine quantitativen Angaben. Das vermehrte Gutachterwesen und der damit zusammenhängende Patientenzustrom hatte jedoch erkennbare Auswirkungen auf die Arbeitsbelastung der Klinikverwaltung. Aus diesem Grund beantragte Kretschmer für das Rechnungsjahr 1937 eine dritte Bürokraft. Vgl. ebd., S. 462f.

570 Insbesondere Rüdin beklagte sich über die »Bedenkenmeierei« Kretschmers, da dieser auf konkrete Anträge zur Zwangssterilisation mit Gegengutachten reagierte. Zit. n. Weingart/Kroll/Bayertz, Rasse, S. 474.

571 Vgl. Aumüller et al., Fakultät, S. 236.

572 Dies attestiert ihm auch Müller, »Not«, S. 400.

Rüdins, der auf dem Tübinger Psychiatrie-Lehstuhl einen Kandiaten bevorzugte, der eugenisch motivierte pschiatrische Genetik im Sinne der Rüdin-Schule betrieb.[573] Gegen die Berufung Kretschmers legte darüber hinaus auch der Nationalsozialistische Deutsche Dozentenbund (NSDDB) sein Veto ein.[574] Der Dozentenbund, der für die ideologische Reinhaltung der Hochschulen verantwortlich zeichnete, begründete dies mit der fehlenden Parteizugehörigkeit Kretschmers, vor allem jedoch mit den in den »Genialen Menschen« vertretenen Ansichten.[575] Den Ruf erhielt stattdessen Hermann F. Hoffmann (1891–1944), der im Gegensatz zu Kretschmer ein ausgewiesener Erbpsychiater war und als linientreu galt.[576] Als Kretschmer nach dem Tode Hoffmanns von der Tübinger Medizinischen Fakultät im Januar 1945 erneut auf Platz eins der Nachfolgeliste gesetzt wurde, wiederholte sich das Prozedere. Noch immer stand es für den NSDDB außer Frage, eine Berufung Kretschmers zu akzeptieren.[577]

Ernst Kretschmer geriet auch in Marburg zeitweise unter Druck. In Person des Hygienikers Wilhelm Pfannenstiel schwang sich ein Fakultätskollege zu seinem Gegenspieler auf, der keine Gelegenheit ausließ, ihn bei Parteidienststellen zu diffamieren.[578] Sicherlich auch durch persönliche Animositäten motiviert, beschuldigte Pfannenstiel seinen Kontrahenten »weit entfernt vom Nationalsozialismus und den diesem zugrunde liegenden Rassegedanken« zu sein.[579] Insbesondere die Ernennung Kretschmers zum Dekan der Medizinischen Fakultät im Frühjahr 1943 war ihm ein Dorn im Auge. Dem neuen Dekan warf er vor, er besitze »keinerlei Verständnis für eine nationalsozialistische Hochschulpolitik«.[580] Dabei spielte er auf eine Rede Kretschmers anlässlich der Feier zum 100. Geburtstag von Robert Koch an, in der er sein Ideal einer unpolitischen, nicht korrumpierbaren Wissenschaft darlegte.[581] Diesem Ideal scheint der Dekan Ernst Kretschmer auch versucht haben, zu entsprechen. Er sah sich in seiner neuen Funktion nicht als bloßer Erfüllungsgehilfe des Reichsministeriums für Erziehung, Wissenschaft und Volksbildung (REM) oder der Partei, sondern setzte eigene Vorstellungen durch.[582] Insbesondere verhin-

573 Vgl. Roelcke, Forschungsanstalt, S. 42.
574 Zum Einfluss des NSDDB auf die Berufungsverfahren siehe Grüttner, Hochschulpolitik.
575 Vgl. die Stellungnahme des Tübinger Dozentenführers Erich Schönhardt (1891–1979) vom 2.1.1936. Der Vorgang befindet sich in UAT, 315/Nr. 21.
576 Vgl. Leonhardt, Hoffmann, S. 98.
577 UAT, 315/Nr. 21.
578 Vgl. Aumüller et al., Fakultät, S. 235 f.
579 Zit. aus Bundesarchiv Berlin (Barch), BDC: WI/Nr. A 518. Schreiben Pfannenstiels an de Crinis vom 17.9.43.
580 Zit. aus. ebd.: Pfannenstiel an de Crinis vom 2.1.44.
581 Die Rede ist auszugsweise abgebildet in: Kretschmer, Gestalten, S. 151–153.
582 Vgl. Aumüller et al., Fakultät, S. 533.

derte er in einigen Fällen Berufungen und Habilitationen von ausgewiesenen Nationalsozialisten, die ihn als Wissenschaftler nicht überzeugten.[583]

Für seine Tätigkeit als Dekan konnte er sich auf sein hohes Ansehen und eine stabile Hausmacht innerhalb von Universität und Fakultät verlassen. Außerdem war er intelligent, geschmeidig und diplomatisch genug, um abzuschätzen, wie weit er für seine Belange einstehen konnte oder welche Zugeständnisse er einzugehen hatte, um seine Position nicht zu gefährden.[584] Kurzum: Allen Intrigen Pfannenstiels zum Trotz saß Kretschmer als Ordinarius und später Dekan fest im Sattel. Sich dessen bewusst, richtete er es sich im NS-Staat ein.

Forschungs- und Klinikalltag

Der Forschungsalltag der Marburger Psychiatrie war auch im »Dritten Reich« stark von der Weiterentwicklung der Konstitutionstypologie geprägt. Zwar stand die Konstitutionsforschung seit der NS-Machtübernahme zusehends im Schatten der Erbpsychiatrie, doch wurde sie durchaus noch als förderungswürdig angesehen. Kretschmer gelang es, dass mehrere seiner Projekte als »kriegswichtig« eingestuft wurden und eine Förderung durch den Reichsforschungsrat erhielten.[585] Folgende Schwerpunkte lassen sich dabei ausmachen: Zum Ersten wurde versucht, durch experimentelle Belastungsversuche die vegetativen und hormonalen Funktionen der Konstitutionstypen näher zu bestimmen. Zweitens führten die Marburger Psychiater Untersuchungen über den intermediären Eiweißstoffwechsel durch. Ziel war es, konstitutionstypische Unterschiede bei Erschöpfungszuständen zu konturieren.[586] Ein drittes Projekt war schließlich auf dem Feld der Arbeits- und Leistungsmedizin angesiedelt. Dabei galt es, die konstitutionellen Leistungsgrenzen von Fabrikarbeitern auszuloten.[587]

Die NS-»Euthanasie« hatte keinen direkten Einfluss auf den Alltag der Marburger Universitätsnervenklinik. Mit Kriegsbeginn begann die so genannte Krankenmordaktion »T4«, in deren Verlauf mehr als 70.000 geistig behinderte und psychisch kranke Menschen vergast wurden.[588] Die Selektion von Patienten für die »Euthanasie« fand jedoch in erster Linie in Heil- und Pflegeanstalten

583 Vgl. ebd., S. 535f.
584 Vgl. ebd., S. 533f.
585 Eine detaillierte Auflistung der Forschungsschwerpunkte und -projekte am psychiatrischen Lehrstuhl in Marburg für die Zeit bis Mai 1945 findet sich in UAT, 749/Nr. S 41.
586 Vgl. hierzu auch: Ba-Ma, RH 12-23/Nr. 670.
587 Zur kriegswichtigen Forschung Kretschmers in Marburg siehe ausführlich Aumüller et al., Fakultät, S. 621–626.
588 Siehe hierzu im Detail Rotzoll et al., »Euthanasie«-Aktion.

statt. Patienten aus psychiatrischen Universitätskliniken gerieten hingegen nicht gezielt in diese Krankenmordaktion. In seiner Autobiografie gibt Kretschmer an, im Vorfeld nicht in die Pläne der Organisatoren des Krankenmordes eingeweiht worden zu sein. Er habe erst davon erfahren, als die »Aktion T4« bereits im Gange war.[589] Daraufhin habe er vor seinen Mitarbeitern mit scharfen Worten gegen die »Euthanasie« gesprochen.[590] Dazu lässt sich zunächst einmal sagen, dass bisher keine Dokumente aufgefunden worden sind, die eine frühe Mitwisserschaft oder gar Involvierung Kretschmers in den Krankenmord nahe legen. Ob er vor seinen Klinikmitarbeitern tatsächlich derart deutlich gegen die NS-»Euthanasie« Position bezogen hat, lässt sich hingegen genauso wenig verifizieren. Andere Hinweise, die ein aktives Vorgehen Kretschmers gegen dieses Medizinverbrechen belegen, existieren ebenso wenig. Dass dies durchaus möglich war, dokumentieren die Fälle des Göttinger Psychiatrie-Ordinarius Gottfried Ewald sowie der Anstaltsdirektoren Karl Jaspersen (Bethel/Bielefeld) und Hans Roemer (Emmendingen), denen wegen ihrer kritischen Haltung zu den Krankentötungen interessanterweise keine Nachteile enstanden.[591]

Nach dem Stopp der »T4«-Aktion im August 1941 wurden die Krankenmorde regional weitergeführt.[592] Bis Kriegsende starben im Reichsgebiet und in den eroberten Gebieten Anstaltspatienten in verstärktem Maße durch Medikamente und gezieltes Verhungernlassen. Auch für diese zweite Phase gibt es keine Anzeichen, die auf eine direkte Beteiligung der Marburger Universitätspsychiatrie schließen lassen.[593] Allerdings waren nach wie vor alle Patienten außerhalb der universitären Psychiatrien gefährdet, selektiert zu werden. In diesem Licht muss die bis Kriegsende nachzuvollziehende Praxis Kretschmers betrachtet werden, seine nicht therapierfähigen Patienten in die Marburger Landesheilanstalt zu verlegen, in der viele Menschen infolge mangelnder Versorgung starben, oder von wo aus sie in die Tötungsanstalt Hadamar überwiesen wurden.[594] Ernst Kretschmer musste klar gewesen sein, dass durch die von ihm angeordneten Verlegungen das Leben dieser Menschen in akute Gefahr geriet.[595]

Sehr viel unmittelbarer als die Krankenmorde wirkte sich der Krieg auf einem anderen Sektor aus. Bereits wenige Tage vor Kriegsbeginn wurde in Marburg das Reservelazarett III in Betrieb gesetzt.[596] Für die Unterbringung von seelisch

589 Vgl. Kretschmer, Gestalten, S. 158.
590 Vgl. ebd.
591 Siehe Schmuhl, Gesellschaft, S. 305–319.
592 Siehe Faulstich, Hungersterben sowie Süß, »Volkskörper«.
593 Vgl. Aumüller et al., Fakultät, S. 600.
594 Vgl. Müller, »Not«, S. 398. Siehe Lilienthal, Opfer.
595 Das Schicksal dieser von der Nervenklinik in die LHA verlegten Patienten ist bis heute unklar.
596 Ausführlich zur Behandlung von psychisch kranken Soldaten in Marburg siehe Müller, Wege.

kranken Soldaten mussten innerhalb der Universitätsnervenklinik Raum zur Verfügung gestellt werden. In der Folgezeit waren innerhalb der Klinik bis zu 50 Prozent der Betten durch Wehrmachtssoldaten »zweckentfremdet«.[597] Dass diese neue Konstellation nicht zu einer anhaltenden massiven Überbelegung führte, verdankte die Nervenklinik der Tatsache, dass die sich über ein knappes Jahrzehnt hinziehenden Ausbaumaßnahmen Mitte 1941 ihren Abschluss gefunden hatten.[598] Erinnern wir uns: Es handelte sich um jene bauliche Zugeständnisse, die Ernst Kretschmer 1932 an seinen weiteren Verbleib in Marburg geknüpft hatte. Der nun fertig gestellte Klinikmittelbau wurde gleich für eine Lazarettabteilung beansprucht. Der größte Teil des Lazarettes befand sich allerdings in dem an die Nervenklinik angrenzenden »Jägerheim«, einem früheren Erholungsheim für Kriegsversehrte.[599]

Die Gesamtleitung des Lazarettes unterstand Ernst Kretschmer, und der erfahrene Militärpsychiater gab aus dieser Leitungsfunktion heraus die großen Linien vor.[600] Dabei konnte er auf seine Erfahrungen aus dem Ersten Weltkrieg rekurrieren. Kretschmer galt seitdem als der »überlegene Theoretiker« der Kriegsneurotikerbehandlung.[601] Sein Konzept basierte auf einer Unterscheidung hysterischer Erscheinungen in tatsächliche Erkrankungen, Krankheitsgewöhnung und Simulation.[602] An dieser Einteilung orientierte sich sein therapeutischer Ansatz, dem er auch im Zweiten Weltkrieg treu blieb.[603] Beste Heilungsaussichten versprach er sich von der Wachsuggestionstherapie, ergänzt durch die Anwendung von elektrischem Strom:

> »Zur Unterstützung der Wachsuggestivtherapie benutzen wir als Mittel der Wahl den faradischen Strom. Er wirkt eindrucksvoll als ungewohnter Sinnesreiz, weckend auf Muskulatur und Sensibilität und dadurch auf die Psyche, bei schmerzhafter Verstärkung wirkt er außerdem intensiv konzentrierend, hochreißend und notfalls disziplinierend, anspornend auf die Willigkeit des Patienten.«

Entscheidend für ein schnelles Remittieren der Symptome sei jedoch, dass der Psychiater die Strombehandlung verbalsuggestiv flankiert:

> »Das suggestive Wort hat entweder die Form der nachdrücklichen Demonstration oder des nachdrücklichen Befehls, z. B. bei einem hysterisch gelähmten Glied: ›Da sehen Sie, schon zeigt sich etwas Bewegung, schon rötet sich die Haut, schon beginnt der Muskel

597 Ebd., S. 67f.
598 Ebd., S. 68f.
599 Vgl. Aumüller et al., Fakultät, S. 594.
600 Ebd., S. 595.
601 Zit. n. Riedesser/Verderber, »Maschinengewehre«, S. 39.
602 Vgl. Aumüller et al., Fakultät, S. 598.
603 Vgl. Riedesser/Verderber, »Maschinengewehre«, S. 216.

zu zucken, nun merken Sie auf, gleich wird die Bewegung da sein. Jetzt tüchtig mitarbeiten! Stramm angefasst! Nicht gejammert! Eins, zwei, eins, zwei!‹ (...)«[604]

Gelang es während dieser mehrstündigen Sitzungen nicht, den Soldaten zu therapieren, dann erwartete ihn ein Aufenthalt in einer 1940 eigens für diese Zwecke eingerichteten Dunkelkammer.[605] Bei der Dunkelzimmer-Methode sollte der Kriegsneurotiker in ein

»abgedunkeltes einfaches Einzelzimmer, das ganz geräuschlos und halb verdunkelt ist, so daß man wohl im Zimmer noch sehen, aber nicht durchs Fenster blicken kann, bei vollkommener Bettruhe. Außer der zweimaligen kurzen Visite und der notwendigen Bedienung kommt niemand ins Zimmer, auch Korrespondenz wird unterbunden. (...) Diese Behandlung wird mehre Tage oder Wochen konsequent fortgesetzt; länger als 4 Wochen wird man selten brauchen. Diese Methode wirkt (...) vor allem energisch erziehend und disziplinierend durch die damit verbundene Langeweile und wohltätige Karenz.«[606]

Ernst Kretschmers rigide Ansichten zur »flotte[n] therapeutische[n] Aufarbeitung der sogen. Kriegsneurotiker« waren mit den Plänen der Wehrmacht deckungsgleich,[607] die anstelle eines unangebrachten Mitleids, wie man es in den Jahren 1914 bis 1918 nicht selten beobachtet haben wollte, diesmal auch im militärpsychiatrischen Alltag ein rigoroses therapeutisches Durchgreifen anstrebte.[608] In diese Zielvorstellung stimmte die militärpsychiatrische Elite vorbehaltlos mit ein, sahen doch auch sie in der fehlenden Konsequenz, die angeblich im Ersten Weltkrieg bei der Behandlung der Kriegszitterer an den Tag gelegt wurde, einen wichtigen Grund für das »Debakel von 1918«.[609] Bei der Umsetzung dieser Marschroute sollte mit der Gruppe der so genannten »Beratenden Psychiater des Heeres« ein Expertenkreis an exponierter Stelle mithelfen.[610] Einer von ihnen war Ernst Kretschmer, der das Sanitätswesen des Wehrkreises IX in psychiatrischen Fragen beriet.[611] Am Beispiel der Militärpsychiatrie wird deutlich, wie der NS-Staat seinen Funktionseliten Möglichkeiten bot, lange gehegte Theorien in die Praxis umsetzen zu können. Partieller Dissens mit der Staatsführung erwies sich nur selten als Hinderungsgrund, die Offerten von politischer Seite zu nutzen.[612]

604 Zit. aus Kretschmer, Psychologie, S. 229f.
605 Vgl. Günther, Diagnose, S. 268.
606 Zit. n. Kretschmer, Psychologie, S. 240f.
607 Ba-Ma, RH 12-23/Nr. 670.
608 Vgl. Blaßneck, Militärpsychiatrie, S. 31.
609 Vgl. Quinkert/Rauh/Winkler, Einleitung, S. 20.
610 Siehe hierzu Berger, Psychiater.
611 Zur Rolle Kretschmers als Beratender Psychiater siehe ebd., S. 275f.
612 Siehe hierzu Herbert, Typologien, S. 26 sowie 35f.

Lässt sich die Frage nach der Rolle von Ernst Kretschmer im Nationalsozialismus eindeutig beantworten? Nimmt man das Begriffspaar »Anhänger oder Gegner« zur Hilfe, gibt es für beide Seiten durchaus Argumente, ohne dass hierdurch die Frage hinreichend geklärt wäre. Kretschmers Einstellung zu den Programmen und Zielen der nationalsozialistischen Machthaber weist eine diffizile Gemengelage aus. Während er die staatlich sanktionierte Eugenik grundsätzlich begrüßte, wandte er sich gegen die Forderung der NS-Rassenideologen nach »Aufnordung« und »Rassenreinheit«. Einerseits sprach er sich als Ordinarius und Dekan gegen die Vereinnahmung der Wissenschaften durch den NS-Staat aus, andererseits war er ein bestens vernetzter Psychiater, der in nahezu allen relevanten und einflussreichen Fachverbänden, die im »Dritten Reich« ausnahmslos gleichgeschaltet waren, eine Führungsposition inne hatte.[613] Schließlich passte zwischen die Ansichten des Militärpsychiaters Kretschmer, der einen drakonischen therapeutischen Kurs verfocht, und den Zielsetzungen des Wehrmachtssanitätswesens kein Blatt Papier.

Diese Haltungen und Handlungen Kretschmers wirken auf den ersten Blick ambivalent, bei genauerem Hinsehen lässt sich aber durchaus eine gewisse Handlungsstringenz erkennen. Sein psychiatrisches Konzept erwies sich in einzelnen Aspekten (Militärpsychiatrie) als deckungsgleich, in anderen als anschlussfähig (Konstitution und Rassenhygiene) und in wieder anderen Teilen (Rassenanthropologie) als nicht kompatibel mit den gesundheits- und rassenpolitischen Vorstellungen des NS-Staates. Wie er sich in den einzelnen Fragen positionierte, entschied er stets aus Überzeugung heraus – ganz gleich, ob er mit seinen Festlegungen näher an den Nationalsozialismus heranrückte oder sich weiter von ihm entfernte. Kretschmer konnte sich diese, teilweise durchaus problematische Unabhängigkeit insofern erlauben, da er aus einer sicheren beruflichen Stellung heraus agierte.

In einer gänzlich anderen Position befanden sich seine ambitionierten Oberärzte Willi Enke, Friedrich Mauz und später Klaus Conrad. Welchen beruflichen und politischen Weg sie in den Jahren 1933 bis 1945 einschlugen, wird in den nächsten Abschnitten rekonstruiert. Der Werdegang von Willi Enke steht

613 Ernst Kretschmer trat im April 1933 als Vorsitzender der AÄGP zurück und wechselte stattdessen in den Vorstand des »Deutschen Vereins für Psychiatrie« bzw. der Nachfolgeorganisation »Gesellschaft Deutscher Neurologen und Psychiater« (DGNP). Siehe hierzu die Studie von Hans-Walter Schmuhl, Gesellschaft. Schmuhl geht hierin auch ausführlich auf Kretschmers Rolle innerhalb der Fachgesellschaft ein. Neben seiner Tätigkeit im Vorstand der DGNP gehörte er dem Vorstand der »Deutschen Gesellschaft für Psychologie« wie auch dem der »Deutschen Gesellschaft für Konstitutionsforschung« an. Weiterhin war er im Ausschuss der »Gesellschaft Deutscher Naturforscher und Ärzte« sowie im »Deutschen Ausschuss für psychische Hygiene« tätig. Schließlich fungierte er noch als Obmann für Psychiatrie in der Leopoldina. Eine Auflistung seiner Mitgliedschaften im »Dritten Reich« findet sich in: UAT, 749/Nr. S 44.

dabei exemplarisch für die Geschichte einer reibungslosen, ja vorauseilenden Integration in die politisch-ideologischen Prämissen des »Dritten Reiches«.

Vorauseilende Psychiatrie – Willi Enke als Propagandist der NS-Rassenhygiene

Willi Enke wurde am 6. März 1895 in St. Gallen in der Schweiz geboren. Nachdem seine Familie nach Thüringen übersiedelte, absolvierte er das Gymnasium in Plauen.[614] Nach dem Ende des Ersten Weltkrieges, an dem er als Freiwilliger die vollen vier Jahre teilgenommen hatte, studierte er in Leipzig und Greifswald Medizin. Im Anschluss sammelte er erste praktische psychiatrische Erfahrungen in der städtischen Heil- und Pflegeanstalt Dresden, ehe er 1923 an die Tübinger Nervenklinik wechselte.

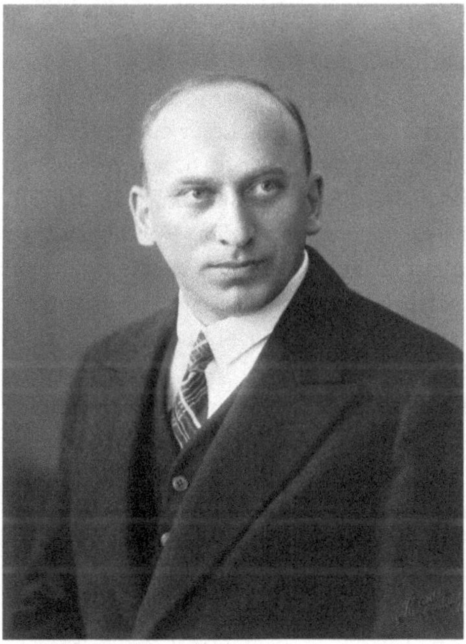

Abb. 29: Willi Enke

Dort schien er sich früh an dem damaligen Oberarzt Kretschmer orientiert zu haben, denn zu seinen Forschungsschwerpunkten zählten bald die Psychotherapie und Konstitutionsforschung. Bevor er im Juni 1926 zu Ernst Kretschmer

614 Angaben wie auch im Folgenden sind der Personalakte von Willi Enke entnommen: UAM, 307c acc 1969,33/Nr. 202.

nach Marburg kam, war er noch für kurze Zeit an der Unfallnervenheilanstalt in Schkeuditz (Sachsen) tätig gewesen. In der Marburger Klinik fand neben Willi Enke auch seine Ehefrau Elisabeth zeitweise eine Anstellung.[615]

Auch an seiner neuen Wirkungsstätte blieben seine alten Forschungsprioritäten zunächst bestehen. Unmittelbar nach der Machtübernahme der Nationalsozialisten kam jedoch ein weiteres Aufgabengebiet hinzu. Willi Enke entdeckte die Bedeutung der Rassenhygiene und Erbbiologie. Als ambitioniertes Mitglied im NSDDB, als Schulungsredner für das rassenpolitische Amt sowie als Referent auf NSDAP-Zellenabenden sorgte er dafür, dass auch Laien von den Segnungen der neuen NS-Leitwissenschaft erfuhren.[616] Insofern war es nur konsequent, dass er als Beisitzer am Marburger Erbgesundheitsgericht für die Durchführung des GzVeN sorgte.[617] Da er zudem am 1. Mai 1933 in die NSDAP eingetreten war und sich noch als Truppführer im NS-Kraftfahrkorps engagierte, galt Enke in den Augen des NSDDB als ein »gefestigter Charakter«, der mit seinen »nationalsozialistischen Gedankengängen politisch im Gegensatz zu seinem Chef Kretschmer und dessen Oberarzt Mauz« stehe.[618]

Eine Vorstellung von den Inhalten seiner Schulungstätigkeit bekommt man bei der Lektüre einer Publikation von ihm »Über Ursprung und Wesen der Krankheit« aus dem Jahre 1938.[619] Hierin lädt er seinen Leser zu einem Gang durch die Heil- und Pflegeanstalten ein, um zu demonstrieren, wie verheerend sich »Erbkrankheiten« auf das Leben der Betroffenen auswirken.[620] In den »Irrenhäusern« möge man, so der Autor, erschauern vor all der »Hässlichkeit der Entartung, wie sie durch Vermischung mit krankem oder rassefremdem Erbgut entsteht«.[621] Er appelliert, diesen Auswüchsen möglichst schnell Einhalt zu gebieten, da ansonsten die »hohe Kulturmission, die unser Führer uns als letztes Ziel gesteckt hat«, scheitern werde.[622]

Sein Pamphlet, in dem er als radikaler rassenhygienischer Propagandist auftrat, sollte sich als eine Art Empfehlungsschreiben erweisen, denn nur wenige Monate nach der Veröffentlichung verließ Enke Marburg, um Direktor der Landesheil- und Pflegeanstalt Bernburg zu werden.[623] Ende 1940 nahm in einem abgetrennten Teil der von ihm geleiteten Einrichtung die »T4«-Tötungsanstalt

615 Zu Elisabeth Enke siehe Kelling, Generation.
616 Vgl. ein Dossier der NSDAP-Gauleitung Kurhessen vom 19.12.1937, in: UAM, 305a acc 1976,19/Nr. 3512.
617 Vgl. Aumüller et al., Fakultät, S. 471–473.
618 UAM, 307c acc 1950,10/Nr. 166: Schreiben des Marburger NS-Vertrauensdozenten Hans Fliege vom 18.3.1936.
619 Vgl. Enke, Ursprung.
620 Siehe hierzu auch Matz, Konstitutionsbiologie, S. 434.
621 Zit. n. Enke, Ursprung, S. 266.
622 Ebd.
623 Enkes dortige Rolle beleuchten Hoffmann/ Schulze, »Anstalt«.

Bernburg ihren Betrieb auf. Insgesamt wurden dort knapp 15.000 Menschen vergast. Enke gab zwar in der Nachkriegszeit an, er hätte von der Funktion des zweckentfremdeten Anstaltsteils nichts gewusst, seine Mitwisserschaft und letztlich auch Billigung der Massentötungen wird jedoch durch verschiedene Zeugenaussagen dokumentiert.[624]

Willi Enke kehrte nach dem Kriegsende und alliierter Internierung zunächst nach Marburg zurück. Nachdem seine Versuche scheiterten, wieder innerhalb der Universitätspsychiatrie Fuß zu fassen, wurde er 1950 leitender Arzt bei den Diakonischen Anstalten Hephata in Treysa (Nordhessen) und bekleidete diese Funktion bis zu seiner Pensionierung im Jahr 1963.[625] Neueste Forschungen von Volker Roelcke haben ergeben, dass Enke während seiner dortigen Tätigkeit unethische Forschungen an Patienten durchgeführt hat. So hat er im Vorfeld der so genannten Pneumoencephalographie, einer schmerzhaften Untersuchung des Gehirns, die Sorgeberechtigten bzw. Vormünder seiner Schutzbefohlenen nicht nur völlig unzureichend und stark bagatellisierend über die Gefahren dieser Intervention (Mortalitätsrate von 1 bis 3 Prozent) unterrichtet. Enke hat darüber hinaus die Pneumoencephalographie in einigen Fällen auch ohne erkennbare medizinische Indikation und somit zu reinen Forschungszwecken durchgeführt.[626]

Während sich Willi Enke mit Beginn der NS-Herrschaft konsequent in den rassenhygienischen Dienst gestellt hatte und sich dadurch schnell die Akzeptanz der Parteistellen erwarb, schlug Friedrich Mauz lange Zeit Skepsis entgegen.

Psychiatrische Wandlungsprozesse – Der Werdegang von Friedrich Mauz[627]

Friedrich Mauz wurde am 1. Mai 1900 im schwäbischen Esslingen in eine Arztfamilie hineingeboren.[628] Nach bestandener Reifeprüfung und Erstem Weltkrieg, an dem er in den letzten Kriegsmonaten teilgenommen hatte, begann er sein Medizinstudium in Tübingen. Als Initialzündung für seine Hinwendung zur Seelenheilkunde bezeichnete er die Lektüre von Kretschmers »Sensitiven Beziehungswahn«.[629] Aus diesem Grunde bewarb er sich erfolgreich um eine

624 Vgl. Bundesbeauftragter für die Stasi-Unterlagen: MfS HA IX-11 ZUV/Nr. 45, Bd. 3.
625 Vgl. Klee, Personenlexikon, S. 137.
626 Siehe hierzu das Gutachten Volker Roelckes, der von der Hephata Diakonie beauftragt wurde, die Tätigkeit Enkes in den Jahren 1950 bis 1963 zu untersuchen: https://www.hephata.de/downloads/Roelcke-Abschlussbericht-Hephata.pdf (11.3.2019).
627 Die Ausführungen zu Mauz sind angelehnt an Rauh, Psychiater.
628 Die Angaben sind dem selbstverfassten Lebenslauf von Friedrich Mauz vom 5.7.1944 entnommen. Er befindet sich in Barch, BDC: PK/Nr. H 0427.
629 Vgl. UAT, 308/Nr. 45: Lebensbeschreibungen von Friedrich Mauz.

Stelle als wissenschaftliche Hilfskraft in der Universitätsklinik von Gaupp und Kretschmer. Seine 1923 eingereichte Dissertation »Über Schizophrene mit pyknischem Körperbau« atmete bereits den Geist der Kretschmer'schen Konstitutionslehre.

Der Wechsel im Gefolge Kretschmers nach Marburg schien sich für ihn zunächst auszuzahlen. Zügig erklomm er die nächsten Stufen der Karriereleiter.

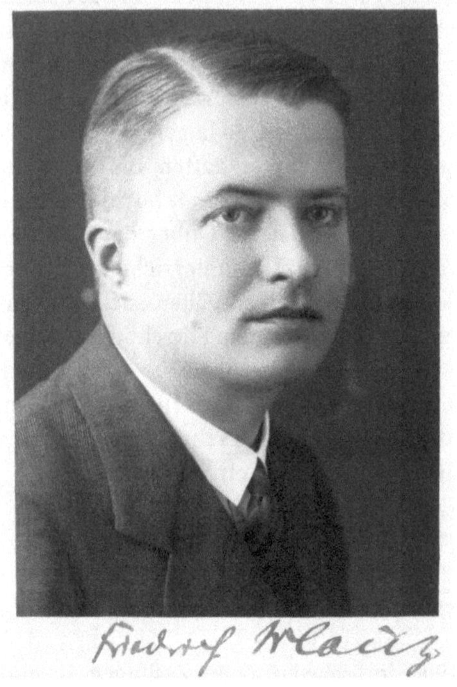

Abb. 30: Friedrich Mauz

In der psychiatrischen Universitätsklinik stieg er alsbald vom Assistenz- zum Oberarzt auf, und nur kurze Zeit später, im März 1928, habilitierte sich Mauz mit einer wiederum eng an Kretschmers Konstitutionsforschung angelehnten Arbeit zur körperbaudiagnostisch gestützten »Prognostik der endogenen Psychosen«. Der junge Psychiater erwarb sich den Ruf eines rhetorisch brillanten Dozenten, glänzenden Wissenschaftlers sowie therapeutisch begabten Arztes, der sich neben der in Marburg präferierten Psychotherapie auch sehr für psychoanalytische Techniken interessierte.[630] Sein Weg auf einen Psychiatrie-Lehrstuhl, den zu erklimmen der ehrgeizige Mauz als die einzig wahre Bestimmung für einen

630 Vgl. UAM, 307c, Acc. 1969,33/Nr. 219.

Wissenschaftler ansah, schien vorgezeichnet. Doch ausgerechnet der neue NS-Staat, der die Berufsaussichten einer Vielzahl von (nichtjüdischen) Medizinern schlagartig verbesserte,[631] sollte sich für seinen weiteren akademischen Werdegang zunächst hemmend auswirken.

Durch seine enge konzeptionelle Anlehnung an Ernst Kretschmer war Friedrich Mauz nach 1933 zunächst einmal ins Hintertreffen geraten. Dass er innerhalb des NS-Wissenschaftsbetriebes über keinen guten Leumund verfügte, machte ein Urteil des Marburger Vertrauensdozenten Hans Fliege deutlich. Anfang 1936 äußerte dieser in einem Dossier über Mauz deutliche politische und menschliche Vorbehalte. Der Psychiater gehöre »wegen seiner liberalistischen Haltung und völlig ablehnenden Einstellung der Bewegung gegenüber zu der Gruppe jüngerer Dozenten«, die die Partei »auf das schärfste bekämpft habe«.[632] Mauz schien die prekäre Situation schnell bewusst geworden zu sein, denn er reagierte darauf mit einem ganzen Maßnahmenbündel, mit dem er sich an die neuen politischen Verhältnisse wie fachpsychiatrischen Entwicklungen anpassen wollte.

Einem ambitionierten Realisten wie Mauz war bewusst, dass er, wollte er den mit Macht angestrebten Lehrstuhl erhalten, jegliche Verdachtsmomente der Illoyalität dem Regime gegenüber zerstreuen musste, war doch insbesondere in den Anfangsjahren des »Dritten Reiches« die universitäre Berufungspraxis stark von politisch-ideologischen Faktoren geprägt.[633] Dies waren sicherlich wichtige Beweggründe für seinen Einritt in die SA sowie die Unterzeichnung »des Bekenntnisses der Professoren an den deutschen Universitäten und Hochschulen zu Adolf Hitler und dem nationalsozialistischen Staat« im November 1933.[634]

Daneben trieb der Psychiater Mauz die fachliche Anpassung an die neuen Verhältnisse voran. In einem Beitrag über »Das biologische Denken in der Psychiatrie« von 1934 mühte er sich, eine Brücke zwischen Psychotherapie und Erbbiologie zu bauen.[635] Zu Beginn seines Artikels gibt Mauz Auskunft darüber, was er unter biologischem Denken in der Medizin generell versteht. Es ist das Bestreben, »die Ganzheitsbeziehungen des Organismus zu erfassen und für das ärztliche Urteilen und Handeln auszuwerten«.[636] Dabei sieht er in dem Psychiater zuvorderst einen Ratgeber bei der Suche des Individuums nach innerer Einheit.[637] Von einem Primat des »Volkskörpers«, einer zentralen Forderung der

631 Prägnant beschrieben in Kater, Lage.
632 UAM, Bestand 307c/Nr. 555: Handakten des Vertrauensdozenten der NSDAP Prof. Dr. Fliege.
633 Siehe Grüttner, Hochschulpolitik, S. 185.
634 UAM, 307c Acc. 1969,33/Nr. 219.
635 Mauz, Denken.
636 Ebd., S. 1303.
637 Vgl. ebd.

Rassenhygieniker, kann in diesem Text keine Rede sein. Vielmehr klingt sogar Kritik an der destruktiven Seite der psychiatrischen Eugenik an, wenn Mauz am Ende seiner Publikation anmahnt: »(...) nicht nur auszumerzen, sondern Werte zu schaffen, ist unser Ziel.«[638] Liest man sich den gesamten Text durch, dann mutet das Unterfangen von Mauz, auf diese Weise einen Schulterschluss zwischen Psychotherapie und Erbpsychiatrie herzustellen, einigermaßen naiv an. Vielmehr zeigt sich eine deutlich vernehmbare Distanz zwischen dem Konzept von Mauz und dem damaligen erbpsychiatrischen Forschungstrend.

Größere Erfolgsaussichten, konzeptionell an das erbbiologische Paradigma anzuschließen, sah Friedrich Mauz fortan in seinem zweiten Schwerpunkt, der Konstitutionsbiologie. In einem Anfang 1939 verfassten Aufsatz über »Grundsätzliches zum Psychopathiebegriff« entwarf er ein Szenario, laut dem die Erforschung der konstitutionellen Beschaffenheit der Volksgenossen zu einem integralen Bestandteil des biopolitischen Programms im Nationalsozialismus werden sollte.[639] Er gab sich von der Unverzichtbarkeit der Konstitutionslehre als psychiatrisches Mess- und Analyseinstrument bei der forcierten Aufdeckung der »biologisch Minderwertigen« überzeugt. Mit ihrer Hilfe sei es nun möglich, »die saubere Trennung des biologisch Unerwünschten von dem biologisch Erwünschten« zu vollziehen.[640] Was sich anhand des Textes eindrücklich nachvollziehen lässt, ist eine Radikalisierung seines konstitutionsbiologischen Konzeptes. Ein Vergleich der Publikationen von 1934 und 1939 macht seine Entwicklung vom Individual- zum Selektionsmediziner deutlich. Ein Befund, der jedoch nicht nur auf der Theorieebene, sondern auch für die psychiatrische Praxis – wie seine aktive Beteiligung am GzVeN zeigt – von Mauz zu erheben ist.[641]

Doch alle Bemühungen, seine politische und fachliche Zuverlässigkeit zu beweisen, schienen ins Leere zu laufen, waren doch seine Integrationsversuche begleitet von schmerzlichen beruflichen Niederlagen. Im Zeitraum von 1933 bis 1939 unterlag er in nicht weniger als neun Berufungsverfahren der Konkurrenz. Wie nachhaltig die Skepsis ihm gegenüber als Kretschmer-Schüler war, zeigen die Verhandlungen zur Besetzung des Lehrstuhls für Psychiatrie in Jena. Der Jenaer Dozentenführer Lothar Stengel von Rutkowski bat am 8. Juli 1938 seinen Marburger Kollegen um eine Beurteilung von Mauz.[642] Es würde nämlich der Eindruck bestehen, dass sich die Kretschmer'sche Schule gegenüber der

638 Ebd., S. 1304.
639 Vgl. Mauz, Psychopathiebegriff.
640 Ebd., S. 93.
641 Detailliert zur Rolle von Mauz beim GzVeN siehe Silberzahn-Jandt/Schmuhl, Mauz, S. 322–324.
642 Zit. n. Zimmermann, Fakultät, S. 45.

Durchführung des GzVeN »typisch liberal passiv« verhielte.[643] Was die gewünschte Marburger Beurteilung aussagte, ist nicht bekannt. Sicher dagegen ist, dass der Name Mauz noch nicht einmal auf die Liste gesetzt wurde.[644]

Friedrich Mauz spielte wiederholt mit dem Gedanken, seine universitäre Laufbahn zu beenden und ein Privatsanatorium zu eröffnen, da erreichte ihn im April 1939 doch noch der Ruf, den Lehrstuhl für Psychiatrie und die Leitung der Nervenklinik der Albertina-Universität in Königsberg zu übernehmen.[645] Es scheint sich in hochschulpolitischen wie psychiatrischen Kreisen schlussendlich doch noch die Überzeugung ausgebreitet zu haben, Mauz habe sich in fachlicher Richtung von seinem Lehrmeister Kretschmer emanzipiert. Mit der Zeit wurde er als eigenständiger Konstitutionsforscher und Erbpsychiater angesehen.[646]

In Königsberg sollte Mauz sehr schnell Fuß fassen und wurde bereits im Frühjahr 1940 zum Dekan der medizinischen Fakultät ernannt.[647] In Ostpreußen scheint sich Mauz in frappierender Weise radikalisiert zu haben. Im August 1940 ließ er sich als Gutachter für die »Euthanasie-Aktion T4« anwerben. Anhand von Angaben auf einem DIN A 4 großen Dokument entschied Mauz über Leben und Tod von Anstaltsbewohnern. Er war somit federführend an der Ermordung von psychisch kranken und geistig behinderten Menschen im »Dritten Reich« beteiligt.[648] Für seine weitere Universitätskarriere war diese Tätigkeit sicherlich nicht abträglich gewesen. Die im Herbst 1944 beschlossene Übernahme des Rektorats durch Mauz und die damit verbundene Krönung seiner Hochschullaufbahn wurde lediglich durch die Zerstörung der Universität und seine Flucht aus Ostpreußen Anfang Februar 1945 verhindert.[649]

Nach einer kurzen Unterbrechung konnte Friedrich Mauz im Nachkriegsdeutschland seine Karriere forstsetzen. Im Jahre 1953 wurde er Ordinarius für Psychiatrie in Münster und blieb dies bis zu seiner Emeritierung im Jahr 1968. Der mittlerweile wieder sehr stark psychotherapeutisch orientierte Mauz avancierte in diesem Zeitraum zu einem der führenden Psychiater Westdeutschlands. Der Werdegang von Friedrich Mauz ist ein Lehrstück über selbst auferlegte universitäre Anpassungs- und Wandlungsprozesse im 20. Jahrhundert. Die Emanzipierung von Kretschmer sowie die Annäherung an die NS-

643 Ebd.

644 Vgl. ebd. Den Ruf nach Jena bekam stattdessen mit Berthold Kihn ein ausgewiesener Befürworter nationalsozialistischer Eugenik und früher Anhänger der »Freigabe der Vernichtung unwerten Lebens«.

645 Barch, R 601/Nr. 1824.

646 Barch, BDC: PK/Nr. H 427.

647 Ebd.

648 Barch, R 96-I/Nr. 1. Die Vernehmungen von Mauz wegen seiner »T4«-Gutachtertätigkeit vom 10.8.1960 sowie 4.12.1961 finden sich wiederum in Hessischen Hauptstaatsarchiv Wiesbaden (HHStAW), Abt. 631a/Nr. 301.

649 Vgl. Heiber, Universität, S. 337.

Erbpsychiatrie gingen mit einer Radikalisierung seines psychiatrischen Konzeptes einher.

Klaus Conrad, der Mauz als Oberarzt folgte, hatte diese Anbiederungsbemühungen nicht nötig. Mit ihm wechselte ein ausgewiesener Erbpsychiater nach Marburg.

Klaus Conrads Versuch einer genetischen Konstitutionslehre

Der am 19. Juni 1905 im böhmischen Reichenberg geborene Klaus Conrad verbrachte seine Jugend und Schulzeit in Wien.[650] In der österreichischen Metropole begann er auch sein Medizinstudium, das er zeitweilig in Leipzig und Lodon fortsetzte. Nach seiner Promotion 1929 fing er in der Wiener Universitätsnervenklinik an, als Psychiater zu arbeiten.

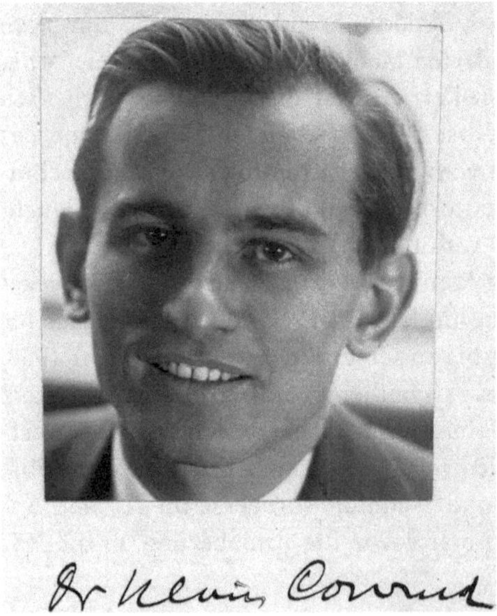

Abb. 31: Klaus Conrad

Seine weiteren Stationen waren die städtische Psychiatrie in Magdeburg sowie das weltberühmte Pariser Nervenkrankenhaus Salpêtrière. Im Jahr seines Frankreichaufenthaltes 1933 publizierte Conrad einen Fachartikel, der vor allem

650 Angaben wie auch im Folgenden sind, soweit nicht anders vermerkt, der Personalakte von Klaus Conrad entnommen. Diese befindet sich in: UAM, 310 acc 1978,15/Nr. 2451.

gestaltpsychologische Ideen aufgreift.[651] Danach bleibt diese Thematik bei ihm erst einmal für einige Jahre liegen.[652] Stattdessen schließt auch er sich dem erbpsychiatrischen Forschungstrend an.

Im Herbst 1933 wechselte Klaus Conrad als Stipendiat zuerst der Rockefeller-Stiftung, später der DFG an das Kaiser-Wilhelm-Institut (frühere DFA) für Psychiatrie nach München. Dort versuchte Conrad, durch Untersuchungen an über 250 Zwillingspaaren die Bedeutung des Erbfaktors bei der Epilepsie nachzuweisen.[653] Im Zuge dessen befasste er sich auch eingehend mit »Körperbau und Charakter« der Epileptiker. In seiner 1938 eingereichten Habilitationsschrift attestierte er dem epileptoiden Typus eine allgemeine Haltlosigkeit und ein häufiges soziales Absinken.[654]

In seine Münchener Zeit fällt auch eine rege politische Tätigkeit. Klaus Conrad war in der »Hauptstadt der Bewegung« als rassenhygienischer Referent und Schulungsredner im Einsatz. So zeichnete er insbesondere als ständiger wissenschaftlicher Leiter des Münchener »Nationalsozialistischen Deutschen Studentenbundes« über Jahre hinweg für die eugenische Schulung des medizinischen Nachwuchses verantwortlich.[655] In diesem Zusammenhang warb er für die »Unfruchtbarmachung bestimmter extrem erbbedingter Formen«, wobei diesbezügliche unter den Juden gehäuft vorkommende Erkrankungen bewiesen, »wie tief ins biologisch-somatische Geschehen hinein die Rassengrenzen sich erstrecken«.[656]

Da Klaus Conrad seinen konstitutionstypologischen Ansatz weiter ausbauen wollte und Ernst Kretschmer – der Konstitutionsforscher schlechthin – gerade auf der Suche nach einem Nachfolger für seine scheidenden Oberärzte Enke und Mauz war, wechselte Conrad Mitte 1938 an die Marburger Universitätsnervenklinik. Hier trat er 1940 in die NSDAP ein. Therapeutisch war Conrad intensiv in die Behandlung der psychisch kranken Soldaten involviert. So vertrat er den als Beratenden Psychiater des Wehrkreises häufig abwesenden Kretschmer in der Leitung des Reservelazarettes. Ab 1943 leitete er zudem eine eigenständige Lazarettabteilung für Hirnverletzte.[657] Seine dort gemachten Erfahrungen und gewonnenen Erkenntnisse bildeten das Fundament für seine wichtigen Studien allen voran zur beginnenden Schizophrenie, die Conrad nach 1945 publizieren

651 Conrad, Körperschema.

652 Zu Conrads psychiatrischem Konzept siehe Sambale, Gestaltpsychologie.

653 Conrad, Erbanlage.

654 Seine Habilschrift wurde in leicht geänderter Form publiziert in: Conrad, Erbkreis.

655 Vgl. das Schreiben des NSDDB München vom 28.12.1937, in: UAM, Bestand 310 acc 1978,15/Nr. 2451 befindet. Hierin wird Klaus Conrad nicht nur als »weltanschaulich einwandfrei« bezeichnet, sondern auch seine hohe Einsatzbereitschaft »für die Bewegung und ihre Belange« lobend erwähnt.

656 Conrad, Epilepsie; zit. n. Sambale, Gestaltpsychologie, S. 36.

657 Vgl. Sambale, Gestaltpsychologie, S. 41–43.

sollte. Im »Dritten Reich« arbeitete er in Marburg intensiv an seinem Ziel, eine erbbiologisch fundierte Konstitutionslehre zu entwerfen. Sie erschien 1941 unter dem Titel »Der Konstitutionstypus als genetisches Problem«.[658] Hatten Kretschmers bisherigen Oberärzte Enke und Mauz ihre Forschungen auf diesem Feld primär mit der Intention betrieben, die Konstitutionsbiologie Kretschmers zu ergänzen und auszudifferenzieren, so war der Ansatz von Conrad von einer größeren Unabhängigkeit gekennzeichnet.

In seiner Monografie baut Klaus Conrad Kretschmers System der Konstitutionsvarianten in ein Koordinatensystem um, mit den zwei Achsen Längen- bzw. Tiefenwachstum. Hierin lasse sich jedes Individuum durch Messungen exakt verorten.[659] Dabei wendet sich Conrad ausdrücklich gegen zentrale konzeptionelle Elemente seines Vorgesetzten, indem er z. B. den Athletiker als eigenständigen Konstitutionstypen beseitigt wissen wollte.[660] Beim Körperbau unterscheidet er lediglich zwischen zwei genetisch vorbestimmten Typen, dem Pyknomorphen und dem Leptomorphen.[661] Das nach Kretschmer zum athletischen Körperbau dazugehörige visköse (unflexible, schwerfällige) Temperament wird von ihm ebenfalls negiert. Seiner Meinung gehöre es schlichtweg nicht zur »europäisch-indogermanischen Menschenform«, sondern trete lediglich »in den riesigen russischen und dinarischen Volkskörpern«, bei den Juden sowie im westlichen »Asphaltmenschentum« auf.[662]

Erhellend ist, dass Klaus Conrad in seiner Studie mehrmals auf Walter Jaensch verweist. Der Berliner Internist war angetreten, eine Konstitutionslehre spezifisch nationalsozialistischer Prägung zu begründen.[663] Er konstruierte einen »Gegentypus der deutschen völkischen Bewegung«, den »lytischen Typus«, den er hinter einem Bündnis »französischer Machtentfaltung und dem internationalen Judentum« erblickte.[664] Jeansch griff auch wiederholt die Konstitutionslehre Kretschmers an, die seiner Ansicht nach die NS-Rassenideologie unterminiere.[665] Der Marburger Oberarzt Conrad war zumindest in Teilen inhaltlich näher an Jaensch, denn auch seine Konstitutionsforschung zielte letztlich darauf ab, die Überlegenheit und Ausnahmestellung der deutschen »Herrenrasse« zu legitimieren. Die deutschen »Übermenschen« werden, davon zeigt

658 Conrad, Konstitutionstypus.
659 Vgl. Sambale, Gestaltpsychologie, S. 38.
660 Matz, Konstitutionsbiologie, S. 492.
661 Vgl. Conrad, Konstitutionstypus, S. 10–15.
662 Vgl. ebd., S. 174–187.
663 Siehe Schott/Tölle, Geschichte, S. 192.
664 Zit. n. Jaensch, Körperform, S. 40f.
665 Vgl. Aumüller et al., Fakultät, S. 236.

sich Conrad zum Schluss überzeugt, siegreich sein. In naher Zukunft werden sie dem »Stamme eines Göttervolkes unter Sklavenvölkern« gleichen.[666]

Nach dem Ende des Zweiten Weltkrieges blieb Klaus Conrad zunächst an der Marburger Nervenklinik, bevor er 1948 auf den neu geschaffenen Lehrstuhl für Psychiatrie und Neurologie der Saar-Universität berufen wurde. 1958 übernahm er das Psychiatrie-Ordinariat an der Universität Göttingen an. Im selben Jahr erschien mit »Die beginnende Schizophrenie« Conrads bedeutendstes wissenschaftliches Werk.[667] Er liefert hier eine ausgezeichnete phänomenologische Beschreibung des Krankheitsbeginns der Schizophrenie. Quellengrundlage sind insgesamt 117 Lazarettakten von Wehrmachtssoldaten, die unter einem akuten schizophrenen Schub litten. Conrad hatte die Akten zu Beginn der 1940er Jahre als Marburger Militärpsychiater angefertigt und sie gut 15 Jahre später eingehend ausgewertet, um sie in seine Studie einfließen zu lassen.[668]

Aus der Untersuchung junger Soldaten leitete Conrad ein Verlaufsmodell der beginnenden Erkrankung ab. Nachdem zunächst ein »Lampenfieber« (Trema) mit initialer Depressivität, Ängsten und Schulderleben in einer Wahnstimmung mit dem Eindruck einer existenziell bedrohlichen Umweltveränderung kulminiert, schließt sich in der »Apophänie« das wahnhafte Bewusstwerden der Bedeutung dieses Veränderungserlebnisses an, welches schließlich in der »Apokalypse«, sprich: in psychotischem Verhalten, etwa in Form katatoner Symptome, mündet.[669] Im Zuge der nunmehr vierten Auflage dieses Buches 2013 nennt es York Bieger

> »die eindrucksvollste, plastischste und bewegendste Darstellung des Beginns der Krankheit. Jeder, der dieses Buch liest, kann sich einfühlen in das, was geschieht, wenn eine Psychose beginnt, sie immer heftiger wird und die Kranken schließlich überwältigt«.[670]

Mit der »beginnenden Schizophrenie« war Klaus Conrad ein zeitlos großer Wurf gelungen.

Die psychiatrischen Lebenswege von Enke, Mauz und Conrad zeigen, dass ein jeder auf seine Art beträchtliche Anstrengungen unternahm, um im NS-Staat zu reüssieren. Während bei Enke und Conrad sich von Grund auf eine starke Affinität zu (großen) Teilen der NS-Ideologie nachzeichnen lässt, und sie aus einer weltanschaulich gefestigten Haltung heraus handelten, ist die Causa Friedrich

666 Conrad, Konstitutionstypus; zit. n. Matz, Konstitutionsbiologie, S. 494.
667 Conrad, Schizophrenie.
668 Vgl. ebd., S. 23f.
669 Siehe hierzu auch Hambrecht/Klosterkötter/Häfner, Früherkennung S. 2936.
670 Das Zitat findet sich auf der Homepage des »Psychiatrie-Verlages« unter dem Link: https://www.psychiatrie-verlag.de/buecher/detail/book-detail/die-beginnende-schizophrenie.html (28.12.2018).

Mauz anders gelagert. Sein Werdegang dokumentiert exemplarisch, wie weitreichend und radikal die Bereitschaft sein konnte, sich dem NS-Regime anzunähern, um endlich jene Position zu erlangen, die der gehobenen Selbsteinschätzung entsprach.

Gemein ist allen dreien, dass sie im »Dritten Reich« versuchten, sich inhaltlich-konzeptionell von ihrem Chef Ernst Kretschmer abzugrenzen. Konkrete Hinweise darauf, in wie weit dieser die Emanzipierungsbestrebungen und Abnabelungsversuche seiner Schüler während der nationalsozialistischen Jahre unterstützte, tolerierte oder gar missbilligte, fehlen. Aufschlussreich ist dagegen seine Haltung in der unmittelbaren Nachkriegszeit.

Kretschmer als »personifizierter Persilschein«[671] – Die unmittelbare Nachkriegszeit

Nach der Befreiung Marburgs durch amerikanische Truppen Ende März 1945 geriet Ernst Kretschmer zunächst in Gefangenschaft. Da er als politisch unbelastet galt, kam er jedoch bald wieder frei und es gelang ihm innerhalb kürzester Zeit, sich das Vertrauen der amerikanischen Behörden zu sichern.[672] Ab dem Sommer 1945 war er zusammen mit dem Philosophen Julius Ebbinghaus einer ihrer wichtigsten Ansprechpartner für die geplante Wiedereröffnung der Universität.[673] Als es am 25. September 1945 soweit war und die Philipps-Universität wieder ihre Pforten öffnete, wurde Ernst Kretschmer die Ehre zu Teil, eine der Festreden zu halten.[674] In seinem Vortrag sang er das Hohelied auf die Wissenschaft, deren Protagonisten sich tapfer und letztlich siegreich gegen die Korrumpierungsversuche der Nationalsozialisten zur Wehr gesetzt hätten.[675] Aus der Rede Kretschmers sprach eine akademische Wagenburg-Mentalität, die jegliche kritische Selbstreflexion vermissen ließ.[676]

In diese Vergangenheitspolitik fügt sich auch Kretschmers Kurs als Mitglied der universitären Entnazifizierungskommission ein.[677] So legte er bei der Bewertung, wer als politisch belastet zu gelten habe, einen überaus großzügigen Maßstab an.[678] Von dem guten Leumund Kretschmers (so genannte »Persil-

671 Zit. n. Müller, »Not«, S. 402.
672 Gerz, Situation, S. 20.
673 Vgl. ebd., S. 10.
674 Auszüge dieser Rede finden sich in Kretschmer, Gestalten, S. 161–166.
675 Vgl. ebd., S. 161.
676 Vgl. Grundmann, Entwicklung, S. 340. Zur Vergangenheitsbewältigung innerhalb der akademischen Medizin siehe den Sammelband von Oehler-Klein/Roelcke, Vergangenheitspolitik.
677 Zu den universitären Entnazifizierungsverfahren siehe Ash, Umbrüche.
678 Vgl. Kretschmer, Gestalten, S. 160.

scheine«[679]) profitierten insbesondere seine früheren Schüler Enke, Mauz und Conrad, die während ihrer Spruchkammerverfahren auf die Hilfe Kretschmers zählen konnten.[680] Er sah ihre konzeptionelle Radikalisierung wie auch ihren Eintritt in die Partei oder SA durchweg als notwendige Konzessionen dem NS-Regime gegenüber an, um das berufliche Fortkommen zu sichern.[681] In seinen Stellungnahmen gab er sich sogar davon überzeugt, alle drei hätten eine »klar antinationalsozialistische Haltung« an den Tag gelegt.[682]

Vollends zur Farce geriet dabei die politische Unbedenklichkeitsbescheinigung für Klaus Conrad. Unbeschadet durch sein Entnazifizierungsverfahren zu gelangen, war für Conrad außerordentlich wichtig, da seine Wiedereinstellung als Universitätspsychiater davon abhing. In dieser Notlage schrieb er im Februar 1947 einen Brief an Ernst Kretschmer, indem er ihn um einen Persilschein bat.[683] Nichts dem Zufall überlassend, entwarf er darin einen 7-Punkte-Plan, der minutiös sein vermeintlich widerständiges Verhalten darlegte, und an dessen Ende er Kretschmer bat, exakt diese Punkte in seinem Schreiben an die Spruchkammer Marburg zu berücksichtigen. Zum Schluss entschuldigte er sich bei Kretschmer, dass er ihn »nochmals mit diesem leidigen Kram behelligen muss, aber eine Bescheinigung von ihnen wiegt hier bei der Spruchkammer enorm viel.«[684]

Ernst Kretschmer tat wie ihm geheißen. Seine lediglich vier Tage später verfasste politische Unbedenklichkeitsbescheinigung gibt akkurat die von Conrad vorgegebenen Punkte wieder.[685] Dabei übernahm er auch weitestgehend die Formulierungen Conrads. Am 19. Februar 1947 wurde Klaus Conrad in die Kategorie der Unbelasteten eingestuft. »Von besonderer Bedeutung für die Entscheidung der Spruchkammer«, so lautete die Urteilsbegründung, »waren die Bekundungen des Prof. Kretschmer (...)«. Conrad konnte daraufhin wieder seine ärztliche Tätigkeit an der Marburger Universitätsnervenklinik aufnehmen.

Zum Zeitpunkt des Entnazifizierungsverfahrens gegen Conrad war Ernst Kretschmer bereits nach Tübingen zurückgekehrt. Nachdem die Rückholaktionen im »Dritten Reich« zweimal am Veto des NSDDB gescheitert waren,

679 Vgl. dazu u. a. Sachse, »Persilscheinkultur«.

680 Die Spruchkammerverfahren von Friedrich Mauz und Klaus Conrad mitsamt der Unbedenklichkeitsbescheinigung durch Kretschmer befinden sich im HHStAW, 520/Nr. 569/46 (Mauz) und Abt. 520/Nr. Ma-B/1452 (Conrad). Ein Abzug des Persilscheines für Willi Enke ist im Kretschmer-Nachlass (UAT, 749/Nr. S 45) überliefert.

681 Siehe hierzu auch seine Überlegungen »zum politischen Säuberungsverfahren bei Universitätsassistenten«. Das Schriftstück findet sich in: UAT, 749/Nr. S 44.

682 Diese Bezeichnung findet sich in allen drei Persilscheinen Kretschmers.

683 Das Schreiben Conrads an Kretschmer vom 9. 2. 1947 befindet sich in UAT, 749/Nr. S 33.

684 Ebd.

685 Der Persilschein Kretschmers vom 9. 2. 1947 findet sich in der Entnazifizierungsakte Conrads: HHStAW, 520/Nr. Ma-B/1452.

setzten die Universität und das Land Württemberg nach Kriegsende alles daran, ihn als Ordinarius für Psychiatrie und Neurologie nach Tübingen zu holen.[686] Kretschmer, der, hätte er gedurft, wohl schon während der nationalsozialistischen Jahre den Ruf angenommen hätte, willigte ein und verließ Marburg zum Sommersemester 1946.

Mit Ernst Kretschmer verließ somit eine Persönlichkeit Marburg, die die dortige Psychiatrie zwanzig Jahre lang nachhaltig geprägt hatte. Fragt man sich abschließend, was von seinem psychiatrischen Konzept überdauert hat, so ist dies nicht die Konstitutionslehre, in deren Legitimation, Weiterentwicklung und Ausdifferenzierung er jahrzehntelang großes Engagement gesteckt hatte. Sie gilt mittlerweile als wissenschaftlich widerlegt.[687] Ganz anders verhält es sich mit der von ihm prononciert vertretenen mehrdimensionalen Betrachtungsweise. Dieser Ansatz ist inzwischen so sehr psychiatrisches Allgemeingut, dass er kaum mehr mit dem Namen Kretschmer in Verbindung gebracht wird.[688] Darüber hinaus gehörte er einer Avantgarde von Psychiatern an, die von der grundlegenden Bedeutung der Psychotherapie üerzeugt waren. Bei dem Streben, die Psychotherapie fest in die universitäre Psychiatrie zu verankern, war Ernst Kretschmer seiner Zeit voraus.

686 UAM, 305a acc 1978,15/Nr. 4057a.

687 Der Psychiater Detlev von Zerssen wies 1980 nach, dass zwischen den endogenen Psychosen und den Konstitutionstypen korrelationsstatistisch keine Zusammenhänge bestehen, vorausgesetzt man berücksichtigt bei den Untersuchten den Altersfaktor. Der menschliche Körperbau ändert sich in zunehmendem Alter in Richtung einer Pyknisierung. Kretschmer hatte dies bei seinen Messungen nicht berücksichtigt. Vgl. Leonhardt, Psychiatrie, S. 376.

688 Vgl. Priwitzer, Kretschmer, S. 96.

V. Begrenzungen und Hindernisse nach Kriegsende. Eine alternde Universitätsnervenklinik in der jungen Bundesrepublik (1946–1961/63)

Die nur gering zerstörte Philipps-Universität wurde im September 1945 als eine der ersten drei Universitäten in der amerikanischen Besatzungszone wiedereröffnet. Ernst Kretschmer, politisch bald als unbelastet geltend, wurde in den Monaten nach dem Kriegsende zu einem wichtigen Ansprechpartner sowohl für Behörden als auch für den zuständigen officer des US Military Government, Yarnall Edward Hartshorne.[689] Kretschmer konnte als erster Nachkriegsdekan Einfluss auf die Entwicklung der Marburger Medizinischen Fakultät nehmen. Sein Interesse an der in die Jahre gekommenen psychiatrischen Universitätsklinik, der er zwei Jahrzehnte vorgestanden hatte, war allerdings weitgehend versiegt, stand durch den erneuten Ruf nach Tübingen sein ersehnter Lehrstuhl- und Klinikwechsel unumstößlich fest.

V.1 Marburger Psychiatriestandort unter Werner Villinger

Die Marburger Fakultät musste sich endgültig dem Schicksal fügen, den weltweit bekannten Kretschmer nicht mehr halten zu können. Lange brauchte das Kollegium allerdings nicht nach einem geeigneten Nachfolger Ausschau zu halten. Durch den Kontakt zur Medizinischen Schwesterfakultät in Tübingen war just die Option eines Personalkarussells aufs tablé gekommen, wodurch in erster Linie ein langwieriges Berufungsverfahren vermieden werden sollte. Wie es Kretschmers Nachfolger als Dekan an einen Amtskollegen bald rückblickend im Mai 1946 ausdrücken sollte:

> »Die Aufstellung einer Liste für den Psychiatrischen Lehrstuhl war hier mehr eine Formalität, da ein Austausch zwischen den beiden Lehrstuhlinhabern in Tübingen und Marburg von vornherein beabsichtigt war.«[690]

689 Siehe Tent, proconsul.

690 Versé an den geschäftsführenden Leiter der Medizinischen Fakultät Würzburg, Dankwart Ackermann, 17.5.1946, in: UAM, 307c/Nr. 5556.

Hinsichtlich der zeitlichen Abfolge mag diese Schilderung zutreffend sein, inhaltlich blendete sie einen entscheidenden Punkt aus. Der Ordinarienwechsel zwischen Tübingen und Marburg kam seitens des »Tauschpartners« Werner Villinger keineswegs freiwillig zustande. Ganz im Gegenteil war der Vorgang überhaupt nur möglich geworden, weil Villinger kurz vor dem Kriegsende eine aus dem Berliner Ministerium mündlich bestätigte Berufungszusage für den Tübinger Lehrstuhl nicht mehr in schriftlicher Form erhalten hatte.[691] Somit konnte er auch nach der militärischen Kapitulation Deutschlands nur in der Funktion als stellvertretender Ordinarius und kommissarischer Leiter der Tübinger Klinik auftreten. Als vormals Breslauer Lehrstuhlinhaber (Professur und Klinikleitung seit 1940) war Villinger zudem erst kurz zuvor vor der Ostfront über Dresden im Januar 1945 nach Tübingen geflohen. Auch von daher ließ sich nicht wie gehofft auf den Rückhalt der Tübinger Universität bauen; jedenfalls nicht derart, sich nun 1945 gegenüber dem favorisierten Kretschmer behaupten zu können. So zerrann Villinger ein persönlicher, zum Greifen naheliegender Traum buchstäblich zwischen den Fingern. Nämlich der, seine Universitätskarriere mit dem renommierten Tübinger Psychiatriestandort zu krönen. Als akademischer Schüler des Psychiaters Robert Gaupp hatte er einen Teil seiner fachlichen Ausbildung in Tübingen absolviert und in den 1920er Jahren dort das klinische Jugendheim geleitet, eine der ersten kinderpsychiatrischen Klinikabteilungen landesweit.[692]

Von Kretschmer ausgestochen, hieß es für Villinger, schnell eine Alternative zu suchen. Neben der unbefriedigenden Aussicht auf eine Funktion als württembergischer Anstaltsdirektor, wie ihm zunächst Kretschmer vorschlug, sowie einer Offerte, an eine frühere Arbeitsstelle in einem Landesjugendamt zurückzukehren, zog Villinger ernsthafter die Entscheidung zwischen einer Berufung nach Marburg und einem vorliegenden Ruf aus Hamburg in Betracht. In der Hansestadt war der Lehrstuhl des von den Briten suspendierten Ordinarius Hans Bürger-Prinz vakant geworden.[693] Wofür sollte er sich entscheiden? Die Details sind nicht mehr deutlich erkennbar, doch scheint Marburg von Beginn an für Villinger vorrangig gewesen zu sein. Denn die Hamburg-Karte brachte Villinger wiederholt ins Spiel, um seine Forderungen gegenüber den hessischen Verhandlungspartnern in Marburg und Wiesbaden schließlich durchzusetzen, nicht umgekehrt. Im September 1946 sagte er endgültig der Hansestadt ab. Es war ein doppelt erfolgreiches Manöver insofern, als dass Bürger-Prinz 1947 nach Abschluss eines langwierigeren Entnazifizierungsverfahrens auch durch Vil-

691 Vgl. Holtkamp, Villinger, S. 177.
692 Vgl. ebd. sowie Schmuhl, Gehorsam.
693 UAM, 310/Nr. 6480.

lingers Entscheidung die Rückkehr auf den Lehrstuhl mit ermöglicht wurde.[694] Jedenfalls liegt die Rücksichtnahme gegenüber dem Hamburger Kollegen nahe, einten Villinger und Bürger-Prinz doch seit Längerem fachpolitische Interessen, die sie in den 1950er Jahren gemeinsam weiterverfolgten, unter anderem in Form einiger einschlägiger Marburger Treffen zur Institutionalisierung der Kinder- und Jugendpsychiatrie.

Welche Gründe sprachen aus Sicht der Marburger Medizinischen Fakultät dafür, den bereits 58-jährigen Werner Villinger in der Berufungsliste primo loco zu setzen, vor dem ehemals Königsberger Ordinarius und Kretschmer-Schüler Friedrich Mauz sowie Werner Wagner, stellvertretender Direktor der Universitätsnervenklinik Leipzig?[695] Und inwieweit war man sich der damit verbundenen konzeptionellen Neuausrichtung der Universitätsnervenklinik bewusst? Gegenüber dem Groß-Hessischen Kultusministerium gab das Fakultätskollegium im Februar 1946 für sein Votum pro Villinger folgende Hauptargumente an:

> »Wissenschaftlich ist Professor Villinger ein besonderer Kenner der Psychopathiefrage und hat sich in der Psychopathologie des Jugendalters einen bedeutenden Namen gemacht. Er ist der zweite Vorsitzende der Gesellschaft für Jugendpsychiatrie (sic: Kinderpsychiatrie) und Heilpädagogik und hat auf deutschen und internationalen Kongressen wiederholt Hauptreferate aus diesem Gebiet erstattet, wo er als einer der ersten Kenner gilt. Auch als forensischer Gutachter ist er von den Gerichtshöfen sehr geschätzt.«[696]

Für die Fakultätsmitglieder hatte in der Nachfolgeregelung Priorität, schnell einen Kandidaten aufzustellen, der als erfahrener Fachvertreter ein eigenständiges Arbeitsgebiet einbringen konnte. Im besten Falle würde daraus resultieren, den Marburger Standort weiterhin überregional sichtbar bleiben zu lassen. Auch Mauz hätte ein entsprechendes Profil eingebracht, war jedoch seitens der amerikanischen Alliierten wegen zu großer Nähe zum Nationalsozialismus als untragbar eingestuft worden.[697] Villinger schien also die erforderlichen Kriterien eher zu erfüllen; wohl nicht auf derart innovative und intellektuell her-

694 Holzbach/Naber, Bürger-Prinz, S. 48.

695 UAM, 307c/Nr. 5228: Nachf. Prof. Kretschmer Psychiatrie 1946. Während Mauz zunächst als Direktor des Psychiatrischen Krankenhauses in Hamburg-Langenhorn tätig war, dann 1953 in Münster den Lehrstuhl für Psychiatrie und Neurologie übernahm, wurde Wagner 1949 zum Wissenschaftlichen Mitglied der Max-Planck-Gesellschaft und Leiter des Klinischen Instituts der Deutschen Forschungsanstalt für Psychiatrie, später Max-Planck-Institut für Psychiatrie, München berufen.

696 Beschluss der Fakultätssitzung der Medizinischen Fakultät Marburg vom 20.2.1946, in: UAM, 310/Nr. 6480.

697 Der Vermerk auf der Liste von Hartshorne vom 25.4.46 lautete zu Mauz neben einer Reihe anderer Mediziner: »have been disapproved and may not be employed«. Das Zitat findet sich in: UAM, 307c/Nr. 5706.

ausstechende Art und Weise wie Ernst Kretschmer, dafür aber mit allseits gelobtem organisatorischem Enthusiasmus.

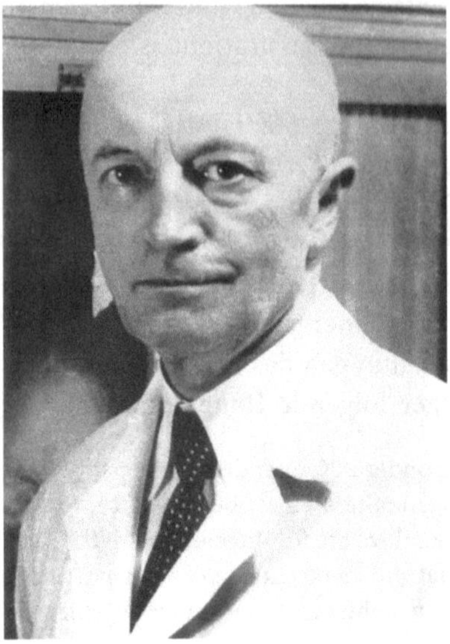

Abb. 32: Werner Villinger

Insbesondere die Betonung von Villingers jugendpsychiatrisch-forensischer Expertise ist im Zusammenhang der besonderen gesellschaftlichen Herausforderungen der unmittelbaren Nachkriegsjahre zu sehen. Die von ihm vertretene Psychiatrie des Kindes- und Jugendalters war in den 1930er und 1940er Jahren an nur wenigen Universitäts- oder Anstaltspsychiatriestandorten als Arbeitsgebiet etabliert worden. An der Marburger Universitätsnervenklinik selbst bestand nicht einmal eine gesonderte Abteilung für minderjährige Patienten, da sich Kretschmer nur am Rande mit diesem Gebiet befasst hatte.[698] Im gesamten Deutschen Reich existierte bei Kriegsende noch kein Ordinariat für Kinder- und Jugendpsychiatrie. Von einer institutionalisierten Spezialdisziplin konnte keine Rede sein. Auch von einem anerkannten Facharzt-Zertifikat war man noch weit (1968) entfernt. Villingers professionspolitische Agenda bei Amtsübernahme beinhaltete, dies unter den neuen Bedingungen schleunigst zu ändern.

Inwiefern spielten nun die Herausforderungen der Zeit Villinger in die Hände? Bei Ende des Zweiten Weltkriegs sah sich die deutsche Gesellschaft mit einem Phänomen in unbekanntem Ausmaß konfrontiert, das in den meisten kriegsbetroffenen Gebieten auftrat. Nach Schätzungen wuchsen nach 1945 in

698 Siehe Priwitzer, Kretschmer, S. 289–300.

Europa 12 Millionen Kinder als Halbwaisen auf. Teile einer ganzen Generation von Kindern und Jugendlichen war um eines oder beide Elternteile beraubt worden. In Deutschland sahen etwa 2.5 Millionen Kinder ihren Vater nicht wieder, wenn sie ihn überhaupt bewusst erlebt hatten. Hinzu kamen die frontbedingten Bevölkerungsverschiebungen unter chaotischen Bedingungen, die lange über das Kriegsende hinaus anhielten und den Alltag in den vier alliierten Zonen dominierten. Viele Minderjährige waren gezwungen, sich auf eigene Faust auf dem Land und in den zerstörten Städten, d. h. zwischen den alliierten Militärzonen so gut es ging durchzuschlagen. Oft konnten sie erst nach Jahren wieder Kontakt zu Familienangehörigen herstellen.[699] Noch 1950 wohnten etwa 750.000 Minderjährige in Übergangslagern oder Fremdunterkünften. Darunter hatten nicht wenige geschickte Überlebensstrategien durch den Handel auf dem Schwarzmarkt entwickelt, jedenfalls bis zur Durchsetzung der Währungsreform im Juni 1948. Zeitgenössische Quellen postulierten einen Anstieg der Jugendkriminalität um 400 Prozent gegenüber Normaljahren. Darüber hinaus wurde ihr Gesundheitszustand als prekär beschrieben. In einigen Regionen waren 15 Prozent der Kinder mit Tuberkulose infiziert. Erhebungen ergaben, dass 23 Prozent aller Personen mit Geschlechtskrankheiten minderjährig waren. Und nach Beurteilung der Ärzte zeigten 40 Prozent der Kinder und Jugendlichen neurotische Störungen.[700] Die hessische Metropole Frankfurt am Main wurde noch 1951 als »Mekka jugendlicher Vagabunden«[701] betitelt. In diese Beobachtung mischte sich bald ein Erschrecken der Erwachsenen über die ersten Anzeichen der »Halbstarken«-Bewegung hinein.[702]

Welche seelischen Folgen Minderjährige durch Krieg, Zerstörung und Verlust der Familienangehörigen erlitten hatten, darüber gingen unter Fachleuten wie Pädagogen, Psychologen oder Psychiatern die Meinungen auseinander. In der zweiten Hälfte der 1940er und noch in den 1950er Jahren war allerdings unter Behördenvertretern, in den Medien sowie unter Professionellen unisono von der massenhaften sittlichen »Verwahrlosung« des Nachwuchses die Rede. Psychiatrievertreter Villinger, der sich bereits in der Weimarer Republik und in der Zeit des Nationalsozialismus mit psychisch auffälligen, »asozialen« bzw. »dissozialen« Kindern und Jugendlichen befasst hatte, hielt nach Kriegsende aus seiner Sicht bewährte Konzepte zur Lösung des Problems bereit. Nicht zufällig blies auch er in das Horn der allseits beklagten »Verwahrlosung«. Er und seine

699 Vgl. Stambolis, Aufgewachsen, S. 125. Siehe allgemein dazu: Stambolis, Vaterlosigkeit; dies., Gilde.

700 Schäfer, »Sichtung«, S. 262–264.

701 Mekka jugendlicher Vagabunden. In Frankfurt: Tausende sinken von Stufe zu Stufe – Arbeitshaus eine Lösung? In: Frankfurter Neue Presse, 24. 11. 1951. Angabe nach Hilgert, Generation, S. 170.

702 Siehe Kurme, Halbstarke.

Marburger Klinikmitarbeiter ließen in den Folgejahren Fachartikel zur so genannten »Jugendnot« zirkulieren, um Kollegenkreise und die Öffentlichkeit von ihren Konzepten zu überzeugen.[703] Diese fußten trotz multidisziplinärem Anstrich bis weit in die 1950er und zum Teil in die 1960er Jahre auf primär erbpsychiatrischen und konstitutionsbiologischen Erklärungsmodellen.[704] So nimmt es nicht Wunder, dass Villingers Maßnahmenkatalog – neben Unterstützungsbekundungen für förderungswürdig erachtete Minderjährige – für »Schwersterziehbare« Optionen wie die Unfruchtbarmachung und »Bewahrung« in Arbeitshäusern präferierte und diese vehement propagierte.

Durch Villingers professionspolitisches Engagement wurde Marburg in den 1950er Jahren vor allem zu einem überregionalen Zentrum dieser jungen aufstrebenden Disziplin auf- und ausgebaut, der bundesdeutschen Kinder- und Jugendpsychiatrie. Die Entscheidung der Philipps-Universität, mit dem Jugendpsychiater Villinger ein noch unterentwickeltes Fachgebiet zu fördern, zahlte sich langfristig betrachtet aus.

Unerwartete Angriffe – Villinger »strammer Nazi« oder Regimegegner?

Villingers Traum, mit dem Lehrstuhl für Psychiatrie und Neurologie sowie eigenständiger Klinikleitung die genannten Ziele zeitnah in die Tat umsetzen zu können, verwandelte sich nach Ankunft in Marburg im April 1946 zunächst in eine Art Alptraum. Ganz unvorhersehbar dürften die Hindernisse Villinger zwar nicht ereilt haben. Ob ihres geballten Auftretens jedoch zeigte er sich überrascht und über die Jahre hinweg klagend, insbesondere den Zustand der Klinik betreffend. Zunächst war der Umstand, nach Amtsantritt wegen der prekären Haushaltslage im Land Groß-Hessen monatelang ohne Gehaltszahlungen für sich und seine sechsköpfige Familie auskommen zu müssen, noch das geringste Problem. Als schwieriger erwies es sich in den Jahren 1946 und 1947, das bereits in Tübingen abgeschlossen geglaubte Entnazifizierungsverfahren in der amerikanischen Zone schadlos zu passieren. Die endgültige Entscheidung der Marburger Spruchkammer verzögerte sich nämlich u. a. durch Turbulenzen, die an der Philipps-Universität um Villingers jüngste Vergangenheit ausgelöst worden waren.

Zwei aus Breslau geflohene, ebenfalls in Hessen ansässig gewordene Zeugen, darunter ein Arzt, fühlten sich verpflichtet zu berichten, wie sehr Villinger in seiner Funktion als vormaliger Leiter der Breslauer Universitätsnervenklinik als »strammer Nazi« aufgetreten sei. Und nicht nur das: er habe in mindestens zwei

703 Siehe z. B. Villinger, Probleme.
704 Siehe Roelcke, Erbbiologie.

Fällen Personen der Gestapo ausgeliefert. Darüber hinaus seien in Villingers Verantwortlichkeit Psychiatriepatienten der Breslauer Klinik den NS-Krankentötungsprogrammen zum Opfer gefallen.[705]

Mit diesen schwerwiegenden Vorwürfen hatten sich im Frühjahr 1946 die Philipps-Universität und die Spruchkammer gleichermaßen zu befassen. Villinger versuchte über Wochen und Monate hinweg, mittels Entlastungszeugen und eigenen Gegendarstellungen die Marburger Entscheidungsträger vom Gegenteil, d.h. seiner Unschuld zu überzeugen. Seine systematische Beteiligung als ärztlicher Beisitzer an so genannten Erbgesundheitsgerichten und Erbgesundheitsobergerichten (Hamm und Breslau) zur Zwangssterilisationen von vorgeblich Erbkranken nach dem 1933 erlassenen »Gesetz zur Verhütung erbkranken Nachwuchses« war im Zuge der anhängigen Ermittlungsvorgänge kaum Gegenstand von Argumentationen. Sie unterlag nach gängiger juristischer Beurteilung der Zeit dem Rückwirkungsverbot. Was bis 1945 Recht, d.h. Gesetz gewesen war, durfte nun nicht als Unrecht eingestuft werden, zumal das Zwangssterilisationsgesetz seitens der Alliierten allenfalls ausgesetzt, jedoch nicht annulliert worden war. An dem mit dem Gesetz verbundenen Zwangscharakter nahm in den Nachkriegsjahren ohnehin kaum ein Richter Anstoß, da viele Juristen und Ärzte von der bevölkerungspolitischen Bedeutung eugenisch-rassenhygienischer Maßnahmen weiterhin überzeugt blieben. Hierin liegt auch der entscheidende Grund, warum Betroffene trotz gebündelter Anstrengungen in Selbsthilfeorganisationen (u.a. in Gießen und München) nahezu vollständig von Entschädigungsleistungen für das im Nationalsozialismus geschehene Unrecht ausgeschlossen blieben.[706] Befürworter der Eugenik wie Villinger beschworen demgegenüber eher die Fortsetzung der Sterilisationen, wenngleich er persönlich angesichts des durch insgesamt über 350.000 Sterilisationen gegen den Willen der Betroffenen verursachten Misskredits in der Öffentlichkeit rhetorisch vorsichtig zu »freiwilligen« Unfruchtbarmachungen umschwenkte. Das sollte ihn nicht hindern, sich wiederholt und konkret noch 1961 als Sachverständiger vor dem Wiedergutmachungsausschuss des deutschen Bundestages gegen Entschädigungsleistungen an Betroffene auszusprechen.[707]

Der Vorwurf im Jahr 1946, für die Tötung von Psychiatriepatienten verantwortlich gewesen zu sein, war dagegen deutlich bedrohlicher für den Direktor einer Universitätsnervenklinik. Unter alliierter Gerichtsbarkeit war eine Reihe harter Urteile wegen Mordes oder Beihilfe zum Mord, inklusive einiger Todes-

705 UAM, 310/Nr. 6480. Siehe weiterhin Villingers Spruchkammerakte, in: HHStAW, 520 FZ/Nr. 1873.

706 Siehe hierzu Surmann, Rehabilitation. Weiterhin: Tümmers, Anerkennungskämpfe; Westermann, Leid; Topp, Geschichte.

707 Vgl. Holtkamp, Villinger, S. 155f. Siehe dazu detailliert den Abschnitt in diesem Band: Ehrhardt und die NS-Vergangenheit der Psychiatrie.

strafen gefällt worden. Das änderte sich erst mit der Gründung der Bundesrepublik, d. h. unter deutscher Gerichtsbarkeit. Aus diesen Verfahren gingen zunehmend mildere Urteile hervor.[708] Deutsche Richter kamen zu sehr widersprüchlichen Beurteilungen darüber, ob dem unveröffentlichten, formlosen »Gnadentod«-Erlass Hitlers vom September/Oktober 1939 im Sinne des so genannten Führerprinzip überhaupt Gesetzeskraft beizumessen war oder nicht. Ein damals von Ärzten 1939/40 gefordertes »Gesetz über die Sterbehilfe bei unheilbar Kranken« war jedenfalls nie in Kraft getreten.[709]

Wie konnte Villinger nun den harten Anschuldigungen entgegnen? Er beschwieg beflissentlich, als psychiatrischer Gutachter für die 1940/1941 durchgeführte »Aktion T4« tätig gewesen zu sein. Mit Glück entging er so vorübergehend ernst zu nehmenden Ermittlungen seitens der Staatsanwaltschaften, die offenbar zu dem Zeitpunkt noch nicht auf die erhaltenen Gutachterlisten der »T4« gestoßen waren. In einem dieser Dokumente, das dann aber zu Beginn der 1960er Jahre seitens der Generalstaatsanwaltschaft Frankfurt am Main in Ermittlungsverfahren Verwendung fand, wird Villingers Name ab dem Zeitpunkt 28. März 1941 geführt. Weitere Schriftstücke aus der Kriegszeit belegen, dass Villinger noch nach dem Abbruch der »T4«-Patiententötungen bis etwa 1943 die Erfassungsformblätter (Meldebogen) mit seinem ärztlichen Votum für oder gegen eine Tötung von Patienten einsandte.[710] Bestätigung fand dieser Umstand Jahre später durch Nachkriegserinnerungen ehemaliger ärztlicher und administrativer Mitarbeiter der »T4«. Villinger war als Gutachter dauerhaft im Gedächtnis geblieben, unter anderem deshalb, weil die Meldebogen aus Breslau oft verspätet eingetroffen waren und er mit seinen Voten die radikalen Selektionsvorgaben der »T4«-Zentrale nicht ganz zu deren Zufriedenheit umgesetzt hatte.[711] Somit blieb nach dem Kriegsende – und bis heute – ungeklärt, für wie viele Tötungen von minderjährigen und erwachsenen Anstaltsinsassen Villinger während des Krieges verantwortlich zeichnete. Dieser Teil seiner Vergangenheit sollte Villinger erst kurz vor seinem Tod 1961 einholen, allerdings ohne juristische Konsequenzen, worauf noch näher einzugehen sein wird.

Die schlagenden Argumente in der Auseinandersetzung von 1946 waren die seiner Integrität und Glaubwürdigkeit. Durch beigebrachte Bekundungen ehe-

708 Siehe Weinke, Crimes.
709 Roth/Aly, »Gesetz«.
710 Vgl. Holtkamp, Villinger, S. 38f.
711 Vgl. Schmuhl, Gesellschaft, S. 322–323. Zu Villingers Verantwortung wiederum als Beratender Psychiater der Wehrmacht während des Zweiten Weltkrieges, in der er als Befürworter äußerst brachialer Behandlungsmethoden an dienstuntauglichen Soldaten auftrat oder sogar forderte, gegen Suizidversuche von Kriegsteilnehmern vereinzelt besser nichts zu unternehmen, damit »Psychopathen und Drückeberger« nicht die »Manneszucht« und Moral der Truppe gefährden können, siehe Berger, Psychiater, S. 153 u. 171.

maliger Kollegen und sogar Patienten gelang es ihm, ein Bild von sich glaubhaft zu machen, demnach er als Kritiker des Regimes bekannt gewesen sei. Er habe politisch verfolgte Personen erfolgreich in der Tübinger Klinik versteckt, obwohl er dauerhaft von SS- und SD-nahen Kollegen umgeben und bespitzelt worden sei, und dies sowohl in Breslau als auch in Tübingen.[712] Leumunde bestätigten allgemein seine Einlassungen und attestierten Villinger, ein Mann der Kirche gewesen zu sein. So wurde die Aussage eines Breslauer Arzt-Kollegen in den Marburger Universitätsakten protokolliert:

> »Prof. Villinger habe sich im Gegenteil dafür eingesetzt, dass in Schlesien keine Vergasungen Kranker vorgenommen wurden. Prof. Villinger sei überhaupt fast mehr ein Geistlicher als Arzt gewesen.«[713]

Villingers Kontakte zu Kirchenkreisen können für sein erfolgreiches Fortkommen in den Marburger Jahren kaum überschätzt werden. Sie gingen erstens auf Netzwerke aus den 1920er Jahren, konkret den kirchlich ausgerichteten Allgemeinen Fürsorge- und Erziehungstags e.V. (AFET) unter Leitung des protestantischen Theologen Johannes Wolff zurück.[714] Villinger und seine Marburger Klinikmitarbeiter knüpften hieran nach 1945 wieder an und bauten diese aus.[715] Zweitens waren sie mit einer seiner früheren Wirkstätten, Bethel bei Bielefeld, verbunden. Beispielsweise führte er zur Entkräftung der Anschuldigungen, Breslauer Patienten den Tötungsprogrammen während des Krieges ausgeliefert zu haben, seine christliche Grundgesinnung derart ins Feld,

> »dass ich in der Führung der Universitäts-Nervenklinik zu Breslau mich von denselben obersten Grundsätzen der Humanität und des Christentums leiten liess wie als Chefarzt der v. Bodelschwinghschen Anstalten in Bethel. Den Euthanasiebestrebungen bin ich energisch entgegengetreten. Aus der Breslauer Klinik ist kein Kranker während meiner Amtszeit zur Euthanasie abgegeben worden.«[716]

Villingers letzte Behauptung dürfte insofern den Abläufen der Krankentötungen entsprochen haben, als dass bei den Selektionen durch die »T4« vor allem chronisch erkrankte Patienten erfasst wurden, die sich gerade nicht in Univer-

712 Villinger gab beispielsweise an, mit Berta von Kähne eine Frau aus dem Umfeld von Claus Schenk von Stauffenberg (Widerstand 20. Juli) auf der Privatabteilung der Tübinger Klinik untergebracht und versteckt zu haben. Er habe angeblich die vom Oberstaatsanwalt geforderte Begutachtung hinausgezögert, bis die französischen Truppen einmarschiert seien. UAM, 310/Nr. 6480.

713 Ebd.: 18.4.46, Aussage Friedrich Wilhelm Kroll, formaliger Chefarzt der Nervenabteilung des St.-Georg-Krankenhauses in Breslau, gegenüber dem universitären Untersuchungsausschuss an der Philipps-Universität Marburg gegen Villinger.

714 Siehe Schepker, Gründungsgeschichte.

715 Vgl. Topp, Vereinigung, u. a. S. 406–416.

716 UAM, 310/Nr. 6480: 13.4.46, Stellungnahme Villinger gegenüber dem universitären Untersuchungsausschuss an der Philipps-Universität Marburg.

sitätskliniken befanden. Ob jedoch in der Breslauer Klinik behandelte Frauen und Männer aus Villingers Verantwortungsbereich durch Verlegung in umliegende schlesische Anstalten in die »Aktion T4« einbezogen wurden, kann ähnlich wie im Falle von Kretschmers Marburger Amtszeit aufgrund fehlender historischer Untersuchungen hier nicht beantwortet werden.

Im Zusammenhang mit Villingers kirchlichen Kontakten sind die von ihm erwähnten Bodelschwingh'schen Anstalten von besonderer Bedeutung. Pastor Friedrich von Bodelschwingh (d. Jüngere, 1877–1946), seit 1910 Leiter der von Bodelschwingh'schen Anstalten Bethel, hatte 1933/34 Villinger als Chefarzt seiner Einrichtung eingesetzt, wo dieser bis zu seiner Berufung auf den Breslauer Lehrstuhl 1939/1940 tätig blieb. Von Bodelschwingh unterstützte dabei einerseits Villingers massives Vorgehen bei der Durchführung von Zwangssterilisationen der eigenen Schutzbefohlenen, versuchte aber andererseits Abtransporte von Anstaltspatienten im Zuge der Krankentötungsprogramme zu verhindern. Die geradezu freundschaftliche Nähe Villingers zu von Bodelschwingh, der als Vertreter der Bekennenden Kirche galt, hatte Misstrauen seitens verschiedener nationalsozialistischer Stellen, einschließlich der »T4«-Zentrale gegenüber Villinger wachgerufen.[717] Auf speziell diese Hintergründe ging Villinger 1946 freilich nicht im Detail ein, um sich nicht in Richtung einer Beteiligung an der »T4« selbst zu belasten.

Eine weitere Stellungnahme legte Villingers ehemals Breslauer Assistenzarzt, Helmut Ehrhardt, vor, der 1949 an die Marburger Klinik geholt wurde und sich vor allem fachpolitisch überregional zu einer einflussreichen Persönlichkeit entwickeln sollte. Ehrhardt gab zu Protokoll:

> »Die von der Partei geforderte Euthanasie unheilbar Geistes- und Nervenkranker (die man sogar in dem Film ›Ich klage an‹ populär zu machen versuchte) wurde von Prof. V. auf Grund seiner christlichen Überzeugung stets energisch bekämpft. Aus dieser Haltung heraus war es auch selbstverständlich, dass die gesamte Belegschaft der Klinik incl. der schwer Geisteskranken (mit Ausnahme von ein oder zwei moribunden Fällen) entgegen dem Befehl des Gauärzteführers vor der Einschliessung Breslaus evakuiert wurde. Ebenso selbstverständlich war es, dass gelegentlich eingelieferte ausländische Arbeiter ohne Rücksicht auf Nationalität, Religion oder Rasse genau wie jeder deutsche Patient behandelt wurden. In der Frage der Sterilisation hat Prof. V. ebenfalls stets einen vermittelnden und toleranten Standpunkt eingenommen, und im Rahmen des Möglichen versucht, Härten zu vermeiden.«[718]

Auch von Bodelschwingh hätte zu Villingers Entlastungszeugen gehören können, wäre er nicht im Januar 1946 verstorben. An seiner statt stand im selben

717 Schmuhl, Kantonist, S. 284–289.

718 »Bescheinigung« Dr. med. Dr. phil. Helmut Ehrhardt, Nervenarzt, 7.5.1946, in: HHStAW, 520 FZ/Nr. 1873.

Monat der kommissarische Leiter der von Bodelschwingh'schen Anstalten, Generalsuperintendent Walter Kähler, unterstützend parat. Kähler adressierte sogar offensiv eine andere Schwachstelle in Villingers Biografie. Dieser war u.a. Mitglied der NSDAP (1937) geworden, weshalb auch die Spruchkammer Marburg-Stadt auf seine Einstufung als »Mitläufer« und eine Sühnezahlung von 2000 RM abhob. Kähler argumentierte gegenüber der Marburger Universität, dieser Schritt des ehemaligen Chefarztes in Bethel sei in der Absicht erfolgt, »drohende Nöte von den Anstalten und ihren Kranken auf diese Weise wirkungskräftiger abwehren zu können«. Villinger habe vielmehr geholfen, Übergriffe der NSDAP abzuwehren.[719]

Dank solcher Darstellungen umwehte Villinger mehr als ein Hauch von Widerstand gegen das nationalsozialistische Regime. Er vermochte die Fakultätskollegen, das Universitätsrektorat, Vertreter der amerikanischen Zivilbehörden sowie die Spruchkammer Marburg-Stadt von seiner Darstellung zu überzeugen. Das Spruchkammerverfahren zog sich zwar noch – bei zwischenzeitlich erfolgter Berufung auf den Lehrstuhl (25.7.46) – über Monate hin. Doch am 18. März 1947 erging der rechtskräftige Beschluss der Spruchkammer Marburg-Stadt. Villinger wurde als Entlasteter (Gruppe V) eingruppiert.[720] Während bis 1949 etwa 50 Prozent der Mediziner der Marburger Medizinischen Fakultät aufgrund ihrer politischen Nähe zum Regime zumindest zeitweilig entlassen wurden,[721] konnte Villinger seinerseits 1948 bis 1949 als Prodekan auftreten und 1949 bis 1951 das Amt des Dekans bekleiden. In späteren Jahren, 1955/1956, fungierte er als Rektor der Philipps-Universität.[722]

Damit war auch eine entscheidende Voraussetzung für sein erfolgreiches Auftreten auf nationalem und internationalem Parkett erfüllt.[723] Denn Villinger agierte somit abseits der Kategorie jener Unterstützer des nationalsozialistischen Regimes, die von amerikanischer Seite mit immer größerem Misstrauen und Kritik beobachtet wurden, insbesondere seitdem mit der Gründung der Bundesrepublik eine regelrechte Umkehr der alliierten Bemühungen von »denazification« und »re-education« einsetzte. Walter R. de Forest, Leiter der »Medical Affairs Section. Education and Cultural Relations Division« des US-amerikanischen »High Commissioner for Germany Office of Public Affairs« (HICOG), warnte 1949 in einem persönlichen Rückblick mit deutlichen Worten vor den allerjüngsten Entwicklungen. Während einer Rede in New York vor der »American Public Health Association« beschrieb er einerseits die amerikani-

719 UAM, 310/Nr. 6480: Abschrift Bescheinigung Walter Kähler, Generalsuperintendent i.R. Stellv. Vorsitzender des Vorstandes der v. Bodelschwinghschen Anstalten, 21.1.46.
720 HHStAW, 520 FZ/Nr. 1873.
721 Grundmann, Entwicklung, S. 267–277.
722 Vgl. Holtkamp, Villinger, S. 35f.; Schäfer, Geschichte, S. 290.
723 Ausführlicher zu diesen Ereignissen Holtkamp, Villinger und Topp, Vereinigung.

schen Erfolge beim Wiederaufbau des bundesdeutschen Gesundheitswesens. Über die Gesinnung des tragenden medizinischen Personals musste er andererseits feststellen:

> »At present extremists with totalitarian tendencies closely resembling those of the Nazis are again attracting a large following among the health professions, exercising a rapidly growing influence and squeezing out of important positions honest democrats and persons considered ›too friendly to the Americans‹. Concerted efforts will have to be made immediately to strengthen the hard-pressed democratic element in the German health professions before its position becomes hopeless.«[724]

Villinger galt bei der amerikanischen Zivilverwaltung eher als einer der willkommenen Ansprechpartner, was durch den günstigen Umstand seiner englischen Sprachkenntnisse[725] erleichtert wurde. Am Dekadenwechsel von den 1940er zu den 1950er Jahren konnte er mehrere Reisen ins europäische und US-amerikanische Ausland unternehmen und dabei wichtige Kontakte knüpfen, die sich für die Umsetzung seiner Ziele in Marburg bald als vorteilhaft erwiesen.

»Amerikanische Reiseeindrücke« – statische versus dynamische Psychiatrie?

Villinger unternahm bereits von November bis Dezember 1948 eine Studienreise nach England. Wie er für die Chronik der Universität Marburg formulierte, war er »auf Veranlassung der britischen German Reeducation (Gollancz-)Bewegung und des Foreign Office« aufgebrochen, um den aktuellen »Stand der Psychiatrie, Jugendpsychiatrie, praktischen Jugendpsychologie, Jugendpflege und die entsprechenden neuen Einrichtungen« zu eruieren. Auf Grundlage dieser Eindrücke gab er

> »dem Hessischen Innen- und Kultus-Ministerium die Anregung, auch in Hessen Erziehungsberatungsstellen nach Art der angelsächsischen Child-Guidance-Clinics einzurichten«.[726]

Child-Guidance-Kliniken waren zu der Zeit im anglo-amerikanischen Raum verbreitet. Sie setzten trotz regionaler Unterschiede weitgehend alle auf multidisziplinäre Teams aus Psychologen, Pädagogen und Psychiatern, um Familien

---

724 Lt. Col. Walter R. de Forest, Road Back to Health, HICOG Information Bulletin, April 1950, Frankfurt, Germany: Office of the US High Commissioner for Germany Office of Public Affairs, Public Relations Division, APO 757, US Army, April 1950, S. 29–30. Beziehbar unter: http://digital.library.wisc.edu/1711.dl/History.omg1950April (29.10.2018).

725 Villinger hatte unmittelbar nach der Reifeprüfung mehrere Monate in London verbracht, um seine Fertigkeiten in der englischen Sprache zu verbessern. Während der 1930er Jahre rezensierte Villinger als Herausgeber der »Zeitschrift für Kinderforschung« zahlreiche englisch- und französisch-sprachige Artikel. Vgl. Holtkamp, Villinger, S. 12 u. 84.

726 Chronik (1954), S. 121. Villinger, Clinics.

bei Problemen mit ihren Kindern Rat und Unterstützung zu geben.[727] Eine solche Einrichtung plante Villinger auch für den Standort am Ortenberg.

Anfang Mai 1950 erbat Villinger beim Kultusministerium für sich eine Beurlaubung, um vom 17. Mai bis 30. Juni 1950 in Schweden u. a. am »Kongreß des Komitees für demokratischen Wiederaufbau« (Samarbetskommittén för Demokratiskt Uppbyggnadsarbete SDU, Stockholm) teilnehmen zu können. An das Ende der Schwedenreise schloss sich nahtlos eine Beurlaubung für die erste »Conference on Health and Human Relations« in Nassau-Tavern (Princeton), New Jersey, vom 26. bis 30. Juni 1950 an, an der allerdings nicht er persönlich, sondern nur eine Kollegin aus Frankfurt am Main teilnehmen konnte. Eine weitere Bewilligung erhielt Villinger für eine Reise in die USA von Mitte Dezember 1950 bis Anfang Januar 1951 für die von 6.000 Fachleuten besuchte »White House Conference on Children and Youth«, Washington D.C. Unmittelbar darauf hatte er Gelegenheit, an Diskussionen während der »Williamsburg 2nd Conference on Health and Human Relations«[728] in Virginia mitzuwirken, einer Nachfolgetagung der Veranstaltung in Princeton.

Beide Konferenzen verband Villinger mit Studienreisen, um »Organisation, Institutionen und Methoden der Jugendfürsorge« in den USA kennenzulernen.[729] Die Williamsburg Conference unterlag der Koordination und Finanzierung von fünf Organisationen, die im Bereich der Mental-Health-Bewegung aktiv waren und ein großes Interesse am demokratischen Wiederaufbau Deutschlands zeigten.[730] Wie einige andere Psychiater auch legte Villinger seine teils euphorischen, teils kritischen Reiseeindrücke für die deutsche Fachöffentlichkeit schriftlich nieder.[731] Insbesondere die interdisziplinäre Tagung in Williamsburg, von deren freiheitlich-demokratischer Diskussionskultur mit kleineren round tables er sich beeindruckt zeigte, fand unter seiner Organisation eine Art Nachfolge in Deutschland. Die Macy Jr. Foundation (Medical Director: Frank Fremont-Smith) unterstützte Villinger in dem Vorhaben, 1951 eine dritte internationale Tagung unter dem Titel »Gesundheit und mitmenschliche Beziehungen« in Hiddesen bei Detmold abzuhalten.

Was Villinger während der Besichtigung von Child Guidance Clinics oder psychiatrischen Einrichtungen in Virginia, Kentucky, Ohio oder New York be-

727 Vgl. Stewart, Guidance.

728 Report of a Conference on Problems of Health and Human Relations in Germany Nassau Tavern, Princeton, N. J., June 26–30, 1950. The Josiah Macy, Jr. Foundation 565 Park Avenue, New York 21, N. Y.

729 UAM 310/Nr. 6480.

730 Josiah Macy Jr. Foundation (New York), World Federation for Mental Health (London), World Health Organisation (Genf), Office of German Public Affairs (Washington, D.C.), Educational Exchange Service, U.S. Department of State (Washington, D.C) sowie Office of the U.S. High Commissioner for Germany.

731 Siehe Villinger, Reiseeindrücke. Siehe auch: von Baeyer, Psychiatrie.

schäftigte, war, wie in amerikanischen Kliniken den Patienten ein für deutsche Verhältnisse unbekanntes Maß an therapeutischem Aufwand zuteil wurde. Prägend sei seiner Beobachtung nach eine »pragmatische Philosophie«, die sich unter dem nebeneinander unterschiedlichster Strömungen und Konzepte grundsätzlich dem therapeutischen Optimismus verschrieben hatte. In den USA setzten die Kollegen insbesondere bei Minderjährigen weit stärker das Augenmerk auf soziale Einflüsse oder das Milieu. Generell wurde für Minderjährige und deren Familien sehr viel Zeit und Personal eingesetzt.[732] Dabei waren psychoanalytisch ausgerichtete Therapiekonzepte derart dominierend, dass Villinger seine Grundsatz-Kritik zugleich als Rechtfertigung der eigenen Position verstand:

> »Und während die Wellen der Psychoanalyse und der ›dynamischen‹ Psychiatrie das Land überfluten und Gutes und weniger Gutes schaffen, äußern die offiziellen Vertreter der Psychiatrie ruhig, daß sie ohne den organisch-konstitutionellen Hintergrund der europäischen Psychiatrie doch nicht ganz auskämen. (…)
> ›Wir müssen uns entgegenkommen‹, sagte mir ein Forschungsleiter drüben, als ich ihm erklärte, die Umwelttheorie und die Psychotherapie der Psychosen nicht mitmachen zu können, (…). ›Wir wissen‹, sagte er, ›daß viele Behauptungen unserer Analytiker unzutreffend sind und daß diese Psychotherapeuten mit einem fast religiösen Glaubenseifer ihrer Anschauung anhängen. Aber andererseits ist doch auch nicht alles bloß Konstitution und Schicksal. Wir müssen uns entgegenkommen, unsere dynamische und Ihre mehr statische Psychiatrie – und kritisch, aber zugleich friedlich-freundlich bleiben.‹ Das ist ganz unsere Meinung auch.«[733]

Der von Villinger repräsentierte Marburger Psychiatriestandort würde zeitnah von diesen persönlichen Beobachtungen und vor allem den guten Kontakten zu Vertretern der US-amerikanischen Mental-Health-Bewegung profitieren – und er hatte es aus Villingers Sicht auch dringend nötig. Anders als im Falle des erfolgreichen Aufbaus der Marburger Kinder- und Jugendpsychiatrie bot nämlich die Psychiatrische und Nervenklinik Anlass zu dauerhafter Sorge.

Zustand der Universitätsnervenklinik

Anfang April 1946 hatte sich Villinger von seinem Amtsvorgänger Kretschmer die Räumlichkeiten der Marburger Klinik zeigen und die kommissarisch zu leitenden Amtsgeschäfte als Direktor übergeben lassen. Welche Entwicklung

732 So auch die in den 1950er Jahren gesammelten Reiseeindrücke der Kollegin Carola Hannappel, die in einer städtischen Erziehungs- und Eheberatungsstelle, vor 1945: Abteilung für Erb- und Rassenpflege, in Frankfurt am Main arbeitete. Siehe Hannappel, Kinder- und Jugendpsychiatrie.

733 Villinger, Amerikanische Reiseeindrücke, S. 365.

nahm das Haus nun unter der neuen Leitung? Mitte der 1950er Jahre stellten sich aus Sicht des neuen Direktors die Arbeitsbedingungen paradoxerweise noch katastrophaler dar als 1946. Aufschlussreich sind Villingers Schilderungen aus dem Jahr 1953, die er in Form einer Beschwerde an übergeordnete Stellen richtete. Unter dem Titel »Die Raumnot der Universitätsnervenklinik« veranschaulichte er dem Dekan der Medizinischen Fakultät, dem Rektor der Universität sowie einem Landtagsabgeordneten auf fünf Seiten folgende Punkte.[734] Sie geben nicht nur Details des klinischen Alltags preis, sondern dokumentieren auch, dass Villinger mittelfristig keine seiner Forderungen aus den Berufungsverhandlungen hatte durchbringen können.

Erstens stünde für überwachungsbedürftige Patienten je nur ein Saal zur Verfügung. In diesem Raum mussten

> »ohne Rücksicht auf die gegenseitige Störung gleichzeitig untergebracht werden: akut Geisteskranke, z. B. Schwermütige, neben tobenden Erregten, chronisch Geisteskranke, z. B. Verblödete neben epileptischen Krampfkranken, Altersschwache und Altersverblödete, die dauernd Kot und Urin unter sich lassen; hochgradig Psychopathische, z. B. Hysterische, die schreien oder Anfälle produzieren, die andere Kranke ärgern oder aufhetzen; Selbstmörder und Selbstmordverdächtige; untersuchungsgefangene Verbrecher; asoziale Jugendliche; unruhige Kinder und Jugendliche, die auf offener Abteilung nicht gehalten werden können; geistesgesunde Nervenkranke (...)«.

Jeweils in diesem Raum fand zudem

> »die Fieberbehandlung, die Elektroschockbehandlung, die Insulinkomabehandlung vieler Kranker gleichzeitig am Vormittag statt. Die Insulinkomatherapie bringt vorübergehend starke Erregung, lautes Schreien und größte Unruhe des Patienten mit sich. In diesem einen Raum einer Universitäts-Nervenklinik verbringen manche Kranke viele Wochen, – unter Lebensbedingungen, die einen Hohn auf jede körperliche und seelische Hygiene darstellen.«

Parallel dazu sei zweitens für alle nicht überwachungsbedürftigen Kranken gleichfalls nur je ein Saal auf der Männer- und Frauenabteilung vorhanden. Diese überbelegten Säle beherbergten Gemüts- und Geisteskranke, Begutachtungskranke der Sozialversicherung, Wehrdienstbeschädigte sowie Kranke mit Neurosen. Der Platzmangel sei noch gesteigert durch

> »das Fehlen von unterteilbaren Aufenthaltsräumen für nicht Bettlägerige, von Räumen für Insulin- und Elektroschockbehandlung, für Beschäftigungs- und Spieltherapie, für Gymnastik, für ansteckende Krankheiten und für Sterbende.«

Das entworfene Bild wurde noch dramatischer, die Aufzählung von Missständen riss nicht ab:

734 Nachfolgend aus UAM, 307c/Nr. 5634: Werner Villinger, »Die Raumnot der Universitätsnervenklinik«, 9. 1. 1953.

> »Es fehlt ferner an Untersuchungsräumen, so dass oft in einem Untersuchungsraum 3 Ärzte 3 verschiedene Kranke gleichzeitig untersuchen bzw. behandeln müssen. Es fehlt jeder Raum für Besucher, jedes Wartezimmer in der Röntgenabteilung und in der Abteilung für physikalische Behandlung, so dass die Kranken im zugigen, schmalen, schmutzigen Korridor oft lange Zeit warten müssen. Es fehlt ein Raum für das Gericht, das nach Inkrafttreten des Freiheitsentziehungsgesetzes häufig in der Klinik weilt und die an sich schon völlig ungenügenden Untersuchungszimmer mit Beschlag belegt.«

Nicht zuletzt sei die Röntgenabteilung, in der seit 1946 Durchleuchtungen stattfänden, zu klein. Dringend erforderlich, weil ebenfalls absent waren ein »psychologisches Laboratorium«, ein Fotoraum, Archivräume, eine Bücherei, ein Krankenaufzug sowie Räumlichkeiten für das Pflegepersonal. Villinger schloss den Bericht mit dem für sein sonst vermittelndes Gebaren schon erbost anmutenden Fazit:

> »Die Raumnot der Universitäts-Nervenklinik Marburg ist mit primitivsten Anforderungen an psychische Hygiene und an Humanität nicht vereinbar. Die Klinik steht räumlich tief unter allen übrigen Marburger Kliniken, ja sie steht auf der niedersten Stufe heute in Europa noch möglicher Unterbringung für Nerven- und Geisteskranke.«

Wie lässt sich erklären, dass der Klinikleiter solch ein drastisches Bild malte, obwohl er doch selbst seit immerhin gut 8 Jahren für das Haus verantwortlich war? Dass er in erster Linie externe Einflüsse verantwortlich machte, wird daraus ersichtlich, wie er die Belegungszahlen als Indiz der besonderen Belastung seiner Klinik sprechen ließ. Als Beleg lieferte Villinger im selben Bericht Aufnahmezahlen und Neuuntersuchungszahlen im 10-Jahresvergleich. Demzufolge waren für die Klink 1938, also noch vor Ausbruch des Krieges 988 Aufnahmen bei 82 Belegbetten dokumentiert. Im Jahr 1948 zählte die Klinikstatistik 2171 Aufnahmen bei 145 Betten. Ähnliches ließ sich für die Poliklinik anführen, in der 1938 700 Neuuntersuchungen stattgefunden hatten, aber nun im Jahr 1952 diese Zahl auf 1610 angewachsen war. Zusätzlich zählte die Poliklinik im selben Jahr 1065 Nachuntersuchungen.[735] Villinger attestierte also einen Trend der Verdoppelung der Klinikbelastung. Auch die Chronik der Philipps-Universität dieser Jahre wies für die Psychiatrische und Nervenklinik eine Anhebung der Bettenbelegung von 84 (1937) auf 147 (1949) bei Anstieg der jährlich behandelten Patienten von etwa 1000 auf über 2000 aus.[736] War das Klinikgebäude unter Kretschmers Amtszeit bereits an seine Kapazitätsgrenze gekommen, so fiel es aufgrund neuester Entwicklungen nunmehr vollends aus der Zeit.

---

735 Ebd.

736 Chronik (1954 und 1959). Während des Krieges war allerdings die Bettenzahl zeitweise auf eine Zahl von 160 angestiegen. Zahl entnommen aus: UAM, 307c/Nr. 668.

Wie die behandelten Kinder, Jugendlichen, Frauen und Männer die lokalen Gegebenheiten erlebten, lässt sich angesichts der düsteren Beschreibungen entfernt erahnen. Es bleibt undurchsichtig, ob Villinger die Klinik absichtlich fortgesetzt überlaufen ließ, um deren Bedeutung in der regionalen Gesundheitsversorgung zu untermauern oder ob tatsächlich äußere Umstände wirksam waren, die er nur bedingt beeinflussen konnte. Ökonomische Überlegungen dürften ebenfalls als Argument eine Rolle gespielt haben.

Die Erwartung, dass zumindest ein Teil seiner Forderungen mittelfristig eingelöst werden würden, wurde jedenfalls von Jahr zu Jahr enttäuscht. Insbesondere das hessische Finanzministerium sperrte sich vehement unter der realen Knappheit der Haushaltsmittel, Gelder für eine grundlegende Modernisierung der Klinik zur Verfügung zu stellen. Im Januar 1954 fiel Villinger die von ihm verantwortete chronische Überlastung der Klinik sogar schwer auf die Füße. Das Dauerklagelied vom Ortenberg schallte, von Landtagsabgeordneten weitergetragen, bis in das Finanzministerium in Wiesbaden. Dort stieß es nicht etwa auf taube Ohren, sondern sorgte für empörte Reaktionen. Villinger brachte gegenüber dem Dekan der Medizinischen Fakultät zur Rechtfertigung vor:

> »Im Jahre 1946 ist mir anlässlich der Ablehnung einer Berufung nach Hamburg die Erweiterung der Klinik und der Neubau einer Kinderabteilung vom Ministerium versprochen worden. Im Laufe der seitdem vergangenen beinahe 8 Jahre ist nichts davon gehalten worden, weil angeblich oder tatsächlich dringlichere Bauvorhaben innerhalb der Fakultät diese Zusagen verhindern.«

Konkret zu einer älteren Denkschrift an den hessischen Landtag erklärte er:

> »Diesen Schrei der Verzweiflung habe ich seinerzeit deshalb ausgestossen und an diese Adresse gerichtet, weil mir von Herrn Ministerialdirektor (Willy) Viehweg persönlich dieser Weg empfohlen wurde. Natürlich wollte und will er dafür nicht nach aussenhin als Anreger dastehen. Bedauerlich ist aber, dass, wie ich von Herrn Verwaltungsdirektor (Gerhard) Ranft jetzt gehört habe, gerade dieses Schreiben an den Landtag beim Herrn Finanzminister eine sehr unangenehme Wirkung gehabt haben soll. Er soll persönlich dem Kultusminister im Frühjahr letzten Jahres geschrieben haben, dass man doch einfach die Universitäts-Nervenklinik Marburg auf 80 Betten verkleinern solle. Die Behandlung der Geisteskranken (…) könne ja doch einfach in der Heil- und Pflegeanstalt Cappel bei Marburg durchgeführt werden. Irgendein Ausbau der Klinik (wohl einschließlich des Neubaus der Kinderabteilung) komme nicht in Frage.«[737]

In diesem tagespolitischen Schlagabtausch hatte allerdings der Kultusminister die Zuständigkeit und Entscheidungskompetenz. Villinger gab sich seinerseits desillusioniert darüber, ob mit Mitteln von Denkschriften oder Protestschreiben etwas zu erreichen sei. Er wählte eine andere Strategie und lud 1954 den gerade

737 Zitate aus einem Bericht Villingers an Dekan Hans Erhard Bock, 30. 1. 1954, in: UAM, 307c/ Nr. 5634.

neu ins Amt gewählten Kultusminister anlässlich eines Besuchs in Marburg zu einer Führung durch die Klinik ein. Die Begehung erzielte die erhoffte Wirkung. Der erwähnte Verwaltungsdirektor der Philipps-Universität informierte Villinger, dass er während der anschließenden Besprechung zum Bauvorhaben mit Vertretern der Staatsbauverwaltung des Finanz- und Erziehungsministeriums erneut um Genehmigung des Erweiterungsbaus gebeten habe.[738] Und der Forderung nach einem Neubau für die bereits 1947 mit 30 Betten eingerichtete Kinderabteilung wurde plötzlich entsprochen. Im Jahr darauf begannen die Bauarbeiten, dem Jahr, in dem Villinger das Amt des Universitätsrektors ausübte. Nach dreijähriger Bauzeit konnte am 15. April 1958 die kinder- und jugendpsychiatrische Abteilung der Universitätsnervenklinik in einem Neubau eröffnet werden. Die öffentliche Einweihung erfolgte gut zwölf Jahre nach Villingers Amtsantritt in Marburg am 21. April.[739] Durch die eigenständige Klinik mit 52 Betten, einer Ambulanz und Schwesternwohnräumen wurde erstmals eine gewisse Entlastung des Haupthauses erreicht.[740]

Die notwendigen Ergänzungsbauten und die Erneuerung des Haupthauses waren Villinger derweil nicht weniger wichtig. Als 1957/58 die Suche nach seinem Amtsnachfolger intensiviert wurde – Villinger befand sich im 71. Lebensjahr und hatte seit seiner Emeritierung 1956 immer wieder Verlängerungsanträge als kommissarischer Klinikleiter gestellt – forderte er wegen der chronischen Überbelegung zum wiederholten Mal ein weiteres Gebäude.[741] Er selbst allerdings konnte die baulichen Veränderungen, die erst unter seinem Nachfolger Hans Jakob einsetzten, nicht mehr beobachten. Standortgeschichtlich durfte Villinger die Gründung der als fortschrittlich wahrgenommenen Klinik für Kinder- und Jugendpsychiatrie wohl als größten, aber auch einzigen Erfolg für sich verbuchen.

738 Ebd.: Verwaltungsdirektor Ranft an Villinger, 8.2.54.

739 Siehe Stutte, Abteilung.

740 Eine stufenweise Entlastung während der frühen Nachkriegsjahre war durch den Rückgang an Reserve- bzw. Ausweichlazarettbetten in der Nervenklinik eingetreten. Während des Krieges war die Belegung von 35 auf über 60 aufgestockt worden. Noch im März 1946 zählte die zuständige Landesversicherungsanstalt (LVA) 65 Betten, wovon 44 für ehemalige Wehrmachtsangehörige benutzt wurden. Im Mai 1947 stufte die LVA die zwischenzeitlich auf 30 Betten reduzierte Lazarettkapazität auf 15 Betten runter. Wie es auch in der Chronik der Philipps-Universität hieß, wurde im April 1947 die Eröffnung der Kinderstation (30 Betten) im Mittelbau erst dadurch möglich, dass die letzten Verwundeten samt früherer Lazarettabteilung verlegt wurden. Vgl. Chronik (1954), S. 136; weitere Angaben aus Gerz, Situation, S. 59, 61 und 63.

741 UAM, 307c Acc. 1969,66/Nr. 764.

Einblicke in den Klinikalltag der Zeit: Therapeutische Behandlung

Villingers Bericht über die »Raumnot der Universitätsnervenklinik« aus dem Jahr 1953 markiert psychiatriehistorisch einen Wendepunkt, der ihm wie vielen anderen Psychiatern der Zeit noch nicht bewusst sein konnte. Die durch ihn geschilderten Umstände des Klinikalltags, insbesondere das Alltagsbild eines engen Nebeneinander von somatisch-neurologisch und psychiatrisch erkrankten unruhigen erwachsenen Männern und Frauen, von straffällig gewordenen Jugendlichen, hilfebedürftigen Kindern und pflegeintensiven älteren Menschen erfuhr im Zuge der 1950er und 1960er Jahre bald einen erheblichen Erscheinungswandel, unter anderem ausgelöst durch eine pharmakologische Wende. Im Jahr 1950 war in einem französischen Pharmalabor der Wirkstoff Chlorpromazin synthetisiert worden, dessen sedierende Wirkung in ersten Fachartikeln 1951/1952 von einigen Psychiatern als therapierelevant beschrieben wurde. Nachdem der Wirkstoff in der Bundesrepublik 1953 unter dem Markennamen Megaphen bzw. Largactil in anderen europäischen Ländern in den Handel kam – in den USA wurde das Präparat ab 1955 unter dem Namen »Thorazine« bekannt –, setzten an verschiedenen Universitätskliniken breitere Studien zur Pharmakokinetik und Wirksamkeit bei verschiedensten psychiatrischen Krankheitsbildern ein.[742] Besonderes Interesse galt hierbei der Indikation bei psychotischen Schüben der Schizophrenie. Chlorpromazin bildete den Startpunkt für die neu verfügbare pharmakologische Gruppe der Neuroleptika, die weitreichende Auswirkungen auf die psychiatrischen Behandlungsformen entfalteten, dies bis in die Gegenwart hineinreichend.

Der Bericht Villingers dokumentiert, welches therapeutische Spektrum unmittelbar vor Einführung der neuen Neuroleptika zur Verfügung stand bzw. welche zeitgenössischen Therapieformen er gewillt war, in der Marburger Klinik zur Anwendung zu bringen. Die erwähnte »Fieberbehandlung, die Elektroschockbehandlung, die Insulinkomabehandlung« waren nicht unumstritten. Elektro- und Insulinschockbehandlung zählten eher zu den jüngeren Methoden der europäischen und US-amerikanischen Psychiatrie; eine Entwicklung, die auch Villinger während seiner beruflichen Laufbahn aufgriff. Zumindest insofern war die Marburger Klinik auf dem aktuellen Stand einer biologisch-konstitutionell orientierten Psychiatrieströmung. Sie repräsentierten als Handlungsoption noch die Phase eines therapeutischen Aufbruchs, welcher die zurückliegenden 10 bis 15 Jahre des Faches furios geprägt hatte. Dessen Kehrseite hatte sich in Deutschland – Villinger steht sinnbildlich dafür – in der Verzahnung von »Heilen und Vernichten« jüngst während des Krieges gezeigt. Denn Patienten, bei denen die neuen »aktiven« Therapien nicht den erwünschten

742 Siehe Balz, Wirkung.

Effekt erzielten, liefen Gefahr, in die Tötungsprogramme während des Krieges einbezogen zu werden. Die regelrechte Therapieeuphorie der 1930er und 1940er Jahre erklärt sich aber aus der Stimmung unter Psychiatrievertretern in den ersten beiden Dekaden des 20. Jahrhunderts.[743]

Villinger gehörte einer älteren Psychiatergeneration an, die ihr eigenes Fach wiederholt in einer Legitimiationskrise sahen. Zur Erklärung der Ursachen und Vielfalt psychischer Erkrankungen bestand kein schlüssiges Theoriegebäude. Trotz der reformorientierten Ansätze wie auch jener in Marburg waren vor und nach dem Ersten Weltkrieg noch immer viele Anstalten hoffnungslos überfüllt. Im klinischen Alltag ließen die begrenzten Behandlungsmöglichkeiten bei nicht wenigen Psychiatern deshalb eine fatalistische Grundstimmung aufkommen. Dies galt zwar nicht für alle nationalen Gruppierungen gleichermaßen.[744] Dennoch wurden angesichts der verbreiteten Ratlosigkeit alle Methodenansätze begrüßt, die Abhilfe zu verschaffen versprachen. Eben hierzu sind eine Reihe biologisch-somatisch orientierter, teils massiv invasiver Behandlungsverfahren zu zählen, die in den 1930er Jahren zur Option wurden. Julius Wagner-Jauregg (Wien) hatte 1917 mit der Erfolg versprechenden Malariatherapie von »progressiven Paralytikern« (Neurosyphilis/Neurolues) die Ära somatisch-biologischer Therapieformen eingeleitet, wofür er als erster Psychiater überhaupt 1927 den Nobelpreis für Medizin oder Physiologie erhielt.[745] Es war dieses Verfahren, das sich wohl hinter der von Villinger 1953 benannten »Fieberbehandlung« verbarg. 1920 hatte der Schweizer Psychiater Jakob Klaesi bei Schizophrenie Dauerschlafbehandlungen mit dem Barbiturat Somnifen vorgeschlagen, um nachfolgend einen besseren therapeutischen Zugang zur Psychodynamik der Patienten zu schaffen.[746] 1933 begann der in Wien tätige, polnische Psychiater Manfred Sakel mit der Insulinkomatherapie, bei der Patienten vorübergehend in einen hypoglykämischen Schockzustand versetzt wurden. Sakel hoffte auf diesem Weg, das »lähmende Gefühl der Unzulänglichkeit« bezüglich der Schizophrenie-Behandlung hinter sich lassen zu können.[747] Ab 1934 erzielte der ungarische Psychiater Ladislav von Meduna durch ein vergleichbares Verfahren mit Cardiazol (Metrazol)-induzierten epileptischen Krampfanfällen Rekonvaleszenzeffekte bei schizophrenen Patienten. Er folgte konzeptionell der Annahme eines Antagonismus von Epilepsie und Schizophrenie.[748] Die Therapien

743 Vgl. die Beiträge in Schmuhl/Roelcke, Therapien.

744 So gaben die Arbeiten von Eugen Bleuler beispielsweise in Frankreich durchaus Hoffnungen, sich einem besseren nosologischen bzw. ätiologischen Verständnis von Krankheitsbildern zu nähern. Siehe hierzu Coffin, Therapeutics.

745 Siehe Borck, Internationale, S. 133.

746 Siehe Haenel, Klaesi.

747 Germann, Insulinzentrum, S. 147.

748 Siehe Fink, Meduna.

mit Insulin und Cardiazol waren durch Villinger als zeitgemäße Behandlungsformen auch in der Breslauer Universitätsnervenklinik 1940 eingeführt worden.[749] Und Lucio Bini sowie Ugo Cerletti berichteten in der zweiten Hälfte der 1930er Jahre über therapeutische Erfolge durch die Auslösung von Krampfanfällen mittels elektrischem Strom;[750] eine Behandlungsform, die sich während des Zweiten Weltkrieges noch rasanter als die anderen Schwestermethoden flächendeckend durchsetzen sollte.[751]

Als einer der wirkungsreichsten Promotoren invasiv-somatischer Therapievarianten fungierte der Schweizer Psychiater Max Müller, der 1937 im Zuge der Jahrestagung der Schweizer Gesellschaft für Psychiatrie in Münsingen zu deren wissenschaftlicher Legitimierung beitrug. Müller schuf den Diskussionsrahmen und leistete die Vernetzungsarbeit unter europäischen Psychiatern, wodurch die Verbreitung invasiver Behandlungsformen an psychisch erkrankten Menschen noch katalysiert wurde.[752] Innerhalb von nur zwei bis drei Jahren wurden die Verfahren in kontinentaleuropäischen, britischen und auch US-amerikanischen psychiatrischen Einrichtungen seriell getestet und mit psychotherapeutischen Elementen eklektisch kombiniert. Zu Beginn der 1950er Jahre waren sie bereits fest im Maßnahmenkompendium der Psychiatrie etabliert, auch in der Bundesrepublik.[753]

Zur Illustration der zeitgenössischen Praxis in deutschen Anstalten sei hier eine ärztliche Schilderung der 1930er Jahre aus der Insulin-Station der Heil- und Pflegeanstalt Eglfing-Haar unter Leitung von Anton von Braunmühl angeführt. In ähnlicher Form dürfte sich die von Villinger beschriebene Behandlung in Marburg zu Beginn der 1950er abgespielt haben. Ein ärztlicher Besucher bei von Braunmühl schilderte seine Beobachtung wie folgt:

> »Der Eindruck war außerordentlich! Etwa 30 bis 40 Kranke lagen, als wir den Raum betraten, in tiefem hypoglykämischen Schock. Die meisten völlig komatös mit hochrotem Gesicht, von profusen Schweißausbrüchen durchnäßt, einige von tonisch-klonischen Krämpfen geschüttelt, andere wieder erregt-delirant.«[754]

Von Braunmühl war dabei nicht der einzige, der gesundheitliche Risiken bewusst in Kauf nahm. Mehrere seiner Patienten überlebten die Behandlung nicht. Auch der Göttinger Psychiater Gottfried Ewald erklärte 1937 generell: »Wo es um

749 Vgl. Holtkamp, Villinger, S. 164.

750 Eine zeitgenössische Überblicksdarstellung psychiatrischer Erklärungsansätze samt Somato- und Psychotherapien bietet Hagspihl, Psychosen.

751 Hierbei spielte auch der patentrechtliche Lobbyismus des in die Emigration gezwungenen jüdischen Psychiaters Lothar B. Kalinowski eine Rolle. Siehe hierzu Rzesnitzek, Kalinowsky. Weiterhin auch: Lang, Psychiatrie.

752 Siehe Germann, Insulinzentrum.

753 Hagspihl, Psychosen.

754 Zit n. Richarz, Heilen, S. 87.

die geistige Gesundheit geht, lohnt sich schon einmal der Einsatz des Lebens.« Und als 1937 die 3. Jahresversammlung der »Gesellschaft Deutscher Neurologen und Psychiater« abgehalten wurde, erklärte Herbert Linden als Vertreter des Reichsinnenministeriums zur Eröffnung, dass nunmehr die Psychiatrie »aus ihrem therapeutischen Nihilismus herausgekommen« sei.[755] Noch im Jahr 1942 formulierten die Göttinger Psychiater Siegfried Haddenbrock und Ewald gemeinsam zur Bedeutung der jungen Elektrokrampftherapie, dass jener frühere »therapeutische Nihilismus und Pessimismus in der Psychiatrie nicht mehr am Platze« sei.[756]

Skeptische bis kritische Stimmen aus den eigenen Reihen der Psychiatrie waren wegen der Todesfälle (ca. 0,6–2 Prozent), aber auch angesichts fehlender Ergebnisse aus Langzeitstudien nicht ausgeblieben.[757] Sie verstummten auch in den End-1940er Jahren nicht, eine Diskussion, die Villinger nicht entgangen sein dürfte. Doch in den späten 1930er und beginnenden 1940er Jahren hatten solche Stimmen die therapeutische Aufbruch-Euphorie kaum einzudämmen vermocht. Es war gerade der kritische Begleitdiskurs, der entscheidend zur Durchsetzung dieser neuen Therapien beitrug,[758] weil die breite Thematisierung in Fachkreisen diesen Behandlungsformen trotz kontroverser Bewertungen die nötige wissenschaftliche Legitimation verlieh. Ernüchterung trat erst verzögert mit den Erfahrungen aus der Praxis ein. Langsam begann sich abzuzeichnen, dass selbst kombinierte Behandlungen bei manchen Patienten nicht den erhofften Langzeiteffekt erzielten. Man erreichte ein vorübergehendes Abklingen der Symptome oder eine Remission, nicht unbedingt die dauerhafte Heilung aller Patienten. Unübersehbar war die schlechte Ansprechrate bei Patienten mit bereits chronischem Krankheitsverlauf, insbesondere bei Schizophrenie. Daraus wurde die Konsequenz gezogen, die neuen Therapien vor allem für frisch erkrankte Patienten einzusetzen.

Anhand konkreter Beispiele der Elektroschockbehandlung in den Nachkriegsjahren kann nachvollzogen werden, wie nach Villingers Amtsantritt deren Handhabung in der Marburger Klinik aussah und wie er selbst deren therapeutische Bedeutung einschätzte. Die Anwendung schloss von Beginn an die Gruppe minderjähriger Patienten ein. Erfahrungen mit derartigen Behandlun-

755 Zit. aus Siemen, Menschen, S. 155.
756 Zit. n. Beyer, Einführung, S. 249.
757 So belegt im Fall des Psychiaters Karl Bonhoeffer, siehe: Borck, Internationale. Niederländische Psychiater gaben nicht nur einzelnen spontanen Besserungsverläufen in der fachwissenschaftlichen Debatte großes Gewicht gegenüber seriellen Studien. Auch die spezifischen Probleme der Vergleichbarkeit statistischer Erhebungen inklusive der methodologischen Fallstricke bezüglich der uneinheitlichen Normierungen von Krankheit und Gesundheit boten Anlass zu Kritik. Siehe hierzu Vijselaar, »Hole«.
758 Siehe Schmuhl/Roelcke, Einleitung, S. 21.

gen fanden als Kasuistiken Eingang in wissenschaftliche Publikationen und Qualifikationsarbeiten. Allein im Zeitraum von 1946 bis 1950 wurden 70 medizinische Doktorarbeiten[759] an der Universitätsnervenklinik betreut. Ein Drittel entfiel auf kinder- und jugendpsychiatrische Forschungsfragen, unter denen auch die Wirkungsweise der Schocktherapien bei Minderjährigen untersucht wurde.[760] Im Jahr 1954 stellte Villinger in einem Aufsatz selbst eine Patientin und einen Patienten im Alter von jeweils 12 Jahren vor, die er als die »jüngsten endogen depressiven Kinder« der »klinischen Beobachtung der letzten Jahre« bezeichnete. Nachfolgend auf die beiden Fallbeschreibungen formulierte Villinger resümierend:

> »Die frühe Manifestation hängt vielleicht mit der in beiden Fällen gleichartigen, doppelseitigen, elterlichen Belastung zusammen. Auffallend ist allerdings, daß in den beiden Fällen drei ältere Geschwister bis dahin gesund geblieben sind.«

Der Schlusssatz seines Beitrags lautete fast lapidar: »Mit einigen E-Schocks konnte eine rasche Wiederherstellung erreicht werden.«[761] Dass Villinger die Anwendung von Schocktherapien bei Minderjährigen tendenziell positiv bewertete, ging aus einer einleitenden Bemerkung im selben Aufsatz hervor. Vor den genannten Kasuistiken formulierte er:

> »Im Gegensatz zur Erwachsenen- haben wir bei der Kinder- und Jugendlichenschizophrenie gute Erfolge mit der Elektroschockbehandlung gesehen, jedenfalls bessere als mit der Insulinkur.«[762]

Wie es um die Aufklärung der minderjährigen Patienten bzw. die Zustimmung der Eltern bestellt war, ließ Villinger in Publikationen, wie in der damaligen Medizin allerdings üblich, unberücksichtigt. Abseits wissenschaftlicher Veröffentlichungen begann sich die Situation in manchen Bereichen der Aufklärung von Patienten allerdings bereits zu ändern. Und dieser Wandel ging nicht von Ärzten aus. Denn immer häufiger reichten erwachsene Patienten Klage wegen unzureichender ärztlicher Aufklärung ein. Unter allein zwei Fällen bis 1949 forderte eine Privatpatientin Villingers am Marburger Landgericht einen Schadenersatz sowie die Befreiung von den Behandlungskosten. Ihr war während der letzten Einheit einer Serie von sechs Schockbehandlungen durch die Muskelkontraktion der Oberarm dreifach gebrochen, woraufhin sie in der Chirurgischen Klinik behandelt werden musste. Noch Wochen und Monate danach hatte sie mit Einschränkungen zu kämpfen. Im anhängigen Rechtsstreit

759 Zur allgemeinen Bedeutung medizinischer Doktorarbeiten als Quellenkorpus der medizinhistorischen Forschung: Roelcke/Duckheim, Dissertationen.
760 Exemplarisch: Hedemann, Erfolge. Weitere Beispiele in: Topp, Vereinigung, S. 342–344.
761 Zit. n. Villinger, Kinderpsychiatrie, S. 20.
762 Ebd., S. 18.

gab das Landgericht zu Villingers Verärgerung in einem Zwischenurteil der Klägerseite Recht. Und das bereits zum zweiten Mal nach einem ähnlichen Fall. Dass er als Verantwortlicher die Behandlung an seinen ärztlichen Assistenten Detlev Ploog[763] abgegeben hatte und sich dann schützend vor diesen stellte, war nach damaliger Rechtslage des Bürgerlichen Gesetzbuchs unerheblich.[764] Im Kern ging es um die Frage, ob die Patientin, die unter starken Depressionen litt, suizidal aber zurechnungsfähig gewesen war, über die möglichen Risiken umfassend aufgeklärt wurde. Das Gericht sah diese Voraussetzung nicht als gegeben an. Der Beklagte habe die »gebotene Aufklärungspflicht (…) schuldhaft versäumt«. Dies bedeutete aus Sicht des Richters, dass er »die für einen Professor einer Universitäts-Nervenklinik erforderliche Sorgfalt unterlassen und demnach fahrlässig gehandelt« habe.[765]

Der Marburger Rechtsstreit war kein Einzelfall, weshalb die medizinrechtliche Fachliteratur der Zeit die Problematik unter dem Aspekt ärztlicher »Kunstfehler« intensiv erörterte. Insbesondere die »zwar fortlaufend verbesserten und heute von der medikamentösen Behandlung zurückgedrängten – Methoden der Schock- und Krampfbehandlung« hatten in den 1950er Jahren »zu einer beachtlichen Zahl von Prozessen gegen Nervenärzte« geführt, worauf Villinger und sein Klinikmitarbeiter Helmut Ehrhardt in einer Publikation selbst hinwiesen.[766] Der eigene Rechtsstreit hatte Villinger noch 1949 veranlasst, verbandspolitisch aktiv zu werden. Er richtete Schreiben an mehrere Kollegen, unter anderem an den Vorsitzenden der Gesellschaft Deutscher Neurologen und

763 Der aus Hamburg stammende Ploog war nach dem Studium in Halle, Hamburg und Marburg ebendort promoviert worden (Betreuer: Klaus Conrad). Ab 1955 hatte er an der Marburger Klinik eine Oberarztstelle inne. 1958 ging Detlev Ploog auf Einladung von Paul McLean als »visiting scientist« an das National Institute of Mental Health in Bethesda Maryland, USA. Dort spezialisierte er sich auf Neurophysiologie und experimentelle Verhaltensforschung (Hirnreizversuche an Primaten, Untersuchung des Sexualverhaltens). Nach seiner Rückkehr in die Bundesrepublik wurde Ploog zum Jahreswechsel 1961/62 an der Münchener DFA für Psychiatrie (Direktor: Gert Peters) mit der Leitung einer Abteilung für experimentelle Verhaltensforschung beauftragt, der er bis 1988 vorstand. 1966 folgte die Berufung zum Wissenschaftlichen Mitglied der Max-Planck-Gesellschaft. Im selben Jahr übernahm er die Funktion des Direktors des Klinischen Instituts der in MPI für Psychiatrie umbenannten DFA, wo er eine kinderpsychiatrische Abteilung einrichtete. Von 1971 bis zum Ruhestand 1988 hatte er das Amt des geschäftsführenden Direktors des gesamten MPI für Psychiatrie inne. Vgl. Schneider, Ploog; Weber, Ploog.

764 Nach dem BGB gehörte zur Sorgfaltspflicht des Arztes die angemessene Aufsicht und Überwachung der Tätigkeit seiner Mitarbeiter. Letztlich haftete aber der Arzt für das Verschulden der Hilfspersonen, als sei es das eigene gewesen. Vgl. Ehrhardt/Werner Villinger, Psychiatrie, S. 186.

765 HHStAW, 1069/Nr. 263: Abschrift Teilurteil Landgericht Marburg/Lahn im Rechtsstreit Klara K. gegen den Direktor der Psychiatrischen und Nervenklinik der Philipps-Universität, Prof. Dr. med. Villinger, verkündet am 30.11.1949.

766 Vgl. Ehrhardt/Villinger, Psychiatrie, S. 185.

Psychiater, seinen Marburger Vorgänger Ernst Kretschmer. Zur Handhabung der Aufklärungspflicht bei depressiven Patienten gab Villinger zu bedenken:

> »Dabei wurde in der Klinik vielfach (…) bei ängstlichen Patienten der Vergleich gebraucht, dass das Risiko dem etwa bei einer Blinddarmoperation entspreche, bei der auch gelegentlich einmal etwas pasieren [sic] könne. (…) Nun kann es der Gesamtheit der mit dem E-Schockverfahren arbeitenden Kliniken und Krankenhäuser m. E. nicht gleichgültig sein, ob uns dieses ausserordentlich wertvolle therapeutische Mittel aus der Hand geschlagen wird oder nicht. Es wird uns aber aus der Hand geschlagen, wenn wir in jedem Falle unserer Aufklärungspflicht bei depressiven Patienten in der von dem hiesigen Landgericht für erforderlich gehaltenen Weise nachkommen müssen. Denn dann würde kein Depressiver sich mehr schocken lassen und kein Angehöriger würde die Verantwortung dafür übernehmen. Wichtig erscheint mir nun, daß den Juristen zu Gemüt geführt wird, dass es sich hier um eine Frage handelt, in der sie nicht zuständig sind. (…) Die Aufklärung in dem von den Richtern verlangten Sinne wäre gleichbedeutend mit einer Brüskierung der Patienten und ihrer Angehörigen, einem seelischen Schock, durch den die E-Schockanwendung unmöglich gemacht würde. Was soll auch die Aufklärung einem Laien nützen, der ja doch gar nicht in der Lage ist, das Für und Wider richtig abzuschätzen?«[767]

Villinger legte zu Kretschmers Orientierung demselben Schreiben die Urteilsbegründung des Landgerichts Marburg bei. Das Gericht hatte den Vergleich aus der somatischen Medizin mit den Risiken einer Blinddarmoperation als unangemessen zurückgewiesen und just die Behandlungsinteressen der Psychiatrie denen der Patienten untergeordnet. Damit wollte sich Villinger seinerseits nicht abfinden. Er schlug Kretschmer vor, in einer geeigneten juristischen Fachzeitschrift den Problemkreis erörtern zu lassen, und zwar gemeinsam von einem Vertreter der Psychiatrie und einem Rechtswissenschaftler. Anstatt also zu einer umfassenden Aufklärung der Patienten überzugehen, forderte der Marburger Klinikleiter Unterstützung für die Position einer eingeschränkten Aufklärung durch die Juristen ein.

Kein Ruhestand am Übergang zur Ära Hans Jakob

Seit seiner Emeritierung im Jahr 1956 leitete Villinger die Amtsgeschäfte ein letztes Mal kommissarisch, und zwar bis 1959, da sich die Suche nach einem geeigneten Nachfolger als schwierig gestaltete. Die Annahme geht sicher nicht fehl, dass Villinger trotz der Widerstände bei der Klinikmodernisierung auf den Marburger Abschnitt seiner Karriere mit gewisser Genugtuung hätte zurückblicken können. Es ist nicht bekannt, welche Pläne er für seinen Ruhestand ins

767 HHStAW, 1069/Nr. 263: Durchschlag des Schreibens Villinger an Kretschmer, 10. 12. 1949, zur Information an Jürg Zutt.

Auge gefasst hatte, denn die am Dekadenwechsel der 1950er zu den 1960er Jahren erneut einsetzenden Turbulenzen um seine Rolle in der NS-Psychiatrie stehen nicht nur zeitlich in einem gewissen Zusammenhang mit dem bis heute unaufgeklärten abrupten Ende seines Lebens im Jahr 1961. Noch in den nachfolgenden Jahrzehnten strahlte die Person Villinger und der mit ihm untrennbar verbundene Entwicklungsabschnitt der Klinik am Ortenberg auf lokaler Ebene auf seine Mitarbeiter aus.

Im Laufe des Jahres 1960 waren seitens der Generalstaatsanwaltschaft Frankfurt am Main neue Ermittlungen zu den NS-Krankentötungsprogrammen auf Hochtouren angelaufen, nachdem ein Hauptverantwortlicher der Aktion »T4«, Werner Heyde, hatte 1959 dingfest gemacht werden können.[768] Das Team um den Generalstaatsanwalt Fritz Bauer bereitete einen Prozess vor, der in seiner Bedeutung den Auschwitz-Prozessen gleichkommen sollte, wäre dies nicht durch den Suizid Heydes (13.4.1964) verhindert worden. Die Dokumente und Aussagen verschiedener Zeugen führten dabei auf die Spur von Villinger, der daraufhin mehrmals zu seiner Tätigkeit als »T4«-Gutachter befragt wurde. Im August 1960 wies er in einer Vernehmung jegliche Beteiligung strikt zurück. Er konnte nicht nur anführen, dass ein Mitglied seiner Familie selbst von den Tötungen betroffen war. Wie schon während der Auseinandersetzung in Marburg 1946 griff er auf sein enges Verhältnis zu Pastor von Bodelschwingh zurück, mit dem gemeinsam er sich gegen die geheim durchgeführten Tötungen gestellt habe. Aufgrund seiner Einlassungen, aber auch verschiedener Widersprüche in den Aussagen anderer Zeugen wurde das Ermittlungsverfahren gegen Villinger im April 1961 eingestellt.[769]

Der Ermittlungsstand zur Vorbereitung des Prozesses war allerdings in die Presse durchgesickert, jedenfalls unternahmen Journalisten eigene Recherchen. Im Januar 1961, also nur wenige Monate zuvor, brachte der »Spiegel« einen Artikel heraus, in dem das »T4«-Tötungsprogramm beschrieben und eine Reihe psychiatrischer Fachvertreter als Gutachter genannt wurden.

Neben der Namensnennung Villingers im Text fand sich kurioserweise eine falsche Portraitaufnahme über der Bildlegende. Der »Spiegel« hatte statt Werner Villinger den amtierenden Präsidenten der Landesärztekammer Baden-Württemberg, Bernhard Villlinger, zum Abdruck gebracht.[770] Während der Vizepräsident bald mit schwerem Vorwurf einer »Ehrenkränkung« der Kammer und ihres Präsidenten die Richtigstellung im »Spiegel« erwirkte, woraufhin eine

768 Godau-Schüttke, Affäre.
769 Vgl. Holtkamp, Villinger, S. 39.
770 Der Spiegel 19 (1961), S. 39.

Gutachter:

Dr. Pfannmüller	17.11.1939	
Dr. Wagenknecht	17.11.1939	– 16.2.1940
Dr. Hefter	17.11.1939	
Dr. Heinze	17.11.1939	
Dr. Kaldewey	28.2.1940	– 29.1.41
Dr. Rodenberg	28.2.1940	– 14.11.40
Dr. Schreck	28.2.1940	– 30.11.40
Dr. Steinmeyer	28.2.1940	
Prof. Nitsche	28.2.1940	
Dr. Mennecke	28.2.1940	
Prof. Dr. Panse	14.5.1940	– 16.12.40
Prof. Dr. Schneider	20.4.1940	
Prof. Dr. Pohlisch	30.4.1940	– 6.1.41
Prof. Dr. Zucker	8.5.1940	
Dr. Renno	31.5.1940	
Prof. Dr. Reisch	30.4.1940	– 2.7.40
Dr. Hebold	8.5.1940	
Dr. Lonauer	9.5.1940	
Dr. Schmitz	30.4.1940	– 14.12.40
Prof. Kihn	5.6.1940	
Dr. Munkwitz	25.7.1940	– 31.1.41
Dr. Schumacher	5.8.1940	
Dr. Begusch	2.9.1940	– 4.7.41
Dr. Borger	2.9.1940	– 8.3.41
Dr. Schmidt	2.9.1940	– Okt. 1940
Prof. Mauz	2.9.1940	– 29.1.41
Dr. Faltlhauser	6.9.1940	
Dr. Heene	6.9.1940	– Okt. 1940
Dr. Fehringer	6.9.1940	– 14.1.41
Dr. Bertha	30.9.1940	– März 1941
Dr. Jekelius	14.10.1940	– Febr. 1941
Dr. Müller	4.3.1941	
Prof. Villinger	28.3.1941	
Dr. Straub	8.7.1941	
Dr. Wischer	2.8.1941	
Dr. Schmalenbach	28.8.1941	
Dr. Ratka	10.9.1941	
Dr. Runckel	3.10.1942	
Dr. Schulz	7.5.1943	
Dr. G. Schneider	31.5.1943 (?)	

127891

Abb. 33: Liste psychiatrischer Gutachter aus der »T4«-Administration, ca. 1943

korrekte Abbildung von Villinger erschien,[771] meldete sich letzterer selbst im »Spiegel« mit Bedacht zu Wort:

> »Sie haben unter dem Titel ›Euthanasie – Die Kreuzelschreiber‹ einen Artikel zum Euthanasie-Verfahren veröffentlicht, der sicher nicht nur die betroffenen Familien, sondern auch die Öffentlichkeit im allgemeinen interessiert haben dürfte. Der Versuch, zur Klärung dieses furchtbaren Geschehens beizutragen, wird durchaus anerkannt. Dabei ist Ihnen jedoch insofern ein Irrtum unterlaufen, als Sie mich als aktiv Mitwirkenden in diesem Verfahren aufgeführt haben. Das war nach meiner in der Fachwelt bekannten Einstellung zum Problem der Euthanasie, nach meiner jahrelangen Tätigkeit als Chefarzt in Bethel und nach meiner menschlichen Grundhaltung unmöglich, zumal ich selbst in meiner Familie von diesem Verfahren betroffen worden bin.«[772]

Im 26. Juli 1961 wurde Villinger noch ein letztes Mal im Zuge der Ermittlungen gegen Werner Heyde von der Generalstaatsanwaltschaft vorgeladen, wo er wiederum bestritt, selbst Gutachten erstellt zu haben. Als Erklärung für die gegenteiligen Zeugenaussagen gab er die Möglichkeit zu bedenken, einer seiner Breslauer Klinikärzte könnte ohne sein Wissen die Meldebogen ausgefüllt und verschickt haben.[773] Nur wenige Tage nach dieser Vernehmung brach Villinger nach Österreich auf, wo er als Vorsitzender der von ihm 1950/51 gegründeten bundesdeutschen Fachgesellschaft »Deutsche Vereinigung für Jugendpsychiatrie« (DVJ)[774] deren Jahrestagung leiten sollte. Die Einladung nach Innsbruck war von den österreichischen Mitgliedern der DVJ, Maria Novak-Vogl und Hans Asperger, ausgesprochen worden. Vor Beginn der geplanten Tagung unternahm Villinger allein eine Bergwanderung, bei der er am 8. August 1961 durch einen Absturz zu Tode kam. Ursache und die genauen Umstände konnten trotz intensiver Bemühungen durch Kinder- und Jugendpsychiater nicht restlos aufgeklärt werden. Die zeitgenössischen Gerüchte hinter vorgehaltener Hand um einen möglichen Suizid Villingers kursieren zuweilen bis heute.[775] Dagegen wies Herrmann Stutte, Villingers ehemaliger Oberarzt und erster bundesdeutscher Ordinarius für Kinder- und Jugendpsychiatrie in Marburg, derartige Vermutungen schon zu früheren Zeiten zurück. Als 1973 ein jugendpsychiatrischer Kollege in Bonn, Hans Aloys Schmitz, verstarb, der ebenfalls als Gutachter bei der »T4« geführt worden war, kursierten auch in diesem Fall Gerüchte um einen möglichen Suizid. Stutte erwiderte die entsprechende Mutmaßung eines Kollegen postalisch mit den Worten:

771 Der Spiegel 20 (1961), S. 12f.
772 Zit. aus Leserbrief Werner Villinger, in: Der Spiegel 20 (1961), S. 8.
773 Vgl. Holtkamp, Villinger, S. 39f.
774 Siehe hierzu den Abschnitt zu Hermann Stutte in diesem Band.
775 Vgl. Castell/Nedoschill/Rupps/Bussiek, Geschichte, S. 477f.

»In Freiburg wurde (von Altersgenossen des Verstorbenen) der Verdacht auf einen Suicid geäußert. Persönlich halte ich das für ausgeschlossen – ebenso wie bei Villinger, bei dem ja immer wieder (ganz und gar unbegründet) diese Interpretation seines makabren Todes in Betracht gezogen wurde.«[776]

Hermann Stutte, dessen eigene Karriere nach dem Kriegsende ohne Villingers Unterstützung undenkbar gewesen wäre, war von daher erklärlicherweise bemüht, diesbezügliche Verdachtsmomente auch ungefragt zu zerstreuen. Unabhängig davon, wie viel er persönlich über Villingers Beteiligung an den Krankentötungen wusste: Allein mit der Vermutung eines, zudem in der damaligen Zeit noch als Schande angesehenen Suizids stand die Vorstellung eines schweren Gewissenskonflikts Villingers über seine persönliche Schuld im Raum. Auch im Interesse des eigenen unbeschwerten Fortkommens galt es für Stutte, den Gedanken im Keim zu unterdrücken, wo immer er einen Nährboden zu finden drohte.

V.2 Im Windschatten Villingers – Der Ausbau der Marburger Kinder- und Jugendpsychiatrie unter Hermann Stutte

Die Zusammenarbeit zwischen Hermann Stutte und Werner Villinger begann gegen Ende des Krieges in Tübingen, nachdem Villinger vertretungsweise die dortige Klinikleitung und den Lehrstuhl für den 1944 verstorbenen Hermann F. Hoffmann übernommen hatte. Der damals Anfang 30-jährige Stutte leitete an der Tübinger Universitätsnervenklinik seit 1938 die Abteilung für Kinder- und Jugendliche (»klinisches Jugendheim«)[777], eine Aufgabe, die Villinger unter Robert Gaupp selbst in den 1920er Jahren übernommen hatte. Villinger war als einer der Vorgänger für Stutte schon von daher keine unbekannte Figur. Während des Krieges war Stutte als Sanitätsoffizier von der Front freigestellt worden, um am 5. September 1940 in Wien der Gründungsveranstaltung der »Deutschen Gesellschaft für Kinderpsychiatrie und Heilpädagogik« (DGKH) beizuwohnen, an der auch Villinger teilnahm. Dort wurde Stuttes Interesse an wissenschaftlichen Fragen im Bereich der Psychiatrie des Kindes- und Jugendlichenalters noch bestärkt.[778] Bei der Wiener Veranstaltung handelte es sich durchaus um ein ungewöhnliches Ereignis, waren nämlich vergleichbare Kongresse anderer Fachdisziplinen wegen der Kriegsereignisse von obersten Stellen ausgesetzt worden. Nicht so in diesem Fall. Der Leipziger Kinder- und Jugendpsychiater Paul Schröder konnte als Initiator erreichen, diese Fachgesellschaft unter An-

776 UAM, 309,54/Nr. 25: Hermann Stutte, Marburg an Hermann Schmitz, Bonn, 21.5.1973.
777 Vgl. Auerbach, Catalogus, S. 399.
778 Vgl. Stutte, Anfänge, S. 190.

wesenheit hoher Funktionsträger des nationalsozialistischen Gesundheitswesens ins Leben zu rufen. Villinger, neben dem von ihm verehrten Schröder in die Vorbereitungen involviert, hielt damals einen Vortrag über »Erziehung und Erziehbarkeit«[779] und wurde zum ersten Schriftführer der DGKH ernannt.[780] Als 1941 Schröder unerwartet starb, sah sich Villinger als dessen legitimer Nachfolger an und agierte vorübergehend als Vorsitzender der DGKH. Er wurde jedoch von einem Netzwerk aus Vertretern der Psychiatrie, der Gesundheitsbehörden sowie der mit den Krankenmorden befassten Stellen spätestens 1942 durch einen radikaler ausgerichteten Kinder- und Jugendpsychiater, Hans Heinze, ersetzt und zum 2. Vorsitzenden der DGKH degradiert.[781]

Neben der gemeinsamen Erinnerung an die Wiener Ereignisse gab es weitere Anknüpfungspunkte zwischen Villinger und Stutte. Aus ihnen wird erklärlich, warum es zum gemeinsamen Wechsel nach Marburg kam. Dazu gehörte die von Stutte unter Hoffmanns Betreuung begonnene erbpsychiatrische Studie an ehemaligen Fürsorgezöglingen, die er zwischenzeitlich als Habilitationsschrift ausgearbeitet, aber noch nicht veröffentlicht hatte. Diese Qualifikationsarbeit sollte auch später nie in geschlossener Form erscheinen. Das Manuskript gilt weiterhin als nicht auffindbar. Eine kuriose Parallele besteht darin, dass auch Villingers Habilitationsschrift weder als Eintrag in den sonst lückenlosen Hochschulschriftenverzeichnissen noch als Typoskript-Exemplar gefunden werden konnte.[782] Die Anlage sowie Ergebnisse aus Stuttes Studie sind allerdings aus verschiedenen Quellen und Einzelveröffentlichungen aus den Jahren vor und nach dem Kriegsende rekonstruiert worden.[783] Da sich Stutte bei seinem Umzug von Tübingen nach Marburg erfolgreich umhabilitieren konnte, dürfte der Medizinischen Fakultät ein Exemplar der maschinenschriftlichen Habilitationsarbeit als Beweis ihrer Existenz gezeigt worden sein. Dieser Schritt war zwar für die Umhabilitierung nicht zwingend notwendig, lag doch die Tübinger Urkunde zur Erteilung der Venia Legendi vor. Allerdings ist zu berücksichtigen, dass nach dem Kriegsende an den wiedereröffneten Universitäten vorübergehend Unsicherheit darüber herrschte, ob zukünftig die im Nationalsozialismus reichsweit erlassenen Habilitationsordnungen von 1934 bzw. 1939 weitergalten[784], ob auf die alten Weimarer Bestimmungen zurückgegriffen werden konnte

779 Siehe Villinger, Erziehung.

780 Siehe Schepker, Gründungsgeschichte.

781 Siehe Schepker/Topp/Fangerau, Wirren.

782 Vgl. Holtkamp, Villinger, S. 19.

783 Siehe Schäfer, Spuren; Rexroth/Bussiek/Castell, Stutte; Roelcke, Erbbiologie.

784 In § 6 »Wissenschaftliche Aussprache« der auf den nationalsozialistischen Staat ausgerichteten Reichshabilitationsordnung von 1939 war festgelegt worden, dass nach deren erfolgreichem Abschluss der Dekan den Habilitanden zur Drucklegung der Habilitationsschrift (mind. 4 Exemplare) binnen eines Jahres zu veranlassen habe. Ausnahmsweise war die Frist einmalig längstens um ein weiteres Jahr zu erweitern. Es hieß in den

oder aber eine neue (regionale oder bundesdeutsche) Regelung geschaffen würde. Es muss hier insofern fraglich bleiben, wie die Marburger Fakultät auf den Umstand reagiert hätte, dass sämtliche Typoskript-Exemplare der Stutte-Arbeit z. B. durch die Kriegsumstände zerstört gewesen wären. Allein wegen dieser zunächst unklaren Rechtslage war für ihn Eile zur Drucklegung geboten. In wissenschaftlicher Hinsicht war allemal nur mit gedruckter Habilitationsschrift oder einer äquivalenten Reihe an hochwertigen Einzelveröffentlichungen die Voraussetzung erfüllt, die nächsten Stufen der Karriereleiter zu erklimmen, oder gar den Ruf auf ein Ordinariat zu erhalten.

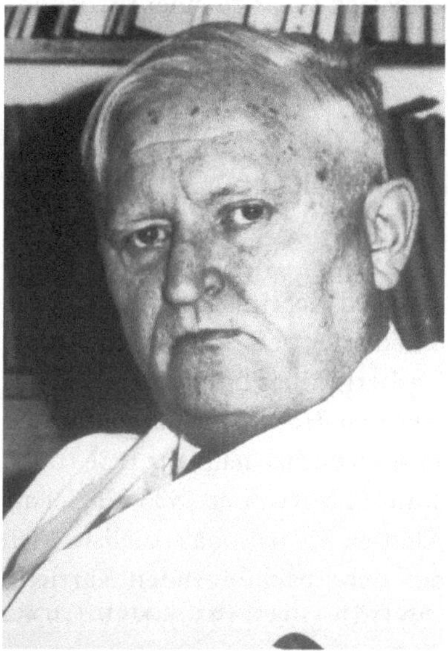

Abb. 34: Hermann Stutte

Insbesondere, weil seit den 1990er Jahren die rückblickende Bewertung von Stuttes wissenschaftlichen Positionen vor und nach 1945 Anlass teils hart ge-

Durchführungsbestimmungen: »Werden die vorgeschriebenen Druckexemplare der Habilitationsschrift nicht innerhalb der gesetzten Frist abgeliefert, so erklärt der Dekan die Habilitation für ungültig.« Reichsminister für Wissenschaft, Erziehung und Volksbildung, gez. Rust, Abschnitt 103. Neufassung der Reichs-Habilitations-Ordnung, Durchführungsbestimmungen, 17. 2. 1939. Amtlicher Teil, in: Deutsche Wissenschaft, Erziehung und Volksbildung 5 (1939), S. 126–135 sowie Reichs- und Preußische Minister für Wissenschaft, Erziehung und Volksbildung, gez. Rust, Abschnitt 11. Reichshabilitationsordnung, 13. 12. 1934. Amtlicher Teil, in: Deutsche Wissenschaft, Erziehung und Volksbildung 1 (1935), S. 12–13.

führter Auseinandersetzungen waren und noch immer sind,[785] ist im Folgenden ein Blick auf das Habilitationsvorhaben zu richten. An diesen Exkurs schließt sich die Darstellung von Stuttes Marburger Tätigkeit an, um zu beleuchten, warum gerade der Psychiatriestandort am Ortenberg zum »Mekka« der bundesdeutschen Kinder- und Jugendpsychiatrie werden konnte – wie ihn Fachkollegen kennzeichneten.[786] Stutte stand zwar bis Ende der 1950er Jahre in Villingers Schatten. Jedoch gerade durch dessen Unterstützung und aufgrund eigener Initiativen Stuttes während dieser Jahre erreichten beide den Wiederanschluss an die europäische und internationale Kinder- und Jugendpsychiatrie. Nach Villingers Tod wurde Stutte deutlicher als zuvor als eigenständiger Fachvertreter sichtbar und entwickelte sich sogar zu einer prägenden Figur dieser jüngeren Disziplin.

Entwicklung und Hintergründe einer genealogischen Studie im Nationalsozialismus

Hermann Stutte, geboren 1909 in Siegen, entschied sich im Jahr 1928 für das Studium der Medizin. Er durchlief während seiner Ausbildung die medizinischen Fakultäten in Freiburg, Bonn und Königsberg – hier bestand er 1930 das Vorexamen – sowie Paris (École de Médecine, versch. Hospitäler), Frankfurt am Main, München[787] und Gießen.[788] Nach eigener Angabe aus dem Jahr 1936 trat er unmittelbar vor dem Ende seines Studiums am 1. November 1933 als Scharführer der SA bei.[789] Zusätzliche Mitgliedschaften in nationalsozialistischen Organisationen, die dabei in Ausrichtung auf seine nachfolgenden Karriereschritte folgten, sind belegt: NSDAP (1937), NSDÄB (1935–1939), NSV (1936–

785 Die im Januar 1992 einsetzende breitere Auseinandersetzung um Hermann Stuttes und Werner Villingers NS-Vergangenheit wurde in einer Vehemenz und Breite ausgetragen, dass sie an dieser Stelle nicht dargestellt werden kann. Erste historische Arbeiten hatten sich seit Anfang/Mitte der 1980er Jahre mit Stutte befasst. Der Marburger Auslöser war die kritische Thematisierung von Stuttes konzeptionellen und mentalen Kontinuitäten aus der NS-Psychiatrie und Rassenhygiene/Eugenik anlässlich der Ausstellungseröffnung »50 Jahre Wannseekonferenz ›Euthanasie und Endlösung‹«. Der Erziehungswissenschaftler Wolfram Schäfer war um einen Vortrag zur NS-Zwangssterilisation und deren Aufarbeitung gebeten worden, worin er Stutte behandelte. Es folgte eine regelrechte Artikelflut zum »Fall Stutte« in der Oberhessischen Presse (OP), der Marburger Universitätszeitung und der Wochenzeitschrift »Die Zeit«. Siehe u. a. Schäfer, »Sichtung«, Jantzen, Mehrdimensionalität, Klee, Sichten, Klee, Irrsinn. Jüngst dazu Roelcke, Erbbiologie sowie Remschmidt, Kontinuität.

786 Vgl. Lempp, Weg, S. 130.

787 Vgl. Rexroth/Bussiek/Castell, Stutte, S. 14.

788 Vgl. Auerbauch, Catalogus, S. 399.

789 UAT, 155/Nr. 5518.

1945).[790] Am 15. Dezember 1933 schloss er in Gießen das Studium mit dem Staatsexamen ab[791] und wurde ein Jahr darauf am 15. Dezember 1934 approbiert. Das Hessische Staatsministerium erteilte die Bestallung zum Arzt am 2. Januar 1935. Nur wenig später legte Stutte seinem Betreuer, dem Gießener Psychiater und Psychohygieniker Robert Sommer (1864–1937) eine medizinische Dissertation mit dem Titel »Experimentelle Untersuchungen über Simulation von Zittern der Hände« vor. Mit dieser Arbeit wurde er am 8. Januar 1935 in den Fächern Psychiatrie und Neurologie promoviert.[792]

Sommer hatte das Dissertationsprojekt über seine eigene Emeritierung (1. 11. 1933) hinweg begleitet. Unter Sommers Beteiligung vollzog sich im Herbst 1933 auch der Abschluss der Nachfolgeregelung für den vakant werdenden Lehrstuhl für Psychiatrie in Gießen. Der Ausgang dieses Verfahrens sollte auf den wissenschaftlichen und akademischen Werdegang Stuttes entscheidenden Einfluss nehmen. Die Medizinische Fakultät des kleinen Universitätsstandorts Gießen bemühte sich unter den veränderten politischen Verhältnissen um eine stärkere Ausrichtung auf wissenschaftliche Felder, die an die nationalsozialistische Programmatik anschlussfähig waren. Man liebäugelte mit der Option, alternativ zum zeitgleich neu zu besetzenden Lehrstuhl für Hygiene einen eigenständigen Lehrstuhl für Erb- und Rassenpflege zu etablieren. Vorbereitend bestand seit 1934 im Gießener Universitätsklinikum ein aus privater Initiative hervorgegangenes »Institut für Erb- und Rassenpflege« unter Leitung des Ophthalmologen und Rassenhygienikers Heinrich Wilhelm Kranz (1897–1945).[793] Auch in der Neubesetzungsfrage des Psychiatrie-Lehrstuhls hob das Kollegium der Medizinischen Fakultät darauf ab, »den richtunggebenden Ansprüchen des neuen Reiches Rechnung tragen« zu wollen, indem nämlich ein Kandidat zu bevorzugen sei, der ein entsprechendes Profil erbpsychiatrischer und kriminalbiologischer Ausrichtung einbringen konnte. Wie Robert Sommer vertraten auch andere Ordinarien die Position, dass »der zu Berufende (…) möglichst auch im Gebiet der psychiatrischen Familienforschung und Eugenik gearbeitet haben« sollte.[794]

Mit Hermann F. Hoffmann (1891–1944) lief es auf einen diesbezüglich vielversprechenden Kandidaten hinaus.[795] Hoffmann war der Fakultät von Ernst Rüdin empfohlen worden. Rüdin arbeitete an der Deutschen Forschungsanstalt

790 Archiv der Arbeitsstelle Geschichte der Medizin Marburg, Spruchkammerakte Hermann Stutte, Kammer der Stadt Marburg. NSDÄB: der Nationalsozialistische Deutsche Ärztebund, NSV: Nationalsozialistische Volkswohlfahrt.

791 Vgl. Auerbach, Catalogus, S. 399.

792 Vgl. Castell/Nedoschill/Rupps/Bussiek, Geschichte, S. 489.

793 Vgl. Oehler-Klein, Lehrkörper, S. 53.

794 Fakultätsbericht vom 21. 9. 1933. Zitate nach Oehler-Klein, Fakultät, S. 52.

795 Siehe Leonhardt, Hoffmann.

für Psychiatrie (seit 1924 Kaiser-Wilhelm-Institut für Psychiatrie, München) und war zu der Zeit im Begriff, sich zum einflussreichsten Fachvertreter der nationalsozialistisch ausgerichteten Psychiatrie und Neurologie aufzuschwingen.[796] Rüdin und Hoffmann wirkten im Jahr 1933 bereits programmatisch an der gemeinsamen Front der Erbpsychiatrie für die zukünftige Bevölkerungspolitik zusammen. Als Ausdruck dessen erschien 1934 ein Beitrag Hoffmanns mit dem Titel »Die erbbiologischen Ergebnisse in der Neurosenlehre« im von Rüdin herausgegebenen Band »Erblehre und Rassenhygiene im völkischen Staat«, für den, wie erwähnt, auch Ernst Kretschmer einen Artikel beigesteuert hatte. Darin forderte Hoffmann die Ausmerze und Sterilisierung vorgeblich erblich belasteter Bevölkerungsteile.[797] Rüdins Wunschkandidat Hermann F. Hoffmann, akademischer Schüler des Tübinger Psychiaters Robert Gaupp und seit dem Wahlsieg der NSDAP vom März 1933 neues Mitglied der Partei, trat noch Ende desselben Jahres die Nachfolge Sommers in Gießen an. Wenngleich Hoffmann bereits drei Jahre später Gießen wieder verließ, um selbst den renommierten Lehrstuhl Gaupps in Tübingen zu übernehmen, sollte sich davon unbenommen für Stutte die Arbeitsbeziehung Hoffmanns mit Rüdin bald auszuzahlen beginnen.

Stutte hatte als Medizinalpraktikant und nach Abschluss der Promotion vom 1. März bis zum 31. Oktober 1935 als Volontär-Assistent an verschiedenen Gießener Universitäts-Kliniken Erfahrungen gesammelt, darunter an der von Hoffmann geleiteten Nervenklinik.[798] In früheren Arbeiten über Hermann Stutte wurde bereits beschrieben, wie er diese unbezahlte Tätigkeit mittels Fördergeldern für ein neuartiges Forschungsprojekt zu überbrücken wusste. Zwei aufeinander bezogene Förderanträge fanden wiederholt Erwähnung: bei der in Bad Nauheim ansässigen Stiftung des William G. Kerckhoff-Instituts sowie bei der Deutschen Forschungsgemeinschaft in Berlin (DFG).[799] Beide Anträge dokumentieren die ursprüngliche Idee des Forschungsvorhabens und damit die Genese der Habilitationsschrift. Die Anträge zeigen zudem, dass Stutte in Hermann F. Hoffmann einen beruflichen Unterstützer und wissenschaftlichen Mentor annahm. Somit mag auch Stuttes damalige Entscheidung, – auf den Tag

796 Universitätsarchiv Gießen, Personalakte med./Nr. 6: Herrmann Hoffman. Vgl. auch Oehler-Klein, Fakultät, S. 52. Zu Rüdin siehe Roelcke, Rüdin; speziell zu Rüdins Einflussversuchen auf die transnational-europäische Entwicklung der Kinder- und Jugendpsychiatrie: Roelcke, politics.

797 Hoffmann, Ergebnisse.

798 Vgl. Auerbauch, Catalogus, S. 399; UAT, Personalakte Nr. 126/680 und Nr. 155/5518.

799 Während die lückenhaft überlieferten Dokumente der DFG in die Darstellungen von Stuttes Werdegang aufgenommen wurden, blieb die aufschlussreiche Überlieferung der Kerckhoff-Stiftung bislang unberücksichtigt. Siehe Jakobi/Chroust/Hamann, Aeskulap, S. 102–104; Jantzen, Mehrdimensionalität; Rexroth/Bussiek/Castell, Stutte; Schäfer, »Sichtung«; Ders., Spuren.

genau – mit dem Amtswechsel von Sommer zu Hoffmann in die SA einzutreten, in einem besonderen Licht erscheinen. Noch im Jahr 1977 bezeichnete Stutte ihn jedenfalls als seinen »verehrten Lehrer«.[800]

Über die 1929 durch einen Amerikaner deutscher Herkunft initiierte Stiftung sowie das 1931 eingeweihte (seit 1951 im MPG-Verbund bestehende) »Kerckhoff-Institut für Herz- und Kreislaufforschung« ist für die Zeit bis 1945 kaum etwas bekannt.[801] Eine breitere Einordnung der Stutte-Hoffmann-Studie in die Förderzyklen ist daher kaum möglich. Allerdings lassen sich in der Bestandsübersicht der Stiftungsakten Indizien dafür finden, dass die Förderung des Gießener Rassenhygienikers sowie des von Hoffmann unterstützten Stutte-Projekts zu »Asozialen«, »Kriminellen« und »Psychopathen« keine Ausnahme darstellte, da im Stiftungskuratorium eine Hinwendung zu nationalsozialistisch ausgerichteten Themenfeldern gewollt war. Sowohl für das Verständnis von Stuttes Studie als auch die Historisierung ihrer späteren wissenschaftlichen Verwertung in der Nachkriegszeit sind die regionalen Netzwerke rassenhygienischer Mediziner im Nationalsozialismus im Sinne einflussreicher Entstehungsbedingungen von zentraler Bedeutung. Denn auf Ebene der Stiftungs- und Institutsorgane bestanden vor – und noch lange nach 1945 – engste personelle und institutionelle Verflechtungen zwischen Bad Nauheim und Gießen:[802]

So erhielt beispielsweise Kranz aus Gießen im Zeitraum 1933 bis 1938 ein Stipendium durch die Kerckhoff-Stiftung.[803] Kranz und sein Institut für Erb- und Rassenpflege kooperierte Mitte der 1930er Jahre mit Siegfried Koller, der im Kerckhoff-Institut mit finanzieller Unterstützung der US-amerikanischen Rockefeller Foundation eine (erb-)statistische Abteilung zur Erforschung von Herzkreislauferkrankungen in der Bevölkerung aufbaute. Koller habilitierte sich 1936 bei Kranz in Gießen. Koller führte auch am Kerckhoff-Institut »rassenhygienische Fortbildungskurse« durch. Kranz nahm daran ebenso teil wie der Erbforscher Otmar von Verschuer – und mit einiger Wahrscheinlichkeit auch Hoffmann. Von Verschuer seinerseits amtierte ab 1935 als Direktor des Universitäts-Instituts für Erbbiologie und Rassenhygiene in Frankfurt am Main, bevor er 1942 den Direktorenposten des international anerkannten Kaiser-Wilhelm-Instituts für Anthropologie, menschliche Erblehre und Eugenik in Berlin-Dahlem übernahm.[804] Kranz wurde daraufhin als Nachfolger von Verschuers nach Frankfurt berufen.[805]

800 Vgl. Pongratz, Psychiatrie, S. 396.
801 Siehe Spranger, Institut.
802 Siehe Timmermann, Modell; Oehler-Klein, Einflüsse.
803 Metzing, Archiv. Für Kranz ist auch die Vergabe von Hypotheken vermerkt.
804 Siehe Aly/Roth, Erfassung, S. 97–115 sowie Schmuhl, Grenzüberschreitungen.
805 Siehe Roelcke, Pfahler.

In diesem Zusammenhang ist das Beispiel eines weiteren Antragstellers von Interesse, weil es jenen zeitgenössischen Forschungstrend illustriert, in dem auch Stuttes Studie zu sehen ist. Im Jahr 1937 erreichte die Kerckhoff-Stiftung das Stipendiengesuch des Medizinalpraktikanten und Anthropologen Josef Mengele. Er plante, an Probanden aus Frankfurt am Main und Bad Nauheim mittels »Sippenerhebungen« eine »Erbuntersuchung bei angeborenen Herzfehlern« durchzuführen, wodurch auch Koller wichtiges Datenmaterial zugeflossen wäre. Mengeles erbpathologische – allerdings nie abgeschlossene – Studie war wiederum Stuttes Projekt methodisch ähnlich und wurde vom Frankfurter Universitäts-Institut für Erbbiologie und Rassenhygiene unterstützt. Institutsdirektor von Verschuer verwandte sich in einem Gutachten uneingeschränkt für seinen jungen Assistenten, woraufhin die Kerckhoff-Stiftung das gewünschte Stipendium bewilligte.[806] Der damals erst 26-jährige Mengele war zu diesem Zeitpunkt noch vollkommen unbekannt, sollte aber schon bald als ein begabt wahrgenommener und ehrgeiziger Nachwuchswissenschaftler auf sich aufmerksam machen.[807] Niemand konnte zu dem Zeitpunkt die späteren Entwicklungen von Mengele (Lagerarzt im Vernichtungslager Auschwitz, unentdeckte Flucht nach Argentinien, Tod 1979 in Brasilien), Kranz (Suizid bei Kriegsende) oder Stutte vorhersehen, weshalb die Kontextualisierung hier auch keine Gleichsetzung dieser Personen bedeutet. Vielmehr wird eine breitere Strömung der Medizin während der nationalsozialistischen Jahre sichtbar, die sich in einer Ausrichtung der damaligen Wissenschafts- und Forschungsförderung widerspiegelt, von der auch Stutte profitierten wollte.

Worum ging es nun in dem bei der Kerckhoff-Stiftung beantragten Förderantrag? Stutte betitelte sein Stipendiengesuch (28.4.1934) mit der

> »Durchführung von erbbiologisch-rassenhygienischen Untersuchungen an asozialen und kriminellen Psychopathen nach Anweisung und Leitung des Direktors der hiesigen Univ.-Psychiatrischen und Nervenklinik, Herrn Prof. Dr. Hoffmann.«[808]

Im Antrag wurde eine Gesamtsumme von 2000 RM für den Förderzeitraum von einem Jahr projektiert, zusammengesetzt aus 440 RM für Sachkosten und einem größeren Teil Personalkosten in Form monatlicher Renten für den Lebensunterhalt. In Hoffmanns beigelegtem Gutachten hieß es:

> »In einer Zeit, wo erbbiologisch-rassenhygienische Probleme auf dem Fachgebiet der Psychiatrie im Vordergrund des Interesses stehen, halte ich es für meine Pflicht, den Wunsch des Herrn Stutte, erbbiologisch-rassenhygienische Forschungen an asozialen

806 Archiv der Kerckhoff-Stiftung, Bad Nauheim, Nr. 683. Stipendiengesuch 1937/1938, Nr. 3: Dr. Josef Mengele.

807 Vgl. u.a. Schmuhl, Grenzüberschreitungen, S. 470–482.

808 Archiv der Kerckhoff-Stiftung, Nr. 696 (Hermann Stutte): Stipendiengesuch Hermann Stutte 1934/35, Nr. 37 v. 28.4.1934, Eingang bestätigt am 2.5.1934.

und kriminellen Psychopathen durchzuführen, tatkräftig zu unterstützen. Mein Plan ist es, die Insassen der in der Nähe gelegenen Strafanstalt Butzbach nach einer bestimmten noch festzulegenden Auslese auf erbliche Belastung und hinsichtlich der Qualität ihrer Nachkommen zu untersuchen, wobei eventuell auch noch Material von Fürsorgezöglingen mit heranzuziehen wäre. Um derartige Forschungen zu machen, muss Herr Stutte von anderen Pflichten frei sein, er muss zeitweise in Butzbach Wohnung nehmen, Reisen durchführen können, um am Wohnsitz der Gefangenen mit deren Familien in Fühlung zu treten etc.«[809]

Avisiert war demnach eine kriminalbiologisch-erbpsychiatrische Untersuchung an zunächst Erwachsenen, die unter dem Ansatz einer transgenerationellen Fragestellung die Veranlagungsthese krimineller Eigenschaften postulierte. Durch eine Fokuserweiterung konstruierte man die Verbindung zu minderjährigen Personen, welche sich ehemals in öffentlicher Fürsorge befunden hatten oder aktuell unter diese fielen. Stuttes Antrag wurde am 28. Juli 1934 durch das Kuratorium der Kerckhoff-Stiftung in voller Höhe bewilligt.[810]

Recht bald ergaben sich Hindernisse, die sowohl innerhalb als auch außerhalb des Projekts Ursachen hatten. Einerseits bereitete die wuchernde Fülle an Daten Schwierigkeiten. Der hohe zeitliche Aufwand durch die persönlichen Erhebungen sowie die statistische Auswertung des Materials führten zu ersten Verzögerungen. Im März 1935 kündigte andererseits die Kerckhoff-Stiftung allen Stipendiaten drastische Kürzungen an. Da das Stiftungskapital ursprünglich in den USA angelegt worden war, nun aber ein abfallender Dollar-Kurs zu empfindlichen Einnahmeverlusten führte,[811] sah sich das Stiftungssekretariat in Bad Nauheim gezwungen, die Stipendiaten auf eine Reduzierung der Förderung um mindestens 50 Prozent einzustellen. Man erbat zur endgültigen Entscheidungsfindung einen Bericht über den Stand der Arbeiten.[812]

Stutte und Hoffmann reagierten prompt mit zwei gesonderten Schreiben. Stutte warf zunächst das Menetekel an die Wand, die Stipendienhalbierung würde den Abbruch der wertvollen Arbeit bedeuten. Zum Arbeitsstand gab er an:

»Bei meinen erbbiologischen Untersuchungen an Giessener Fürsorgezöglingen aus den Jahren 1890–1930 habe ich bisher aus dem Aktenmaterial des hiesigen Wohlfahrtsamtes 600 Probanten [sic] registriert, die teils wegen eigner Neigung zu asozialen oder kriminellen Verhalten, teils aus passiven Gründen (mangelhafte Erziehung, Trunk-

809 Gutachten Hoffmann, 30.4.1934, in: Archiv der Kerckhoff-Stiftung, Nr. 696.

810 Ebd.: Zusage vom 28.7.1934, Brief Nr. 7934 des stellvertretenden Vorsitzenden der G. Kerckhoff-Stiftung Professor Dr. O. (Otto) Eger an Stutte, Univ. Nervenklinik Gießen.

811 Die zwischenzeitlich »arisierte« Stiftung verlagerte aus diesen finanzpolitischen Gründen das Kapital zwei Jahre später ins Deutsche Reich. Vgl. hierzu Metzing, Archiv.

812 Archiv der Kerckhoff-Stiftung, Bad Nauheim, Nr. 696: Sekretär i. A. der Stiftung (ungenannt), Bad Nauheim an Stutte, Gießen, 23.3.1935.

sucht, Kriminalität usw. der Eltern) in Zwangserziehung kamen. Daneben habe ich Material gesammelt von rund 200 Jugendlichen, bei denen Zwangserziehung vorgesehen aber nicht ausgeführt wurde, (...). Bei Nachforschung nach Ascendenz und Descendenz dieser Probanten [sic] konnte ich bisher Aufzeichnungen über ca. 1100 Angehörige erhalten. Schon die bisherigen Untersuchungen ergaben weitestgehende Zusammenhänge unter den Familien.«[813]

Hoffmann betonte die herausgehobene bevölkerungspolitische Relevanz der zu erwartenden Forschungsergebnisse:

»Die Bedeutung der in Angriff genommenen Untersuchungen, an denen ich auch selbst teilnehmen werde, ist darin zu sehen, dass sie wissenschaftliche Grundlagen abgeben sollen für eine Erweiterung des Sterilisationsgesetzes. Die ungeheure Zunahme der Zahl von asozialen und antisozialen Elementen macht es uns zur dringenden Forderung, gegen die leider so hohe Fruchtbarkeit dieser Menschen einzuschreiten. Vom Gesetzgeber ist dies bisher unterblieben, da die notwendigen wissenschaftlichen Grundlagen, die einen klaren Überblick geben über die minderwertige Nachkommenschaft dieser Elemente, noch nicht vorhanden sind. Es besteht ein sehr lebhaftes Bedürfnis nach derartigen Forschungen, und es muß daher der Arbeit von Herrn Dr. med. Stutte größere Wichtigkeit beigelegt werden, als es wohl bei anderen wissenschaftlichen Fragestellungen der Fall ist. (...) Ich übernehme dabei die Pflicht dafür Sorge zu tragen, daß die Arbeiten, denen sich Herr Dr. med. Stutte mit großem Fleiß und mit lebhaftem Eifer hingegeben hat, weiter fortgeführt und zu dem wissenschaftlichen Erfolg gestaltet werden, der mir vorschwebt. Da Herr Dr. med. Stutte auf meinen Wunsch in der Klinik Wohnung genommen hat, bin ich der Lage, seine Arbeiten ständig zu kontrollieren und kann ihm auf Grund meiner Erfahrung in jeder Hinsicht das beste Zeugnis ausstellen.«[814]

Beide Psychiater postulierten damit, dass die genealogischen Arbeiten zeitnah zu validen Ergebnissen führen würden. Hoffmann unterstellte den Ergebnissen im Kontext der Unfruchtbarmachung höchste Relevanz. Im Indikationskatalog des »Gesetzes zur Verhütung erbkranken Nachwuchses« war im Verständnis einer wissenschaftlich gesicherten Erbdiagnose die »Psychopathie« noch nicht verankert worden; zum Leidwesen Hoffmanns oder anderer Wissenschaftler wie dem erwähnten Koller in Bad Nauheim. Stuttes und Hoffmanns Forschungen sollten daher, sobald sie signifikante Ergebnisse über das Anlage-Umwelt-Verhältnis unter so genannenten »Asozialen« und »Kriminellen« generierten, die wissenschaftliche Legitimation für eine verschärfte Anwendung der erb- und rassenhygienischen Maßnahmen bereitstellen. Derweil erstattete Stutte selbst Anzeigen oder erstellte zahlreiche Gutachten zur Entscheidung über die Unfruchtbarmachung von Patienten, darunter auch Minderjährigen.[815] Das Argu-

813 Ebd.: Stutte an Kuratorium, 30.3.1935.
814 Ebd.: Hoffmann an Kuratorium, 30.3.1935.
815 Siehe Remschmidt, Kontinutität, S. 165–180.

mentationsbündel verfehlte seine Wirkung nicht. Im Mai 1935 unterrichtete das Stiftungssekretariat den Stipendiaten Stutte darüber, dass die Kürzung in seinem Fall weitgehend abgewendet werden konnte. Man gewährte ihm nur geringfügig reduzierte Sätze für Lebensunterhalt und Sachmittel bis zum Ende des Förderzeitraums (September 1935). Mit der verbleibenden Summe von etwa 600 RM konnte er die Untersuchung wie geplant fortsetzen.[816]

Noch eine Woche vor dem aus Bad Nauheim eingehenden positiven Beschluss hatte Hoffmann einen separaten Antrag für einen Forschungskredit in Höhe von 800 RM bei der Notgemeinschaft der deutschen Wissenschaft (Deutsche Forschungsgemeinschaft: DFG) gestellt.[817] Erst mit dem Wissen um die drohende Mittelkürzung der Kerckhoff-Stiftung wird dieser zweite Antrag neu interpretierbar:

> »In den letzten Monaten wurde von mir und einem meiner Mitarbeiter ein Material von 700 Fürsorgezöglingen gesammelt, die im Laufe der vergangenen 45 Jahre von der hiesigen Stadtverwaltung betreut worden sind. Sämtliche angefallenen Akten sind bearbeitet; zum Teil konnte auch schon mit erbbiologischer Aufstellung der Familien begonnen werden. [...] Bei dem erforderlichen weiteren genealogischen Ausbau des Materials sind auch Forschungen in der Provinz – also Reisen – notwendig, für die ebenfalls jegliche Mittel fehlen. Endlich ist es notwendig, das Material zu karteiisieren, damit es für alle Zeiten und übersichtlich festgelegt wird. Ich habe den Plan, für diesen Zweck vorübergehend auf einige Monate eine Schreibhilfe anzustellen, ferner ein (sic) Arzt der Klinik u. U. für einige Monate unter Ausscheidung aus seiner Stelle dienstfrei zu machen, damit er sich ganz den Forschungen widmen kann. (...) Über meine wissenschaftliche Laufbahn, über meine Interessen und meine Eignung für erbbiologische Arbeiten vermag Professor Rüdin – München Auskunft zu geben. Die Untersuchungen sollen den Sinn erfüllen, die rassenhygienische Bedeutung der asozialen und antisozialen Psychopathen zu beleuchten. Heil Hitler!«[818]

Bemerkenswert ist, dass im DFG-Antrag die noch laufende Förderung aus Bad Nauheim ebenso unerwähnt blieb wie der Name Stutte. Hoffmanns Intervention zeigt außerdem, wie er gezielt Netzwerkressourcen zum Einsatz brachte, um das Scheitern des Projekts abzuwenden. Mit dem expliziten Verweis auf Rüdin wusste Hoffmann die Aufmerksamkeit auf den aussichtsreichsten Gutachter zu lenken. Nur eine Woche nach Beantragung befürwortete der Fachreferent der DFG, Rüdin, eine Unterstützung Hoffmanns. Das im DFG-Formular vorgesehene Feld »Bemerkungen des Vorsitzenden des Fachausschusses« für Medizin blieb unausgefüllt; ein Indiz dafür, dass der »Fachausschuss« hier nur aus Rüdin bestand, also bei dieser ad-hoc-Entscheidung gar nicht als Mehrpersonengre-

816 Archiv der Kerckhoff-Stiftung, Bad Nauheim, Nr. 696: Sekretär Kerckhoff-Stiftung, Bad Nauheim an Stutte, Gießen, 28.5.1935.

817 Barch, R 73/Nr. 11758, Hof 1/04/1.

818 Ebd.: Antrag Hoffmann, 22.5.1935 an Notgemeinschaft Berlin.

mium einberufen wurde. Ernst Rüdin griff die im Antrag nun zentral platzierte Erforschung von Fürsorgezöglingen auf und hob sie als innovativen Ansatz besonders hervor. Es folgte der Passus:

> »Ich habe von jeher mit ihm auf das intimste zusammengearbeitet. Herr Hoffmann hat mir auch schon vor einiger Zeit davon gesprochen, daß er die Erbbiologie der Fürsorgezöglinge im Hinblick auf die Notwendigkeit praktischer Rassenhygiene zu klären versuchen wolle, was merkwürdigerweise bisher noch sehr vernachlässigt worden ist und ich habe ihn da als in diesem anerkennenswerten Vorhaben auf das intensivste ermuntert.«[819]

Am 3. Juli 1935 setzte der amtierende DFG-Präsident Johannes Stark den Gießener Antragssteller über die Bewilligung des erbetenen Betrages in Kenntnis. Damit war es Hoffmann mithilfe Rüdins gelungen, nicht nur den Abbruch der Arbeiten abzuwenden, sondern eine Fortsetzung über den Förderzeitraum der Kerckhoff-Stiftung hinaus zu ermöglichen. Die DFG-Mittel blieben nicht ungenutzt. Bis zum Oktober 1936 – Stutte war mit Hoffmann zwischenzeitlich nach Tübingen gewechselt – war der aus Berlin bereitgestellte Forschungskredit aufgebraucht.[820]

Auf dem Weg zur Habilitation – Tübingen

Dass alles auf eine Habilitation hinauslief, dokumentieren Schreiben Hoffmanns anlässlich der Stellenverlängerungen in Tübingen. Stutte besitze »ausgezeichnete Eignung für den Hochschullehrernachwuchs«. Die Verzögerung von Veröffentlichungen führte Hoffmann auf das umfangreiche Material der Untersuchung zurück. Im Laufe des Sommersemesters 1939 habe Stutte aber »in der Tübinger Medizinischen Gesellschaft über einen Teilausschnitt seiner Untersuchungen in einem Vortrag berichtet (Soziale Prognose der Jugendlichen-Verwahrlosung)«. Des weiteren liege ihm ein Manuskript unter dem Titel »Verwahrlosung durch Krankheit« vor. Er lege auf Stutte »im Interesse der praktisch-ärztlichen und der wissenschaftlichen Tätigkeit besonderen Wert«, da er ihn dazu ausersehen habe, »in Zukunft das Gebiet der Kinderpsychiatrie lehrmässig zu vertreten«.[821] Bei den erwähnten Arbeiten, die 1939 und 1941/42 erschienen, handelte es sich um die ersten Veröffentlichungen aus dem Projektkontext. In der einseitigen Publikation über »Die soziale Prognose der Jugendlichen-Verwahrlosung« von 1939 hob Stutte explizit »wirtschaftliche, so-

819 Ebd.: Gutachten Rüdin, 31. 3. 1935, zum Antrag von Hoffmann.
820 Ebd.
821 UAT, 155/Nr. 5518: Hermann F. Hoffmann an Rektor der Universität Tübingen zwecks Stellenverlängerung als ärztlicher Leiter des klinischen Jugendheims, 26. 3. 1940.

ziologische und eugenische«[822] Motive der Forschungen hervor. In »Verwahrlosung durch Krankheit« von 1941/42 formulierte Stutte aus den Zwischenergebnissen bereits als absehbare gesundheitspolitische Implikation, dass für manche Jugendliche nur die »Bewahrung« sinnvoll sei. Es stelle sich die Frage, so Stutte, ob im Einzelfall die Erziehung auf öffentliche Kosten wirklich lohnend sei.[823]

Im Sommer 1943 muss Stutte das Manuskript seiner Habilitationsschrift in einer Erstfassung erstellt haben, denn Ernst Rüdin sandte die Arbeit mit dem Titel »Schicksal, Persönlichkeit und Sippe ehemaliger Fürsorgezöglinge« an den Springer-Verlag. Er erbat eine Prüfung, ob das Buch bald erscheinen könne. Auf ein Lob der Arbeit folgte Rüdins Erklärung:

> »Ich weiß wohl, die Arbeit (392 Seiten) wird Ihnen als etwas umfangreich erscheinen, aber ich bin überzeugt, daß, wenn Sie mit dem Verfasser selbst verhandeln wollen, er noch diese oder jene Abstriche zu machen sich bereitfinden wird, [sic] Ausserdem kann vieles noch in Petit-Druck gesetzt werden.
> Ich bedauere es ausserordentlich, daß mein Mitarbeiter Hein Schröder, der die rassenhygienische Seite der Fürsorge-Zöglinge an zahlreichen Zwillingen bearbeiten sollte, leider wegen Einberufung zum Heere von Kriegsbeginn an, nicht zur Ausführung des ihm von mir erteilten Auftrages kam und ich würde es daher umsomehr begrüssen, daß wenigstens die vorliegende Arbeit des Verfassers, der so glücklich war, sie trotz des Krieges vollenden zu können, dem Druck übergeben werden könnte.«[824]

Der Springer-Verlag stimmte einer Drucklegung zu.

> »Bei dieser Gelegenheit erlauben wir uns Ihnen über das Ergebnis unserer Vorkalkulation zu berichten. Nach Schätzung der Druckerei wird sich ein Umfang von etwa 15 Bogen = rund 240 Seiten ergeben. Bei einer Auflage von 800 Exemplaren wäre mit einem Ladenpreis von etwas RM 18.– zu rechnen.«[825]

Zu klären blieb, in welcher Verlagsserie die Arbeit thematisch platziert werden konnte. Nach einer Überarbeitungsphase ließ man das Typoskript samt Tabellen und Bildmaterial für die Satzarbeiten vorbereiten, konnte jedoch unter den Kriegsumständen samt Papierknappheit die Produktion nicht mehr abschließen. Stutte musste wegen der Bombardierungen sogar um das Typoskript bangen.

---

822 Stutte, Prognose, hier zit. n. Roelcke, Erbbiologie, S. 454.
823 Vgl. Stutte, Verwahrlosung, S. 178–183 u. 201–206.
824 Historische Sammlung »Springer-Verlag« in der Zentral- und Landesbibliothek, Berlin (Archiv Springer-Verlag): Rüdin an Verlagsbuchhandlung Julius Springer Berlin W 9 Linkstrasse 23–24 z.Hd. von Herrn Fritz Probst, München, 28.8.1943. (Die Unterlagen im Springer-Archiv wurden im Rahmen eines historischen Forschungsprojekts zur Geschichte der Kinder- und Jugendpsychiatrie von Klaus Schepker eingesehen.)
825 Ebd.: Springer-Verlag, Abt. II Lt/Hg an Stutte, 21.3.1944.

Im Januar 1944 absolvierte Stutte an der Tübinger Universität die »wissenschaftliche Aussprache«. Am 25. Mai 1944 wurde ihm offiziell die Venia Legendi für das Fach Psychiatrie und Neurologie erteilt.[826] Noch im Jahr 1944 erschien eine dritte umfängliche Auskoppelung der Habilitationsschrift in der »Zeitschrift für Kinderforschung«.[827] Spätestens hier dürfte Villinger auf Stutte aufmerksam geworden sein, da er als Schriftführer und Mitherausgeber des Fachorgans fungierte. Im Literaturverzeichnis dieses Aufsatzes wurde übrigens die Monografie angekündigt:

> »Stutte, Über Schicksal, Persönlichkeit und Sippe ehem. Fürsorgezöglinge. (Beitrag zum Problem der sozialen Prognose) erscheint demnächst in der Reihe ›Monographien aus d. Gesamtgeb. der Neurologie und Psychiatrie‹, Springer, Berlin.«

Damit waren die Würfel zwischenzeitlich gefallen, die Arbeit in eine einschlägige Fachreihe von Springer aufzunehmen. Ob Überlegungen bestanden, der Studie ein Vorwort von Rüdin beizugeben, nachdem Hoffmann am 13. Juni 1944 verstorben war, ist nicht bekannt, da der Druck und Vertrieb der 800 Exemplare nicht mehr zu realisieren gewesen war. Erst nach Kriegsende erfuhr Stutte zu seiner Erleichterung, dass das Typoskript in der Druckerei in Thüringen weitgehend erhalten geblieben war. Er ließ es sich nach Tübingen schicken mit dem Plan, eine Überarbeitung und weitere Kürzung vorzunehmen.[828] Kurz darauf brach er mit Villinger nach Marburg auf.

Erste Schritte zur Institutionalisierung einer Marburger Kinder- und Jugendpsychiatrie

In den ersten Monaten nach seinem Weggang aus Tübingen ergaben sich für Stutte unerwartete Schwierigkeiten. Er stand vorübergehend auf der Liste jener Fachkräfte, die wegen ihrer Nähe zum Nationalsozialismus für eine Anstellung an der Universität als untragbar eingestuft wurden.[829] Das widersprach dem Informationsstand in Tübingen, weshalb Stutte und sein ebenfalls nach Marburg übersiedelnder Tübinger Kollege Alfred Brobeil zeitweilig erwogen, die Universität an der Lahn auf Schadensersatz zu verklagen.[830] Stutte musste ein langwieriges Spruchkammerverfahren hinnehmen, dessen endgültiger Abschluss sogar erst drei Jahre später folgte. Durch eine Überprüfung der zwi-

826 UAT 126/680 Stutte; UAT 125/159 Nr. 113.
827 Siehe Stutte, Fälle.
828 Archiv Springer-Verlag, Berlin: Springer-Verlag an Stutte, 1. 3. 1946.
829 UAM, 307c/Nr. 5157: Abschrift Liaison- and Security Office Stadtkreis – Landkreis Marburg APO 872 US Army.
830 UAM, 310/Nr. 6136: Aktenvermerk vom 6. 7. 1946.

schenzeitlichen Einstufung als »Unbelasteter« im Rahmen eines Wiederaufnahmeverfahren wurden die von ihm angeführten Handlungen während der Zeit des Nationalsozialismus nun doch nicht als Widerstand gewertet.[831] Das Verfahren endete 1949 mit der für ihn unbefriedigenden und finanziell belastenden Rückstufung zum »Mitläufer«.[832]

Im August 1946 hatte die Medizinische Fakultät der Universität Marburg dem Antrag auf Umhabilitierung und Übernahme als Assistenzarzt an der Nervenklinik einstimmig stattgegeben, nachdem Stutte eine Antrittsvorlesung »Zur Nosologie essentieller Tremorformen« absolvierte.[833] Damit war der Weg für die akademische Laufbahn in Marburg geebnet. Im Februar 1947 erkundigte er sich beim Springer-Verlag, wie die Chancen auf eine Veröffentlichung seiner Habilitationsschrift stünden.[834] Er hatte die Überarbeitung und Kürzung auf geschätzte 12 bis 13 Druckbogen vorangebracht. Zum Inhalt schrieb er, das darin

> »abgehandelte Problem der sozialen Prognose kann wohl heute mehr denn je Beachtung und Interesse beanspruchen; und ich glaube, daß – abgesehen von dem neuen wissenschaftlichen Tatsachenmaterial, das die Arbeit bringt – auch die Anregungen zu manchen Fragen der praktischen Jugendfürsorge und -strafrechtpflege manchen Interessenten finden werden.«[835]

Mit dem taktischen Manöver, angeblich einen anderen Verlag als Interessenten zu haben, schoss er ein Eigentor. Springer empfahl nämlich, diese Möglichkeit zu nutzen. Es bestand in näherer Zukunft wegen der Priorität von Fachzeitschriften unter anhaltender Papierknappheit keine Aussicht auf Drucklegung, so die freundliche Auskunft aus Heidelberg. Der Letztkontakt mit Springer datiert auf März 1947.[836] Hinweise auf konkrete Planungen zum Druck der gesamten Arbeit, nunmehr in einer Schriftenreihe des »Allgemeinen Fürsorge- und Erziehungstags« (AFET) liegen erst für das Jahr 1952 vor. Stutte entschied offenbar im Frühjahr 1947 nach den gescheiterten Verhandlungen mit Springer, weitere Teile der Studie in Aufsatzform zu publizieren. Hieraus entstanden mehrere Arbeiten, die in der Vergangenheit bereits detailliert unter historischen Fragestellungen

831 Zu Beginn des Jahres 1947 wurde Stutte sogar vorübergehend wegen der erneuten Belastungsprüfung aus der Nervenklinik entlassen. Vgl. Rexroth/Bussiek/Castell, Stutte, S. 16.

832 Archiv der Arbeitsstelle Geschichte der Medizin Marburg, Spruchkammerakte Hermann Stutte, Kammer der Stadt Marburg: Spruch- und Berufungskammer Gießen, 2.12.1949.

833 Ebd.: Fakultätssitzung am 9.8.1946. Protokollbuch Medizinische Fakultätssitzungen.

834 Ernst Rüdin fiel als Unterstützer von Stuttes Arbeiten unmittelbar nach Kriegsende aus. Sein Einfluss in der Psychiatrie brach schlagartig weg, als er von der amerikanischen Militäradministration dauerhaft vom Dienst suspendiert wurde und dann im Jahr 1952 verstarb. Siehe Weber, Rüdin.

835 Archiv Springer Verlag, Berlin: Stutte an Springer-Verlag, Heidelberg, 10.2.1947.

836 Ebd.: Springer an Stutte, 21.2.1947. Das letzte Schreiben behandelte nur noch die vergebliche Suche nach verlorenen gegangenen Teilen der Arbeit (Einleitung, Vorwort, Inhaltsverzeichnis sowie sämtliche Abbildungen).

untersucht wurden.[837] Dazu zählt eine gemeinsame Arbeit mit Villinger über »Zeitgemäße Aufgaben und Probleme der Jugendführung« sowie eine ausgiebige, 20-seitige Einzelarbeit Stuttes unter dem Titel »Über die Nachkommen ehemaliger Fürsorgezöglinge«, die Ergebnisse seiner Studie präsentierte.[838]

Durch den Umstand, dass die von Stutte während der Erhebungen gesammelten Materialien nicht erhalten geblieben sind, wird die historische Detailrekonstruktion des Studiendesigns einerseits erschwert. Hinweise aus den oben zitierten Dokumenten sowie den Veröffentlichungen erlauben aber andererseits Rückschlüsse darauf, dass Stutte mithilfe behördlicher Unterlagen, offizieller und eigener statistischer Erhebungen oder durch die Erstellung von Daten- und Metadatenreihen aus tausenden Fallakten Individuen und ganze Familienverbände identifizierte. Diese Informationen wurden von ihm in einem eigens entwickelten Aufschreibsystem erfasst und geordnet, wobei die konkrete Systematik unbekannt ist. Wie Hoffmann erwähnte, war eine in der damaligen Zeit übliche Großkartei des Projekts angedacht, die zudem für nachfolgende Untersuchungen interessierende Informationen leicht handhabbar zur Verfügung stellen sollte. Da die Datenserien Zeiträume von mehreren Dekaden umfassten, kann davon ausgegangen werden, dass Erbgenealogien sowohl in Form systematischer Querschnitts- als auch Längsschnittuntersuchungen ermittelt wurden, um mittels Korrelationsbezügen Ergebnisse und Aussagen über Anlage- und Umwelteinflüsse zu produzieren. Die von Stutte angedeuteten Befunde intergenerationeller Auffälligkeiten aus den »erbbiologischen Aufstellungen« fanden so auch als Stammbaum- und Erbtafelabbildungen Eingang in seine Publikationen.[839] Inwieweit er methodologische Reflexionen über Aspekte wie Repräsentativität, Validität, Transparenz, Überprüfbarkeit oder auch die breiteren Einflüsse auf sein wissenschaftliches Denken in die Gestaltung des Erhebungssystems fortlaufend einfließen ließ, bedarf erst noch einer detaillierten Analyse aller mit der Studie verbundenen Teilpublikationen. Davon hing jedenfalls die Plausibilität der von ihm behaupteten Zusammenhänge und Interpretationen ab.

Beruhend auf eben dieser Analyse und Synthese der Datenmassen postulierte Stutte in den beiden genannten Arbeiten fortgesetzt, dass sich hinsichtlich »dissozialer« Kinder und Jugendlicher eindeutig Gruppen »erziehbarer« und nicht »erziehbarer« Minderjähriger unterscheiden lassen. Die Schaffung eines feingliederigen Erfassungssystems in Form von Einrichtungen sei zur »Siebung, Sichtung und Lenkung« notwendig. Jene Fälle mit feststellbarer »soziobiologi-

837 Siehe dazu jüngst den Überblick in Roelcke, Erbbiologie, S. 450–452. Vgl. auch Schäfer, »Sichtung«.
838 Siehe Villinger/Stutte, Aufgaben sowie Stutte, Nachkommen.
839 Vgl. z.B. Stutte, Nachkommen, S. 404.

scher Unterwertigkeit«, so die Kategorisierung, seien entweder in Sondererziehungsanstalten einzuweisen oder – und hier schließt Stutte an seinen Beitrag von 1941/42 an – nur noch zu Zwecken der »Verwahrung« festzuhalten. Eine Fürsorgebetreuung und Förderung pädagogisch unbeeinflussbarer Kinder und Jugendlicher erschien nicht empfehlenswert. Auch sollten Maßnahmen greifen, spätere Familiengründungen von ehemaligen Fürsorgezöglingen mit »erbbiologisch unerwünscht(en)« Anlagen zu verhindern. Entsprechend erhob Stutte die Forderung, präventiv durch gezielte Erfassung gerade den Teil, der »sozialbiologisch unterwertig« sei, zur finanziellen Entlastung der öffentlichen Fürsorge durch Aussonderung zu reduzieren.

Villinger hatte derweil auf die Einrichtung der erwähnten Jugendlichenstation gedrängt, für deren Leitung Stutte vorgesehen war. Im August 1946 schrieb er an den Dekan:

> »Der Direktor der Klinik muss auf die Abteilung für Jugendliche besonderen Wert legen, weil in den Zeiten der Not und der Unsicherheit die Versorgung und Beratung jugendlicher Psychopathen eine ungeheure Wichtigkeit besitzt. Die Sichtung (...) verwahrloster Psychopathen, die Beratung der Jugendgerichte, die Frage der Umschulungsbedürftigkeit, der Berufswahl von Hilfsschülern macht das Vorhandensein einer solchen Abteilung für Jugendliche unbedingt erforderlich.«[840]

Die Station für Kinder- und Jugendliche, in der seit April 1947 regulär minderjährige Patienten behandelt wurden, war nur der Beginn eines langfristig geplanten Auf- und Ausbaus des Marburger Standorts unter Schwerpunktsetzung auf Kinder- und Jugendpsychiatrie – mit und für Stutte. Wie bereits beschrieben, empfahl Villinger nach seiner Rückkehr aus England der hessischen Ministerialbürokratie, regional ein flächendeckendes System aus Erziehungsberatungsstellen zu etablieren, wie er sie im Ausland in Form der Child-Guidance-Clinics besucht hatte. Eine ähnliche Einrichtung mit interdisziplinärem Team-Work-System stand entsprechend auf Villingers Wunschzettel für Marburg. Die dortige Erziehungsberatungsstelle wurde am 1. Mai 1950 zunächst in »drei kleinen Räumen der Universitäts-Nervenklinik« in Betrieb genommen.[841] Anfangs musste also etwas improvisiert werden.

Noch im selben Monat beantragte Villinger, dass Stutte zum außerplanmäßigen Professor ernannt werden solle.[842] Wie in der Chronik der Philipps-Universität später zu lesen war, war Stutte am 1. September 1949 zum Oberarzt und am 15. August 1950 zum außerplanmäßigen Professor befördert worden.[843] In der Erziehungsberatungsstelle wurde organisatorisch eine Aufteilung vollzogen,

840 UAM, 307c/Nr. 5545: Villinger an Dekan, 1.8.1946.
841 Remschmidt, 56 Jahre, S. 118.
842 UAM, 305a/Nr. 4428: Villinger als Dekan der Medizinischen Fakultät an Rektor, 16.5.1950.
843 Vgl. Chronik (1959), S. 113.

die mit Stuttes beruflichen Plänen korrespondierte. Einerseits bestand formal ein so genanntes »Universitäts-Institut für Ärztlich-Pädagogische Jugendhilfe« an der Nervenklinik zur Durchführung von Lehr- und Forschungsaufgaben. Andererseits übernahm die Erziehungsberatungsstelle des Vereins für Erziehungshilfe e. V. Marburg alle praktischen Aufgaben der sozialen Jugendhilfe.[844]

Villinger und Stutte konnten regional tatsächlich eine einflussreiche Arbeitsgemeinschaft der hessischen Erziehungsberatungsstellen mit initiieren.[845] Für die beengte Einrichtung im eigenen Haus gelang es nun auch, mit finanziellem Grundstock aus dem US-amerikanischen McCloy-Fund, einen separaten Bau hinter der Nervenklinik zu errichten. Im März 1951 hatte der zuständige Resident Officer (Mr. Didlo) Villinger dazu einen Scheck in Höhe von 45.600 DM überreicht.[846] Das Land Hessen beteiligte sich dann nach Vorliegen des Schecks mit weiteren Zuschüssen. Im Winter 1951/1952 war der Rohbau erstellt.

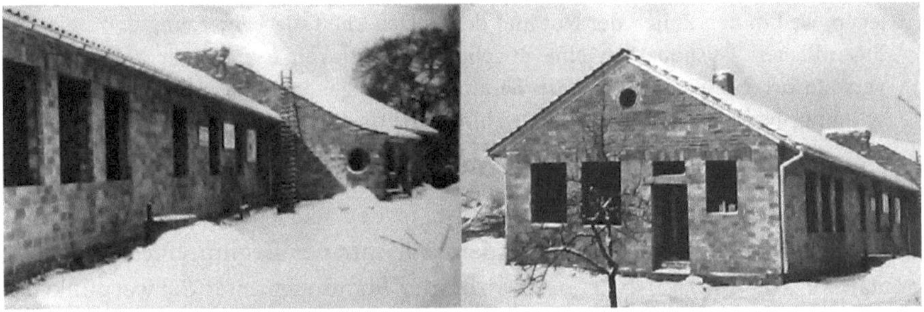

Abb. 35 a und b: Aufnahmen des Rohbaus der Erziehungsberatungsstelle

Am 27. November 1952 wurde die mit der Klinik verbundene, aber räumlich getrennte Erziehungsberatungsstelle eröffnet. Die drei verantwortliche Personen des interdisziplinären Teams der Erziehungsberatungsstelle hielten neben Villinger die Festvorträge, namentlich waren dies Hermann Stutte, Eva Land-

844 Archiv der Erziehungsberatungsstelle am Ortenberg, Marburg, Ordner: Chronik.

845 So fand am 14.11.1950 in der Nervenklinik Marburg eine Beratung zu Erziehungsberatungsstellen in Hessen mit Vertretern des Ministeriums des Innern sowie der Landesjugendämter statt. Anschließend organisierte man zur Orientierung eine Fachtagung in Jugenheim bei Darmstadt, die Initialcharakter hatte. Vgl. Der hessische Minister des Innern, Abteilung Jugendwohlfahrt, 17.9.1951. Vorschlag zur Gestaltung der Fachtagung der Erziehungsberatungsstellen in Jugenheim b./Darmstadt am 12./13.11.1951. Siehe hierzu die Überlieferung im Archiv der Erziehungsberatungsstelle am Ortenberg, Marburg, Sammelmappe »Institut für Ärztlich-Pädagogische Jugendhilfe der Philipps-Universität Marburg, Lahn«. Vgl. auch: Remschmidt, Kontinuität, S. 123 und 237. Von 1955 bis 1958 war Stutte Vorsitzender der Arbeitsgemeinschaft. Vgl. Rexroth/Bussiek/Castell, Stutte, S. 17.

846 Archiv der Erziehungsberatungsstelle am Ortenberg, Ordner: Chronik: Marburger Stadtanzeiger, 29.3.1951.

wehr (Sozialberaterin) und Adolf Busemann (Psychologe).[847] Wie die Presse berichtete, überbrachte Ministerialrat Willy Viehweg aus Wiesbaden nicht nur Glückwünsche der Staatsregierung, sondern zugleich das Große Verdienstkreuz der Bundesrepublik, das Villinger am selben Tage verliehen wurde. Denkbar ist, dass Viehweg hier der Initiator war und diese Geste als Ausgleich für die seit den Berufungsverhandlungen teils noch immer uneingelösten Versprechen des Ministeriums verstand. Villinger blieb formal bis zu seiner Emeritierung Leiter der »Erziehungsberatungsstelle« sowie des »Instituts für Ärztlich-Pädagogische Jugendhilfe«. Sein Nachfolger wurde 1958 Stutte, der de facto die inhaltliche Arbeit seit Jahren in den Händen hielt.

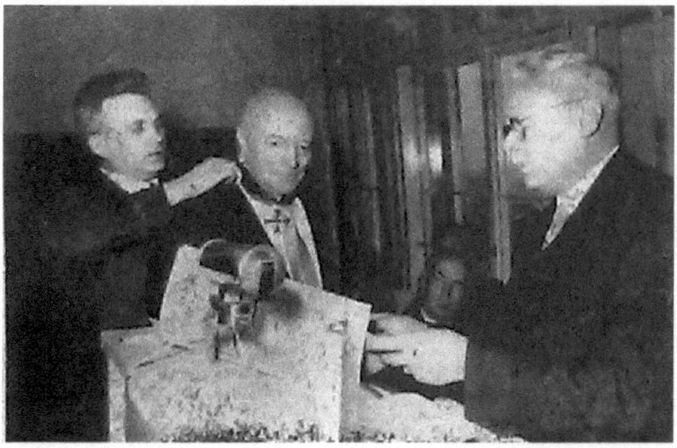

Abb. 36: Verleihung »Großes Verdienstkreuz« an Villinger

Die Erziehungsberatungsstelle galt bald als Modell-Einrichtung. Die angewandten Methoden und Konzepte der interdisziplinären Teamarbeit – in Marburg unter klarer Vorrangstellung der Psychiatrie – wurden andernorts übernommen. Dies gilt beispielsweise für die Erziehungsberatungsstelle in Kassel. Trotz einer stärkeren Orientierung an der Pädiatrie sowie an tiefenpsychologischen Zugängen – die Psychoanalyse wurde als Methode abgelehnt – betonten die Kasseler Kollegen im Einklang mit den Marburgern konstitutionelle Ursachen. Sie deuteten die beobachteten Störungen im Kindes- und Jugendalter nur zu 38 Prozent als »Erlebnisreaktionen«.[848] Diesbezüglich bestanden je nach konzeptioneller Ausrichtung und Interpretation allerdings große Unterschiede zu anderen vergleichbaren Einrichtungen. Eine Studie in Berlin unter Leitung des Tiefenpsychologen W. Hopmann erklärte dagegen gut 82 Prozent der see-

847 Ebd.: Chronik: Einweihung der Erziehungsberatungsstelle. Großes Verdienstkreuz für Professor Villinger, OP, 29.11.1952. Zu Landwehr und Busemann siehe u.a. Topp, Vereinigung sowie Remschmidt, 56 Jahre.

848 Vgl. Leiter, Erziehungsberatungsstelle, S. 203.

lischen Störungen aus Umwelteinflüssen und ordnete sie diagnostisch in den Kreis der Neurosen ein.[849]

Im Jahr 1949, also in unmittelbar zeitlichem Zusammenhang mit der organisatorischen Vorbereitung der Erziehungsberatungsstelle in Anlehnung an anglo-amerikanische Modelle war eine kürzere Arbeit Stuttes zum »Lebenserfolg der Fürsorgeerziehung« erschienen.[850] Im Schlusssatz kündigte sich wie auch bald in Villingers Arbeiten[851] nun eine optimistischere Rhetorik an, die zugleich erstmals mit der Agenda multidisziplinärer Methodenkombination verknüpft wurde. Stutte schrieb hierin zur Fürsorgeerziehung:

> »Immerhin läßt unsere Untersuchung erkennen, daß sie auch in der bisherigen, mit mancherlei Unzulänglichkeiten belasteten Form, vielleicht durch ihren bloßen Effekt als Präventiveinrichtung, positive Sozialarbeit geleistet hat. Um so mehr muß eine nach modernen psychologischen, pädagogischen, psychiatrischen und tiefenpsychologischen Kenntnissen orientierte und differenzierte Jugendfürsorge ihre Aufgaben zu erfüllen vermögen!«[852]

Im Oktober 1950 zog Stutte mit einer weiteren Ausführung nach, in der er sich zwar nicht direkt auf die Habil-Studie, aber auf seine Publikation von 1944 bezog. In dem Beitrag »Über die Ehepartner ehemaliger Fürsorgezöglinge« fand sich neben Altem auch Neues. Jeder, so Stutte,

> »der vorurteilslos und kritisch das soziale Schicksal jugendlicher Verwahrloster oder Krimineller verfolgt, wird erkennen, daß eine nach charakterologischen, eignungs- und tiefenpsychologischen, eugenischen und sozialprognostischen Gesichtspunkten orientierte Nachfürsorge – mehr als bisher – zentrale Aufgabe der gesamten Sozialarbeit darstellen sollte. Und zwar handelt es sich hier nicht nur um ein Problem des sozialen Einzelschicksals, sondern vielmehr auch um eine Aufgabe der Volksgesundheit und Eugenik.«[853]

Die von Stutte nun zunehmend propagierte »eklektisch-mehrdimensionale«[854] Zugangsweise findet sich auch in anderen Arbeiten der nachfolgenden Jahre.[855] Psychotherapeutische oder gar tiefenpsychologische Elemente hatten in den älteren Arbeiten allenfalls eine untergeordnete oder gar keine Bedeutung er-

---

849 Siehe Hopmann, Verhältnisse.

850 Vgl. Stutte, Lebenserfolg, S. 111. Darin wies er auf das frühere Stipendium der Kerckhoff-Stiftung, nicht jedoch auf das der DFG hin.

851 Siehe Roelcke, Erbbiologie, S. 458. Ein Beispiel: Villinger, Probleme.

852 Zit. n. Stutte, Lebenserfolg, S. 113.

853 Zit. n. Stutte, Ehepartner, S. 369.

854 Siehe Jantzen, Mehrdimensionalität.

855 Vgl. seine Veröffentlichung im Rahmen des AFET: Stutte, Unerziehbarkeit. Siehe auch die Arbeit aus dem Jahr 1956, in der Stutte eine Literaturauswertung zum Erfolg der Fürsorgeerziehung präsentierte. In der Literaturliste wurde neben den oben genannten Nachkriegsartikeln auch auf die unveröffentlichte Habil-Schrift verwiesen: Stutte, Methodik. Sowie im selben Band: Stutte, Individualprognose.

halten. Die vormalige, auf Erblichkeit und Konstitution orientierte Psychiatrie des Kindes- und Jugendalters wurde durch den erweiterten Horizont, d. h. durch den Blick über die Landesgrenzen sukzessive um solche Versatzstücke erweitert, die Villinger und Stutte für sinnvoll oder opportun hielten. Insofern mag sich auf konzeptioneller und therapeutischer Ebene der beginnende Wiederanschluss an internationale Trends in Form von moderaten Anpassungen zu Beginn der 1950er Jahre ausdrücken. Was Stutte, Villinger und noch andere Marburger Psychiaterkollegen während all der Jahre im Kern verband, war weiterhin eine eugenisch-sozialmedizinische Programmatik. Die universitäre Verankerung und Institutionalisierung der eigenen psychiatrischen Spezialgebiete war für die Forcierung dieser berufspolitischen Interessen eine notwendige Voraussetzung.

Das erste bundesdeutsche Extraordinariat für Kinder- und Jugendpsychiatrie

Die Entwicklung der Marburger Erziehungsberatung verlief in den ersten Jahren ihres Bestehens alles andere als reibungslos. Ursächlich waren ungeklärte Zuständigkeiten zwischen Kommune und Land, die zeitweilig zu finanziellen Krisen führten. Zwischenzeitlich drohte Villinger deshalb, die dortige Arbeit einzustellen und die amerikanischen Geldgeber sowie die breitere Öffentlichkeit über die Misere zu informieren. Da jedoch langfristig der Plan bestand, die Abteilung für Kinder und Jugendliche an der Klinik nebst Institut für ärztlich-pädagogische Jugendhilfe/Erziehungsberatungsstelle als institutionelle Basis für Stuttes Karriere zu verwenden, musste Villinger in Verhandlung mit Wiesbaden Vorsicht walten lassen. Gemeinsam mit Ministerialdirigent Viehweg war er längst dabei, die nächste Aufbaustufe für Stutte einzuleiten. Viehweg hatte die Medizinische Fakultät im November 1952 entsprechend aufgefordert, darüber zu beraten,

> »ob die Schaffung eines ausserordentlichen Lehrstuhles für Jugendpsychiatrie im Interesse der Fakultät gelegen ist. Ein solcher Lehrstuhl wäre in der Bundesrepublik zur Zeit ohne Parallele; seine Schaffung, gerade an der medizinischen Fakultät Marburg, erscheint mir durch die dortige Erziehungs-Beratungsstelle besonders geeignet.«[856]

Dieser Vorschlag stand also in unmittelbar zeitlichen und inhaltlichen Zusammenhang mit der Eröffnung der neuen Einrichtung. Und so erscheint auch der Umstand erklärlich, dass Stutte einen neuen Anlauf nahm, seine Habilitationsschrift doch noch zu veröffentlichen. Im Mai 1952 war jedenfalls eine solche Idee beim »Allgemeinen Fürsorge- und Erziehungstag e.V.« eingebracht worden, in dem Stutte und Villinger mitwirkten. Die Arbeit sollte in der Schriftenreihe

856 UAM, 307c/Nr. 5251: Willy Viehweg an Dekan der Medizinischen Fakultät, 25.11.1952.

des Verbandes aufgenommen werden. Im Protokoll der AFET-Vorstandssitzung vom 10. Mai 1952 hieß es:

»Da die Habilitationsschrift von Prof. Stutte bisher noch nicht veröffentlicht worden ist – mit Ausnahme von einzelnen Aufsätzen in Fachzeitschriften – wird erwogen, eine Teilveröffentlichung vorzunehmen im Umfang von etwa 6 bis 8 Druckbogen (wie die Tagungsprotokolle).
Beschluss: Prof. Stutte wird um Überlassung der Habilitationsschrift gebeten. Erst dann wird im Einvernehmen zwischen der Geschäftsstelle und einem Vorstandsmitglied (…) die Entscheidung getroffen.«[857]

Weil sich der AFET-Vorstand für die Entscheidungsfindung mehrere Monate Zeit ließ, verwies Stutte wie zuvor beim Springer-Verlag auf andere Interessenten. Der AFET reagierte allerdings entgegenkommend und erklärte sich bereit, die »auf etwa 6 Druckbogen gekürzte Habilitationsschrift von Prof. Stutte zu übernehmen«.[858] Bestätigung fand der Beschluss erneut in einer Vorstandssitzung im April 1953. Man rechnete nun mit einem zügigen Druck noch im laufenden Jahr:

»Die bisher noch nicht veröffentlichte Habilitationsschrift von Prof. Stutte über den ›Lebenserfolg von Fürsorgezöglingen‹ soll in zusammengefasster Form veröffentlicht werden, voraussichtlich im Herbst d. Js.«[859]

Offenbar überlegte Stutte, unter Anpassung an seine aktuellen Arbeiten einen neuen Titel festzulegen. Während der AFET die Druckfinanzierung unmittelbar in den Haushaltplan aufgenommen hatte, arbeitete Stutte intensiv an der Vorbereitung des Skripts. Im August 1953 hieß es in einem Schreiben an ihn:

»Wir haben durchaus Verständnis dafür, wenn die Vorbereitung Ihrer Habilitationsschrift sich für die Drucklegung verzögert, würden es aber sehr begrüssen, wenn wir bis zum Ende des Jahres 1953 die Schrift erhalten könnten, (…).«[860]

Rückblickend betrachtet war demnach das Typoskript, das 1944 in seiner ursprünglichen Vorlage beim Springer-Verlag 400 Seiten und etwa 15 Druckbogen (240 Druckseiten) umfasst hätte, zwischenzeitlich durch Kürzungen, Auskop-

857 Archiv des Evangelischen Werkes für Diakonie und Entwicklung, Berlin, AFET/Nr. 12, Mappe 2: Niederschrift über die Sitzung des Vorstandes des AFET, Konferenzsaal des Caritasverbandes der Stadt Bonn, erstellt und unterzeichnet von Wolff und Schulz am 10.5. 1952. (Die Unterlagen wurden im Rahmen eines historischen Forschungsprojekts zur Geschichte der Kinder- und Jugendpsychiatrie von Klaus Schepker eingesehen.)

858 Ebd.: Niederschrift über die Sitzung des Allgemeinen Fürsorgeerziehungstages e.V. im Frauenheim Himmelsthür vor Hildesheim (erstellt und unterzeichnet am 2.2.1953 von Wolff und Schulz).

859 Ebd.: Niederschrift über die Vorstandssitzung des AFET Freiburg i.Br. (erstellt und unterzeichnet 24.4.1953 von Wolff und Schulz).

860 UAM, Bestand: 309, 54/(o. Nr., AFET, wissenschaftlicher Nachlassteil Stutte im Verzeichnisvorgang): Geschäftsführerin Schulz, AFET an Stutte, 18.8.1953.

pelung und Publikation in Aufsätzen auf nahezu ein Drittel zusammengeschrumpft (erst 12–14, dann nur noch 6–8 Druckbogen).

Die Marburger Medizinische Fakultät hatte 1952 derweil dem Wiesbadener Vorschlag eines Extraordinariats unmittelbar zugestimmt. Man kündigte an, mit Blick auf Villingers Emeritierung eine schnelle Umsetzung zu erreichen, auch um die Arbeitsgebiete von Stutte und Villinger abgrenzen zu können.[861] Im Sommer darauf informierte Villinger das Ministerium allerdings, dass wegen ausbleibender Mittelzuweisung die Erziehungsberatungsstelle praktisch vor dem Zusammenbruch stünde. Auch das beantragte Extraordinariat Stuttes war durch das Finanzministerium nicht in den Landeshaushalt 1953 übernommen worden. Villinger erwog daher, auf den Lehrstuhl für Stutte zu verzichten. Der hatte sich bereits nach einer Alternative im südwestlichen Raum umgesehen. Wie er 1952 einem Tübinger Kollegen schrieb, war ihm offenbar das Risiko, nur auf die Marburg-Karte zu setzen, mittlerweile zu hoch:

> »Ich hatte ja immer gehofft, dass die Jgdpsychiatrie [sic] – zumindest an der hiesigen Klinik – doch einmal würde etatisiert werden. Das ist aber bislang nicht geschehen und bei der Viscosität ministerieller Dienststellen wird das wohl auch in nächster Zukunft noch nicht realisiert werden. Indessen rückt aber doch der Emeritierungszeitpunkt meines Chefs immer näher, und ich fühle deshalb doch die Nötigung (nicht zuletzt auch gegenüber meiner Familie), mich nach einer Bleibe umzusehen.«[862]

Wie man sieht, verlief die Aufbauarbeit alles andere als geradlinig. Der Plan hätte noch scheitern können. Doch im Jahr 1953 kam dann plötzlich die Wiesbadener Zusage der Haushaltsmittel für das Extraordinariat – und zwar für das Folgejahr 1954. Sofort nahm die Fakultät den Berufungsvorgang in Angriff. Sie gab ihren Beschluss bekannt, Stutte mit primo et unico loco vorzuschlagen. Er stünde unter den wenigen jüngeren Jugendpsychiatern mit eigener wissenschaftlicher Fragestellung »mit Abstand an erster Stelle«.[863] Um dem Verfahren den Geruch einer ad hoc Hausberufung zu nehmen, entschied die Fakultät, regulär Gutachten einzuholen. Dazu wurden Anfragen an alle psychiatrischen Universitätsstandorte der Bundesrepublik, der DDR, Österreichs und der Schweiz gesandt. Wie sich herausstellte, war Stutte an manchen dieser Orte gar nicht bekannt. In der Summe jedoch konnte er, auch wegen der intensiven Vernetzung und Anerkennung Villingers, die Mehrzahl der Voten auf sich vereinen. Vielerorts begrüßten Ordinarien der Psychiatrie und Pädiatrie die Schaffung eines

861 UAM, 307c/Nr. 5251: Dekan Kiese an Viehweg, 20.12.1952.
862 UAT, 444/Nr. 66: Stutte an Konrad Ernst, 3.6.1952.
863 UAM, 307c/Nr. 5251.

solchen neuartigen Lehrstuhls.[864] Am 30. Oktober 1954 erhielt Stutte Nachricht, nunmehr als Beamter auf Lebenszeit auf den außerordentlichen Lehrstuhl für Kinder- und Jugendpsychiatrie berufen worden zu sein.[865] Was zu der Zeit noch fehlte, war eine eigenständige Klinik.

Modernisierungsschritte am Ortenberg – Stuttes Klinik für Kinder- und Jugendpsychiatrie

Wie im Abschnitt über Werner Villinger vorweg beschrieben, wurde am 15. April 1958 die Arbeit in der neuen kinder- und jugendpsychiatrischen Abteilung der Universitätsnervenklinik aufgenommen. Am 21. April fanden sich der hessische Minister für Erziehung und Volksbildung sowie »Vertreter aus Regierungs-, Universitäts- und Fachkreisen« in Marburg ein, um offiziell die Eröffnung zu begehen. Nach dreijähriger Bauzeit war neben der Erziehungsberatungsstelle ein Gebäudekomplex aus zwei Häusern entstanden, dessen Ausgestaltung Ergebnis von »umfassenden Vorplanungen, Studienreisen und zahlreichen Besprechungen mit Fachkollegen und Bausachverständigen« war. Wie Stutte in seiner Beschreibung der neuartigen Klinik betonte, gab es zwar Vorläufer andernorts. Der Marburger Standort stellte »jedoch die erste einem eigenen Lehrstuhl für Kinder- und Jugendpsychiatrie zugeordnete klinische Arbeitsstätte an einer deutschen Universität dar«.[866]

Eine aus therapeutischen Gründen ursprünglich favorisierte Anlage in Pavillon-Stil oder Kamm-Form war aufgrund der lokalen Gegebenheiten nicht möglich. Auch war ein angedachtes dreistöckiges Haupthaus, in dem in oberster Etage die Klinikleitung residieren sollte, aus Gründen des Gesamtbildes am Ortenberg auf einen Zweistöcker zurückgestuft worden. Die ärztliche Leitung kam fortan im Erdgeschoss eines kleineren Nebengebäudes unter, in dem sich neben der Ambulanz, der EEG-Abteilung auch Wohnräume für das Pflegepersonal befanden. Die Kapazität der Klinik war zunächst auf Plätze für 52 Mädchen und Jungen ausgelegt. Aus der früheren Kinderstation der Nervenklinik mit jährlichem Durchlauf von 350 Patienten lag die Erfahrung zugrunde, dass, wie Stutte es formulierte, jeweils zur Hälfte Minderjährige mit »vorwiegend neuropathologischen und vorwiegend psychopathologischen Krankheitsbildern«[867] zu behandeln waren. Damit lief es auf eine Kombination von »klinischer Insti-

864 Demnach entfielen 11 Stimmen auf Stutte, 7 auf Franz Günther von Stockert und jeweils 3 für Jakob Lutz (Bern) und den mit Stutte gleichaltrigen Carl Haffter aus der Psychiatrischen Klinik Friedmatt in Basel. Die übrigen hatten nur zwei oder eine Befürwortung erhalten.
865 UAM, 305a/Nr. 4428: Rektor Schwinge an Stutte, 30.10.1954.
866 Zit. n. Stutte, Abteilung, S. 194.
867 Zit. n. ebd., S. 195.

tution« und einem »pädagogisch-psychotherapeutisch orientiertem Heim« hinaus. Da absehbar etwa zwei Drittel der Minderjährigen zu beschulen waren, nahm man eine Klinikschule in das Klinikkonzept auf.[868] Die Raumplanung integrierte desweiteren neben den therapeutischen und diagnostischen Bereichen die Anforderungen von Forschung und Lehre, wie sie die Lehrstuhltätigkeit Stuttes beinhaltete. Diese umfasste die Ausbildung von Medizin-, Psychologie- und Jurastudenten sowie Lehrgänge für angehende Sonderschullehrer und Sprachheilpädagogen.

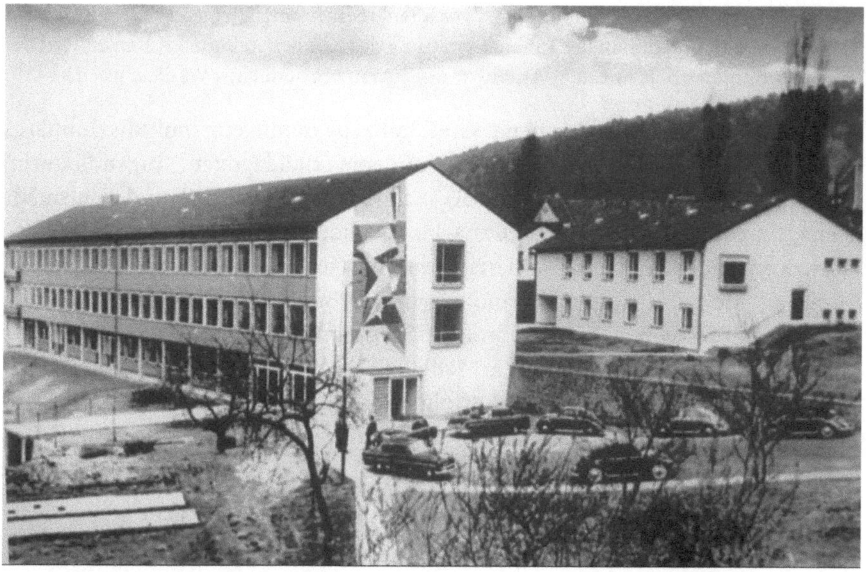

Abb. 37: Haupt- und Nebengebäude der Klinik für Kinder- und Jugendpsychiatrie

Man verzichtete weitgehend auf Gitter vor den Fenstern, die stattdessen mit Panzerglas ausgestattet wurden. Die Türen zu den Räumen wurden mit einseitig durchsichtigen Oberfenstern versehen, sodass das Personal Einblick in die Aufenthalts- und Schlafräume hatte. Eine geschlossene Wachabteilung diente der Aufnahme »psychotischer, fluchtgefährdeter oder krimineller« Jugendlicher, auf der auch die »großen« Therapieformen, gemeint waren wohl Schockverfahren[869] neben medikamentöser Behandlung, angewandt wurden. Für die jüngeren Kinder standen im Haupthaus Nähzimmer, Bastel- und Werkräume,

868 Siehe dazu auch: Remschmidt, Kontinuität, S. 291–314.

869 Wie nicht nur dieser Hinweis aus dem Jahr 1960 nahelegt, sondern auch in der obigen Darstellung zu Villinger gezeigt werden konnte, gehörten in Marburg sowohl Insulin- als auch Elektroschockverfahren während der 1950er Jahre auch bei Minderjährigen offenbar zur routinemäßigen Praxis.

»Plansch- und Schmierräume mit abwaschbaren Wänden und Böden«, Behandlungszimmer für Massage und »Elektrotherapie« sowie ein Gymnastik- und Turnraum zur Verfügung. Stuttes Ehefrau arbeitete selbst in der Klinik und übernahm die letztgenannten Therapieformen. Außerhalb des Gebäudes stand ein Sportplatz mit Rollschuhbahn und Spielplatz zur Verfügung. Wie in pädiatrischen Kliniken auch musste eine kindgerechte Gestaltung der Innenräume bedacht werden. So wurde, wie Stutte schrieb,

> »bei der Inneneinrichtung der Klinik besonders Wert auf harmonische Abstimmung von Farben von Fußböden, Wänden, Inventar, Gardinen, Beleuchtungskörpern usw. gelegt. Es ist dies das Hauptverdienst vor allem meiner langjährigen Mitarbeiterin, Dr. Doris Weber, und der an der Innenausstattung der Klinik beteiligten Künstler, [...] die in Zusammenarbeit mit dem Architekten (...) ein vorbildliches Werk schufen.«[870]

Insgesamt versammelte das neue Klinikkonzept damit ein multidisziplinäres Team aus »Ärzte(n), Psychologen, Sonderschulpädagogen, Jugendleiterin, Kindergärtnerinnen, Heimerzieher(n), Schwestern, Pfleger(n) und Hausmädchen«.[871] Leitung und Vorrangstellung der Fachkompetenz lagen trotz des Team-Work-Konzepts bei den psychiatrischen Fachvertretern. Ob die Marburger Klinik als Modell für andere Standorte in der Bundesrepublik oder sogar im Ausland würde dienen können, musste Stutte zum Zeitpunkt seines Berichts noch offenlassen. Überregionalen Modell-Charakter hatte allerdings die noch 1958 in der Bibliothek der Klinik erfolgte Gründung der »Lebenshilfe für das geistig behinderte Kind e.V.«, in deren Beirat Villinger und Stutte als Gründungsmitglieder fortan gewählt wurden.[872]

Eine letzte Spur der Habilitationsschrift

Die noch immer nicht veröffentlichte Habilitationsschrift lässt sich in den Unterlagen des AFET genau zu der Zeit, nämlich um 1958, wieder aufnehmen. Stutte hatte in Marburg seit gut vier Jahren das Extraordinariat inne und die Klinik war fertiggestellt, als zwei neue Arbeiten mit Bezug zu den Inhalten seiner Qualifikationsschrift erschienen. Der AFET hatte Mitte der 1950er Jahre eine neue Studie über den »Erfolg der Fürsorgeerziehung« beschlossen, die als Projekt unter freilich veränderten kontextuellen Rahmenbedingungen wie eine

870 Zit. n. Stutte, Abteilung, S. 200.

871 Zit. n. ebd., S. 202.

872 Vgl. Remschmidt, Kontinuität, S. 155–157, der in Stuttes Arbeiten nach der Lebenshilfe-Gründung eine Abkehr von der »Überbetonung der Erblichkeit« erkennen will, die durch stärkere Orientierung auf »interdisziplinäre Ansätze« in Diagnostik, Therapie und Versorgung geistig Behinderter ersetzt worden sei.

Fortsetzungsgeschichte anmutet. Durch die 20 Jahre zurückliegende erste Untersuchung an Fürsorgezöglingen war Stutte aufgrund seiner Erfahrung mit der Datenerhebung und Auswertung hierfür geradezu prädestiniert. Im Jahr 1958 berichtete er über den Ablauf und die Ergebnisse in einem von drei Villinger-Schülern herausgegebenen Sammelband. Die Herausgeber Helmut Ehrhardt, Detlev Ploog und Hermann Stutte widmeten das Buch »Psychiatrie und Gesellschaft. Ergebnisse und Probleme der Sozialpsychiatrie« Villinger zum 70. Geburtstag.[873] Über die Anlage der AFET-Studie schrieb Stutte:

> »Die Untersuchung wurde (...) von einem aus Jugendpsychiatern, Psychologen und Sozialpädagogen gebildeten Arbeitskreis durchgeführt in den Ländern Niedersachsen, Westfalen und Hessen. (...) Probanden der Erhebung waren alle im Geschäftsjahr 1954/55 von den Jugendbehörden der 3 Länder wegen Unerziehbarkeit aus der öffentlichen Erziehungsfürsorge (...) entlassenen bzw. zur Entlassung vorgeschlagenen Minderjährigen. Es waren dies insgesamt 176 Probanden (85 männliche und 91 weibliche) im Alter von 6 bis 20 Jahren, über die reichlich biographisches Material zur Verfügung stand und die größtenteils persönlich nachuntersucht werden konnten.«[874]

Auf der einen Seite wiesen 82 Prozent der Untersuchten angeblich »anlagemäßige Abartigkeiten des Charakters auf«. Auf der anderen Seite nahm man bei 94 Prozent zusätzlich »ungünstige Prägungseinflüsse« an, »die von der soziologischen oder pädagogischen Kindheitssituation der Probanden ausgingen«. Dabei habe sich nicht immer klären lassen, in welchem Maße »charakterverbiegende Milieueinflüsse und anlagebedingte Charakterabartigkeiten die asoziale oder antisoziale Haltung der Jugendlichen mitbestimmt hätten.«[875] Die Ursachenanalyse in dieser überregionalen Vergleichsstudie ließ also kein eindeutiges Bild von jugendlichen »Dissozialen« entstehen.

Etwa zeitgleich erschien der vollständige Bericht über die Ergebnisse der neuen Studie in der Schriftenreihe des AFET unter dem Titel »Grenzen der Sozialpädagogik. Ergebnisse einer Untersuchung praktisch unerziehbarer Fürsorgezöglinge«. Stutte konnte nun seine Habilitationsschrift quasi als intertemporale Vergleichsgrundlage heranziehen, in dem er aus diesem Referenzwerk mehrfach Befunde über Fürsorgezöglinge aus der Zeit vor und nach dem Ersten Weltkrieg mit den neu erhobenen Werten aus den 1950er Jahren in Bezug setzte.[876]

Hinter zeitgenössisch noch immer gebräuchlichen Formulierungen in Kasuistiken wie »reinrassiger Zigeunerstämmling«, »Zigeunermischling«, »KV (Kindsvater): Zigeuner, im KZ gest.« dokumentiert diese Publikation sehr

873 Siehe Stutte, Dissoziale.
874 Vgl. Ebd., S. 237.
875 Vgl. Ebd., S. 238.
876 Stutte, Grenzen.

deutlich Stuttes Denkweise hinsichtlich der Anlage-Umwelt-Problematik z.B. bei jugendlichen Patienten aus verfolgten Familien der Roma und Sinti. So sei die »soziale Unangepaßheit« eines Mädchens, deren Eltern beide in Konzentrationslagern inhaftiert wurden, während sie mit der »Sippe« weiter umhergezogen war,

> »Ausfluß einer psychopathischen Abartigkeit, aber doch wohl auch durch Kindheitserlebnisse mitdeterminiert und dazu pointiert durch die spezifischen Temperamentseigentümlichkeiten der Rasse«.[877]

Desweiteren bediente sich Stutte hier Konzepten, mit denen er fortgesetzt von »sozialbiologisch besonders unterwertigen Familien« in der Nachkriegsfürsorge ausging.[878] Auch wenn er herausstellte, dass wohl nur ein marginaler Anteil der untersuchten Minderjährigen, nämlich unter 1 Prozent als tatsächlich praktisch unerziehbar gelten müssen, plädierte er wiederholt für eine »bewahrende Absonderung« in »Sonderabteilungen oder – besser – spezielle(n) Heimen«, wobei er auf neu geschaffene Modelleinrichtungen in Dänemark verwies.[879]

Daneben standen Korrekturen früherer Positionen. Deutungen wie »Neurotische Verarbeitung traumatisierender Kriegs- und Nachkriegserlebnisse (in Zusammenhang etwa mit Bombardierung, Flucht, Ausweisung und dgl.«)[880] zeugen von einer vorsichtigen Rezeption des Trauma-Konzepts und der Psychoanalyse. Auch habe, so Stutte, der »Psychopathiebegriff in der Psychiatrie einen Bedeutungswandel erfahren«.[881] Speziell die Kinderpsychiatrie sei mit dieser Diagnose »äußerst zurückhaltend«. Darüber hinaus sei als allgemeine Tendenz der modernen Erziehungsfürsorge zu verzeichnen, »tunlichst mit der Familie zusammen (und nicht gegen sie) zu arbeiten«.[882]

In der Gesamtschau auf die »Grenzen der Sozialpädagogik« formulierte Stutte den programmatischen Ansatz einer mehrdimensional-dynamischen Betrachtungsweise. Diese habe sich als Erkenntnis aus der Studie und dem in ihr verfolgten Klärungsversuch über die Ursachen von besonderer Schwererziehbarkeit ergeben. Denn in der Regel habe eine »Vielfalt von – erbbiologischen, soziologischen, psychologischen, biologischen u.a. – Faktoren den sozialpädagogischen Absichten Grenzen gesetzt«.

> »So gut wie nie war die Wurzel der Schwererziehbarkeit der Prob. nur in ›minderwertigen Erbanlagen‹ oder in ihrer Abstammung aus unvollständigen Familien oder in massiven pädagogischen Entbehrungen bzw. Frustrationen während der frühen

877 Ebd., S. 27–28.
878 Ebd., S. 38.
879 Ebd., S. 69
880 Ebd., S. 56.
881 Ebd., S. 59
882 Ebd., S. 71.

Kindheit oder in bestimmten Abartigkeiten ihres körperlich-seelischen Seins zu suchen. Die pädagogische Schwerzugänglichkeit dieser Jugendlichen war auch nicht bloßer Summationseffekt ungünstiger Anlagefaktoren und Milieueinflüsse (…). Eine tiefgreifende, vorurteilsfreie und mehrdimensional orientierte Analyse ließ vielmehr erkennen, daß zumeist eine vielfältige Wechselwirkung und Potenzierung innerer und äußerer Faktoren der Schwererziehbarkeit dieser Mj. zugrundelag [sic].«[883]

Nationale und internationale Verflechtungen – Außenwirkung und Einfluss Stuttes

Als einige Jahre nach Eröffnung der Klinik für Kinder- und Jugendpsychiatrie auf Einladung Stuttes die New Yorker Kinderpsychiaterin Hilde L. Mosse[884] einen Gastaufenthalt in Marburg unternahm, um im Wintersemester 1964/65 Kinderpsychiatrie zu lehren, stellte sich die Marburger Klinik in ihren Augen als vorbildlich dar. Villinger war zwischenzeitlich tödlich verunglückt (1961) und Stuttes Extraordinariat war 1963 zu einem regulären Lehrstuhl ausgebaut worden.[885] Mosse nahm 1964 unter anderem an Stuttes Visiten und Fallkonferenzen des Klinikteams teil. Ihre Eindrücke teilte sie zeitnah auch der Presse mit:

»Was hier in Marburg für ausgezeichnete Arbeit geleistet wird, ist daraus zu ersehen, daß die Veröffentlichungen über die psychiatrischen Kinderprobleme im internationalen Fachkreis Beachtung und Anerkennung gefunden haben. In erster Linie führe ich diese Leistungen auf die hervorragende Zusammenarbeit zurück. Vor allem in der Erziehungsberatungsstelle kommt die team-work [sic] besonders gut zum Tragen.«[886]

Das Beispiel einer solchen Außenwahrnehmung eignet sich, an dieser Stelle abschließend auf die internationalen Beziehungen der Marburger Kinder- und Jugendpsychiatrie einzugehen. Diese waren, verbunden mit Villingers erwähnter intensiver Reisetätigkeit, durch verbandpolitische Initiativen gekennzeichnet, durch welche die bundesdeutschen Disziplinvertreter den Anschluss an vor allem europäische, aber auch anglo-amerikanische Entwicklungen herstellten. Den ersten Schritt bildete zunächst die Gründung einer bundesdeutschen Fachgesellschaft, der Deutschen Vereinigung für Jugendpsychiatrie e.V. (DVJ),

883 Ebd., S. 52.

884 Mosse stammte aus einer Berliner Bankier- und Verlegerfamilie und hatte 1938 aus Deutschland in die USA fliehen müssen. Als Kinderpsychiaterin trat sie dort für verbesserte Lesefertigkeiten von Kindern und Jugendlichen ein, wobei sie vehement die in den 1940er Jahren aufblühenden Comic-Heft-Serien bekämpfte. Zu Mosse allgemein und ihre Verbindung zu Villinger und Stutte im Besonderen siehe: Kraus, Familie; Bresges, Mosse; Topp/Schepker/Fangerau, Querelle, S. 113–114.

885 UAM, 310/Nr. 6458; UAM, 305a/Nr. 4428.

886 OP, 24.12.1964, in: Archiv der Erziehungsberatungsstelle am Ortenberg, Marburg, Ordner: Zeitungsberichte.

mit eigenständigem Publikationsorgan. Die 1940 in Wien gegründete Vorläuferorganisation DGKH war zwar nie aufgelöst worden. Doch ihr letzter Vorsitzender Hans Heinze, von dem Villinger nach Schröders Tod 1941/1942 verdrängt worden war, trat in den Nachkriegsjahren nicht in Erscheinung. Er befand sich in den unmittelbaren Nachkriegsjahren in Haft in der DDR.[887] Villinger und Stutte nutzten diese Leerstelle und riefen im September 1950 eine kleine, handverlesene Gruppe aus gleichgesinnten Kolleginnen und Kollegen in Marburg zusammen, zu der nun auch der oben genannte Hamburger Psychiatrie-Ordinarius Hans Bürger-Prinz mit einem seiner Oberärzte, Heinrich Albrecht, dazu stieß. Aus diesem Gründungskreis ging 1951 die DVJ hervor, mit der die Tradition der DGKH unter Villingers Vorsitz wieder aufgenommen wurde. Hermann Stutte übernahm die organisatorisch wichtige Funktion des Schriftführers. Im Laufe der Jahre wuchs diese Fachgesellschaft moderat aber kontinuierlich an und integrierte überwiegend ärztliche Kollegen aus dem Inland aber auch vereinzelt aus dem Ausland; u. a. aus den Niederlanden, Österreich und der Schweiz.[888]

Da die während des Krieges eingestellte renommierte »Zeitschrift für Kinderforschung« (Schriftleitung: Villinger) auch nach 1945 bei Springer nicht mehr aufgelegt wurde, erschien seit Mitte der 1950er Jahre in relativ regelmäßigen Abständen das »Jahrbuch für Jugendpsychiatrie und ihre Grenzgebiete«. Es kann als das inoffizielle Organ der DVJ bezeichnet werden. Das Jahrbuch unter Villingers Herausgeberschaft und Stuttes Schriftleitung etablierte sich in den Bereichen Kinder- und Jugendpsychiatrie, Heilpädagogik, Jugendforensik etc. und trug zur Institutionalisierung der jungen »Sonderdisziplin« (H. Stutte) bei. Nach Erscheinen des letzten Bandes 1971 gab Stutte ab 1973 in anderem Format die »Zeitschrift für Kinder- und Jugendpsychiatrie« heraus. Damit trug er dem Umstand Rechnung, dass zwischenzeitlich (1968) ein entsprechender Facharzt in die Weiterbildungsordnung der Bundesärztekammer aufgenommen worden war; ein professionspolitisches Anliegen Villingers seit Ende der 1940er Jahre.[889]

Auf europäischer Ebene wurde ab 1954 eine Reihe Symposien abgehalten, an denen Stutte und Villinger regelmäßig teilnahmen. Da es sich um einen anfangs kleinen Kreis aus etwa 30 bis 40 Personen handelte, in dem der Einfluss deutschsprachiger Fachvertreter generell dominierend war, konnten die Marburger Vertreter hier erfolgreich hineinwirken. Unmittelbar im Rahmen des ersten Symposiums im Oktober 1954 in Magglingen bei Biel in der Schweiz unterbreitete Georges Heyer aus Paris den Vorschlag, einen europäischen Verein mit Sitz in der Schweiz zu gründen. Die »Union Européene de Pédopsychiatres«

887 Siehe Benzenhöfer, Heinze.
888 Siehe dazu ausführlich Topp, Vereinigung.
889 Castell/Nedoschill/Rupps/Bussiek, S. 260–265.

(UEP) traf sich daraufhin jährlich. Schon beim ersten Treffen wurde Villinger neben anderen Fachvertretern aus Finnland, Portugal, Frankreich und den Niederlanden als einer der Vizepräsidenten in den Vereinsvorstand gewählt.[890] Stutte war auf den Tag genau zum Extraordinarius berufen worden, worauf Villinger in Magglingen hinweisen konnte. Beim dritten Jahrestreffen 1957 in Zürich zog Villinger in den neu gewählten Vorstand als einer der drei Präsidenten ein. Hermann Stutte trat in Zürich in der Form aktiv hervor, dass er zur Erstellung eines international einheitlichen Diagnoseschemas eine gemeinsame Arbeitsgruppe vorschlug.[891] Auf dem 5. Symposium der UEP im Jahr 1959 erreichte Stutte wiederum, dass eine internationale Nomenklaturkommission ihre Arbeit aufnahm. Die gemeinsamen Empfehlungen sollten der Weltgesundheitsorganisation (WHO) ergänzend zum geltenden psychiatrischen Diagnoseschema vorgelegt werden.[892] Auch nachfolgend befasste sich dieser Arbeitskreis unter Stuttes Mitwirkung mit der Vereinheitlichung der zentralen Fachbegriffe, die in europäischen Kollegenkreisen als dringend angesehen wurde. Wegen dieser und anderer Initiativen amtierte Stutte 1967 und 1968 als Präsident der UEP. Im Amtsjahr 1967 wurde erstmals ein Kongress der europäischen »Pädopsychiater« in Deutschland (Wiesbaden) ausgerichtet. Mitte der 1970er Jahre wurde Stutte für seine Verdienste zum Ehrenpräsidenten der UEP gewählt. In dieser Funktion blieb er bis zu seinem Tod im Jahr 1982.[893]

Jeder dieser erfolgreichen Kontakte zu ausländischen Kollegen diente auch dem Ziel, die eigenen professionspolitischen Vorstellungen überhaupt (wieder) verfolgen zu können. Je mehr ausländische Fachvertreter gewillt waren, den exkulpierenden Selbstdarstellungen von Villinger und Stutte zu glauben oder im Sinne der Versöhnungsidee keine Fragen zu stellen, um so mehr legitimierten die internationalen Kontakte die bundesdeutsche Kinder- und Jugendpsychiatrie mit ihrem Marburger Schwerpunkt.

890 Ebd., S. 163.
891 Ebd., S. 173.
892 Ebd., S. 179.
893 Vgl. Rexroth/Bussiek/Castell, Stutte, S. 9.

VI. Die Marburger Universitätspsychiatrie von Beginn der 1960er Jahre bis an die Schwelle des 21. Jahrhunderts (1959–2009)

VI.I Neuropathologie, Klinikneubau und Studentenrevolte – Das Ordinariat Hans Jacob

Als Hans Jacob im Januar 1959 den Marburger Lehrstuhl für Psychiatrie übernahm, trat er in große Fußstapfen. Sein Vorgänger Werner Villinger hatte über 13 Jahre hinweg Lehrstuhl, Fakultät und Universität in unterschiedlichen Leitungsfunktionen maßgeblich geprägt. Darüber hinaus hatte er mit dem Kinder- und Jugendpsychiater Hermann Stutte und dem forensischen Psychiater Helmut Ehrhardt zwei seiner getreuen Schüler in einflussreiche Positionen gehievt. Doch wenn er auch nicht über die gleiche Wirkungsmacht wie Villinger verfügte, so wusste sich Hans Jacob doch zu behaupten. Fachlich zählte er in seinem Spezialgebiet der Neuropathologie zu den international führenden Vertretern seiner Zunft.[894]

Werdegang und psychiatrisches Konzept

Hans Jacob kam am 13. Oktober 1907 in Pirna (Sachsen) zur Welt. Nach bestandener Reifeprüfung trat er in die Fußstapfen seines Vaters, der praktischer Arzt war, und studierte Medizin in Rostock, München, Wien, Kiel und Leipzig. Während seiner Zeit an der Universitätsnervenklinik in Leipzig, wo er 1934 auch seine Dissertation über »diffuse Melanosarkomatosen des Zentralen Nervensystems« (ZNS) verfasste,[895] lernte Jacob den Psychiater Hans Bürger-Prinz kennen. Ihm folgte er einige Jahre später nach Hamburg. Zuvor sollte er jedoch

894 Zu Hans Jacob liegt bisher nur eine kurze biografische Skizze vor. Siehe Tackenberg/Oertel, Jacob. So konzise diese Darstellung im Hinblick auf Jacobs wissenschaftliches Konzept ist, so sehr lässt sie nicht zuletzt im Hinblick auf das »Dritte Reich« eine kritische Distanz zum Untersuchungsgegenstand vermissen.

895 Jacob, Geschwulstbildungen.

Praktika an der Heil- und Pflegeanstalt Pirna-Sonnenstein und an der Inneren und Chirurgischen Abteilung des Allgemeinen Krankenhauses, ebenfalls in Pirna, absolvieren. Ende 1934 war Jacob für ein Jahr als Rockefeller-Stipendiat am hirnpathologischen Institut der Deutschen Forschungsanstalt für Psychiatrie in München tätig. Angeleitet von den beiden Neuropathologen Walter Spielmeyer und Willibald Scholz arbeitete Jacob hier vor allem zur Hirnentwicklung und Demenz.

Als die Rockefeller-Stiftung rund zwei Jahre nach der nationalsozialistischen »Machtergreifung« wegen der neuen politischen Verhältnisse ihre Forschungsförderung in Deutschland einstellte, verlor Jacob sein Stipendium.

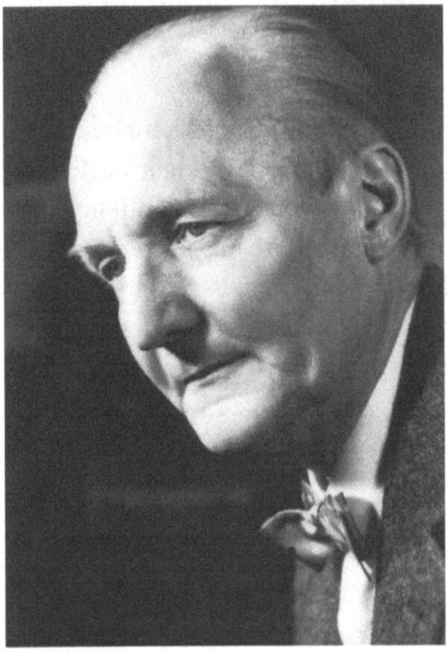

Abb. 38: Hans Jacob

Er kehrte zunächst nach Sachsen zurück und arbeitete dort als Abteilungsarzt in der Heil- und Pflegeanstalt Zschadraß. 1937 lotste Hans Bürger-Prinz, mittlerweile Ordinarius für Psychiatrie in Hamburg, seinen akademischen Ziehsohn an die Alster. An der dortigen Universitätsnervenklinik sollte Jacob bis 1956 bleiben. Er habilitierte sich Ende 1939 mit einer Arbeit zu den »Altersveränderungen des Gehirns« und wurde im darauffolgenden Jahr zum Dozenten für Nerven- und Geisteskrankheiten an der Universität Hamburg ernannt. Zwischen 1956 und seiner Berufung nach Marburg war Hans Jacob zwei Jahre lang

Chefarzt der Neurologischen Abteilung des Allgemeinen Krankenhauses Hamburg-Altona.[896]

Als Psychiater lag Hans Jacobs Forschungsschwerpunkt eindeutig auf neuropathologischen Fragestellungen.[897] Dabei galt den entzündlichen Erkrankungen des ZNS und hier insbesondere den viral bedingten Enzephalitiden sein gesteigertes Interesse. In einer Publikation »zur Gruppierung entzündlicher Erkrankungen des Nervensystems« aus dem Jahre 1942 nahm er erstmals eine Einteilung der Enzephalitiden vom neurologischen Syndrom her vor.[898] Darüber hinaus verfasste Jacob mit »Erlebniswandel bei Späterblindeten« (1949) und »Wahrnehmungsstörung und Krankheitserleben« (1955) zwei vielbeachtete neuropsychiatrische Monografien.[899]

Grundsätzlich ist an Jacobs wissenschaftlichem Konzept bemerkenswert, dass ihm eine phänomenologische Herangehensweise zugrunde lag. Er gab sich überzeugt davon, dass das Phänomen die Wahrheit abbilde, wenngleich er kaum so weit gegangen wäre, das Phänomen als sich selbst erschließende Wahrheit aufzufassen. Vielmehr stellte Jacob die Diskrepanz zwischen klinischem Bild und neuropathologischen Befund in den Vordergrund seiner Betrachtungsweise. Die Diagnose und das Wesen der Erkrankung waren für ihn zwei miteinander konkurrierende, sich gegenseitig immer wieder in Frage stellende Parameter. Aus dieser Konstellation heraus erwuchs ein tieferes Verständnis für die psychiatrische Krankheit. Epistemologisch trat Hans Jacob mit seinem Konzept in einen hermeneutischen Zirkel ein, der einerseits nur provisorisches Erkennen gestattete, der es andererseits aber ermöglichte, mit jedem Erkenntnisschritt sich dem Wesen einer Sache zu nähern.

Das wissenschaftliche Werk von Hans Jacob, das den Zeitraum von 1934 bis 1990 umspannte und weit über hundert Publikationen umfasst, ist beachtlich. Mit Ausnahme der Tumoren und der Durchblutungsstörungen des Gehirns hatte er auf neurologischem Gebiete alle Bereiche der allgemeinen Pathologie bearbeitet. Einen großen Schatten auf sein Wirken wirft jedoch eine Publikation aus dem Jahre 1956. Hier veröffentlichte Jacob für das »Handbuch der speziellen pathologischen Anatomie und Histologie« einen Beitrag über »Angeborener erblicher Schwachsinn einschließlich ›befundlose Idioten‹, sowie Megalencephalie bei angeborenem Schwachsinn«. In Kapitel vier über »Megalencephalie

896 Die Angaben zu Jacobs Werdegang beruhen auf seiner Personalakte der Universität Marburg; diese befindet sich in: UAM, 310/Nr. 7621. Weiterhin: Schäfer, Psychiatrie, S. 220 sowie Tackenberg/Oertel, Jacob, S. 75–78.

897 Zu Jacobs Forschungsschwerpunkten und psychiatrischem Konzept siehe Tackenberg/Oertel, Jacob, S. 77–81. Die nun folgenden Ausführungen, sofern nicht anders vermerkt, nach ebd.

898 Jacob, Gruppierung.

899 Jacob, Erlebniswandel; ders., Wahrnehmungsstörungen.

und angeborener Schwachsinn« führte er zehn Fallbeispiele an.[900] Bei zwei von ihnen handelte es sich um Opfer der so genannten »Kindereuthanasie«.

»Weiterer Gehirne harrend« – Hans Jacob im Nationalsozialismus

Den Auftakt der Krankenmorde im »Dritten Reich« hatte die »Kindereuthanasie« gebildet. Sie war die einzige »Euthanasieaktion«, die bereits vor Beginn des Zweiten Weltkrieges begonnen hatte. Unter der Tarnbezeichnung »Reichsausschuß zur Erfassung erb- und anlagebedingter schwerer Leiden« wurden von August 1939 bis Kriegsende mindestens 5.000 geistig behinderte Kinder zentral erfasst, selektiert und in eigens ausgewählten psychiatrischen und pädiatrischen Einrichtungen, in so genannten Kinderfachabteilungen, mittels überdosierter Medikamentenvergabe ermordet.[901] In Hamburg befanden sich in dem Kinderkrankenhaus Rothenburgsort und in der Heil- und Pflegeanstalt Langenhorn zwei der reichsweit insgesamt über 30 »Kinderfachabteilungen«.[902] Darüber hinaus existierte noch eine weitere in der Nähe Hamburgs, und zwar in der Landes-Heil- und Pflegeanstalt Lüneburg.[903]

An den totgeweihten oder bereits getöteten »Reichsausschusskindern« wurde verschiedentlich auch geforscht. In Berlin ließ sich Julius Hallervorden als Leiter der Histopathologischen Abteilung des Kaiser-Wilhelm-Instituts (KWI) für Hirnforschung die Gehirne von 700 »Euthanasieopfern« zusenden und wertete diese unter neuropathologischen Gesichtspunkten aus.[904] Insbesondere zwischen dem KWI für Hirnforschung und der von Hans Heinze geleiteten »Kinderfachabteilung« in Brandenburg-Görden kam es zu einer intensiven Zusammenarbeit.[905] Mehrmals erhielt Hallervorden Gehirne von getöteten Kindern aus Görden zugesandt, wobei der Berliner Neuropathologe sehr genaue Kenntnis über die Begleitumstände dieser Lieferungen hatte. Mindestens einmal war er überdies bei der Tötung der Gördener Kinder direkt anwesend, um im Anschluss die Gehirne selbst zu entnehmen. Wenn auch nicht in dieser Größenordnung, so kam es ab 1941 zwischen den »Kinderfachabteilungen« in Hamburg-Langenhorn bzw. Lüneburg und dem neuroanatomischen Forschungsla-

900 Jacob, Schwachsinn. Kapitel vier findet sich auf den Seiten 65–78.

901 Generell zur »Kindereuthanasie« siehe Benzenhöfer, »Kinderfachabteilungen«. Weiterhin auch Topp, »Reichsausschus«.

902 Eine umfassende Darstellung zur Kindereuthanasie in Hamburg liefert Burlon, »Euthanasie«.

903 Siehe Sueße/Meyer, »Kinderfachabteilung«. Seit Kurzem auch: Rudnick, Opfern.

904 Siehe Peiffer, Forschung.

905 Vgl. Schmuhl, Hirnforschung, v. a. S. 598f.

bor der Hamburger Universitätsklinik zu ähnlich unheilvollen Kooperationen. Leiter des hirnanatomischen Labors war ab 1937 Hans Jacob.[906]

Im Zuge seiner Dissertation über die »Kindereuthanasie« in Hamburg beschäftigte sich Marc Burlon 2006 mit der Frage nach dem Verbleib der histologischen Hirnpräparate der Hamburger »Reichsausschusskinder«.[907] Fündig wurde er in Hans Jacobs früherer Wirkungsstätte. Im Archiv der Neuropathologie des Universitätsklinikums Hamburg-Eppendorf entdeckte er Aufzeichnungen Jacobs aus den Jahren 1941 bis 1943 sowie Sektionsbefunde. Ein Sektionsprotokoll dokumentierte zudem minutiös für jedes dem Institut zugesandte Gehirn das Eingangsdatum, die Herkunft, den Namen des bzw. der Toten und den Aufbewahrungsort der Präparate in einer Sammlung. Neben Zwangsarbeitern, italienischen Militärinternierten und Wehrmachtssoldaten waren in der Liste auch Namen von Kindern aufgezeichnet, die in »Kinderfachabteilungen« getötet wurden.[908] Besagte Präparatesammlung fand Burlon schließlich ebenfalls im Archiv der Hamburger Neuropathologie. Jedes histologische Präparat war mit einer Nummer und einem Namen versehen; der Abgleich der Namen ergab, dass einige der Hirnpräparate von Opfern der »Kindereuthanasie« stammten.

Im Hinblick auf die Leichenbeschaffung bot das »Dritte Reich« (neuro-) anatomischen Wissenschaftlern nahezu unbegrenzte Möglichkeiten. Die Ausweitung der Todesstrafe auf politische und geringfügige Delikte führte in der NS-Zeit zu einer rapide wachsenden Zahl an Hinrichtungen, was für die Forschungsinstitute den willkommenen Effekt hatte, über immer mehr Leichen verfügen zu können. Doch ließen sich viele (Neuro-)Anatomen nicht nur bereitwillig in die eskalierende NS-Hinrichtungspraxis einbinden, sie nutzten auch die Leichen bzw. Gehirne von anderen Opfern des NS-Regimes, wie eben von geistig behinderten Kindern, zu Forschungszwecken.[909] Es war die faszinierende Möglichkeit einer schrankenlosen und unbürokratischen Forschung an »minderwertigen« und außerhalb der »Volksgemeinschaft« stehenden Personen, die die NS-Führung den Wissenschaftlern unausgesprochen offerierte. Von diesem Angebot machte auch Hans Jacob Gebrauch.

Während Jacob in seinem Hamburger Institut 1939 noch 175 Gehirne sezierte, stieg die Zahl in den nächsten Jahren merklich an. 1942 nahm er 300 Sektionen vor; darunter befanden sich auch mindestens 42 Gehirne von »Reichsausschusskindern«, die Jacob aus Langenhorn und Lüneburg zugesandt

---

906 Vgl. Burlon, »Euthanasie«, S. 50.

907 Die nun folgenden Ausführungen sind, soweit nicht anders vermerkt, angelehnt an: Burlon/Zeidman, »Euthanasie«, S. 27f.

908 Vgl. Rudnick, Opfern, S. 96.

909 Vgl. Redies/Hildebrandt, Skrupel, S. 2413.

bekam.[910] Gut rekonstruierbar ist hierbei die Zusammenarbeit mit der »Kinderfachabteilung« Langenhorn. Dort sezierte der Leiter Friedrich Knigge selbst, stellte die Gehirne danach jedoch dem neuroanatomischen Institut für hirnpathologische Untersuchungen zur Verfügung. Jacob, der 1934 in die SA und 1937 in die NSDAP eingetreten war,[911] hatte die Aufgabe, die Gehirne makroskopisch und mikroskopisch zu untersuchen. Die Hirnschnitte wurden für die interne histologische Sammlung und als Anschauungsobjekte genutzt.[912] Und sie waren, wie erwähnt, nach 1945 Gegenstand einer wissenschaftlichen Studie Jacobs.

Wie erpicht Hans Jacob darauf war, an Gehirne aus Langenhorn zu gelangen, verdeutlicht eine erhalten gebliebene Korrespondenz zwischen ihm und dem Leiter der »Kinderfachabteilung« vom Februar 1942:

> »Sehr geehrter Herr Knigge!
> Nochmals vielen Dank für die freundliche Ueberweisung des Gehirns. Allerdings habe ich nur einen Fall bekommen können. Wie Ihr Sektions-Pfleger Herrn Moebert mitteilte, sind die anderen beiden angekündigten Fälle nicht seziert worden.
> Die makroskopische Untersuchung des Falles (...) ergab von der Betrachtung von aussen im allgemeinen der Norm entsprechende Verhältnisse. Die Windungskonfiguration zeigt nichts pathologisches, die Gefässe zart, der Verlauf regelrecht nun auch die Hüllen des Gehirns waren normal. Auf Frontalschnitten fanden sich nun erhebliche Veränderungen. Es handelt sich dabei im wesentlichen um streifenförmige, durch das Mark des Grosshirns ziehende, länglich bräunlich pigmentierte Narben; das gerade bei cerebraler Kinderlähmung mitunter anzutreffende Bild, wird neuerdings von Hallervorden als Folgezustand einer serösen Durchtränkung des Gehirns in toto aufgefasst. (...) Jedenfalls beschränken sich die Narben charakteristischerweise nicht auf den Versorgungsbereich eines grösseren Gefässstammes. Ich wäre Ihnen dankbar, wenn Sie mir leihweise die Krankengeschichte überlassen würden, um zu sehen, ob hier ein Geburtstrauma oder frühkindliche Erkrankungen [als] Anhaltspunkte vorliegen.
> Mit ergebenstem Gruss und weiterer Gehirne harrend!
> Ihr Hans Jacob«[913]

Wusste Hans Jacob, dass es sich bei den Präparaten aus Langehorn und Lüneburg um Gehirne von Opfern der NS-»Kindereuthanasie« handelte? Auch wenn es auf diese zentrale Frage keine quellengesättigte Antwort gibt, spricht doch einiges dafür, dass dem so war. So hätte es Bürger-Prinz und Jacob, die bereits vor Inbetriebnahme der jeweiligen »Kinderfachabteilungen« mit den Einrichtungen in Langenhorn und Lüneburg kooperiert hatten, zum mindesten eigenartig vorkommen müssen, dass in der Heil- und Pflegeanstalt Langenhorn

910 Zu Jacobs Forschungen an Gehirnen von Opfern der »Kindereuthanasie« siehe auch: Zeidman, Jacob.
911 Vgl. ebd., S. 1091.
912 Siehe Burlon, »Euthanasie«, S. 96–98 bzw. S. 242.
913 Brief Jacobs an Knigge vom 11.2.1942; zit. n. ebd., S. 286f.

mittlerweile Kinder verstarben.[914] Bis zur Gründung der dortigen »Kinderfachabteilung« im Januar 1941 war Langenhorn nämlich eine reine Erwachsenenanstalt gewesen.[915] Darüber hinaus erscheint es nur schwer vorstellbar, dass die beiden angesehenen und bestens vernetzten Hamburger Wissenschaftler keine eingehende Kenntnis von dem Ablauf der verschiedenen NS-Krankenmordaktionen hatten.

Was möglicherweise gegen ein detailliertes Wissen über die Herkunft der Präparate sprechen könnte, war die Tatsache, dass Jacob während des Zweiten Weltkriegs wiederholt vom Militär eingezogen wurde. Er war demnach nicht durchgängig als Prosektor tätig, sondern war als Lazarett- und Truppenarzt am Ost- und Westfeldzug beteiligt und somit zeitweise weit von Hamburg weg.[916] Doch selbst wenn man den eher unwahrscheinlichen Fall annimmt, Hans Jacob hätte keine nähere Kenntnis, ja noch nicht einmal einen Verdacht gehabt, dann wäre es dennoch seine originäre Aufgabe als Neuropathologe gewesen abzuklären, unter welchen Umständen seine Präparate zu ihm gelangten. Dies gilt umso mehr noch, wenn er zwei im »Dritten Reich« erhaltene Gehirnschnitte aus der »Kinderfachabteilung« Lüneburg nach 1945 in einem Fachartikel diskutiert.

Bei den beiden von Jacobs in besagtem Handbuchbeitrag von 1956 präsentierten Fallbeispielen handelte es sich um die Gehirne von Friedrich D. und Hans-Herbert N.[917] Sie wurden acht bzw. neun Jahre alt, bevor sie in der »Kinderfachabteilung« Lüneburg ums Leben kamen.[918] Bei Friedrich D., in der Publikation Fall »127a/42« genannt, diagnostizierte Jacob eine »megalencephale Idiotie«. Zum Todeszeitpunkt habe das Gehirn ein Gewicht von 1510 Gramm gehabt. Zur Dokumentation enthält Jacobs Artikel ein Foto von D.s Gehirn. Jacob verglich es mit dem eines anderen Kindes mit Megalencephalie, dessen Gehirn 1600 Gramm wog, wobei er darlegte, dass Megalencephalie nicht immer zur »Idiotie« führen müsse. Hans-Herbert N. wiederum präsentierte Jacob am Ende seines Handbuchbeitrages. Auch er habe unter »Idiotie«, weiterhin unter »sporadische[n] Krampfanfällen« gelitten. Das Gehirn von Fall »129a/42« habe ein Gewicht von 1420 Gramm gehabt. Dieses Fallbeispiel zeige, so Jacob, dass Megalencephalie zu geistigen Behinderungen und psychischen Störungen führen könne.[919]

914 Vgl. Zeidman, Jacob, S. 1091.
915 Vgl. Burlon, »Euthanasie«, S. 65 bzw. 97.
916 Informationen zu seinem Kriegsdienst finden sich in: UAM, 310/Nr. 7621.
917 Jacobs präsentiert sie im Kapitel 4: Megalencephalie und angeborener Schwachsinn. Vgl. Jacob, Schwachsinn, S. 65–78.
918 Vgl. Zeidmann, Jacob, S. 1091f.
919 Zur Präsentation der beiden »Euthanasie«-Opfer in Jacobs Artikel von 1956 siehe Burlon/Zeidman, »Euthanasie«, S. 37f.

Bedenkt man, dass kritische Fragen nach der Herkunft (neuro)anatomischer Sammlungen erst ab den 1980er Jahren allmählich in den Fokus von Öffentlichkeit und Wissenschaft rückten,[920] so verwundert es nicht, dass Jacobs frappierender Umgang mit Hirnpräparaten aus NS-Unrechtskontexten bei seiner Berufung nach Marburg keinerlei Rolle spielte.

Im Zeichen des Klinikneubaus – Jacob in Marburg

Die Medizinische Fakultät Marburg sah in Hans Jacob einen ausgezeichneten und international anerkannten Hirnpathologen. Der exzellente Ruf lag insbesondere in seinen etwa 50 neuropathologischen Publikationen begründet, unter denen sich allein zehn Handbuchartikel befanden. Darüber hinaus galt Jacob als vorzüglicher und erfahrener Kliniker.[921] In Anbetracht dieses Gesamtpaktes nannte die Fakultät Jacob auf ihrer Berufungsliste an erster Stelle,

> »weil er durch seine hohen wissenschaftlichen Qualitäten, durch seine klinischen Erfahrungen und durch den Wert seiner Persönlichkeit andere Anwärter überragt und in jeder Weise geeignet scheint, gerade die Nachfolge von Prof. Villinger zu übernehmen«.[922]

Jacob selbst zeigte sich auch sehr interessiert, knüpfte seine Zusage jedoch vor allem an die Frage nach möglichen infrastrukturellen Verbesserungen. Ganz konkret machte er während der Berufungsverhandlungen 1958 die Realisierung eines Neubaus der Nervenklinik zum zentralen Gegenstand. In diesem Zusammenhang drang er auch auf die Einrichtung eines neuropathologischen Laboratoriums - eine Anschaffung, die der begeisterte Laborwissenschaftler nachgerade als essentiell ansah. Erst als er die Zusage für einen umfassenden Klinikneubau hatte, nahm Jacob den Ruf nach Marburg an.[923]

Die Debatten über die Dringlichkeit eines Neubaus der Universitätsnervenklinik schwelten seit dem Ende des Zweiten Weltkrieges. Werner Villinger hatte während seines Ordinariats wiederholt auf die unhaltbaren Zustände hingewiesen und einen Klinikneubau gefordert.[924] Doch erst während der Verhandlungen um seine Nachfolge konkretisierten sich die Neubaupläne.[925] In zwei

920 Vgl. Redies/Hildebrandt, Skrupel, S. 2414f.

921 Zur Lehrstuhlneubesetzung für Psychiatrie und Neurologie in der Nachfolge Villingers: UAM, 305a/Nr. 4510.

922 Ebd.

923 UAM, 310/Nr. 7621.

924 Siehe hierzu das Kapitel über Werner Villinger.

925 Die Geschehnisse rund um den Neubau der Universitätsklinik sind in den folgenden beiden Akten archiviert: UAM, 310/Nr. 10245: Erweiterungsbau der Universitäts-Nervenklinik

Schreiben an die Verwaltungsdirektion der Philipps-Universität vom Oktober 1958 sowie Februar 1959 legte Hans Jacob ausführlich seine Vorstellungen dar.[926] Für den neuen Ordinarius stand nach reiflicher Überlegung fest, dass nur eine komplette Neulösung infrage kommen könne. Jacob präferierte einen modernen, einheitlichen und mehrgeschossigen Gebäudekomplex, der rund 240 Patienten Platz bieten sollte. Als integraler Bestandteil der neuen psychiatrischen Klinik war eine Abteilung für Neurochirurgie vorgesehen. Lediglich eine Wachabteilung und der Hörsaal sollten in separaten Gebäuden unterkommen. Da sowohl der Klinikaltbau als auch der Verbindungsgang derart unvorteilhaft seien, plädierte Jacobs entschieden dafür, beide Gebäude abzureißen.

Das von Hans Jacob im April 1959 vorgelegte Raumprogramm für den Neubau der Universitätsnervenklinik hatte im Vergleich zu dem von seinem Vorgänger Villinger zwei Jahre zuvor konzipierten Entwurf einen nicht ganz unbedeutenden Nachteil: Es sollte rund 3 Millionen Mark mehr kosten. Die Verwaltungsdirektion hatte ob dieser Kostenexplosion wohl berechtigte Zweifel, ob das hessische Erziehungsministerium das Bauprojekt in seiner jetzigen Form absegnen würde. Und auch aus universitätsinternen Mitteln würde man die Mehrkosten kaum begleichen können. »Da die Medizinische Fakultät ohnehin seit Kriegsende rund 75 Prozent aller Baumittel erhalten hat«, ließ man Jacobs in einem Schreiben vom April 1959 wissen, »werden die Vertreter der anderen Fakultäten einem solchen Ansinnen mit Sicherheit widersprechen«.[927] Um die Realisierungschancen des Bauvorhabens zu erhöhen, gab der Verwaltungsdirektor bei der Abteilung für Krankenhausbau der Technischen Hochschule in Berlin ein Gutachten in Auftrag. Da die Stellungnahme aus Berlin Jacobs Ansichten im Wesentlichen zustimmte, einzig bei der Patientenkapazität sah sie 200 Betten als ausreichend an, reichte der Verwaltungsdirektor am 1. August 1959 den Antrag auf Klinikneubau beim hessischen Erziehungsministerium ein.[928] Das in Wiesbaden eingegangene Papier erwies sich als geduldig. Erst Ende Februar 1960 genehmigte das Ministerium das eingereichte Raumprogramm.[929] Es sollte von diesem Zeitpunkt an zehn weitere Jahre dauern, bis das Hauptgebäude fertiggestellt werden konnte.[930]

(1957–1969) und UAM, 305f/Nr. 4587: Erweiterungsbau der Universitäts-Nervenklinik (1970–1989).

926 Die beiden Briefe vom 24.10.58 bzw. 3.2.59 finden sich in: UAM 310/Nr. 10245. Die folgenden Angaben aus ebd.

927 Ebd.: Schreiben der Verwaltungsdirektion der Philipps-Universität Marburg an Jacob vom 27.4.1959.

928 Ebd.: Schreiben der Verwaltungsdirektion der Universität Marburg an das Hessische Ministerium für Erziehung und Volksbildung vom 1. August 1959.

929 Ebd.: Schreiben des Hessischen Erziehungsministeriums an den Verwaltungsdirektor der Philipps-Universität vom 23.2.1960.

930 Vgl. Schäfer, Psychiatrie, S. 220f.

Die »Oberhessische Presse« (OP) nahm als lokale Zeitung am Entstehungsprozess der neuen Marburger Universitätsnervenklinik regen Anteil und berichtete ihren Lesern regelmäßig über die neuen baulichen Fortschritte.[931] Am 25. August 1962 erschien ein ausführlicher Zeitungsbericht über die Interimsbauten, die »gestern nachmittag ihrer Bestimmung übergeben« wurden.[932] Der Behelfsbau war notwendig, da das Grundstück am Ortenberg so begrenzt war, dass der Neubau des Hauptgebäudes nur auf der Fläche des abzureißenden Altbaus möglich war. Da eine temporäre Verlagerung der Universitätspsychiatrie nicht möglich war, der Klinik-, Forschungs- und Lehrbetrieb aber weitergeführt werden musste, entschied man sich für die Aufstellung zweier Provisorien, die den herben Charme von Barackenbauten verströmten. Doch im Inneren, so wusste die OP beinahe ehrfürchtig zu berichten, verlor sich der deprimierende äußere Eindruck völlig, da »sieht alles aus, als wäre es für die Ewigkeit gebaut und eingerichtet«. Und tatsächlich war der Behelfsbau bereits mit jener modernen Einrichtung und Gerätschaft ausgestattet, die für den Neubau vorgesehen war.

Die Interimsbauten waren unterteilt in die Poliklinik, die Elektroenzephalografie (EEG)-Abteilung, die Röntgenstation, die Laboratorien und die Funktionsräume. Hans Jacob gab sich angesichts der neuen Ausstattung einigermaßen euphorisiert. Über den Preis des neuen ultramodernen Röntgengerätes wollte er augenzwinkernd »lieber gar nicht sprechen«, dafür gab er sich in anderer Hinsicht recht auskunftsfreudig: »Wir haben hier die besten Möbel, die es gibt«, tat er gegenüber der Zeitung kund. Neben Röntgengengerät und Enzephalograph verfügte eine Baracke noch über eine Unterkühlungszentrifuge zur Differenzierung kleinster Eiweißpartikel in der Rückenmarksflüssigkeit. Tumore, Thrombosen und Gefäßveränderungen wiederum sollten zukünftig durch ein neues Gerät zur Cerebralangiografie (Rönten-Kontrastdarstellung der Hirngefäße) exakt festgestellt werden. Nachdem am Ende 1964 der erste Bauabschnitt fertig wurde, fanden dort als weitere Zwischenlösung rund 50 Patienten Platz.[933] Im Oktober 1965 wurde dann bereits der zweite Bauabschnitt mitsamt einer knapp 30 Betten fassendenden Intensiv-Therapiestation und neuem Wirtschafts- und Küchengebäude abgeschlossen.[934]

931 Ein ausführlicher Pressespiegel findet sich in: UAM, 310/Nr. 10245. Die folgenden Artikel sind aus hieraus entnommen.

932 Zit. n. »Die neurologische Klinik bezog die Interimsbauten«, in: Oberhessische Presse vom 25. August 1962. Auch die folgenden Zitate aus ebd.

933 Oberhessische Presse vom 28.11.1963.

934 »II. Bauabschnitt der Nervenklinik abgeschlossen«, in: Oberhessische Presse vom 26.10. 1965.

Im Frühjahr 1966 begann mit dem Bau des Hauptgebäudes der dritte und größte Bauabschnitt der neuen Universitätsnervenklinik.[935] Auf einer Nutzfläche von knapp 7.000 Quadratmetern und mit einem Kostenaufwand von 11,5 Millionen Mark sah der fünfstöckige Bau 183 Krankenbetten vor.

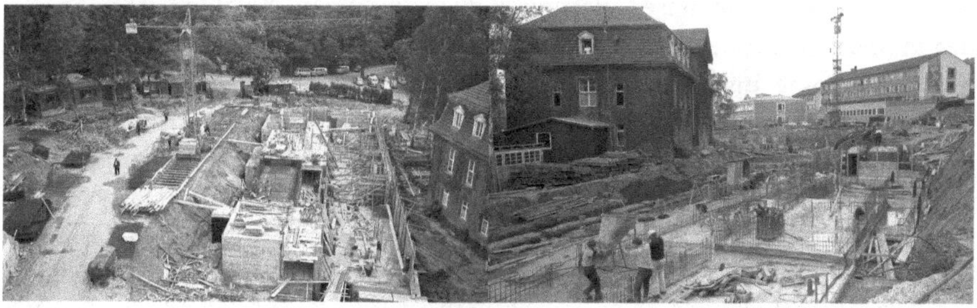

Abb. 39 a und b: Bauarbeiten am Klinikneubau

Die Patienten sollten in insgesamt sieben Stationen untergebracht werden, die meisten von ihnen in Zwei- bzw. Dreibett-Zimmern. Im Erdgeschoss wurden neben dem Aufnahmebereich noch die Verwaltung und die Poliklinik eingerichtet. Des Weiteren entstanden hier Räumlichkeiten für Massage, Gymnastik und Elektro-Therapie sowie eine Bäderabteilung. In einem sich über mehrere Geschosse ausdehnenden Behandlungs- und Forschungstrakt waren Laboratorien, Röntgen- und EEG-Abteilungen angeordnet. Davon abgesehen war noch für ein Schwesternwohnheim (im obersten Geschoss) und eine Luftschutzanlage (im Keller) Platz. An technischen Einrichtungen waren überdies eine Zentralsterilisation, zentrale Bettendesinfektion, zentrale Sauerstoff- und Druckluftversorgung, Rohrpostanlage, drahtlose Personenrufanlage, Umformstation, Trafostation, Notstromversorgung, Abwasserneutralisation, Entsalzungsanlage für die Laboratorien sowie Klima-, Lüftungs- und Kühlanlagen vorgesehen.[936] Nachdem die Arbeiten an den drei Bauabschnitten – wohl zum Erstaunen aller – ohne nennenswerte Pannen und Verzögerungen verliefen, konnte 1970 der Neubau der Universitätsklinik fertiggestellt werden. Einzig das neue Hörsaalgebäude ließ noch bis ins Jahr 1975 auf sich warten.[937]

In Anbetracht der inhaltlichen wie auch zeitlichen Dimension des Bauprojektes liegt es auf der Hand, wie sehr die erste Dekade von Jacobs Ordinariat im Zeichen des Neubaus der Universitätsnervenklinik stand. Planung und Durch-

935 »Neues Hauptgebäude erhält 183 Krankenbetten«, in: Oberhessische Presse vom 12.3.1966.

936 Siehe hierzu »Hauptgebäude der Nervenklinik nimmt Gestalt an«, in: Oberhessische Presse vom 12.8.1966.

937 Die Verzögerungen beim Bau des Hörsaalgebäudes sind dokumentiert in: UAM, 305f/ Nr. 4587.

führung des Klinikbaus banden einerseits wichtige Ressourcen für die Forschung. Und auch in der Krankenversorgung waren während des über zehn Jahre anhaltenden Provisoriums zwangsläufig Abstriche zu machen. Andererseits bot sich Hans Jacob durch das Bauvorhaben die einmalige Chance, eine Psychiatrische Klinik nach seinen Ansprüchen und Schwerpunkten errichten zu lassen. Und er wusste diese Gelegenheit auch zu nutzen. Nicht zuletzt aufgrund der modernen Ausstattung sollte es Jacob gelingen, mit der Neuropathologie, Neuroradiologie und Neurochemie drei aus der Neurologie hervortretende Disziplinen als eigenständige Abteilungen in seiner neuen Klinik zu etablieren. Und auch ein weiteres seiner Kernanliegen ließ sich fortan besser realisieren. Jacobs Ziel war es stets gewesen, die Marburger Psychiatrie noch stärker international auszurichten. Als Mitbegründer und zeitweise Vorsitzender der Deutschen Gesellschaft für Neuropathologie, als Generalsekretär der 4. Internationalen Neuropathologischen Tagung in München wie auch als einflussreiches Mitglied zahlreicher anderer wissenschaftlicher Fachgesellschaften sorgte Jacob dafür, dass sich seine neue Universitätsnervenklinik zu einer internationalen neuropathologischen Begegnungsstätte entwickelte.[938]

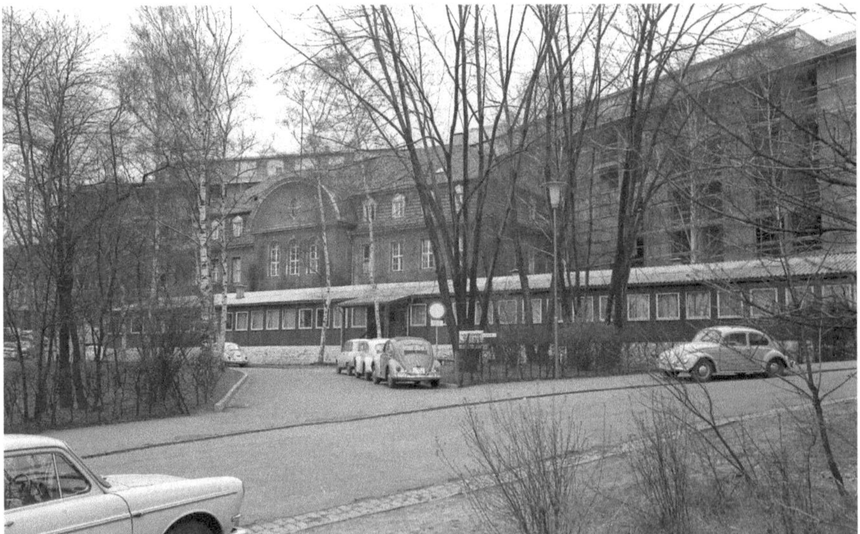

Abb. 40: Alte und neu entstehende Universitätsnervenklinik

938 Vgl. Tackenberg/Oertel, Jacob, S. 77.

Marburger Forschungsschwerpunkte

Hans Jacob war tief von den neuropathologischen Ursachen psychiatrischer Krankheiten überzeugt.[939] Inhaltlich-konzeptionell fokussierte er sich auch in Marburg auf die morphologischen Grundlagen der Pathologien des Nervensystems. Besonderes Augenmerk legte er dabei auf die degenerativen Erkrankungen und deren klinische Erscheinungsformen.[940] Wie bereits erwähnt, war es Jacob stets ein Anliegen, Erkenntnistheorie mit neuropathologischer und klinischer Wissenschaft zu verbinden. Immer wieder erörterte er epistemologische Problemlagen bei der Interpretation neuropathologischer Befunde, wobei er stets den klinischen Verlauf mit ins analytische Kalkül zog und auch die interdisziplinäre Zusammenarbeit suchte.[941]

Seine Marburger Publikationen kreisten thematisch zum einen um seinen neuroimmunologischen Schwerpunkt, wobei er sich verstärkt den Viruserkrankungen zuwandte.[942] Wiederholt schaltete er sich mit Beiträgen zur Histologie bei multipler Sklerose oder tuberkulösen Veränderungen im ZNS in aktuelle Debatten ein.[943] Zum anderen intensivierte Jacob in Marburg die interdisziplinäre Zusammenarbeit auf dem Gebiet der Gehirnveränderungen bei Stoffwechselstörungen. Hierbei stand er vor allem mit der von Gustav Adolf Martini geleiteten Medizinischen Klinik in engem Austausch. Jacob veröffentlichte mehrere Artikel über die zentralnervösen Auswirkungen von Elektrolytstörungen.[944] Schließlich nahm er in der Spätphase seines Ordinariates mit der Neurodegeneration und Demenz wissenschaftliche Themen wieder auf, mit denen er sich bereits während seiner Zeit an der Deutschen Forschungsanstalt für Psychiatrie 1934/35 intensiv beschäftigt hatte. In seiner letzten Übersichtsarbeit zu diesem Thema widmete sich Jacob 1976 der Rolle des programmierten Zelltodes im ZNS des Menschen.[945]

Zwei von Jacobs Publikationen waren aus aktuellem Anlass verfasst worden, hatten sie doch die so genannte »Marburger Krankheit« zum Thema.[946] Im August 1967 grassierte ein tödlicher Virus.[947] 31 Mitarbeiter der ortsansässigen

939 Vgl. Remschmidt, Kontinuität, S. 584.
940 Vgl. Schäfer, Psychiatrie, S. 220.
941 Vgl. Tackenberg/Oertel, Jacob, S. 76f.
942 Zu Jacobs Marburger Forschungsschwerpunkten siehe ebd., S. 79–81.
943 Siehe beispielsweise Jacob, process.
944 Siehe beispielsweise Jacob/Spalke, Klinik.
945 Jacob, Encephalopathien.
946 Jacob/Bechtelsheimer/Solcher, Neuropathologie; Jacob/Solcher, Cercopithecus.
947 Zur Geschichte der »Marburger Krankheit« bzw. des »Marburg Virus« siehe den ausführlichen Artikel von Andreas Austilat, Was vor 50 Jahren in den Behringwerken geschah, in: Der Tagesspiegel vom 14.8.2017; beziehbar unter: https://www.tagesspiegel.de/weltspie

Behringwerke und des Frankfurter Paul-Ehrlich-Instituts hatten sich mit einem unbekannten Erreger infiziert. Sie klagten zunächst über Kopfschmerzen, trockenen Mund und brennende Augen. Doch bald schon litten sie an hohem Fieber, Hautausschlag, starken Durchfall, dazu bluteten sie aus den Körperöffnungen. Insgesamt sieben Menschen verstarben innerhalb kurzer Zeit. In der Marburger Bevölkerung machten sich Verunsicherung und Angst breit. Klarheit herrschte relativ schnell darüber, wer den Erreger übertragen hatte. Alle Erkrankten hatten Kontakt mit Hirn oder Nieren von Grünen Meerkatzen aus Uganda gehabt. Die Affen waren für die Produktion und Prüfung von Impfstoffen in die Institute nach Marburg und Frankfurt importiert worden. Umgehend setzte ein großes Medienecho ein, der »Spiegel« beispielsweise berichtete in der ihm eigenen Wortwahl über die Marburger »Affenseuche«:

> »Mit einer Turboprop-Maschine, Flugnummer BE 2103 F am 28. Juli, schwebten sie ein. Ein beheizter Spezial-Lastwagen brachte sie ans Ziel: zu den Marburger Behringwerken und zum Paul-Ehrlich-Institut in Frankfurt. Dem Schutz der Gesundheit hatten die lustigen, springquicken Tiere – hundert Mini-Affen von der Spezies Grüne Meerkatzen – dienen sollen: in Marburg zur Gewinnung von Masern- und Polio-Impfstoff, in Frankfurt zum Testen des Impfstoffes (auf herauspräparierten Affennieren). Doch sie brachten Krankheit und Tod.«[948]

In der Folgezeit begann ein wissenschaftlicher Wettlauf um die Entdeckung des Erregers. Schließlich gelang dem Marburger Virologen Werner Slenczka der Erregernachweis.[949] Doch auch andere Universitätsmediziner an der Lahn waren an der Erforschung der »Marburger Krankheit« beteiligt. So nahm Hans Jacob mit seinen Mitarbeitern die neuropathologische Erstbeschreibung vor.[950] Die klinischen Symptome der »Marburger Affenkrankheit«, wie etwa fortschreitende Bewusstseinstrübung bis hin zu komatösen Zuständen, hatten bereits früh auf eine Beschädigung des Nervensystems hingewiesen. Der neuropathologische Befund bestätigte dies, indem Jacobs bei den tödlich verlaufenden Fällen eine das gesamte Zentralnervensystem umfassende Gliaknötchenenzephalitis nachwies.[951]

An seinen Studien zum »Marburg Virus« lässt sich exemplarisch Jacobs wissenschaftliche Herangehensweise akkurat nachvollziehen.[952] Im Zentrum

---

gel/sonntag/erster-ausbruch-des-marburg-virus-was-vor-50-jahren-in-den-behringwerken-geschah/20176074.html (20.11.2018).

948 Zit. n. »Spur im Dunkel«, in: Der Spiegel 37 (1967), S. 128f., hier: S. 128.

949 Siehe Dagmar Röhrlich, Vor 50 Jahren. Marburg-Virus wird unter dem Mikroskop entdeckt, in: Deutschlandfunk vom 20.11.2017; beziehbar unter: https://www.deutschlandfunk.de/vor-50-jahren-marburg-virus-wird-unter-dem-mikroskop.871.de.html?dram:article_id=401018 (20.11.2018).

950 Vgl. Tackenberg/Oertel, Jacob, S. 80.

951 Vgl. Jacob/Bechtelsheimer/Solcher, Neuropathologie, S. 603.

952 Sie v.a. Jacob/Solcher, Cercopithecus.

seiner Abhandlungen stand die ausführliche Fallbeschreibung. Einer kurzen Anamnese folgte stets ein umfassender neuropathologischer Befund, der auf den Hirnstamm, das Klein- und Großhirn als auch auf den Gefäßapparat einging. Epikrise und abschließende Diskussion rundeten seine Artikel für gewöhnlich ab. Als Wissenschaftler verharrte Hans Jacob, folgt man hier ein weiteres Mal der Studie von Tackenberg und Oertel, in seinem kasuistisch-hermeneutischen Blickwinkel auf Biologie und Medizin. Die Wende zu einer quantitativ-empirisch ausgerichteten medizinischen Forschung vollzog er in seinen Arbeiten nicht. Die Empirie entsprach nicht seinem Bild von der Wirklichkeit, sie barg für ihn eine Absolutheit, die er nicht teilte. Als Wissenschaftler schöpfte Jacob gerade aus der Unsicherheit ein hohes Maß an Energie und Kreativität.[953]

Mit dem Ende der Amtszeit Jacobs fand auch in Marburg die »Nervenklinik« als institutionelle Einheit von Psychiatrie und Neurologie ihr Ende. Zum ersten rein psychiatrischen Lehrstuhlinhaber und Direktor der »Psychiatrischen Klinik und Poliklinik« wurde am 1. April 1979 Wolfgang Blankenburg berufen.[954] Der scheidende Ordinarius, der seinem Selbstverständnis nach immer Nervenarzt gewesen war, verfolgte diese Entwicklung mit Unbehagen.[955] Jacob war ein leidenschaftlicher Laborwissenschaftler, der auch nach seiner Emeritierung 1976 noch beinahe täglich das neuropathologische Labor aufsuchte, um mikroskopische Präparate in Augenschein zu nehmen. Innerhalb der Fakultät, der Jacob in den Jahren 1963/64 als Dekan vorstand, erwarb er sich den Ruf, ein umfassend gebildeter und umgänglicher Gelehrter zu sein. Darüber hinaus avancierte er zu einer Art Stilikone. Geradezu legendär war sein taillierter weißer Kittel mit Knopfbesatz bis hinauf zum hochgestellten Kragen.[956] Habitus, Arbeitsethos, verschwiegene NS-Vergangenheit und Erscheinungsbild weisen ihn als klassischen Vertreter einer alten Mediziner- bzw. Ordinarien-Schule aus. Deren traditionelles Amtsverständnis wurde ab Mitte der 1960er Jahre zunehmend zur Zielscheibe studentischer Kritik.

Studentenrevolte, Hochschulreformen und die Marburger Psychiatrie

Ab Mitte der 1960er Jahren formierte sich von Berlin und Frankfurt aus eine studentische Protestbewegung, die in den folgenden Jahren die etablierte Wertewelt der westdeutschen Nachkriegsgesellschaft herausfordern sollte.[957] Ideo-

953 Siehe Tackenberg/Oertel, Jacob, S. 78.
954 Vgl. Schäfer, Psychiatrie, S. 221.
955 Vgl. Tackenberg/Oertel, Jacob, S. 78.
956 Siehe Remschmidt, Kontinuität, S. 584.
957 Ein konziser Überblick zur Studentenrevolte ist beziehbar unter: https://www.hdg.de/lemo/kapitel/geteiltes-deutschland-modernisierung/bundesrepublik-im-wandel/studenten

logischer Überbau ihrer Gesellschaftskritik war der Marxismus. Eine grundlegende Reform der Hochschulen stellte für die Studenten von Beginn an ein zentrales Anliegen dar. »Unter den Talaren, Muff von Tausend Jahren« – dieser Slogan stand sinnbildlich für die Kritik an einer alten Ordinarienuniversität mit überkommenen Traditionen und Hierarchien. Die Universitäten avancierten zum Ausgangspunkt für die forcierte gesellschaftliche Umwälzung. Von hier aus sollte der vom studentischen Wortführer Rudi Dutschke propagierte revolutionäre »Marsch durch die Institutionen« beginnen.[958] Mit Demonstrationen und Blockaden verlieh die so genannte 68er-Studentenbewegung ihren verschiedenen Forderungen vehement Nachdruck. Überall an den deutschen Hochschulen kam es zu Protesten, Provokationen, mitunter auch tätlichen Angriffen auf Professoren, zu »Go-ins«, »Teach-ins«, »Sit-ins«, zu Streiks und Besetzungen von Hochschulgebäuden.[959]

Als Zentren der Studentenrevolte werden in der Forschungsliteratur vor allem Berlin und Frankfurt am Main genannt. Doch zumindest nach dem zeitgenössischen Dafürhalten der Frankfurter Allgemeinen Zeitung (FAZ) war Frankfurt als linke Studentenhochburg in Hessen keineswegs unangefochten:

> »Fast unbemerkt ist die Marburger Universität diejenige unter den hessischen Universitäten geworden, die am meisten von linksradikaler Durchdringung bedroht ist. (…) Wie es dazu kam, ist schwer zu erklären. Von Frankfurt unterscheidet sich Marburg seit längerem durch größere praktische Vernunft der Linksradikalen. Anarchistische Exzesse, wie sie in Frankfurt bis vor anderthalb Jahren üblich waren, gab es in Marburg kaum.«[960]

Nimmt man die Einschätzung der FAZ vom Frühjahr 1971 zum Maßstab, hätte die Philipps-Universität einen bemerkenswerten ideologischen Schwenk vollzogen, in dem sie vom völkischen »Hort der Reaktion« zu Beginn der 1920 Jahre innerhalb eines halben Jahrhunderts zur vom Marxismus infiltrierten »Roten Zelle« avanciert wäre. Bei näherem Hinsehen entpuppt sich das Bild vom »Roten Marburg« allerdings als überzeichnet.[961] Zwar gab es auch hier linksrevolutionär eingestellte und protestaffine Studenten, die – inhaltlich nicht durchgängig kohärent – gegen Notstandsgesetze, Kapitalismus, Imperialismus und für Ho Chi Minh, Mao Tse-tung, hochschulpolitische Mitbestimmung und mehr De-

---

bewegung-und-apo.html (21.11.2018). Grundlegend zur Thematik: Wolfgang Kraushaar, 1968. Zum Verhältnis von Medizin und linker Studentenrevolte siehe Forsbach, 68er.

958 Siehe hierzu im Detail Rohstock, »Ordinarienuniversität«.

959 Vgl. ebd., S. 405.

960 FAZ vom 8.3.1971; zit. n. Faure, Anfänge, S. 293.

961 Auch für die Geschichte der Studentenbewegung in Marburg gilt das Diktums Norbert Freis, der das Jahr 1968 für überkommentiert und untererforscht hält. Siehe Frei, 1968, S. 273. Einen atmosphärisch guten Einblick liefert immerhin der schmale, von Günther Koch, Jürgen Lauterbach und Paul-Josef Raue herausgegebene Band: Koch/Lauterbach/Raue, Uni.

mokratie auf die Straße gingen. Doch anders als etwa in Frankfurt am Main oder Berlin kam es in Marburg zu keinen gewalttätigen Ausschreitungen. Intellektuell versammelte sich die Marburger Studentenbewegung hinter dem charismatischen Politikwissenschaftler, Staatsrechtler und marxistischen Gewerkschaftstheoretiker Wolfgang Abendroth, der zwar zu radikalem Denken, aber eben auch zu Gewaltverzicht aufrief. Ihn dürfte die FAZ vor Augen gehabt haben, als sie in Bezug auf die Philipps-Universität von der »praktischen Vernunft der Linksradikalen« schrieb. Davon abgesehen erfasste der Geist der Revolution längst nicht alle jungen Akademiker. So waren in den Revolten-Jahren 1967/68 eine Vielzahl männlicher Studenten in Marburger Burschenschaften aktiv, was sie linksradikaler Umtriebe eher unverdächtig machte. Die Professoren wiederum standen, von den Politikwissenschaftlern um Abendroth einmal abgesehen – hier mag die Bezeichnung einer »roten Kaderschmiede« zutreffend sein – der 1968er Bewegung mehrheitlich kritisch gegenüber.

Einer der weitreichendsten Versuche, die professoralen Gegner der Studentenbewegung zu mobilisieren, stellte das »Marburger Manifest zur Politisierung und sogenannten Demokratisierung der Hochschulen der Länder der Bundesrepublik Deutschland« dar. Beschlossen wurde es am 17. April 1968 von 35 Professoren der Philipps-Universität, die sich zu einer »Arbeitsgemeinschaft zum Schutz der Freiheit von Forschung und Lehre« zusammengetan hatten. Zum Zusammenschluss war es gekommen, als der Senat der Universität Marburg im Dezember 1967 einen Vorschlag des Rektors Professor Otfried Madelung mehrheitlich befürwortet hatte, den Studentenvertretern eine 15-prozentige Mitbestimmung in den relevanten Hochschulgremien einzuräumen. Das Marburger Manifest warnte vor der »Vermischung des Gedankengutes der Hochschulreform mit dem eines gesellschaftlichen Umsturzes insgesamt, wie er von radikalen Gruppen« unter dem Deckmantel der »Demokratisierung der Hochschulen« betrieben würde.[962] Die Initiatoren gaben sich fest davon überzeugt, dass hochschulpolitische Entscheidungen fachliche Kompetenz voraussetzten, die im Grunde nur adäquat qualifizierte Wissenschaftler, also Professoren, besäßen. Zu viel hochschulpolitische Mitbestimmung durch die »noch Lernenden« würde nicht nur die Freiheit in Forschung und Lehre beschneiden, sondern ins Chaos führen und den Wissenschaftsstandort Deutschland nachhaltig beschädigen. Letztlich spiegelte die Verlautbarung das staatlich-institutionelle Demokratieverständnis einer konservativen Marburger Professorenschaft wider. Dem sich in den 1960er Jahren wandelnden Demokratiebegriff, der

962 Das »Marburger Manifest zur Politisierung und sogenannten Demokratisierung der Hochschulen der Länder der Bundesrepublik Deutschland vom 17.4.1968« ist abgedruckt in: Blätter für deutsche und internationale Politik 13 (1968), S. 881–883. Zit. n. ebd., S. 881. Vgl. hierzu Wehrs, Protest, S. 154.

weniger als bloße Regierungsform aufgefasst wurde, sondern mehr ein Lebensprinzip beinhaltete, konnten die Verfasser wenig abgewinnen.[963]

Die im Marburger Manifest postulierten Ziele erfuhren in den gehobenen akademischen Kreisen durchaus Unterstützung. Im Juli 1968 wurde es mitsamt einer Unterzeichnerliste von rund 1.500 Personen in der »Frankfurter Allgemeinen Zeitung« und »Die Welt« abgedruckt. Damit hatten sich etwa ein Viertel der deutschen Professoren dem überregionalen Protest angeschlossen.[964] Im reformorientierten öffentlichen Meinungsklima des Jahres 1968 haftete dem Marburger Manifest allerdings schnell ein Negativimage an. Es wurde als reine Professoreninitiative wahrgenommen, und damit als rückwärtsgewandter Versuch, Partikularinteressen zu verteidigen. Im »Spiegel« war von einem »Schwanengesang der Ordinarien-Universität« die Rede.[965]

Über die historische Einordnung der Errungenschaften der so genannten 68er-Generation wird bis heute teilweise erbittert gestritten. Einen Ausweg aus dem Dilemma eines nicht selten ideologisch-politisch vorgeformten Kampfes um die Deutungshoheit bietet eine konsequente Historisierung der Studentenunruhen mit einer Einordnung in gesellschafts-, v. a. aber auch wissenschafts- und hochschulpolitische Entwicklungen der 1960er und 1970er Jahre. Geschieht dies, wie beispielsweise in der Studie von Anne Rohstock über den Zusammenhang von Hochschulreform und Studentenrevolte, dann lässt sich sagen, dass es vor und parallel zu den protestierenden Studenten politische Bestrebungen für eine Liberalisierung und Demokratisierung der deutschen Universitäten gegeben hatte. Die Reform der Universitäten wurde demnach nicht ursächlich von der Studentenbewegung angestoßen – ihre Forderungen erwiesen sich jedoch als Katalysator bei deren Umsetzung.[966] Ein Befund, der sich auch für Hessen erheben lässt.

Hochschulpolitisch setzte in der Bundesrepublik ab Mitte der 1960er Jahre eine Dekade großer Reformdynamik ein. Über Parteigrenzen hinweg erschienen den politischen Akteuren die Universitäten in ihrer inneren Struktur als ungeeignet, zukünftige Herausforderungen zu meistern. Phänomene wie »Überfüllung« der Hochschulen oder »Studienzeitverlängerung« erhitzten auch in der Öffentlichkeit die Gemüter. Schnell war von einer sich anbahnenden »Bildungskatastrophe« die Rede.[967] Den Universitäten, die nach 1945 eine innere Autonomie kaum gekannten Ausmaßes erlangt hatten, wurde nun Reformunfähigkeit vorgeworfen.[968] Es setzte ein politischer Paradigmenwechsel ein, der

963 Vgl. Rohstock, »Ordinarienuniversität«, S. 264.
964 Siehe Wehrs, Protest, S. 155.
965 Zit. n. Marburger Manifest. Hohe Blüte, in: »Der Spiegel« 30 (1968), S. 29f., hier: S. 30.
966 Rostock, »Ordinarienuniversität«.
967 Picht, Bildungskatastrophe.
968 Vgl. Bartz, Expansion, S. 154 bzw. S. 156f.

eine stärkere Einflussnahme des Staates auf die Universitäten zur Folge hatte und der einerseits auf eine demokratischere innere Struktur der Hochschulen abzielte, andererseits aber auch ein größeres Effizienzdenken anmahnte. Hessen trug dieser Entwicklung bereits im Mai 1966 durch ein eigenständiges Gesetz »über die wissenschaftlichen Hochschulen des Landes« Rechnung.[969]

Das neue hessische Hochschulgesetz bedeutete keineswegs das Ende der Debatte, im Gegenteil waren die Diskussionen über die Zukunft der Universitäten nunmehr erst richtig in Gang gesetzt worden. Sie mündeten vier Jahre später in dem heftig umstrittenen »Hessischen Universitätsgesetz« (HUG).[970] Die wichtigsten und kontroversesten Neuerungen bestanden in der Einführung einer Präsidialverfassung, der Neuordnung des Berufungs-, Prüfungs- und Habilitationswesens, einem neu austarierten Proporz von Studentenschaft, Hochschullehrern und Assistenten in wichtigen Universitätsgremien und der Substituierung der Fakultäten durch Fachbereiche. Als Sub-Organisationsformen sollten innerhalb der Fachbereiche dauerhafte wissenschaftliche Betriebseinheiten und auch temporäre Arbeitsgruppen eingerichtet werden.[971]

Im unmittelbaren Vorfeld des HUG war es zu zahlreichen Initiativen gegen das Gesetzesvorhaben gekommen. Für den spektakulärsten Auftritt sorgten rund 60 Ordinarien, die am 30. April 1970 – in Studentenmanier – mit einem Go-in im hessischen Landtag die überraschten Parlamentarier mit ihrer massiven Kritik an dem geplanten Gesetz konfrontierten. Allein es war zwecklos. In der Nacht vom 5. auf den 6. Mai 1970 wurde das HUG ausschließlich mit den Stimmen der SPD, die im hessischen Landtag über die absolute Mehrheit verfügte, verabschiedet. Nur wenige Minuten nach dem Bekanntwerden des Ergebnisses traten die Rektoren der vier hessischen Universitäten Darmstadt, Frankfurt, Gießen und Marburg aus Protest gegen das Gesetz geschlossen zurück – ein in der Geschichte der deutschen Hochschulpolitik bis zum heutigen Tage einmaliger Vorgang.[972]

Auch innerhalb der hessischen Universitätsmedizin stieß das HUG auf beträchtliche Vorbehalte. Bereits nach Bekanntwerden eines Referentenentwurfs hatten die Medizinischen Fakultäten in Hessen in einer Stellungnahme vom Oktober 1968 scharfe Kritik an der geplanten Hochschulreform geübt und dabei auf die Sonderstellung der Universitätsmedizin hingewiesen. Da die Aufgaben Medizinischer Fakultäten traditionell aus einem Dreiklang aus Forschung, Lehre

969 Zur Geschichte der Hochschulreformen in Hessen siehe neben Rohstock, »Ordinarienuniversität« auch Sargk, Hochschulpolitik.

970 Das HUG ist abgedruckt in: Gesetz- und Verordnungsblatt des Landes Hessen 23 (1970), S. 315–342; beziehbar unter: http://starweb.hessen.de/cache/GVBL/1970/00023.pdf (27.11.2018).

971 Vgl. Sargk, Hochschulpolitik, S. 329.

972 Siehe Rostock, »Ordinarienuniversität«, S. 328–331.

und eben auch Krankenversorgung bestünden, würde die intendierte Aufsplitterung der Fachbereiche diese vielfältigen Anforderungen konterkarieren. Die Medizin könne nur als Ganzes einen sinnvollen Fachbereich darstellen, so das fortwährende Credo einflussreicher hessischer Universitätsmediziner, die dabei vom Westdeutschen Medizinischen Fakultätentag und der Bundesärztekammer bzw. hessischen Landesärztekammer unterstützt wurden.[973] Die Lobbyarbeit zahlte sich insofern aus, als dass sie dem Gesetzgeber mit der Ausgliederung des Fachs Humanmedizin zu einem Gesamtfachbereich – der nicht nur erheblich größer als die anderen Fachbereiche war, sondern auch nur bedingt den Entscheidungen der gesamtuniversitären Ausschüsse unterlag – eine weitreichende Sonderregelung abringen konnte.[974] Den immensen Unmut von ärztlicher Seite gegen das neue Gesetz sollte dieses Zugeständnis allerdings kaum mindern.

Für die Marburger Universitätsmedizin stellte sich die Situation nach Inkrafttreten des HUG am 12. Mai 1970 wie folgt dar: Universitätskliniken und theoretisch-medizinische Betriebseinheiten, medizinische Zentren sowie die angeschlossenen Schulen für Heilberufe und Hilfsbetriebe wurden unter dem Fachbereich für Humanmedizin subsummiert. Innerhalb des Fachbereichs wurde ein Fachbereichsrat gebildet. Dieser hatte aus einem Direktor (Dekan), zwei stellvertretenden Direktoren (Prodekane), sieben Professoren, zwei Dozenten, vier Studenten, vier wissenschaftlichen Mitarbeitern und einem weiteren Angestellten zu bestehen. Die zentrale Person war der Dekan, dem durch das HUG eine große Machtfülle eingeräumt wurde. Neben seinen genuinen Aufgaben als Dekan für den Fachbereich Humanmedizin war er auch Vorstandsvorsitzender des Universitätsklinikums. Die in den einzelnen Betriebseinheiten und medizinischen Zentren tätigen Hochschullehrer wiederum sollten ein Direktorium bilden, dem auch wissenschaftliche Angestellte und jeweils ein weiterer Angestellter wie auch ein Studentenvertreter angehören sollten. Das Direktorium wählte aus seiner Mitte einen Geschäftsführenden Direktor für vier Jahre.[975]

Nicht von der Hand zu weisen ist, dass mancherlei Bedenken der Marburger Psychiater gegen das HUG im Allgemeinen und gegen die Zusammensetzung von Direktorien medizinischer Zentren im Besonderen fachlich-inhaltlich nachvollziehbar waren. Ihre Kritik an der hessischen Hochschulreform beruhte allerdings nicht ausschließlich auf sachlichen Erwägungen, sondern auch auf einer Angst um Pfründe und einem generellen Unbehagen gegenüber dem vorherrschenden Zeitgeist. Die Medizinische Fakultät in Marburg verstand sich

973 Die Stellungnahme der Hessischen Medizinischen Fakultäten zum Referentenentwurf für das Universitätsgesetz vom 25.10.1968 wird thematisiert in: Sargk, Hochschulpolitik, hier v. a. auf S. 222.

974 Vgl. ebd., S. 275.

975 Siehe hierzu im Detail die Paragrafen 28–36 des HUG, in: Gesetz- und Verordnungsblatt des Landes Hessen 23 (1970), S. 331–334.

als eine Art Gegenentwurf zu den linksrevolutionären, aber auch linksliberalen Strömungen in Gesellschaft und Hochschule. Als Seismograf für die damalige Haltung der Marburger Psychiater mag die kürzlich erschienene Studie Remschmidts über die Geschichte der hiesigen Kinder- und Jugendpsychiatrie sein. Der Autor, der über Jahrzehnte hinweg die Geschicke der gesamten Marburger Psychiatrie entscheidend mitbestimmte, arbeitet sich hierin ausführlich und in Teilen auch voreingenommen und recht polemisch an der Studentenbewegung und ihren Marburger Protagonisten ab.[976]

Ebenso skeptisch gaben sich die Marburger Psychiater im Hinblick auf die politischen Reformbemühungen. Auch wenn das HUG überwiegend pragmatisch durchgeführt wurde, so kam es doch aus ihrer Sicht in einem dogmatischen Antlitz daher, auf das eine überwiegend konservative Professorenschaft ablehnend reagierte. Letztlich gelang es den beteiligten Politikern und Wissenschaftlern nicht, sich bei der Hochschulreform auf ein gemeinsames Leitbild zu verständigen.[977] Im Gegenteil wirkt es doch, als sei so mancher linke Hochschulpolitiker in seinem überbordenden Reformeifer den alteingesessenen Marburger Psychiatern wie ein Außerirdischer vorgekommen. Dieses unheilvolle Zusammenspiel zwischen (mitunter unausgegorenen) Liberalisierungstendenzen – inklusive der Zerstrittenheit ihrer Befürworter, herrschte doch weder in der FDP und schon gar nicht in der SPD flügelübergreifender Konsens über den einzuschlagenden Weg – und engstirnigen Beharrungstendenzen vonseiten vieler Professoren sorgte letzten Endes nicht nur in Hessen, sondern auch im Bund für eine hochschulpolitische »Reformruine«.[978]

Unter den Marburger Psychiatern war Helmut Ehrhardt, seit 1964 Ordinarius für Gerichtliche- und Sozialpsychiatrie, sicherlich der prononcierteste Gegner der Hochschulreformen. Ehrhardt gehörte nicht nur zu jenen Professoren, die

976 Siehe Remschmidt, Kontinuität, hier vor allem Kapitel 9 über die »unruhige[n] Jahre (1968–1980)«, S. 355–388. Unter anderem zeichnet er in diesem Kapitel – was durchaus legitim ist – ein sehr kritisches Bild von Wolfgang Abdendroth. Bei seinen Zuschreibungen, was Abendroths wissenschaftliche Expertise und politische Position betrifft, geht Remschmidt jedoch selektiv vor. Dass Abendroth etwa wegen seiner politischen Haltung im »Dritten Reich« von der Gestapo verhaftet und zu einer Zuchthausstrafe verurteilt wurde, erschließt sich dem Leser bei Remschmidt höchstens indirekt, wenn davon die Rede ist, Abendroth sei ab 1933 »in verschiedenen illegalen Widerstandsorganisationen (KP-Opposition, Rote Hilfe, Neubeginnen)« tätig gewesen. Der Terminus des »illegalen Widerstandes« gegen das NS-Regime ist dabei zumindest ungeschickt. Während Remschmidt hessischen SPD-Politikern wie dem zeitweiligen Ministerpräsidenten Georg August Zinn oder Hermann Brill – vollkommen zu Recht – explizit das Etikett des »Widerstandskämpfers« verleiht, unterlässt er dies bei Abendroth wohl aufgrund dessen kommunistischer Widerstandstätigkeit.

977 Vgl. Bartz, Expansion, S. 167f.

978 Siehe Rohstock, »Ordinarienuniversität«, S. 343.

das Marburger Manifest unterzeichnet hatten,[979] er war darüber hinaus auch federführend an einer kritischen Eingabe des hessischen Hochschulverbandes zu den Beratungen über das HUG beteiligt, die im Oktober 1968 dem Kultusministerium zugesandt wurde.[980] Es ist bemerkenswert, dass es auch in der Folge stets Ehrhardt war, der sich in gesundheits-, sozial-, gesellschaftspolitischen oder auch vergangenheitspolitischen Diskussionen jeglicher Art exponierte. Während Hans Jacob – womöglich auch als Lehre aus seiner Hinwendung zum Nationalsozialismus – sich in politischen Dingen große Zurückhaltung auferlegte, fungierte Helmut Ehrhardt in dieser Hinsicht als selbstbewusstes und nimmermüdes Sprachrohr der Marburger Universitätspsychiatrie. Nicht zuletzt aus diesem Grund ist er auch der Hauptakteur des nächsten Abschnittes.

VI.2 Helmut Ehrhardt zwischen Psychiatriereform und NS-Vergangenheitspolitik

Neben Hermann Stutte gelang es noch einem weiteren akademischen Schüler Werner Villingers, in Marburg ein Ordinariat zu erhalten. Helmut Ehrhardt wurde im Frühjahr 1964 auf den neu geschaffenen Lehrstuhl für Gerichtliche- und Sozialpsychiatrie berufen.

Helmut Ehrhardt wurde am 14. März 1914 in Kassel geboren.[981] Nach bestandener Reifeprüfung begann er mit einem umfassenden Studium. In München, Berlin und Breslau studierte er Medizin, Psychologie, Literaturwissenschaften und Kunstgeschichte. Im Oktober 1939 wurde er an der Universität Breslau im Fach Psychologie zum Dr. phil. promoviert, ein Jahr später schloss er seine medizinische Dissertation mit einem »Beitrag zur elektrischen Erregbarkeit der Nerven unter der Einwirkung von Narkoticis« ab.[982] Als promovierter Arzt blieb er an der Medizinischen Fakultät in Breslau und war zunächst an der Medizinischen Poliklinik und dann am Physiologischen Institut tätig. 1941 wechselte er innerhalb der Fakultät als wissenschaftlicher Assistent an die von Villinger geleitete Universitätsnervenklinik, wo er bis 1945 blieb.

979 Die Liste der Unterzeichner findet sich im Anschluss an den Text des Marburger Manifests in: Blätter für deutsche und internationale Politik 13 (1968), S. 881–886, hier: S. 883.

980 Brief Helmut Ehrhardts, Hochschulverband des Landes Hessen, an den Kultusminister Schütte vom 22. Oktober 1968; Auszüge des Schreibens finden sich in: Sargk, Hochschulpolitik, S. 216–223.

981 Biografische Daten zu Ehrhardt sind aus einem von ihm selbst wahrscheinlich 1963 verfassten Lebenslauf entnommen. Dieser findet sich in: HHStAW, 511/Nr. 1098.

982 Ehrhardt, Beitrag.

Gegen Ende des Zweiten Weltkrieges verließ Helmut Ehrhardt Schlesien und siedelte nach Kaiserslautern über. In der Pfalz verdingte er sich zunächst als Landarzt, später eröffnete er eine nervenärztliche Praxis.

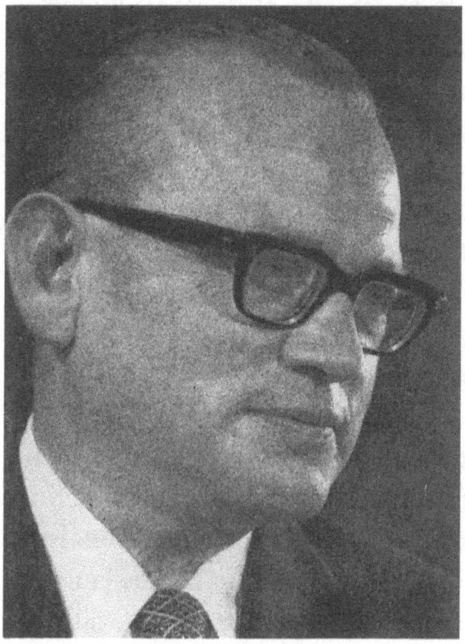

Abb. 41: Helmut Ehrhardt

Der Kontakt zu seinem akademischen Lehrmeister blieb auch in den Wirren der Nachkriegszeit bestehen. So trug Ehrhardt, der 1937 in die NSDAP eingetreten und im »Dritten Reich« als Beisitzer am Erbgesundheitsgericht Breslau tätig gewesen war,[983] mit einem »Persilschein« dazu bei, dass Villinger am Ende seines Entnazifizierungsverfahrens als »entlastet« galt. Ende 1949 folgte er seinem früheren Chef nach Marburg und habilitierte sich dort im darauffolgenden Jahr für die Fächer Psychiatrie und Neurologie. Seine Habilitationsschrift, die »Untersuchungen über Elektrokrampfschwelle und Erregbarkeit« zum Thema hatte, fügte sich passgenau in die von Villinger bis in die unmittelbare Nachkriegszeit intensiv betriebene Erforschung psychiatrischer Krampf- bzw. Konvulsionstherapien.[984] Von Marburg aus machte sich Ehrhardt als versierter, umtriebiger und auch international agierender Wissenschaftler einen Namen. Großes Engagement zeigte er auf fachpolitischer Ebene. Als langjähriger Schriftführer und zeitweiliger Präsident der Deutschen Gesellschaft für Psychiatrie und Nervenheilkunde verfügte er innerhalb der scientific community über beträchtlichen

983 Zu Ehrhardts Werdegang im »Dritten Reich« vgl. Klee, Personenlexikon, S. 127.

984 Helmut Ehrhardt, Untersuchungen. Zu diesem Forschungsschwerpunkt Villingers siehe Kapitel V. 1.

Einfluss. Allerdings stieß sein machtbewusstes Gebaren in der Fachgesellschaft auch wiederholt auf Kritik.[985]

An der Lahn hatte sich bei Ehrhardt mit der forensischen Psychiatrie schnell ein eindeutiger Forschungsschwerpunkt herauskristallisiert. Ehrhardt galt als einer der wenigen Experten auf dem Gebiet psychiatrisch-forensischer bzw. psychiatrisch-juristischer Grenzfragen und war von daher auch ein gefragter Gutachter.[986] Wissenschaftliche Meriten erwarb er sich in diesem Zusammenhang vor allem mit einem 1961 gemeinschaftlich mit Werner Villinger publizierten umfangreichen Beitrag über forensische und administrative Psychiatrie.[987] Mit Verve schaltete sich Ehrhardt zudem ab den 1950er Jahren in die lang anhaltenden Diskussionen über eine neue Strafrechtsreform ein.[988] Ehrhardt tat sich hier als entschiedener Gegner politischer Bestrebungen hervor, die Befugnisse von Psychiatern bei der Einweisung »ihrer« Patienten zu beschneiden. Das Bemühen, die Psychiatrie vor jedweden externen Einflüssen zu »beschützen«, war bei ihm ein immer wiederkehrendes Muster.

Helmut Ehrhardts Berufung 1964 auf den neuen Marburger Lehrstuhl für Gerichtliche- und Sozialpsychiatrie wirft Fragen auf. Denn so sehr er sich im Hinblick auf die psychiatrische Forensik profiliert hatte, als Sozialpsychiater war Ehrhardt bis dato nicht in Erscheinung getreten. Selbst in einem Lebenslauf, den er im Zuge der Bewerbung für den neuen Lehrstuhl verfasst hatte, fällt die sozialpsychiatrische Eigenexpertise überschaubar aus. Hier gibt Ehrhardt lediglich an, im Rahmen eines Fellowship der Weltgesundheitsorganisation im Frühjahr 1957 Zentren der psychiatrischen Forschung, der Psychohygiene und der Sozialpsychiatrie in den USA besucht zu haben.[989] Auch wenn es sich quellenmäßig nicht belegen lässt, so kann die Berufung Ehrhardts eben auch als ein taktisches Manöver verstanden werden, um auf dem Feld der Sozialpsychiatrie professionspolitische Ansprüche geltend zu machen. Denn in den Fachdebatten der Psychiatrie begannen sich zu Beginn der 1960er Jahren die Leitdiskurse zu verschieben. Das neue Losungswort hieß Sozialpsychiatrie.[990] Der Terminus wurde mitunter zwar sehr unterschiedlich aufgefasst, viele jüngere Sozialpsychiater jedoch einte der Ansatz, den sozialen Faktoren sowohl bei Entstehung und Verlauf psychischer Krankheiten als auch bei der Therapie größere Be-

985 Siehe Fehlemann/Fangerau/Dörre/Schneider, 175 Jahre, S. 24.

986 Vgl. Vorschlagsliste der Medizinischen Fakultät Marburg für die Besetzung des neugeschaffenen außerordentlichen Lehrstuhls für Forensische und Soziale Psychiatrie vom 21.10.1963, in: HHStAW, 511/Nr. 1098.

987 Ehrhardt/Villinger, Psychiatrie.

988 Zu den Debatten bzgl. Anstaltsunterbringung psychisch Kranker siehe Brink, Grenzen, S. 372–409.

989 Der wahrscheinlich 1963 verfasste Lebenslauf Ehrhardts findet sich in: HHStAW, 511/Nr. 1098.

990 Vgl. Rudloff, Expertenkommissionen, S. 189.

deutung beizumessen. Ein rein biologisches Verständnis seelischer Störungen verlor dagegen an Erklärungskraft.[991] Es ist unschwer zu erkennen, dass der Villinger-Schüler Ehrhardt diese sozialpsychiatrischen Ansichten nicht teilte.

Auch als Helmut Ehrhardt 1966 die Leitung des neu gegründeten Instituts für Gerichtliche- und Sozialpsychiatrie übernahm,[992] waren dort sozialpsychiatrische Aktivitäten dem forensischen Forschungsschwerpunkt eindeutig untergeordnet. In dem neuen Institut, das in den Räumen der psychiatrischen Universitätsklinik unterkam und nur über eine äußerst spärliche Infrastruktur verfügte, befasste man sich in Bezug auf die Sozialpsychiatrie lediglich mit ihren »differenzierten rechtlichen Implikationen und Voraussetzungen«.[993] Ehrhardt war somit qua Lehrstuhl und Leiter eines Universitätsinstituts ein Sozialpsychiater, aber in gewissem Sinne – wie vor allem die Diskussionen um die Psychiatriereform der 1960er und 1970er Jahre zeigen sollten – eben auch keiner. Man könnte sogar von einer Art Etikettenschwindel sprechen, denn es war gerade der vermeintliche Sozialpsychiater Ehrhardt, der sich zu einem scharfzüngigen Gegner der sozialpsychiatrischen Bewegung jener Jahre aufschwang.

»Es geht um systemimmanente, nicht um systemtranszendente Reformen« – Ehrhardt und die Psychiatrie-Enquete

Nach dem Ende des Zweiten Weltkrieges hatten sich die Heil- und Pflegeanstalten rasch wieder gefüllt. Aber sie befanden sich in einem katastrophalen Zustand. Noch jahrzehntelang mussten Psychiatriepatienten darin ein unwürdiges Dasein fristen:

> »Sie waren entmündigt und entrechtet. Sie trugen Anstaltskleidung. Sie verfügten über keinerlei Eigentum; selbst ihre Eheringe hatte man ihnen abgenommen. Von dem mageren Taschengeld, das sie erhielten, konnten sie nichts einkaufen, weil sie nichts aufbewahren konnten. Wenn sie Glück hatten, wurden die nötigsten Dinge für sie eingekauft. Aber für viele gab es auch die nötigsten Dinge nicht. Sie hatten keine Zahnbürste, kein eigenes Handtuch. Ja selbst die Anstaltskleidung war nicht ihre ›eigene‹. In vielen Häusern legten sie sie abends ab und nahmen sie in beliebiger Reihenfolge morgens wieder von einem großen Haufen weg, um die getragene Wäsche und Kleidung irgendeines anderen Patienten anzuziehen. (…) In vielen Häusern gab es kein zugängliches warmes Wasser für die Kranken. Es gab keine abgeschlossenen WCs: die meisten waren offen – mitten in den riesigen Schlafsälen. (…) die Menschen lebten dort

991 Vgl. ebd. sowie Brink, Grenzen, S. 424.
992 Angaben zu Ehrhardts Berufung wie auch zum Institut für Gerichtliche- und Sozialpsychiatrie sind entnommen aus: HHStAW, 511/Nr. 1098.
993 HHStAW, 504/Nr. 12372: Schreiben von Ehrhardt u.a. an den Dekan der Medizinischen Fakultät Marburg vom 20.8.1974.

in einer Geruchs- und Geräuschgemeinschaft, drastischer und realistischer, in einer Gestanks- und Lärmgemeinschaft. Und das alles auf engstem Raum eingeschlossen.«[994]

Jungen Psychiatern wie Asmus Finzen, von dem diese retrospektive Schilderung des Anstaltsalltages stammt, bot sich ein niederschmetterndes Bild. Überfüllte Riesenanstalten, die unter einer drastischen Überalterung des psychiatrischen Leitungspersonals und an einem latenten Mangel an anderweitigen Fachkräften litten, sorgten für eine Verwahrpsychiatrie, in der Hospitalisierungsschäden die Regel und nicht die Ausnahme waren.[995] Dabei gab es durch die Anwendung von Psychopharmaka zusehends weniger Langzeitpatienten. Es entstand stattdessen ein neuer Patiententypus, der zwar nicht mehr dauerhaft anstaltsbedürftig war, sich aber ohne regelmäßige professionelle Hilfe nicht in der Gesellschaft zurechtfinden konnte. Da es für diese Menschen kaum Außenfürsorge gab, mussten viele von ihnen nach kurzer Zeit wieder in die Anstalt zurückkehren. Eine »Drehtürpsychiatrie« war entstanden.[996]

Vornehmlich die jüngere Psychiater-Generation wollte sich mit den Begebenheiten nicht abfinden. Sie drang auf Reformen und suchte dabei auch den Weg an die Öffentlichkeit. Im Herbst 1965 veröffentlichte der Heidelberger Sozialpsychiater Heinz Häfner eine Denkschrift über »dringliche Reformen in der psychiatrischen Krankenversorgung der Bundesrepublik«, in der er die Zustände in den psychiatrischen Einrichtungen unumwunden als »nationalen Notstand« brandmarkte.[997] Die bestehende psychiatrische Versorungsstruktur sei veraltet, die Anstalten zu groß und vornehmlich auf Verwahrung ausgerichtet. Abhilfe schaffen sollte das Konzept einer gemeindenahen Psychiatrie, das mithilfe eines open-door-Systems den Freiheitsentzug auf ein Minimum reduzieren wollte, den Ausbau ambulanter Einrichtungen forderte und ausdrücklich Psychologen und Sozialarbeiter in die Versorgung psychisch Kranker miteinbezog.[998] Häfners Denkanstoß kam dabei keineswegs aus dem Nichts, sondern stand vielmehr stellvertretend für eine Reihe von Reformaktivitäten verschiedener Sozialpsychiater.

Es war eine bemerkenswert bunte Flotte, die sich ab Mitte der 1960er unter sozialpsychiatrischer Flagge vereinte. Wie sich mit Asmus Finzen einer der damaligen Akteuere erinnert, gehörten ihr linke Gesellschafts- und Kapitalismuskritiker, psychiatriesoziologische und epidemiologische Forschernaturen und pragmatisch orientierte Reformer an.[999] Ihr gemeinsamer Nenner war ein

994 Zit. n. Finzen, Psychiatriegeschichte, S. 166f. Finzens Autobiografie ist beziehbar unter: http://www.finzen.de/pdf-dateien/02%20psychiatrieenquete.pdf (10.11.2018).
995 Vgl. ebd.
996 Vgl. Brink, Grenzen, S. 416f.
997 Zit. n. Häfner, Reformen, S. 118.
998 Siehe Brink, Grenzen, S. 424f.
999 Finzen, Psychiatriegeschichte.

wie auch immer gearteter Praxisbezug und die Forderung nach einer grundlegenden Strukturreform der psychiatrischen Krankenversorgung.[1000] Lediglich ein Nachjustieren kam nicht infrage, strebten sie doch einen gesellschaftlichen Paradigmenwechsel im Umgang mit psychisch kranken Menschen an. Der Begriff »Sozialpsychiatrie« wurde von ihnen als Protest gegen eine Psychiatrie aufgefasst, die ihrem Auftrag, nämlich den Bedürfnissen ihrer Schutzbefohlenen gerecht zu werden, nicht mehr nachkam. Ihre Psychiatriekritik verstanden sie dabei dezidiert als Gesellschaftskritik.[1001] Doch fassten Vordenker wie beispielsweise Klaus Dörner die Sozialpsychiatrie eben nicht nur als soziale Bewegung auf, sondern auch als empirische Wissenschaft und vor allem als therapeutische Praxis, die sowohl gemeindenah als auch multiprofessionell sein und weitgehend ohne Zwang und starre Hierarchien auskommen sollte.[1002]

Mit ihrem Selbstverständnis standen Häfner, Dörner, Finzen und Co. den Auffassungen, wie sie beispielsweise Helmut Ehrhardt in Marburg vertrat, deutlich entgegen. Ehrhardt, nominell immerhin Leiter eines Universitätsinstituts für Sozialpsychiatrie, verstand unter dem Terminus »primär und entscheidend angewandte Psychiatrie, sie zielt auf die Praxis der psychiatrischen Versorgung«.[1003] Ein gesellschaftskritischer Impetus war seinem Konzept gänzlich fremd, ganz im Gegenteil: Er reagierte stets allergisch auf den »Sozialutopismus« der jungen Reformer.[1004] Umgekehrt spielten für diese Ehrhardts und auch Villingers diesbezüglichen Überlegungen keinerlei Rolle – und zwar noch nicht einmal als Negativfolie. Durchforstet man ihre Texte, so tauchen die beiden Marburger Psychiater im Kontext von sozialpsychiatrischer Theorie und Praxis nirgendwo auf.

Das Jahr 1969 kann als Durchbruchsjahr für die psychiatrischen Reformbestrebungen bezeichnet werden. Maßgeblichen Anteil daran hatte das in jenem Jahr erschiene Buch »Irrenhäuser. Kranke klagen an«.[1005] Der Autor Frank Fischer, eigentlich Lehrer von Beruf, hatte sich ab 1967 in insgesamt fünf psychiatrischen Anstalten als Hilfspfleger einstellen lassen. Seine dort gemachten Erfahrungen ließ er in seinem Bericht über die »Irrenhäuser« einfließen. Fischer schilderte darin entwürdigende Aufnahmerituale und die totale Entmündigung von Patienten, ihr Betteln, Warten und Nichtstun auf der Station. Ungeschminkt

1000 Vgl. Brink, Grenzen, S. 464.
1001 Siehe hierzu ausführlich Kersting, Psychiatriereform. Weiterhin auch Brink, Grenzen, v. a. S. 464–466.
1002 Siehe Rudloff, Expertenkommissionen, S. 189. Zu den Eckpfeilern einer kritischen Sozialpsychiatrie siehe die erstmals 1972 publizierten Überlegungen von Dörner, Sozialpsychiatrie.
1003 Zit. n. Ehrhardt, Situation, S. 11.
1004 Zit. n. Ehrhardt, Bilanz, S. 1230.
1005 Fischer, Irrenhäuser.

wies er auf die Überforderung und teilweise auch Brutalität der Pflegekräfte hin. Von alledem würden die leitenden Anstalts- und Universitätspsychiater nichts mitbekommen oder aber sie würden geflissentlich wegsehen.[1006]

Frank Fischers Buch löste ein gewaltiges Medienecho aus und trug wesentlich zu einer Intensivierung der Psychiatriedebatte bei.[1007] Die breite Skandalisierung der Zustände in der psychiatrischen Krankenversorgung sorgte schließlich auch dafür, dass sich die Politik des Themas annahm. In Zeiten eines seit über 15 Jahren anhaltenden »Wirtschaftswunders« erschien der Zustand der psychiatrischen Anstalten nunmehr auch von politischer Seite als indiskutabel und dringend reformbedürftig.[1008] Es gehört dabei zu den interessanten Randaspekten der bundesrepublikanischen Geschichte, dass es mit dem hessischen Bundestagsabgeordneten Walter Picard ein Christdemokrat war, der in dieser Frage die auf dem Feld der Sozialpolitik ansonsten überaus ambitionierte sozialliberale Regierung vor sich her trieb. Im März 1970 beantragten Picard, selbst von psychischer Erkrankung in seiner Familie betroffen, und weitere Mitglieder der Unionsfraktion im Deutschen Bundestag die Einberufung einer »Sachverständigenkommission zur Erarbeitung eines Berichts über die Lage der Psychiatrie in der Bundesrepublik«.[1009] Im Herbst 1971 nahm die so genannte Enquete-Kommission ihre Arbeit auf. Nach einem Zwischenbericht 1973 wurde schließlich im September 1975 ein 1200 Seiten umfassender Abschlussbericht vorgelegt.[1010]

An der Enquete-Kommission beteiligt war neben den rund 20 Kommissionsmitgliedern noch eine Vielzahl weiterer Experten, die in verschiedenen Arbeitsgruppen eingesetzt wurden. Helmut Ehrhardt beispielsweise arbeitete in der AG für Rechtsfragen mit.[1011] An der fünf Jahre wehrenden Kommissionsarbeit wirkten rund 200 in der Psychiatrie tätige Personen aus Praxis, Klinik, Forschung und Lehre mit. Zudem wurden zahlreiche Gutachten in Auftrag gegeben, davon mehrere an ausländische Experten, vor allem aus England und den USA; beides Länder, wo es bereits früh psychiatrische Reformimpulse gegeben hatte.[1012] Für die deutschen Psychiater kam die gemeinsame mehrjährige Enquetearbeit einer Gruppentherapie gleich, hatten doch die Jahre vor Einsetzung

1006 Zu Fischers Buch und seiner Rezeptionsgeschichte siehe Brink, Grenzen, S. 443–450.
1007 Vgl. ebd., Grenzen, S. 450.
1008 Vgl. Finzen, Psychiatriegeschichte, S. 180.
1009 Antrag der Abgeordneten Dr. Picard, Dr. Martin u. a. betr. Situation der Psychiatrie in der Bundesrepublik, in: Deutscher Bundestag, Drucksache VI/474; zit. n. Brink, Grenzen, S. 466.
1010 Zwischen- und Abschlussbericht finden sich in: Bundestag, Zwischenbericht bzw. ders., Bericht. Einen konzisen Überblick über Vorgeschichte, Verlauf und Ergebnisse der Psychiatrie-Enquete bietet Brink, Grenzen, S. 410–477.
1011 Vgl. Bundestag, Zwischenbericht, S. 36.
1012 Vgl. Finzen, Psychiatriegeschichte, S. 185.

der Kommission gezeigt, wie unterschiedlich die fachinternen Auffassungen und wie konfliktreich die Verständigung über den zukünftigen Weg in der psychiatrischen Versorgung waren.

Verstärkt seit 1969 war es auf mehreren Tagungen zu einem regelrechten »Clash of psychiatric Cultures« gekommen. Diskussionsfreudige, streitlustige und widerspruchsaffine junge Sozialpsychiater trafen auf ein in die Jahre gekommenes psychiatrisches Establishment, das – an hierarchische Strukturen gewöhnt – Widerworte von jüngeren, noch dazu nichtprofessoralen Kollegen als eine Art Majestätsbeleidigung auffasste. Generell waren die Altvorderen äußerst skeptisch, was den vermeintlich überbordenden Reformeifer ihrer jüngeren Kollegen betraf. Zwar wollten und konnten auch sie sich Reformen nicht mehr länger verweigern. Diese sollten sich aber darauf beschränken, die gravierendsten Mängel in der psychiatrischen Versorgung zu beseitigen.

Diese bestenfalls gemäßigt reformorientierte Haltung repräsentierte allen voran Helmut Ehrhardt, der just in den Jahren 1969/70 als Präsident der »Deutschen Gesellschaft für Psychiatrie und Nervenheilkunde« (DGPN) eine fachpolitisch bedeutsame Position innehatte. Ehrhardt vertrat konsequent die Ansicht, »die absolut vordringliche Aufgabe« sei die »Beseitigung der ›brutalen Realitäten‹ in den psychiatrischen Krankenhäusern«. Eindringlich warnte er indes davor, diese Zielvorstellung »mit einer Grundsatzdiskussion über die Änderung, Weiterentwicklung oder Überwindung des Gesamtsystems unserer Gesundheitssicherung« zu verknüpfen. Ehrhardt ging es, daran ließ er nie einen Zweifel aufkommen, um die Realisierung »systemimmanente[r], nicht um systemtranszendente Reformen«.[1013] Eine semantische Kurzanalyse des Begriffs »transzendent« – also alles, was außerhalb oder jenseits eines Erfahrungsbereiches, insbesondere des Bereiches der normalen Sinneswahrnehmung liegt – weist deutlich auf die polemische Stoßrichtung Ehrhardts gegenüber den Bestrebungen der kritischen Sozialpsychiatrie hin, die er wohl eher für eine spirituelle Glaubensgemeinschaft denn für »richtige« Psychiatrie hielt.

Doch worin unterschieden sich konkret die Ansichten altgedienter Psychiater vom Schlage Ehrhardts von den Forderungen der Psychiatriereformer? Weitgehender Konsens herrschte bei allen Beteiligten darüber, dass es umgehender infrastruktureller Verbesserungen, sprich: sanierter Häuser, mehr psychiatrischer Betten und neu konzipierter Anstalten bedürfe. Doch während die Altvorderen hierin die Kernforderung schlechthin sahen, es ihnen somit primär um eine Renovierung der Psychiatrie ging, stellten die Erlangung humaner Grundbedürfnisse für viele junge Psychiater lediglich einen ersten Schritt hin zu einem grundlegenden Wandel im Umgang mit psychisch kranken Menschen dar. Wollte die eine Seite somit eine – nach Ehrhardt – systemimmanente Ver-

1013 Zit. n. Ehrhardt, Versorgung, S. 2256.

besserung der psychiatrischen Krankenversorgung, ging es der anderen Seite um einen Bruch mit der Logik der Institution.[1014] Sie vertrat die Ansicht, die gegenwärtige Psychiatrie kranke an einer überkommenen Struktur ihres Krankenhauswesens, weshalb sie um die Etablierung einer neuen Psychiatrie mit ganz anderen Institutionen focht.[1015] Für die reformfreudigen Sozialpsychiater, dies legen zumindest ihre retrospktive Ausführungen nahe, lag die Zukunft in psychiatrischen Abteilungen in allgemeinen Krankenhäusern nach englischem Vorbild begründet oder in integrierten psychiatrischen Gemeindezentren, wie es sie in den USA seit Beginn der 1960er Jahre verstärkt gab.[1016] Ihr grundlegender Impetus war, die alte Verwahrorganisation der Psychiatrie zu überwinden und eine neue therapeutische und rehabilitative Versorgungsstruktur aufzubauen. Dies implizierte eine Öffnung der Psychiatrie nach Außen mit dem Ziel einer verstärkten gesellschaftlichen Teilhabe von psychisch kranken Menschen.[1017]

Nun war es keineswegs so, dass das psychiatrische Establishment in Fundamentalopposition zu diesen Zielen stand.[1018] Auch viele alteingessene Einrichtungsleiter wollten eine Verbesserung der Lebensumstände von Psychiatriepatienten, effizientere Therapie- und Versorgungsmöglichkeiten und auch einen gesellschaftlichen Wandel im Umgang mit psychischen Krankheiten. Sie präferierten dabei jedoch oftmals die althergebrachten Strukturen; eine Reform mit dem Holzhammer oder der Abrissbirne war ihnen zuwider.[1019] Und sie befürchteten Alltagschaos und wohl auch den Abschied von – zumindest in ihren Augen – bewährten hierarchischen Strukturen. Mitunter machte sich bei ihnen auch das Gefühl breit, ihre Wissenschaft, ihr Fach, ihre mühselige tägliche Arbeit werde aufgrund der harschen Kritik vonseiten junger Kollegen, der Presse, ja der gesamten Öffentlichkeit in den Schmutz gezogen.[1020]

Die alte Garde, spätestens durch Fischers »Irrenhäuser«-Report öffentlich stark in die Defensive gedrängt, fühlte sich zu Unrecht für die unhaltbaren Zustände in den psychiatrischen Anstalten verantwortlich gemacht.[1021] Und in

1014 Vgl. Brink, Grenzen, S. 464.
1015 Siehe Finzen, Psychiatriegeschichte, S. 178–195.
1016 Vgl. u. a. ebd., S. 194f. sowie Kulenkampff, Grußwort, S. 38.
1017 Vgl. Gruber/Böhm/Wallner/Koren, Sozialpsychiatrie, S. 18.
1018 In dem sie beispielsweise die Reformbemühungen des Heidelberger Ordinarius Walter von Baeyer anführt, verweist Cornelia Brink auf die wichtige Brückenfunktion einiger älterer Psychiater und mahnt in diesem Kontext an, dass sich die Bereitschaft zur Reform nur zu einem Teil aus dem sich anbahnenden Generationswechsel innerhalb der deutschen Psychiatrie erklären würde. Vgl. Brink, Grenzen, S. 491. Wesentlich deutlicher arbeitet hingegen Rudloff die Bedeutung der jungen sozialpsychiatrischen Garde heraus; siehe Rudloff, Expertenkommissionen.
1019 Vgl. Finzen, Psychiatriegeschichte, S. 195.
1020 Siehe Dörner/ Plog, Sozialpsychiatrie.
1021 Finzen, Psychiatriegeschichte, S. 130.

der Tat war es nicht so, dass nicht auch sie die katastrophalen Anstaltsbedingungen verschiedentlich moniert und Verbesserungsvorschläge präsentiert hätten.[1022] Erinnern wir uns: Auch in Marburg hatte Werner Villinger 1953 nachdrücklich auf »die Raumnot der Universitätsnervenklinik« hingewiesen, die mit der »primitivsten Anforderung an psychische Hygiene und an Humanität nicht vereinbar sei«, stehe sie doch »räumlich tief unter allen übrigen Marburger Kliniken, ja (...) auf der niedersten Stufe heute in Europa noch möglicher Unterbringung für Nerven- und Geisteskranke«.[1023] Doch zum einen verharrte Villinger argumentativ bei seiner Forderung nach mehr Klinikraum. Forderungen nach tiefgreifenden Veränderungen in der psychiatrischen Versorungsstruktur waren von ihm an dieser Stelle wie auch sonst nicht zu vernehmen. Zum anderen fehlte ihm wie auch einigen anderen führenden Fachvertretern bei ihren Monita die Fähigkeit zur selbstkritischen Reflexion über den Eigenanteil an der Misere. Die jungen Reformer hingegen sahen die älteren Kollegen sehr wohl als Teil des Problems an. Ihre Forderungen nach flacheren Hierarchien und multiprofessioneller Öffnung bei der psychiatrischen Versorgung implizierte stets eine Kritik an dem besitzstandswahrenden Habitus der Altvorderen, der eben auch zur Misere beigetragen hätte.[1024] Für zusätzliche Spannungen sorgte zudem, dass viele Sozialpsychiater sich bei ihrem Bestreben, innerhalb der psychiatrischen community als gleichberechtigte Mitglieder Einfluss und Mitsprachrecht zu erlangen, ausgebremst fühlten. Einer der größten »Bremsklötze« war für sie, wie zu zeigen sein wird, Helmut Ehrhardt.

Der im Oktober 1970 in Bad Nauheim stattfindende Kongress der DGPN stand erstmals ganz im Zeichen von Psychiatriereform und Sozialpsychiatrie. Schon in den Diskussionen der wissenschaftlichen Vorträge war Unmut laut geworden.[1025] Die grassierende Unzufriedenheit über die antiquierte Haltung der Verbandsführung sollte sich dann bei der Wahl eines Nachfolgers für Ehrhardt als DGPN-Präsident entladen. Bis dato war es noch nie vorgekommen, dass der vom Vorstand vorgeschlagene Kandidat nicht gewählt wurde. Doch diesmal schickten die Sozialpsychiater mit dem Düsseldorfer Ordinarius Caspar Kulenkampff einen eigenen, aussichtsreichen Kandidaten ins Rennen. Kulenkampff erhielt dann auch die erforderliche Stimmenmehrheit, seine Wahl wurde jedoch für ungültig erklärt. Die Stimmberechtigung einiger Neumitglieder war vom amtierenden Vorstand juristisch erfolgreich angezweifelt worden. Unter den jungen Reformern galt Helmut Ehrhardt als treibende Kraft hinter der

1022 Siehe Brink, Grenzen, S. 412–426.
1023 Vgl. hierzu ausführlich das Villinger-Kapitel.
1024 Vgl. Dörner, Sozialpsychiatrie.
1025 Zu den Zwistigkeiten während des DGPN-Kongresses siehe Finzen, Psychiatriegeschichte, S. 125–127.

Annullierung des Wahlergebnisses.[1026] Sein zweifelhafter Ruf, innerhalb der DGPN eine Art machiavellischer Strippenzieher zu sein,[1027] hatte sich manifestiert.[1028]

Die beschriebenen Konfliktlinien waren auch innerhalb der Enquete-Kommission allgegenwärtig und sollte ihre Arbeit nachhaltig beeinflussen.[1029] Während etwa ihr Vorsitzender, der bereits erwähnte, verhinderte DGPN-Präsident Caspar Kulenkampff, obwohl zur Gruppe der gemäßigten Sozialpsychiater zählend,[1030] darauf insistierte, »das ganze System zu überdenken«, vertraten Kommissionsmitglieder wie der Freiburger Ordinarius Rudolf Degkwitz, der im Übrigen Ehrhardt als Präsident der psychiatrischen Fachgesellschaft gefolgt war, die Ansicht, die Situation in den Anstalten solle zwar – nicht zuletzt auch unter baulichen Gesichtspunkten – verbessert werden. Ansonsten aber möge alles beim Alten bleiben.[1031] Im Laufe der mehrjährigen Kommissionsarbeit konnten die massiven Differenzen der Beteiligten allerdings teilweise abgebaut werden. Die Konservativen näherten sich der Idee von psychiatrischen Abteilungen an Allgemeinkrankenhäusern an, die Sozialpsychiater wiederum öffneten sich der Vorstellung, dass die bisherigen stadtnahen psychiatrischen Landeskrankenhäuser doch eine Zukunft haben könnten – wenn auch drastisch verkleinert und durch ambulante und teilstationäre Einrichtungen ergänzt.[1032] Einigkeit bestand im Laufe der Zeit über die Notwendigkeit einer Ausdifferenzierung der Behandlungsfelder und schließlich auch darüber, dass psychiatrische Krankenhäuser bzw. Krankenhausabteilungen, dabei bestimmten Sektoren zugeteilt, für 150.000 bis 250.000 Einwohner eine Pflichtversorgung zu leisten hätten. Dissens herrschte allerdings bis zum Schluss beispielsweise in der Frage, wie groß die psychiatrischen Krankenhausabteilungen zu sein hätten.[1033]

Der im November 1975 fertiggestellte »Bericht über die Lage der Psychiatrie in der Bundesrepublik« stellte eine Kompromisslösung dar, in der die beiden

1026 Siehe hierzu auch Kunze, Entwicklung, S. 142.

1027 Zur Kritik an Ehrhardts Gebaren innerhalb der psychiatrischen Fachgesellschaft vgl. Fehlemann/Fangerau/Dörre/Schneider, 175 Jahre, S. 24.

1028 Das Geschehen in Bad Nauheim führte vielen jungen Reformern vor Augen, dass die psychiatrische Fachgesellschaft nicht die Institution war, bei der ihre Kernanliegen gut aufgehoben seien. Als Konsequenz daraus gründeten sie noch im gleichen Jahr die »Deutsche Gesellschaft für Soziale Psychiatrie«; vgl. Kunze, Entwicklung, S. 142f. Die DGPN wiederum sollte auch im weiteren Verlauf der Psychiatrie-Enquete in einer »gemäßigt reformorientierten« Haltung verharren; zit. n. Rudloff, Expertenkommissionen, S. 188.

1029 Siehe Rudloff, Expertenkommissionen, S. 191f.

1030 Vgl. ebd., S. 190.

1031 Zit. aus einem Bericht über »die Lage der Psychiatrie in der Bundesrepublik«, in: Deutsches Ärzteblatt 27 (1974), S. 2097–2106, hier: S. 2101.

1032 Finzen, Psychiatriegeschichte, S. 195.

1033 Vgl. Kulenkampff, Grußwort, S. 40.

diskutierten Lösungsansätze, so gut es eben ging, integriert waren. Im Enquetebericht fanden sich strukturkonservative Positionen und strukturverändernde Aspekte – quasi in friedlicher Koexistenz lebend – nebeneinander.[1034] Vom gesellschaftskritischen Impetus, mit dem viele der Sozialpsychiater gestartet waren, fanden sich im Abschlussbericht indessen höchstens noch Spurenelemente.[1035] Er ging beim »Marsch durch die Enquetekommssion« verloren.[1036] Nichtsdestotrotz ging von der Enquete-Kommission ein beträchtlicher Reformimpuls aus. Dies lag freilich weniger in ihrem konsensorientierten Abschlussdokument begründet, sondern hatte mit den öffentlichen Diskussionen über die Lage der Psychiatrie zu tun, die bereits vor der Enquete einsetzten und deren Arbeit über die Jahre hinweg begleiteten.[1037] Dadurch stellte sich bei Beendigung der Kommissionsarbeit die psychiatrische Landschaft in Westdeutschland bereits als verändert dar. Vielerorts hatte ein Umdenkprozess eingesetzt, der zu einer Verbesserung der »menschenunwürdigen« Zustände in den psychiatrischen Anstalten führte. Es wehte, so die Erinnerung Finzens, »ein neuer Wind, der zunehmend von dem Bewusstsein getragen wurde, dass es so nicht weiter gehen könne«.[1038]

Auch Helmut Ehrhardt ließ sich vom Wind der Reformen sanft umwehen und trieb in diesem Kontext 1974 zwei sozialpsychiatrische Kooperationsmodelle voran. So kam es zu einer intensiven Zusammenarbeit zwischen seinem Institut für Gerichtliche- und Sozialpsychiatrie und der Abteilung für Gerichtliche Psychiatrie am Psychiatrischen Krankenhaus in Haina. Angestrebt wurde dabei, die resozialisierenden Therapiemöglichkeiten für forensische Patienten zu erweitern, Impulse für die klinische Forschung zu geben und die Aus- und Fortbildung aller Mitarbeiter zu verbessern. Im Zuge der Projektumsetzung wurde gegenüber dem hessischem Kultus- bzw. Sozialministerium dezidiert auf die »Empfehlungen der Enquete-Kommission« verwiesen, sei doch von dieser Stelle eine enge Verzahnung »inner- und außeruniversitärer Einrichtungen gefordert« worden.[1039] Auch bei dem zweiten Reformanliegen wurde dezidiert auf die Psychiatrie-Enquete verwiesen. Helmut Ehrhardt plante, aus dem psychiatrischen Landeskrankenhaus Marburg-Süd ein akademisches Lehrkrankenhaus zu machen. Das »Projekt Lehrkrankenhaus« sollte, ginge es nach Ehrhardt, nicht

1034 Vgl. Brink, Grenzen, S. 472.
1035 Vgl. Rudloff, Expertenkommissionen, S. 190.
1036 Siehe Brink, Grenzen, insbes. S. 486–488.
1037 Vgl. Kulenkampff, Grußwort, S. 41 f.
1038 Zit. n. Finzen, Psychiatriegeschichte, S. 194.
1039 HHStAW, 504/Nr. 12372: Schreiben der Assistentenvertreter der Universitätsnervenklinik an den Dekan der Medizinischen Fakultät Marburg vom 16. 8. 1974.

nur der akademischen Lehre zu Gute kommen, sondern zielte vor allem auf »den unvermeidlichen Ausbau der psychiatrischen Versorgung in der Region«.[1040]

Auch wenn der forcierte Ausbau der »Versorgungskette« tatsächlich eines der zentralen Anliegen der Enquete-Kommission gewesen war, so darf dies nicht darüber hinwegtäuschen, dass Helmut Ehrhardt für Marburg und Umgebung alles andere als einen grundlegenden psychiatrischen Wandel anstrebte. Auch für sein unmittelbares Betätigungsfeld strebte er systemimmanente, man könnte auch sagen: kosmetische Veränderungen an. Doch außerhalb des Kernbereichs der Universitätspsychiatrie entfalteten die Diskussionen um eine Psychiatriereform auch in Marburg ihre Wirkung. Die Versorgung seelisch kranker Menschen erfuhr eine merkliche Ausdifferenzierung. Und auch neue wissenschaftliche Konzepte hielten Einkehr.

Die Lehrstühle für Psychotherapie und Psychosomatik in Marburg

Den Anfang machte der Psychoanalytiker und Psychiater Manfred Pohlen, der 1972 die Leitung der neu gegründeten Klinik für Psychotherapie mitsamt dem dazugehörigen Lehrstuhl übernahm. Mit dem innovativen und charismatischen Pohlen, dem es weder an Selbstbewusstsein noch an Konfliktbereitschaft mangelte, kehrten völlig neue Töne am Marburger Ortenberg ein, repräsentierte er doch eine fundamental andere Psychiatrie bzw. Psychotherapie.[1041]

Nach seiner medizinischen Dissertation an der Universität Bonn über »katamnestische Untersuchungen bei den Nachkommen schizophrener Elternpaare«,[1042] wechselte Pohlen 1960 nach Freiburg. Unter Hanns Ruffin, bei dem ein Jahr zuvor auch der spätere Marburger Psychiatrie-Ordinarius Wolfgang Blankenburg als Assistenzarzt begonnen hatte, und Hans Göppert genoss Pohlen eine Ausbildung in hermeneutischer Psychiatrie, während er neurologisch von Albert Derwort, einem Vertreter der Viktor von Weizsäcker-Schule, gefördert wurde. Nachdem er 1964 seine Facharztanerkennung für Psychiatrie und Neurologie erhalten hatte, machte er sich in Freiburg an den Aufbau einer psychotherapeutischen Abteilung. Nach einem einjährigem Intermezzo in Heidelberg und Frankfurt, wo er seine im Breisgau begonnene Psychoanalyse-Ausbildung beendete, wechselte Manfred Pohlen an die von Paul Matussek geleitete Forschungsstelle für Psychopathologie und Psychotherapie der MPG nach München. Am zur Technischen Hochschule gehörenden Münchener Klinikum

1040 Ebd.: Schreiben Ehrhardts an das Hessische Kultusministerium vom 24.8.1974.

1041 Pohlens wissenschaftlicher Werdegang wird von ihm ausführlich auf seiner Homepage beschrieben. Vgl. http://www.manfred-pohlen.de/vita.html (10.1.2019). Sofern nicht anders vermerkt, orientieren sich die folgenden Angaben nach ebd.

1042 Pohlen, Untersuchungen.

rechts der Isar habilitierte sich Pohlen mit einer Arbeit über die »Gruppenanalyse als Methode klinischer Arbeit«.[1043] Diese Studie spiegelte seine Hinwendung zu neuen gemeinsamen Therapieformen für »Neurotiker« und »Psychotiker« in inhomogenen Gruppen wider, die er als innovative Ansätze einer psychodynamischen Psychiatrie verstand.

Auch in Marburg, wo er bis zur Emeritierung in den 1990er Jahren tätig war, wandte sich Manfred Pohlen in seiner Klinik verstärkt der Gestaltungstherapie, Gruppendynamik und Gruppenanalyse zu.[1044] In diesem Kontext gab er sich davon überzeugt, dass Ranggleichheit zwischen Ärzten, Pflegepersonal und Soziotherapeuten hergestellt werden müsse, um bessere Therapieerfolge zu erzielen. Pohlens psychotherapeutischem Konzept lag ein spezifisches Krankheitsverständnis zugrunde.[1045] Der Kranke, so lautete sein Credo, habe ein Recht auf seine Symptome. Es gehe weniger darum, sie zu beseitigen, die Patienten sollten im Verlauf der Therapie vielmehr lernen, den Ursprung ihrer Verwirrtheit zu erkennen und die in ihrem Unbewussten rumorenden Triebkräfte produktiv zu nutzen. In seiner Herangehensweise grenzte sich Pohlen - und dies mitunter auf recht polemische Weise - sowohl von der traditionellen Psychiatrie als auch gegen die gängige Psychoanalyse ab. An der Psychiatrie kritisierte er ihre pharmakologisch-medizintechnische Fixierung. Und dem Gros der Psychoanalytiker attestierte Pohlen subalternes Denken und ein harmonisiertes, kleinbürgerliches Menschen- und Gesellschaftsbild, das der pessimistische Freud wohl nie und nimmer akzeptiert hätte.[1046]

Auf der einen Seite die (struktur)konservative Marburger Psychiatrie-Garde um Hans Jacob und Helmut Ehrhardt und auf der anderen Seite der »Revoluzzer« Pohlen, der politisch links (SPD) stand, eine gesellschaftskritische Psychoanalyse vertrat, die klassische Psychiatrie als Büttel der Pharmalobby geißelte und vehement für den Abbau von Hierarchien innerhalb der Universitätsmedizin eintrat.

Beide Seiten trennten Welten voneinander und so überrascht es nicht, dass sie nicht zueinander finden sollten. Doch auch mit der beruflichen Nachfolge-Generation, namentlich mit Wolfgang Blankenburg und Helmut Remschmidt gab es zumindest auf lange Sicht kein gedeihliches Miteinander. Während Remschmidt und Pohlen von Beginn an ihre gegenseitigen Vorbehalte pflegten,[1047]

1043 Pohlen, Gruppenanalyse.

1044 Siehe hierzu einen Artikel von Ernst Klee, »Pillen oder Therapie« vom 27. 1. 1978, in: Die Zeit 5 (1978).

1045 Ausführlich beschrieben in Pohlen/Bautz-Holzherr, Psychodynamik.

1046 Siehe hierzu auch den Spiegel-Artikel über Pohlen: »Psychoanalyse. Knebel für die Triebe«, in: Der Spiegel 37 (2002).

1047 In seiner kürzlich erschienenen, autobiografisch geprägten Geschichte über die Marburger Kinder- und Jugendpsychiatrie berichtet Remschmidt davon, wie Pohlen 1978 an

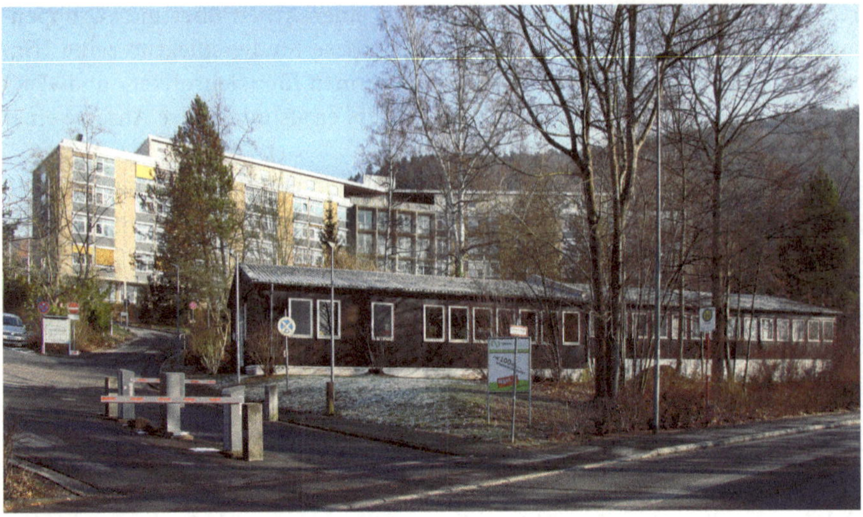

Abb. 42: Barackenbau der ehemaligen Abteilung für Psychotherapie

fand zwischen Blankenburg und Pohlen, die sich noch aus Freiburger Zeiten kannten, zunächst ein wissenschaftlicher Austausch statt. Doch auch diese Kooperation sollte sich nicht als dauerhaft stabil erweisen. Letztlich, so Pohlen beim Blick zurück, hätte sich die Hoffnung auf eine Zusammenarbeit mit Blankenburg in Marburg nicht erfüllt.[1048]

Weniger Berührungspunkte gab es hingegen zwischen Psychiatrie und Psychosomatik. Sowohl örtlich als auch institutionell ist die Psychosomatik in Marburg traditionell eng in die Innere Medizin eingebunden.[1049] Die Gründung einer Professur und Klinik für Psychosomatik 1976 ging auf die Initiative des damaligen Direktors der Inneren Medizin, Gustav A. Martini, zurück.[1050] Erster Inhaber der Professur und Klinikleiter war Wolfram Schüffel. Dieser promovierte 1967 an der psychosomatischen Klinik in Heidelberg,[1051] die 1950 vom Psychoanalytiker Alexander Mitscherlich als erste ihrer Art gegründet worden war.[1052] Nach seiner Dissertation wechselte Schüffel nach Ulm an die von Thure

der Medizinischen Fakultät vorbei durch ein geheimes Sondervotum beim Kultusminister versucht habe, seine Berufung nach Marburg zu verhindern. Vgl. Remschmidt, Kontinuität, S. 390.

1048 Mündliche Auskunft Manfred Pohlen vom 28.12.2018.

1049 Generell zur Geschichte der Psychosomatik siehe aktuell Geisthövel/Hitzer, Suche.

1050 http://www.das-marburger.de/2011/06/psychosomatische-medizin-und-psychotherapie-unter-leitung-von-prof-johannes-kruse/ (10.1.2019).

1051 Schüffel, (MMPI).

1052 Zu Mitscherlich siehe Hoyer, Getümmel. Zur Implementierung der psychosomatischen Klinik in Heidelberg siehe ebd., S. 216–239 sowie Roelcke, Etablierung.

von Uexküll geleitete Klinik für Innere Medizin und Psychosomatik, wo er sich 1975 habilitierte.

In Ulm beobachtete Schüffel, dass Famulanten sich erstaunlich gut in die Patienten einzufühlen vermochten und dadurch teilweise besser über sie Bescheid wussten als viele Stationsärzte. Er beschloss daher, den Medizinstudierenden regelmäßige Anamnesebesprechungen mit anschließender Falldiskussion und Nachbesprechung anzubieten. Schüffel konnte auf diese Weise aufschlussreiche Details über seine Patienten erfahren, während die Studierenden wertvolle Hinweise zur Vorgehensweise in der Anamneseerhebung erhielten. Auch nach seinem Wechsel nach Marburg setzte Schüffel die methodische Weiterentwicklung der Anamnesegruppen fort. So wurden sie hier erstmals von studentischen Tutoren geleitet. Mittlerweile sind Anamnesegruppen, angeführt von Tutoren und ohne ärztliche Leitung, in viele universitätsmedizinische Lehrpläne fest integriert.[1053]

Wolfram Schüffels wissenschaftliches Konzept fußte im Wesentlichen auf zwei Säulen. Zum einen war er stark durch die Salutogenese beeinflusst. Der Medizinsoziologe Aaron Antonovsky prägte in den 1970er Jahren diesen Begriff als komplementäre Bezeichnung zur Pathogenese. Für Antonovsky stellte Gesundheit keinen Zustand, sondern einen Prozess dar.[1054] Mit der daraus hervorgehenden Frage, wie Gesundheit entsteht, befasste sich auch Schüffel eingehend.[1055] Zum anderen lag sein Augenmerk in Marburg auf einer integrativen Psychosomatik.[1056] Mit dieser Herangehensweise folgte er seinem akademischen Lehrer von Uexküll, der unter Psychosomatik nicht eine spezialisierte Fachdisziplin verstand, sondern sie als integralen Bestandteil aller praktischen Fächer der Medizin auffasste.[1057]

Die Geschichte der beiden Institutionen sollte unterschiedlich verlaufen. Nach Pohlens Ausscheiden 1998 wurde der Lehrstuhl für Psychotherapie nicht wieder besetzt und die Klinik in die Psychiatrie eingegliedert. Die Psychosomatik hingegen konnte sich innerhalb der Marburger Universitätsmedizin etablieren.

Ehrhardt und die NS-Vergangenheit der Psychiatrie

Besieht man sich die Debatten um die Psychiatriereform in den 1960er und 1970er Jahren, dann fällt auf, dass die NS-Vergangenheit der eigenen Profession

1053 Schüffel, Sprechen. Siehe hierzu auch Müller, Medizin, hier v. a. S. 12, 36f. sowie 41.
1054 Antonovsky, Salutogenese.
1055 Siehe allen voran Schüffel/Brucks/Johnen, Handbuch.
1056 https://schueffel.eu/index.php/ueber-mich/lebenslauf (10. 1. 2019).
1057 Zu von Uexkülls Konzept ausführlich siehe Otte, Uexküll.

dabei kaum einmal erwähnt wurde. Einige der Sozialpsychiater hatten sich zwar bereits zu dieser Zeit kritisch mit der NS-Zwangssterilisation und »Euthanasie« beschäftigt,[1058] aber in den Diskussionen um die zukünftige Ausrichtung der Psychiatrie spielte weder der Werdegang der alten Garde im »Dritten Reich« noch eine etwaige Kontinuität des rassenhygienischen Gedankens eine Rolle. Die psychiatrischen Diskurse um Reform auf der einen und NS-Vergangenheitspolitik bzw. Eugenik auf der anderen Seite liefen weitgehend getrennt voneinander ab.[1059] Dabei gab es freilich personelle Überschneidungen: Helmut Ehrhardt beispielsweise sollte bei beiden Themenfeldern eine nicht unwesentliche Rolle spielen.

Unter dem Terminus der NS-Vergangenheitspolitik wird weithin die Auseinandersetzung der (west)deutschen Gesellschaft mit dem »Dritten Reich« verstanden. Der Historiker Norbert Frei, der den Begriff maßgeblich mitgeprägt hat, interpretierte ihn darüber hinaus stets auch als eine Art Integrationsangebot für ehemalige Parteigenossen.[1060] Voraussetzung für eine geräuschlose Wiedereingliederung vormaliger NS-Eliten war zunächst einmal, Entnazifizierungsverfahren und Nachkriegsprozesse weitgehend unbeschadet zu überstehen. Weiterhin war die Bereitschaft vonnöten, tatkräftig am Wiederaufbau der Bundesrepublik mitzuhelfen. Darüber hinaus galt es, sich vom nationalsozialistischen Unrecht zu distanzieren – und zwar unabhängig davon, in wie weit man selbst daran beteiligt war. Doch welche neuen Sagbarkeitsregeln etwa im Kontext der NS-Erbgesundheitspolitik zu gelten hatten, darüber herrschte durchaus Uneinigkeit. Vor allem über die Frage, ob das 1933 erlassene »Gesetz zur Verhütung erbkranken Nachwuchses« (GzVeN) ein spezifisch nationalsozialistisches Unrechtsgesetz darstellte bzw. ob die zwangsweise unfruchtbar gewordenen Frauen und Männer Anspruch auf eine wie auch immer geartete Wiedergutmachung bzw. Entschädigung hatten, wurde über viele Jahrzehnte hinweg diskutiert und gestritten.[1061] Wie selbstverständlich versuchten dabei die bereits im »Dritten Reich« tätigen Psychiater, die Deutungshoheit über den Eugenik-Diskurs der Nachkriegsjahre zu erlangen.[1062]

Auch Helmut Ehrhardt gab sich, was die Vergangenheitspolitik seiner Profession anging, überaus meinungssicher. Seine individuelle wie auch fachpolitische Verteidigungslinie lief – zumindest auf den ersten Blick – ganz eindeutig zwischen NS-»Euthanasie« und Zwangssterilisation. Die NS-Krankenmorde verurteilte er entschieden. Als der Pädiater Werner Catel, im »Dritten Reich« als

1058 Siehe hierzu allen voran Dörner, Nationalsozialismus.
1059 Vgl. Brink, Grenzen, S. 491f.
1060 Frei, Vergangenheitspolitik.
1061 Zu den Debatten um eine Wiedergutmachung von NS-Zwangssterilisierten siehe die Arbeiten von Tümmers, Anerkennungskämpfe sowie Westermann, Leid.
1062 Vgl. Schmuhl, Gesellschaft, S. 406.

Gutachter der so genannten »Kindereuthanasie« federführend an der Tötung von ca. 5.000 geistig behinderten Kindern beteiligt, zu Beginn der 1960er Jahre mit neuerlichen Forderungen nach einer »Tötung vollidiotischer Kinder« an die Öffentlichkeit ging, kritisierte ihn Ehrhardt scharf.[1063] In seiner 1965 veröffentlichten Schrift über »Euthanasie und die Vernichtung ›lebensunwerten‹ Lebens« nannte er Catels Ausführungen als »in mehr als einer Beziehung« äußerst fragwürdig.[1064] Unter anderem warf er Catel vor, bei seinem Plädoyer für eine »begrenzte Euthanasie« die eigene Tätigkeit im Rahmen der »Kindereuthanasie« auszusparen.[1065]

In seiner eigenen Abhandlung vertrat Ehrhardt die Auffassung, dass aktuelle »Euthanasie«-Diskussionen nur dann legitim seien, wenn dabei die Geschehnisse während der Zeit des Nationalsozialismus nicht ausgeklammert würden. Der eigenen Prämisse folgend lieferte er – in Anbetracht des damaligen Forschungsstandes – eine zumidest auf den ersten Blick solide Rekonstruktion der NS-Krankenmorde.[1066] Nicht zuletzt aus den Ereignissen im »Dritten Reich« leitete Ehrhardt seine deutliche Kritik an zeitgenössischen Forderungen nach der Tötung »unwerten« Lebens ab. Und auch im Hinblick auf Debatten um die Legitimation einer »freiwilligen Euthanasie« zeigte er sich skeptisch, gleichwohl er zwischen einer echten und einer falschen Euthanasie glaubte unterscheiden zu können.[1067] In seiner knapp 60-seitigen Studie erwies sich Ehrhardt phasenweise als ein differenziert argumentierender Autor. Doch als der Marburger Psychiater schließlich die Frage nach der Verantwortung seiner Profession an den NS-Krankenmorden aufwarf, offenbarte er eine frappierende apologetische Sichtweise.

Für Helmut Ehrhardt waren die Zuständigkeiten an der NS-»Euthanasie« klar verteilt. Verantwortlich zu machen seien vornehmlich Hitler und sein engster Kreis. Zwar hätten einige wenige Psychiater als Gutachter der »Aktion T4« fungiert, hierbei habe es sich allerdings um charakterlich problematische Ausnahmen gehandelt. »Als Ergebnis einer kritischen Analyse« konstatierte Ehrhardt, dass »die deutsche Psychiatrie« bzw. die »Mehrheit der deutschen Psychiater« den Vernichtungsmaßnahmen ablehnend gegenüberstanden und »niemals die Möglichkeit zu einer freien Meinungsbildung, zu einer verbindli-

1063 Catel, Grenzsituationen. Zu Catels Werdegang siehe Petersen/Zankel, Catel. Den vergangenheitspolitischen Umgang der »Deutschen Gesellschaft für Kinderheilkunde« mit der Catel-Affäre beleuchtet Topp, Geschichte, S. 101–163.

1064 Zit. n. Ehrhardt, Euthanasie, S. 2.

1065 Vgl. ebd., S. 32 bzw. S. 45f.

1066 Ebd., S. 24–43.

1067 Ebd., S. 46–55.

chen Meinungsäußerung oder zur Vorbereitung einer gemeinsamen Stellungnahme gehabt« habe.[1068]

Ehrhardts Haltung zur NS-»Euthanasie« kann für die deutsche Psychiatrie als geradezu stilbildend angesehen werden. Wie in allen anderen gesellschaftlichen Bereichen auch herrschte unter den Psychiatern in den ersten Nachkriegsjahrzehnten ein »kommunikatives Beschweigen« (Hermann Lübbe) der NS-Vergangenheit.

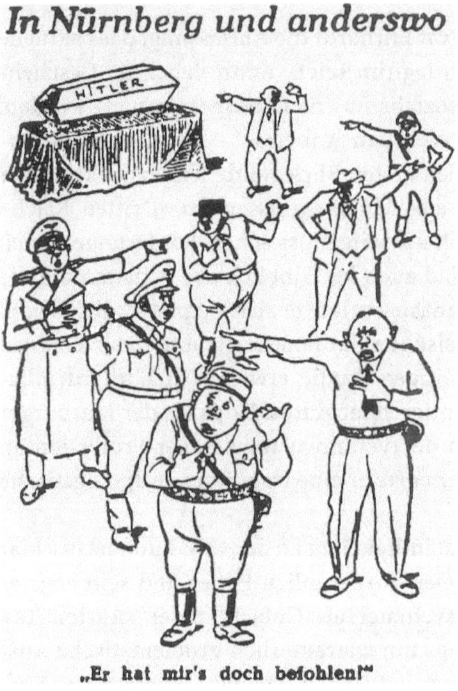

Abb. 43: Karikatur zu den Nürnberger Kriegsverbrecherprozessen

Zwar wurde von Seiten führender Fachvertreter wie auch der Fachgesellschaft dieses Medizinverbrechen nach 1945 öffentlich verurteilt. Die Verantwortlichkeit hierfür wurde jedoch einer kleinen Gruppe randständiger und angeblich sadistischer Mediziner zugeschoben. Dass es sich bei der großen Nähe weiter Teile der psychiatrischen Ärzteschaft zum NS-Regime um eine gewissermaßen strukturelle Anfälligkeit handelte, davor verschloss man ebenso die Augen, wie vor der Tatsache, dass eine Vielzahl von Psychiatern proaktiv und an exponierter Stelle in Vorbereitung, Organisation und Durchführung der Krankenmorde

1068 Zit. n. ebd., S. 42.

involviert gewesen war. Kurzum: Wer wie Werner Catel auch noch nach 1945 öffentlich die Freigabe der Vernichtung »unwerten« Lebens proklamierte, verletzte ein Tabu. Doch dasselbe tat, wer bohrende Fragen nach einer grundsätzlichen Verantwortung der Ärzteschaft stellte.[1069]

Keinen Tabubruch innerhalb der deutschen Nachkriegsmedizin stellte indes der Standpunkt dar, das GzVeN sei mitnichten ein nationalsozialistisches Unrechtsgesetz gewesen, sondern habe vielmehr dem damaligen, auch international anerkannten Stand der eugenischen Wissenschaft entsprochen. Die Vorstellung von der Legitimität dieses Gesetzes sorgte auch dafür, dass im Rahmen des »Bundesergänzungsgesetzes zur Entschädigung für Opfer der nationalsozialistischen Verfolgung« vom September 1953 die Zwangssterilisierten von sämtlichen finanziellen Ansprüchen ausgeschlossen wurden.[1070] Gegen Ende der 1950er Jahre wurden aus Kreisen von Justiz und Politik Stimmen lauter, die Zweifel an der Rechtmäßigkeit der Verfahren an den NS-Erbgesundheitsgerichten äußerten und anmahnten, die bisherige rigide Entschädigungspraxis zu überdenken. Am 13. April 1961 fand dann im Bundestagsausschuss für Wiedergutmachung eine Expertenanhörung über die »Frage der Entschädigung für Zwangssterilisierte« statt.[1071] Als Sachverständige kamen unter anderem Werner Villinger und Helmut Ehrhardt zu Wort.[1072]

Es lohnt sich an dieser Stelle, das damalige Zusammentreffen im Wiedergutmachungsausschuss einmal kurz aus lokalgeschichtlicher Perspektive zu beleuchten. Neben den beiden Psychiatern hatte nämlich noch ein weiterer Marburger eine wichtige Rolle inne. Die Rede ist von dem SPD-Bundestagsabgeordneten Gerhard Jahn, der als Ausschussvorsitzender die Sitzung leitete.[1073] Villinger und Ehrhardt auf der einen und Jahn auf der anderen Seite – in geradezu verstörender Art und Weise sieht man hier wie unter einem Brennglas auf vollkommen unterschiedliche Lebenswege im »Dritten Reich« und ebenso konträre Erfahrungshorizonte, Haltungen und Weltanschauungen, die innerhalb der westdeutschen Nachkriegsgesellschaft, exemplarisch hier an jenem 13. April 1961 im Bonner Wiedergutmachungsausschuss, aufeinander prallten.

1069 Generell zur NS-Vergangenheitspolitik der Psychiatrie siehe Roelcke, Trauma sowie ders./Topp/Lepicard, Silence.

1070 Die nun folgenden Angaben vor allem nach Tümmers, Anerkennungskämpfe.

1071 Das »Protokoll der 34. Sitzung des Ausschusses für Wiedergutmachung im Deutschen Bundestag« ist beziehbar auf der Homepage der »Arbeitsgemeinschaft Bund der ›Euthanasie‹-Geschädigten und Zwangssterilisierten« unter: https://www.euthanasiegeschaedigte-zwangssterilisierte.de/dokumente/bt-protokoll-13-04-1961.pdf. (11.11.2018) Die nun folgenden Angaben und Zitate sind, sofern nicht anders vermerkt, entnommen aus ebd.

1072 Zur Sitzung des Wiedergutmachungsausschusses vom 13.4.1961 siehe auch Zielke, Sterilisation, S. 100–108.

1073 Zu Gerhard Jahn siehe die Biografie von Profittlich, Mündigkeit.

Gerhard Jahn, über viele Jahre hinweg der wohl einflussreichste Sozialdemokrat Marburgs und während der sozialliberalen Koalition von 1969 bis 1974 Bundesjustizminister, hatte im Nationalsozialismus auf tragische Weise seine Mutter verloren. Die jüdische Ärztin Lilli Jahn, geborene Schlüchterer, betrieb zusammen mit ihrem nichtjüdischen Ehemann Ernst im hessischen Immenhausen eine Hausarztpraxis. Nach 1933 wurde die einst geachtete Arztfamilie zunehmend geächtet. Während Lilli Jahn nicht mehr als Ärztin arbeiten durfte, begann ihr Mann eine Affäre mit einer jungen Aushilfsärztin, schwängerte sie und ließ sich schließlich 1942 von seiner Ehefrau scheiden. Durch die Scheidung verlor Lilli Jahn den – wenn auch porösen – Schutz, in einer »privilegierten Mischehe« zu leben. Schon bald darauf wurde sie von der Gestapo verhaftet und im August 1943 in das Arbeitserziehungslager Breitenau in Nordhessen eingewiesen. Im März 1944 wurde Lilli Jahn in das Konzentrations- und Vernichtungslager Auschwitz deportiert und dort ermordet. Nach dem Tod von Gerhard Jahn 1998 fand man in einem seiner Nachlassordner den verloren geglaubten Briefwechsel zwischen Lili Jahn und ihren fünf Kindern während der Haft in Breitenau. Niemand aus der Familie wusste davon, dass er die rund 200 Briefe bei sich aufbewahrt hatte.[1074]

Als Gerhard Jahn 1960 den Vorsitz des Wiedergutmachungsausschusses übernahm, setzte er sich für eine Ausweitung der Entschädigungen innerhalb des bestehenden Gesetzeswerks ein.[1075] Auf den ersten Blick schien der Verfolgungsbegriff des Bundesentschädigungsgesetzes von 1953 zwar weit gefasst. Einen Entschädigungsanspruch hatten Personen, die »aus rassischen, politischen, religiösen oder weltanschaulichen Gründen« verfolgt worden waren.[1076] Tatsächlich aber schloss das Gesetz eine Reihe von Opfergruppen im Grundsatz aus; neben den Zwangssterilisierten auch die im »Dritten Reich« systematisch vernichteten »Sinti und Roma«, verfolgte Homosexuelle und »Asoziale« sowie Deserteure oder wegen »Wehrkraftzersetzung« verurteilte Personen.[1077] Im Hinblick auf die Betroffenen des GzVeN schwebte Jahn wie den meisten Mitgliedern des Wiedergutmachungsausschusses und auch den Opfervertretern eine Pauschalentschädigung vor.[1078] Auf politischer Ebene waren insbesondere die Bundesministerien der Finanzen, des Inneren und der Justiz gegen eine

1074 Die Korrespondenz ist eine gleichermaßen einzigartige wie bedrückende Quelle und stellte die Grundlage für die beeindruckende Biografie von Martin Doerry über seine Großmutter Lilli Jahn dar. Siehe Doerry, »Herz«. Die vorangegangenen Ausführungen zu Lilli Jahn sind dieser Biografie entnommen.

1075 Siehe Profittlich, Mündigkeit, S. 132f.

1076 Zit. n. Hockerts, Wiedergutmachung, S. 18.

1077 Generell zu den Wiedergutmachungsversuchen nationalsozialistischen Unrechts in Deutschland siehe Goschler, Schuld. Zu der Entschädigungspraxis hinsichtlich einzelner Opfergruppen siehe Frei/Brunner/Goschler, Praxis.

1078 Vgl. Tümmers, Anerkennungskämpfe, S. 130 bzw. 136f.

Entschädigung eingestellt. Vonseiten des Innenministeriums kam es bereits im Vorfeld der Expertenanhörung zu Absprachen mit Helmut Ehrhardt.[1079] Insofern überraschen seine Ausführungen vom April 1961 keineswegs.

Wie bereits seine Vorredner, der Berliner Genetiker Hans Nachtsheim und Werner Villinger, sprach sich Helmut Ehrhardt vor dem Wiedergutmachungsausschuss entschieden gegen eine Entschädigung für NS-Zwangssterilisierte aus.[1080] Gleich zu Beginn seiner Ausführungen betonte er, dass es sich beim GzVeN um ein im Kern ideologiefreies Gesetz gehandelt habe, das »dem damaligen wissenschaftlichen Stand und dem heutigen wissenschaftlichen Stand« entspricht. Diesen Punkt unterstrich er im weiteren Sitzungsverlauf dahingehend, dass nach seinem Dafürhalten »das Gros der Sterilisierten wirklich an einer Erbkrankheit« leiden würde. »Unter Umständen«, so Ehrhardt weiter, »könne ein nicht geringer Prozentsatz sogar als asozial bezeichnet werden«. Generell waren seine Abhandlungen geprägt durch ein latentes Verächtlichmachen der Betroffenen, sie waren gespickt von Polemiken, Unterstellungen und Stereotypen den Opfern gegenüber. Wiederholt sprach er den NS-Zwangssterilisierten den Verfolgtenstatus ab und warnte davor, dass ihre Entschädigung als Affront gewertet werden würde – und zwar von denjenigen Opfergruppen, »die wirklich verfolgt worden sind, die wirklich etwas gelitten (…) haben«.

Im weiteren Verlauf seines Vortrags kam Ehrhardt auf etwaige körperliche und seelische Begleiterscheinungen der Unfruchtbarmachungen zu sprechen. Da es sich bei den Sterilisationen um einen Routineeingriff gehandelt habe, schloss er somatische Folgen aus. Der Marburger Psychiater gab an, keinen Fall zu kennen, wo »bei den operativen Eingriffen etwas passiert« sei, und selbst wenn, sei dies nicht der Rede wert, schließlich »kann auch einmal bei einer Blinddarmoperation etwas passieren«. In Wahrheit kamen in den Jahren 1933 bis 1945 von den rund 360.000 Zwangssterilisierten allein 5.000 zumeist Frauen aufgrund von Komplikationen während bzw. nach den Eingriffen ums Leben.[1081]

Was nun die seelischen Folgeschäden der zwangsweisen Unfruchtbarmachungen anbelangte, so wollte Helmut Ehrhardt diese – bei aller Skepsis auch hier – nicht grundsätzlich ausschließen. Allerdings hielt er Entschädigungszahlungen an die Opfer für kontraproduktiv, würde doch eine Versorgungsrente dem Gesundungswillen der Zwangssterilisierten diametral entgegenstehen. Eindringlich warnte Ehrhardt vor der Züchtung einer Vielzahl von »Rentenneurotikern«. Er bediente sich dabei eines althergebrachten Argumentationsmusters, das auf die Einführung der Bismarck'schen Sozialgesetzgebung am

1079 Vgl. ebd., S. 131f.

1080 Die nun folgenden Ausführungen und Zitate sind, sofern nicht anders vermerkt, entnommen aus dem Protokoll der 34. Sitzung des Wiedergutmachungsausschusses.

1081 Siehe hierzu ausführlich Bock, Zwangssterilisation.

Ende des 19. Jahrhunderts zurückgeht und auf das im vorliegenden Buch im Hinblick auf den Umgang mit den so genannten Kriegsneurotikern des Ersten Weltkrieges bereits eingegangen wurde. Die umsichgreifende Rentenneurose, die den psychisch Kranken dazu bringen würde, ob der Entschädigungszahlen es sich behaglich in seiner Erkrankung einzurichten, und mit der sich der Fiskus ein Millionengrab schaufeln würde – dieses von ärztlicher Seite wiederholt heraufbeschworene Schreckenszenario feierte bei Helmut Ehrhardts Auftritt vor dem Wiedergutmachungsausschuss seine Urstände.

Die psychiatrische Expertokratie aus Marburg sprach sich zusammen mit Nachtsheim am deutlichsten gegen eine Entschädigung der NS-Zwangssterilisierten aus. Auch Werner Villinger gab sich vor dem Wiedergutmachungsausschuss von der Rechtstaatlichkeit des GzVeN überzeugt. Zwar wollte er nicht leugnen, dass dem Gesetz eine potentielle Radikalisierungs- und Missbrauchstendenz inne gewohnt habe, dies sei jedoch durch das verantwortungsbewusste Handeln der Ärzte und Juristen an den Erbgesundheitsgerichten verhindert worden. Eine finanzielle Wiedergutmachung für die Opfer der NS-Zwangsterilisation lehnte er ab, da auch er die Gefahr einer um sich greifenden Rentenneurose sah. Er vertrat in diesem Zusammenhang die These, dass je mehr die Anliegen der Zwangssterilisierten in der öffentlichen und politischen Sphäre überhaupt besprochen würden, desto größer sei die Gefahr, dass gerade dadurch

> »neurotische Beschwerden und Leiden auftreten, die nicht nur das bisherige Wohlbefinden und, sagen wir, die Glücksfähigkeit dieser Menschen, sondern auch ihre Leistungsfähigkeit beeinträchtigen«.

Während Villinger bei aller inhaltlichen Übereinstimmung eher sorgsam abwägend und recht bedächtig in seinen Formulierungen auftrat, legte Helmut Ehrhardt einen bemerkenswert polemischen, inhumanen und rechthaberischen Auftritt hin. Darüber hinaus verfolgten Nachtsheim, Villinger und Ehrhardt mit ihrem Sachverstand vor dem Wiedergutmachungsausschuss unisono eine doppelte Stoßrichtung: Alle drei verbanden ihre entschädigungskritischen Äußerungen mit der Forderung nach einem neuen Sterilisationsgesetz.[1082]

Nachdem es in den unmittelbaren Nachkriegsjahren in den einzelnen Besatzungszonen verschiedentlich (erfolglose) Initiativen hinsichtlich einer neuen Sterilisationsgesetzgebung gegeben hatte, nahmen im Bundesjustizministerium derartige Überlegungen seit Mitte der 1950er Jahre Gestalt an.[1083] Konkret wurde dort an einem Entwurf für »ein Gesetz über das Recht auf freiwillige Unfruchtbarmachung« gearbeitet, der 1957 dann auch vorlag. In die Planungen

1082 Siehe hierzu Tümmers, Anerkennungskämpfe, S. 144–148 sowie 162–170.

1083 Ausführliche Studien gibt es neben Tümmers hierzu auch von Hahn, Biopolitik sowie Zielke, Sterilisation.

involviert war auch die Deutschen Gesellschaft für Psychiatrie und Nervenheilkunde, namentlich Werner Villinger und Helmut Ehrhardt schalteten sich wiederholt in die Debatte um den Gesetzesentwurf ein.[1084] Beide bejahten sowohl die freiwillige Sterilisierung aus eugenischen Gründen als auch die freiwillige Kastration von »Gewohnheitsverbrechern«. Einige Jahre später konkretisierte Ehrhardt seine Ansicht zur Sterilisation dahingehend, dass, falls das Gesetz einen praktischen Sinn haben solle, es auch die Einwilligung eines gesetzlichen Vertreters anstelle des Betroffenen gewährleisten müsse.[1085]

Für die Befürworter eines Sterilisationsgesetzes stellten die neuerlichen Bestrebungen, für die Opfer des GzVeN eine Entschädigung zu erwirken, eine schwere Hypothek dar. Insbesondere Ehrhardt und Villinger befanden sich in einer argumentativen Zwickmühle. Für sie war klar, dass im Zuge einer Entschädigungsbewilligung für NS-Zwangssterilisierte ein neues Gesetzesvorhaben zur eugenisch indizierten Unfruchtbarmachung keinerlei Realisierungschancen mehr haben würde. Dafür ähnelte das geplante Gesetz dem GzVeN von 1933 – an dessen Durchführung die beiden Marburger Psychiater noch dazu beteiligt gewesen waren – in wesentlichen Zügen zu sehr. Wie eng verwoben ihr »Kleinkrieg gegen die Opfer« (Christian Pross) mit dem Kampf für ein neues Sterilisationsgesetz war, zeigt die folgende Argumentationslinie Ehrhardts vor dem Wiedergutmachungsausschuss:

> »Wenn nun pauschal etwa die Feststellung kommt, das Sterilisationsgesetz vom Jahre 1933 als solches und damit – das kann der Laie unmöglich auseinanderhalten – die ganze Sterilisation seien eine nationalsozialistische Erfindung und etwas Schlechtes und Schiefes, dann wird natürlich die Möglichkeit einer vernünftigen Regelung, die sicher begründet ist, ad calendas graecas verschoben. Wir können dann in absehbarer Zeit nicht mehr damit rechnen, etwas zu bekommen.«

Wie weit Helmut Ehrhardt für die Realisierung seiner Forderungen zu gehen bereit war, zeigt sich an einer Stellungnahme vom Dezember 1963. Hier warnte er in einem neuerlichen Gutachten für den Wiedergutmachungsausschuss eindringlich vor dem Gefahrenpotential »schizophrener Erbkranker«. Als Beleg für seine These ging er auf einen einige Jahre zurückliegenden Mord eines Schizophrenen an einer jungen Studentin ein. Die Mordlust sähe man den psychisch Kranken nicht immer an, es gebe vielmehr, so Ehrhardt,

> »viele Kranke dieser Art mit mehr oder weniger ausgeprägter Symptomatik, die nicht in Anstalten untergebracht sind, die unter uns als ›Sonderlinge‹, ›verschrobene Käuze‹

1084 Zu den maßgeblich von Ehrhardt beeinflussten Diskussionen innerhalb der Deutschen Gesellschaft für Psychiatrie und Nervenheilkunde über ein neues Sterilisationsgesetz und der Kritik, die sich auch hier an Ehrhardts Vorgehen entzündete, siehe Schmuhl, Gesellschaft, S. 405–413.

1085 Vgl. Tümmers, Anerkennungskämpfe, S. 145 bzw. 164.

oder einer ähnlichen Etikettierung leben. Wir wissen durchaus nicht, und wir können es oft auch durch sorgfältige Untersuchung nicht voraussagen, ob nicht eines Tages aus dem belächelten Narren ein geisteskranker Mörder wird«.[1086]

Auch wenn man mit NS-Analogien vorsichtig umgehen sollte, so fühlt man sich bei dem von Ehrhardt gezeichneten Zerrbild eines »gemeingefährlichen Geisteskranken« unweigerlich an den propagandistischen Feldzug der Nationalsozialisten gegen geistig behinderte und psychisch kranke Menschen erinnert. Der Psychiater Ehrhardt schürte hier ganz gezielt Ängste in Politik und Gesellschaft vor seinen eigenen Schutzbefohlenen. Der bei ihm zu beobachtende Hang zu Populismus und Agitation wirft auch ein wichtiges Schlaglicht auf Ehrhardts eingangs erwähnte Kritik an der von Werner Catel neuerlich losgetretenen Diskussion über die Vernichtung »unwerten« Lebens. Seine kritische Reaktion auf Catels Forderungen entpuppt sich bei genauem Hinsehen eben auch als Kalkül. Im Bemühen, ein neues Sterilisationsgesetz zu erwirken, wollte Ehrhardt sämtliche ideen- und ereignisgeschichtlichen Zusammenhänge zwischen eugenisch indizierter Unfruchtbarmachung und der Freigabe der Vernichtung »unwerten« Lebens kappen. Eine aktuelle Diskussion über die »Euthanasie« kam ihm bei seinen Bestrebungen ebenso wenig zupass wie eine Anerkennung der Zwangssterilisierten als NS-Opfer. Beides hätte die Bemühungen um ein neues Sterilisationsgesetz nachhaltig diskreditiert.

Letztlich dürften die weiteren Entwicklungen bei Helmut Ehrhardt ein zwiespältiges Echo hinterlassen haben. Seine Hoffnungen auf ein neues Sterilisationsgesetz erfüllten sich nicht. Weder der 1957 erarbeitete Gesetzentwurf noch ein weiterer aus dem Jahre 1964 wurden verabschiedet. Weitere Initiativen sollten in den Folgejahren nicht mehr stattfinden.[1087] Die politische Entschlussbildung in der Frage einer finanziellen Entschädigung von NS-Zwangssterilisierten wiederum schien Ehrhardt zunächst Recht zu geben. Auch wenn vor dem Wiedergutmachungsausschuss im April 1961 längst nicht alle Experten derart kritische Meinungen vertraten wie Ehrhardt, Villinger und Nachtsheim und die Ausschussmitglieder sich für finanzielle Zuwendungen einsetzten, konnte sich die Bundesregierung – wohl vor allem auf Betreiben des Finanzministeriums hin – nicht dazu entschließen, NS-Zwangssterilisierte in dem 1965 verabschiedeten Bundesentschädigungs-Schlussgesetz zu berücksichtigen. Erst 1980 trat eine Härtefallregelung in Kraft, die eine – wenn auch geringe – finanzielle Entschädigung für die Opfer des GzVeN bereithielt. Für Helmut Ehrhardt stellte dies erwartungsgemäß eine Geldverschwendung dar.[1088] An dem

1086 Zit. n. ebd., S. 142.
1087 Ebd., S. 170.
1088 Ebd., S. 136–141 bzw. 293f.

Unwillen, bei Zwangssterilisierten einen Entschädigungsanspruch anzuerkennen, sollte sich Zeit seines Lebens nichts mehr ändern.

Helmut Ehrhardt avancierte sowohl bei der Wiedergutmachung von NS-Sterilisierten als auch im Rahmen der Psychiatrie-Enquete zur Reizfigur liberaler Vertreter aus Psychiatrie, Politik und Öffentlichkeit. Seine Polemiken und gezielten Provokationen lassen zumindest erahnen, dass er an diesem Image durchaus Gefallen gefunden hatte. Doch während sich über seine Rolle bei den Debatten um eine Psychiatriereform trefflich streiten lässt – ob er als Verhinderer einer evidenten psychiatrischen Neuausrichtung zu gelten hat oder als kluger, chaotische Zustände verhindernder Pragmatiker agierte, liegt in der »Ermessungsfreiheit gegenüber dem historischen Material« (Jürgen Habermas) – waren seine Einlassungen vor dem Wiedergutmachungsausschuss verstörend. Sie trugen dazu bei, dass psychisch kranke oder geistig behinderte Menschen, die im »Dritten Reich« durch ein sehr gefährliches und über alle Maße entwürdigendes Verfahren ihrer Fortpflanzungsfähigkeit beraubt worden waren, vom deutschen Staat dafür jahrzehntelang keine Entschädigung zuerkannt bekamen.

VI.3 Wolfgang Blankenburg – Zeitlichkeit und Leib und Seele

Der Entwicklungsabschnitt der Marburger Universitätspsychiatrie vom Ende der 1970er Jahre bis zum Beginn der 1990er Jahre ist von Besonderheiten geprägt. Diese stehen in Zusammenhang mit dem Fachvertreter einer nächst jüngeren Generation, der am 1. April 1979 als Nachfolger von Hans Jacob nach Marburg berufen wurde. Gleich zu Beginn kann herausgestellt werden, dass Wolfgang Blankenburg anders als seine Vorgänger keine direkte Berührung mehr mit der Medizin im Nationalsozialismus hatte. Denn den Ausgang des Krieges erlebte der 1928 in Bremen geborene Blankenburg als 17-jähriger, sein Studium begann erst zwei Jahre nach Kriegsende. Ein indirekter Bezug kann im Sinne einer Reflexion über die zurückliegenden Jahre in der Ausbildung seiner wissenschaftlichen und ärztlich-praktischen Interessen erblickt werden. Als einziger in der Kette von Lehrstuhlinhabern und Klinikleitern brachte er den Schwerpunkt einer phänomenologischen Psychopathologie ein, die methodisch an der Daseinsanalyse und somit eng an philosophisch-anthropologischen Zugängen angelehnt war. Sie bedingte nach Blankenburgs Überzeugung auch eine psychiatrische Praxis, die fortwährend in einer selbstkritischen Perspektive verankert sein sollte.

Ein beruflicher Wegbegleiter aus Marburg würdigte Blankenburg jüngst mit der Einschätzung, dass die von ihm vertretene daseinsanalytische Herangehensweise in der zeitgenössischen Universitätspsychiatrie wohl nicht die Beachtung fand, die sie verdient gehabt hätte.[1089] Wenn dies zutrifft, sind die möglichen Gründe hierfür vielfältig. Zunächst ist es psychiatriehistorisch wohl nicht ungewöhnlich, dass manche Arbeiten klinisches Denken und Handeln nachhaltig prägen können, wie der Kinderpsychiater Gerhard Bosch zur Bedeutung daseinsanalytischer Studien u. a. von Blankenburg formulierte, »auch wenn man sich der Quellen oft nicht mehr bewusst ist«.[1090] Abgesehen von dieser Deutung ist festzustellen, dass Blankenburg anders als einige psychiatrische Kollegen seiner Generation professionspolitisch weniger exponiert und in der breiteren bundesdeutschen Öffentlichkeit gar nicht in Erscheinung trat.[1091] Auf die Frage nach den rezenten Nachwirkungen der von ihm vertretenen, philosophisch-orientierten Psychiatrie wird abschließend noch einmal zurückzukommen sein.

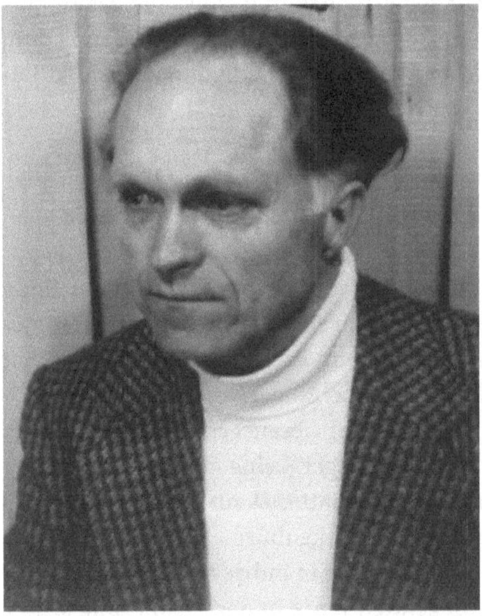

Abb. 44: Wolfgang Blankenburg

Das zeitlebens vergleichsweise Unscheinbare des Intellektuellen Wolfgang Blankenburg steht im Kontrast, soviel kann an dieser Stelle vorausgeschickt

1089 So die Einschätzung in Remschmidt, Kontinuität, S. 555.
1090 Zit. n. Bosch, Diskussionsbeitrag, S. 14.
1091 Auch verbindet sich mit ihm nicht unmittelbar eine eigene psychiatrische »Schule«, da in den Marburger Jahren nur eine Habilitation aus seiner Betreuung hervorgegangen sein soll. Unser Dank geht an Michael L. Schäfer für seine Schilderungen aus eigener Erfahrung mit Blankenburg in einem Interview in Marburg am 16. 1. 2012.

werden, zu einer noch zu Lebzeiten nachhaltigen fachlichen Rezeption sowohl auf nationaler als auch internationaler Ebene. Zwar legte er nur eine Monografie vor. Jedoch zeugen über 170 Einzelarbeiten von einer ausgesprochen kreativen und ununterbrochenen Auseinandersetzung mit psychiatrischen und philosophischen Fragestellungen, allein etwa 40 Arbeiten behandeln therapeutische Aspekte.[1092] Der Großteil von etwa 120 Fachpublikationen fällt in Blankenburgs Marburger Lebensabschnitt.

Seine 1971 erschienene Habilitationsstudie »Der Verlust der natürlichen Selbstverständlichkeit« wurde sukzessive in mehrere Sprachen übersetzt, darunter ins Französische, Italienische, Spanische, Japanische[1093] und jüngst sogar in Mandarin.[1094] Generell entwickelte er seit Beginn der 1970er Jahre einen kontinuierlichen Austausch mit japanischen Psychopathologen. Über Jahrzehnte hinweg wurden wiederholt Einzelbeiträge aus der Feder Blankenburgs für das dortige Fachpublikum teils mit zusätzlichen Erläuterungen durch ihn selbst aufbereitet.[1095]

Darüber hinaus publizierte Blankenburg, der die englische und französische Sprache beherrschte, in einschlägigen Fachbüchern und Fachzeitschriften europäischer Nachbarländer. Einige Arbeiten wurden noch vor dem Zusammenbruch des »Ostblocks« ins Serbo-Kroatische übersetzt. Sie drangen offenbar aufgrund von psychiatrischen Ost-West-Kontakten durch den »Eisernen Vorhang«.[1096]

Dass sich Blankenburg jenseits der deutschsprachigen Psychiatrie einen Namen gemacht hatte, zeigt auch ein damaliger Beschluss des Vorstands der »International Society of Existential Analytical Psychotherapy« im Oktober 2002. Blankenburg sollte wegen der fachlichen Bedeutung seiner Arbeiten die Ehrenmitgliedschaft zuteil werden. Diese Geste der Fachgesellschaft für »exis-

1092 Vgl. Kraus, Blankenburg, S. 1031.
1093 Vgl. Längle, Blankenburg, S. 56.
1094 Vgl. Heinze, Blankenburg, S. 1.
1095 Hintergrund hierfür ist das offenbar rege und anhaltende Interesse in Japan an der von Martin Heidegger entwickelten Philosophie, das sich auch in der dortigen Reflexion über das Wechselverhältnis von Psychiatrie und Philosophie widerspiegelt. Blankenburg besuchte mehrmals Japan, wo seine wissenschaftlichen Vorträge und Aufsätze positiv rezipiert wurden. Innerhalb Deutschlands ist noch heute das Interesse seitens des Philosophen und Japanologen Toshiaki Kobayashi, Leipzig, sichtbar, der an jüngeren Übersetzungsprojekten der Arbeiten Blankenburgs beteiligt war. Zu den Arbeiten des japanischen Philosophen Nishida Kitarō, dem Begründer der so genannten Kyōto-Schule neuerer japanischer Philosophie, hier u. a. zu Melancholie und Philosophie siehe Kobayashi, Denken sowie Roth/Schäfer, Zwischen. Wir danken an dieser Stelle Christian Kupke für seine wichtigen Hinweise, persönlichen Erinnerungen und Einschätzungen in einem ausführlichen Telefonat am 5.2.2019.
1096 Siehe die Liste der Originalarbeiten Blankenburgs in Heinze, Psychopathologie, S. 280–289.

tentiell-analytische Psychotherapie« erreichte ihn nicht mehr rechtzeitig vor seinem Tod.[1097] Noch zu Lebzeiten hatte er den international renommierten Preis der Dr. Margit Egnèr-Stiftung verliehen bekommen. Diese 1983 gegründete Stiftung mit Sitz in Zürich zeichnet Leistungen auf dem Gebiet der anthropologischen und humanistischen Psychologie, Philosophie und Medizin aus. Blankenburg steht dabei in einer Reihe von Preisträgern mit Jürgen Habermas.[1098] Diese Beispiele bestätigen, dass seine Arbeiten international wahrgenommen wurden und einflussreich waren.[1099]

Als Blankenburg am 16. Oktober 2002 – während einer Zugfahrt von Marburg nach Heidelberg – an Herzversagen verstarb, erschienen bald Nachrufe und ausführliche Würdigungen. Ein Kollege bezeichnete ihn als »die tragende Säule der phänomenologisch-anthropologischen Psychiatrie«.[1100] Ähnlich beschrieb ihn rückblickend ein prominenter Vertreter der reformorientierten Sozial- und Ethnopsychiatrie und Aktivist der Friedensbewegung: Erich Wulff (Paris). Der von 1968 bis 1974 als Oberarzt an der Gießener Psychiatrischen Klinik tätige,[1101] seit in Freiburg gemeinsam verbrachten Jahren[1102] mit Blankenburg befreundete Wulff setzte sich hier 2007 im Rahmen einer DGPPN-Konferenz unter dem Titel »Auf dem Weg zu einer Theorie der Psychopathologie: Kronfeld, Straus und Blankenburg« kritisch mit dessen Werk auseinander.[1103] Demnach ordne sich Blankenburg in »eine lange Reihe von namhaften phänomenologischen, anthropologischen und daseinsanalytischen Psychiatern im deutschen Sprachraum« ein.[1104] In einem weiteren Nachruf auf Blankenburg, verfasst von einem ehemaligen Mitarbeiter, heißt es differenziert abwägend und offenherzig aus langjähriger persönlicher Beobachtung:

> »Der Autor dieser Zeilen will vor allem als Schüler an ihn erinnern. Er verdankt ihm viel für seine Arbeit und möchte umreißen was, obwohl es nicht einfach ist, weil Blan-

1097 Vgl. Längle, Nachruf, S. 5.

1098 https://idw-online.de/de/news141930 (11.2.2019).

1099 Siehe dazu die jüngeren Rezeptionsbeispiele: Uhlhaas/Mishara, Anomalies; Wiggins/Schwartz/Naudin, Comments.

1100 Zit. n. Kraus, Blankenburg, S. 1030.

1101 Siehe die Kurzbiographie in Haug/Pfefferer-Wolf, Nähe, S. 216.

1102 Vgl. hierzu den Aktenteil Freiburg der Marburger Personalakte Blankenburgs, in: UAM, 305f/Nr. 405: Liste über die z.Zt. an der Psychiatrischen und Nervenklinik tätigen wissenschaftlichen Assistenten vom 8.4.1965, in der neben Wulff und Blankenburg auch Manfred Pohlen aufgeführt wird.

1103 Die Deutsche Gesellschaft für Psychiatrie, Psychotherapie und Nervenheilkunde (DGPPN) hatte im Januar 2007 das Symposium am 9./10.2.2007 im Klinikum Bremen Ost, einer früheren Arbeitsstätte Blankenburgs, angekündigt. Siehe hierzu: https://idw-online.de/de/news193461 (11.2.2019).

1104 Wulff, Blankenburgs, S. 11. Zu Erich Wulff, der Ende der 1970er Jahre unter einem Pseudonym seine dramatischen Erlebnisse in Vietnam veröffentlichte, siehe die Autobiografie: Wulff, Irrfahrten.

kenburg nicht einfach war. (...) An Wolfgang Blankenburg scheiden sich die Geister (auch als Mitarbeiter bekam man es zu spüren). Für die einen ein Großer unter den anthropologischen Psychiatern in der Tradition Minkowskis, E. Straus', Binswangers, v. Gebsattels, Zutts und anderer, für andere Anti-Szientist und bloßer Homme des Lettres, der seine Fakultät verfehlt habe. Beide Ansichten sind Schattenbilder, nicht nur auf Zweidimensionalität reduziert, sondern auch in der Fläche verzerrt. Blankenburg wehrte sich gegen (und verwehrt einem) Festlegungen; stets war er mehr auf der Suche nach dem Werden und der Vielfalt denn nach dem Fest-Gestellten oder Ausgerechneten.«[1105]

Das Interesse an den philosophisch orientierten psychiatrischen Konzepten Blankenburgs scheint, anders als im Falle seiner Vorgänger, in Teilen der gegenwärtigen Psychiatrie sogar noch gestiegen zu sein. Nach dem erwähnten DGPPN-Symposium 2007 wurde Blankenburg vor wenigen Jahren erneut in einem nur ihm und seinem Werk gewidmeten Band einer Vorlesungsreihe von 2012 behandelt. Darin wird er erneut als einer der »wichtigsten deutschsprachigen Vertreter der phänomenologischen Psychiatrie und Psychotherapie« bezeichnet. Insbesondere mit seiner Habilitationsschrift »Der Verlust der natürlichen Selbstverständlichkeit« aus dem Jahr 1971 habe er »einen grundlegend neuen Zugang zum Verständnis der Schizophrenie eröffnet«.[1106] Die Schrift wurde 2012 im Berliner Parodos-Verlag erneut zum Abdruck gebracht, um sie ins Gedächtnis des Fachkreises zurückzuholen.[1107] Blankenburg habe als Psychiater umgekehrt in die Philosophie zurückgewirkt, indem er zur Vertiefung der methodologischen Fragen der Phänomenologie wesentlich beigetragen habe.[1108] Darüber hinaus sei er einer der »wichtigsten geistigen Väter der ›Deutschen Gesellschaft für phänomenologische Anthropologie, Psychiatrie und Psychotherapie‹« (DGA, Sitz ab 1983 in Würzburg, seit 2012 in Heidelberg, seit 2013 DGAP).[1109] Zum Selbstverständnis der DGAP heißt es aktuell in einem Internetauftritt:

»Die Phänomenologie kann als die Grundlagenwissenschaft der subjektiven Erfahrung angesehen werden. Sie untersucht ihre zentralen Strukturen, insbesondere Intentio-

1105 Zit. n. Reuster, memoriam, S. 58.
1106 Vgl. Micali, Phänomenologie, S. 13.
1107 Thoma, Buchbesprechung.
1108 Vgl. Micali, Phänomenologie, S. 13. Diese Einordnungen entstammen einer Gruppe von Kollegen der DGAP (s. u.) und intellektuellen Erben Blankenburgs, welche sich zu einer Strömung der Psychiatrie zugehörig fühlen, die es erinnerungskulturell durch Verweis auf Vorbilder und Gründungsfiguren fortlaufend zu festigen gilt. Hierfür wurden in der Vergangenheit neben Bänden mit thematischen Schwerpunkten mehrere Bücher zu Karl Jaspers, Ludwig Binswanger, Erwin Straus und eben Blankenburg erstellt. Darunter bezieht sich ein Themenband zu »Common Sense und Verrückheit im sozialen Raum« inhaltlich auch auf Blankenburgs Konzepte.
1109 Zit n. Micali/Fuchs, S. 10.

nalität, Leiblichkeit, Zeitlichkeit und Intersubjektivität, um so zu Erkenntnissen über die Grundformen menschlichen Erlebens in Gesundheit und Krankheit zu gelangen. Über die Subjekt-/Objekt-Trennung hinausgehend, gilt ihre Aufmerksamkeit dabei dem unauflöslichen Zusammenhang von Subjektivität und Welterfahrung. Für die Psychiatrie bedeutet dies, dass psychisches Kranksein weder als ein rein objektives, im Gehirn lokalisierbares Geschehen angesehen noch einem verborgenen ›Innenraum‹ des Psychischen zugeschrieben wird. Vielmehr zeigt sich psychische Krankheit im Erleben ebenso wie im leiblichen Erscheinen und Verhalten, in der Zeitlichkeit des Lebensvollzugs, in den Beziehungen zu den anderen, kurz: im gesamten In-der-Welt-Sein des Kranken.«[1110]

Zu bemerken ist allerdings, dass der anthropologische Psychologe und Psychopathologe Dieter Wyss,[1111] einer der drei Gründungsinitiatoren der DGAP, die Fachgesellschaft nach einem Streit mit Blankenburg verlassen haben soll.[1112] Neben der DGAP beteiligte sich Blankenburg an weiteren Fachgesellschaften. So wirkte er an der Entstehung und dem organisatorischen Ausbau der in Berlin ansässigen »Gesellschaft für Philosophie und Wissenschaften der Psyche« (Gründung 1994) mit,[1113] die nach Aussage eines ihrer Mitglieder einen multidisziplinären Austausch zum Verstehen psychischer Phänomene präferiert.[1114]

Blankenburgs Prägungen vor den Marburger Jahren

Blickt man auf die institutionellen Standorte von Blankenburgs wissenschaftlicher Entwicklung seit Beginn des Studiums im Jahr 1947, so zieht sich auf eindrückliche Art und Weise die konsequente Hinwendung zu Alternativentwürfen gegen die biologisch-konstitutionell orientierte Psychiatrie wie ein roter Faden durch die erste Hälfte seiner Laufbahn. Damit soll nicht behauptet werden, Blankenburg sei einseitig ins Gegenteil verfallen. Blankenburgs frühe be-

1110 http://dgap-ev.de/ (11.2.2019).

1111 Siehe Wyss, Kranke. Laut historischer Skizze der DGAP war Wyss 1983 neben Wilhelm Josef Revers und Hubertus Tellenbach Gründungsmitglied der Deutschen Gesellschaft für anthropologische und daseinsanalytische Medizin, Psychologie und Psychotherapie im Jahr 1983.

1112 Vgl. Reuster, memoriam, S. 59. Die Details der Auseinandersetzung werden nicht genannt.

1113 Siehe den Hinweis in der Bekanntgabe der DGPPN aus dem Jahr 2008, die den von ihr verliehenen Preis für Philosophie und Ethik in der Psychiatrie und Psychotherapie zum Thema »Psychopathologie der Zeitlichkeit« an den Berliner Philosophen und Blankenburg-Schüler Christian Kupke verlieh: https://www.dgppn.de/die-dgppn/ehrungen-und-preise/gesellschaft.html (11.2.2019). Die Preisträger des Jahres 2018 sind übrigens Samuel Thoma, Rüdersdorf und Thomas Fuchs, Heidelberg für ihre Arbeit »Inhabiting the shared world. Phenomenological considerations on sensus communis, social space and schizophrenia«, die sich u.a. auf das Konzept von Blankenburg des »common sense« bezieht.

1114 Heinze, Blankenburg, S. 2.

rufliche Stationen markieren aber jene rar gesäten Orte der bundesdeutschen Psychiatrie, in denen vereinzelte Fachvertreter psychische Erkrankungen mittels philosophisch-anthropologischer Betrachtungsweisen zu verstehen suchten. Schaut man also auf die Anfänge seiner Karriere zurück, zeigten sich schon in der Wahl der Studienfächer seine diesbezüglichen Interessenschwerpunkte. Er nahm ein Studium der Philosophie in Freiburg auf. Hier setzte er sich erstmals mit daseinsanalytischen und phänomenologischen Arbeiten u.a. von Martin Heidegger, Edmund Husserl, Eugen Fink, Wilhelm Szilasi oder Max Müller auseinander. Das Studium philosophischer Arbeiten kombinierte er mit dem der Psychologie, wie sie in Freiburg von Robert Heiß vertreten wurde.[1115] Heiß gehörte unter anderem dem Philosophenkreis um den damals in Göttingen lehrenden Nicolai Hartmann an, der wie Heidegger an der philosophischen Grundlegung einer »Ontologie« (Lehre alles Seienden) arbeitete. Wie Blankenburg in einem Lebenslauf schrieb, hielt er sich zu Studienzwecken vorübergehend auch in Göttingen auf.[1116]

Im Jahr 1950 nahm Blankenburg zusätzlich das Studium der Medizin auf, ohne aber dafür das Studium sowie eine Tätigkeit als Tutor in der Philosophie zurückzustellen.[1117] Seine Einblicke in die Medizin dürfen als Weichenstellung angesehen werden, denn unmittelbar nach dem medizinischen Staatsexamen in Freiburg 1955 machte er mit seiner Dissertation im Fach Psychiatrie auf sich aufmerksam.[1118] Die Qualifikationsarbeit unter dem Haupttitel »Daseinsanalytische Studie über einen Fall paranoider Schizophrenie«[1119] führte neben dem Kontakt mit Martin Heidegger, den er offenbar zu dessen Missfallen wiederholt mit unbequemen Fragen durchbohrte,[1120] bald zum fruchtbaren Austausch mit dem aus der Schweiz europaweit wirkenden Psychiater Ludwig Binswanger.[1121] Binswanger, seinerseits befreundet mit Sigmund Freud und Wilhelm Szilasi, arbeitete eine Kombination psychoanalytischer und existenzphilosophischer Zugangsweisen in die psychiatrische Praxis ein. Weitere Orientierungspunkte waren Karl Jaspers und Kurt Schneider. Diesen Einflüssen entsprechend bezog sich Blankenburg in seiner Dissertation auf die Arbeiten der gewählten Philosophen- und Psychiatrievorbilder. In späteren Jahren kamen Bezüge zu fran-

1115 Siehe Längle, Nachruf, S. 4.
1116 UAM, 305f/Nr. 405.
1117 Ebd.
1118 Ebd: Die Bestallung als Arzt erfolgte am 17.12.1957 mit Geltung vom 18.5.1955. Der medizinische Doktortitel wurde ihm am 29.11.1956 verliehen.
1119 Blankenburg, Studie.
1120 Vgl. Reuster, memoriam, S. 59.
1121 Kraus, Blankenburg, S. 1030. Siehe auch die biographische Skizze, die auf Blankenburgs eigenen Notizen und Ergänzungen von Familienangehörigen beruhen, in: Heinze, Psychopathologie, S. 278. Binswanger leitete viele Jahre das Sanatorium Bellevue in Kreuzlingen, Thurgau.

zösischen existenzphilosophischen Entwürfen von Jean-Paul Sartre, Maurice Merleau-Ponty und Gabriel Marcel hinzu.[1122] Aber es war in erster Linie diese frühe Studie, die bereits entscheidende Merkmale aufwies, die seine psychiatrischen Arbeiten bis hin zum letzten beruflichen Abschnitt in Marburg prägten.

Was bedeutete konkret die phänomenologische Methode, wie sie Blankenburg gestützt auf Daseinsanalyse, Anthropologie und Philosophie anwandte und entwickelte? Seine Studie »Über einen Fall paranoider Schizophrenie« stützte sich auf Beobachtungen, die Blankenburg an einem Patienten der Freiburger Universitätsklinik für Psychiatrie, Friedrich Achtzig, angestellt hatte. Achtzig war zu dem Zeitpunkt bereits 76 Jahre alt, hatte freien Ausgang und war als »dienstbarer Hausgeist« über zehn Jahre lang immer wieder zur Demonstration im medizinischen Unterricht herangezogen worden. Blankenburg konnte zu Achtzig ein Vertrauensverhältnis herstellen, begleitete ihn bei Ausgängen und wertete die Notizen aus vielen Gesprächen aus. Darüber hinaus lag eine umfängliche Krankengeschichte seit Erstaufnahme im Jahr 1906 zur ärztlichen Auswertung vor. Entsprechend gliederte Blankenburg seine Untersuchung in drei Teile. Nachdem zunächst die »Krankengeschichte« beschrieben wurde, diskutierte er die zeitgenössischen Ansätze einer »Psychopathologie und Klinik«, die, wie Erich Wulff in seiner kritischen Nachlese der Arbeit bestätigt, mit der »rein diagnostische(n) Intention, die auf eine Differenzierung verschiedener Krankheitsbilder abzielt« für Blankenburg etwas ganz anderes sei, als ein anthropologisches Verstehen. Das wiederum strebe danach, »in der schizophrenen Daseinsweise latente Möglichkeiten des eigenen konstituierenden Bewusstseins (d. Pat.) wiederzufinden«.[1123]

Hierfür nahm Blankenburg Äußerungen des Patienten Achtzig nun »wörtlich«, d.h. er versuchte, durch Einfühlen und Nachvollziehen in dessen individuellen Wortsinn vorzudringen und Beschreibungen des sprachlichen Ausdrucks zu entwickeln. Nicht im Sinne einer psychoanalytischen Deutung, sondern anhand des ihm im Patienten Begegnenden erschloss sich die Möglichkeit der »phänomenologisch-daseinsanalytischen Interpretation«. Blankenburg griff auf die bereits entwickelte Methode umfänglicher phänomenologisch-psychiatrischer Einzelfallstudien zurück, die über übliche Kasuistiken weit hinausgingen. So gelang ihm, aus dem Exemplarischen, das der Leser quasi durchlebt, auch Übertragbares, Generelleres herauszuarbeiten, das dem besseren ärztlichen Verstehen der Schizophrenie dient. Bereits in dieser Arbeit umreißt Blankenburg Besonderheiten in der Beziehung zum eigenen »Leib«. Achtzig zeigt seine Gefühlswelt in der eigenen Körperlichkeit derart, dass Blankenburg das »jeweils mehr oder weniger« drinnen in seinem Leib als dessen

1122 Vgl. Schäfer, Psychiatrie, S. 222.
1123 Zit. n. Wulff, Blankenburgs, S. 12.

inneres Geschehen dynamisch und nicht mehr nur als Zustand beschreiben kann. Dem entspricht die Deutung von Achtzigs' Wahrnehmung als gewissermaßen desintegrierte Welt. Wie Wulff Blankenburgs phänomenologische Deutung paraphrasiert, stelle sich für Achtzig die Welt so dar, dass ihr »weltender« Geschehenscharakter

> »(...) sich immer wieder aus dem einzelnen Erscheinenden herauslöst und so unvermittelt auf Achtzig einwirkt. Gleichzeitig wird das einzelne Erscheinende damit zur weltlosen, inkonsistenten, isolierten – und damit letztlich auch unbrauchbaren – Hülle. So wiederholt sich an der Gegenstandswelt die Lostrennung, die am Verhältnis Achtzigs zu seiner Leiblichkeit bereits sichtbar geworden war. Wie er aus seinem Leib, so kann auch seine Welt (als Geschehnis) aus allem, was in ihr enthalten ist, herausdiffundieren.«[1124]

In der zitierten Passage wird eine Beschreibungs- und Interpretationstechnik sichtbar, mit der Blankenburg die Spur des Leib-Seele-Bezugs der Patienten aufnehmen konnte. Eine weitere wichtige Dimension, die der Zeitlichkeit, griff er erst in seiner Habilitationsschrift und späteren Arbeiten intensiver auf.[1125] Da sich der Patient Achtzig bereits in allerlei Ritualen und unveränderlichen Weltsichten eingerichtet hatte, auch keine großen Veränderungen mehr sichtbar wurden, war aus klinischer Sicht der damaligen Zeit von einem »Endzustand« der Schizophrenie die Rede. Dazu hätte es der Phänomenologie freilich nicht bedurft. Worum es Blankenburg mit anderen Psychiatern dieser Strömung – seit den ersten Arbeiten von Karl Jaspers[1126] – ging und was noch heute in ihrem Fokus steht, ist die »Beschreibung der Erfahrung von psychischer Krankheit vom Standpunkt der Betroffenen«.[1127] Wie Blankenburg Jahre später programmatisch festhalten sollte (1980), versteht sich eine solche

> »anthropologisch orientierte Psychiatrie zugleich als eine patientenzentrierte Psychiatrie. Sie basiert auf der These, dass jede Wissenschaft vom Menschen (...) auf die Dauer nicht ohne eine Vermenschlichung der Wissenschaft auskommt, die wiederum von einer Humanisierung der Praxis wichtige Anstösse bekommen kann. Die Brücke zwischen beidem ist in einer primär partizipierenden (...) Erfahrung zu suchen.«[1128]

Nach Abschluss dieser ersten Untersuchung entschied sich Blankenburg, nach einer kurzen Pflichtassistentenzeit am Städtischen Krankenhaus seiner Geburtsstadt Bremen nicht nach Freiburg zurückzugehen. 1956 hatte er in Bremen eine Ausbildung an der Homöopathisch-Biologischen Klinik der Städtischen

1124 Ebd.
1125 Siehe die einschlägigen Beiträge in Micali/Fuchs, Blankenburg.
1126 Siehe Jaspers, Forschungsrichtung.
1127 Zit. n. Thoma, Einzelfallstudien, S. 192.
1128 Ebd.

Krankenanstalten begonnen.[1129] Er wechselte nun als Hilfsassistenzarzt nach Heidelberg, wo er ergänzend praktische Erfahrungen auf internistischem Gebiet sammeln wollte. Wie er selbst in einem späteren Lebenslauf im Jahr 1974 formulierte, brachte ihm das neben »der internistischen Grundausbildung« wertvolle »Erfahrungen in der psychosomatischen Medizin« ein.[1130] Unter Anleitung von Herbert Plügge, der als Internist und Neurologie den weiten Blick auf die Ursachen von Herzerkrankungen gerichtet hatte, beobachtete Blankenburg an der Heidelberger medizinischen Poliklinik mit Interesse,[1131] wie sich aus der inneren Medizin seit einigen Jahren die Subdisziplin der »Psychosomatik« zu institutionalisieren begonnen hatte.[1132]

Im Jahr 1959 trat Blankenburg eine Assistenzarztstelle bei Hanns Ruffin in Freiburg an.[1133] An der dortigen Psychiatrischen und Nervenklinik war auch unter Ausrichtung auf den 1957 verstorbenen Viktor von Weizsäcker, einer weiteren Heidelberger Gründungsfigur der psychosomatischen Medizin, eine Verschränkung tiefenpsychologischer und anthropologischer Psychotherapie in Ausformung. Blankenburg wurde hier 1963 zum Oberarzt ernannt.[1134] Als die psychiatrische Fachgesellschaft, die »Deutsche Gesellschaft für Psychiatrie und Nervenheilkunde« (DGPN), 1966 ihre Jahrestagung in Düsseldorf unter dem Rahmenthema »Problematik, Therapie und Rehabilitation der chronischen endogenen Psychosen« abhielt, trat Blankenburg erstmals vor einem breiteren Fachpublikum auf. Dort trug er in einem Panel zum Thema »Psychopathologie der chronischen Psychosen« vor.[1135] Während der DGPN-Jahrestagung 1968 in Wiesbaden fand sich Blankenburg in einem bunten Kreis aus teils kybernetisch (Bernhard Hassenstein, Freiburg), teils biologisch-verhaltenswissenschaftlich (Detlev Ploog, München), teils epidemiologisch und reformorientierten Psychiatriekollegen (Heinz Häfner, Mannheim) unter dem Leitthema »Modellvorstellungen über die Funktion des Zentralnervensystems und ihre Bedeutung für die Klinik« ein.[1136] Noch im selben Jahr 1968 legte Blankenburg auf Grundlage seiner Studie über den »›Verlust der natürlichen Selbstverständlichkeit‹. Ein Beitrag zur Psychopathologie symptomarmer Schizophrenien« seine Habilita-

1129 UAM, 305f/Nr. 411.

1130 Ebd.

1131 UAM, 305f/Nr. 405.

1132 Vgl. Längle, Nachruf, S. 4. Zur 1950 von Alexander Mitscherlich gegründeten Abteilung für psychosomatische Medizin und Psychotherapie vgl. Roelcke, Etablierung. Zur Person Mitscherlich siehe Hoyer, Getümmel sowie Freimüller, Mitscherlich.

1133 UAM, 305f/Nr. 405. Zu Ruffin siehe Deutsches Ärzteblatt 74 (1977), S. 903; Mainzer Professorenkatalog, beziehbar unter: http://gutenberg-biographics.ub.uni-mainz.de/personen/register/eintrag/hanns-ruffin.html (9.2.2019). Siehe auch Müller, Therapie.

1134 Siehe Heinze, Psychopathologie, S. 278.

1135 Vgl. Ehrhardt, 130 Jahre, S. 31.

1136 Ebd., S. 33.

tionsschrift vor, die einige Jahre danach in Buchform erschien.[1137] Ähnlich wie in seiner Dissertation stützte er sich darin auf die Beschreibung einer Patientin, Anna Rau, von der auch eine Selbstbeschreibung in den Haupttitel der Arbeit einging. Bis heute handelt es sich um die letzte phänomenologisch-psychiatrische Einzelfallstudie dieser Art.[1138]

Übereinstimmend wird beschrieben, dass Walter von Baeyer, Direktor der Heidelberger Psychiatrischen Klinik, den 41-jährigen Blankenburg noch 1969 mit einer Oberarztstelle nach Heidelberg zurückgelockt habe. Aus einem Schreiben von Hubertus Tellenbach von 1968 an die Universitätsverwaltung geht in der Tat hervor, dass Blankenburg regelrecht abgeworben wurde:

> »Prof. von Baeyer hat sich ausserordentlich bemüht, diesen hochqualifizierten, durch hervorragende Forschungsergebnisse ausgewiesenen Kollegen an unsere Klinik zu holen. Das ist nach sehr langen Verhandlungen auch möglich geworden. Bei der Behandlung dieser Versetzung an unsere Klinik bitte ich, von einem ausgesprochenen dienstlichen Interesse der Klinik an Herrn Privatdozenten Dr. Blankenburg auszugehen.«[1139]

Bis zum Jahr 1972 war Blankenburg zum ersten Oberarzt aufgestiegen. Für das Sommersemester 1972 befürwortete von Baeyer ein Forschungssemester, da ein »dringendes Interesse an der genaueren Ausarbeitung der von Herrn Dr. Blankenburg konzipierten neuartigen Gedanken über die Grundlagen der Rehabilitation bei endogenen Psychosen« bestehe. Blankenburg verfolgte die bei der Düsseldorfer DGPN-Tagung 1966 behandelte Thematik weiter. Sein Vorgesetzter war nur darum bemüht, Blankenburgs Forschungstätigkeit nicht in die Zeit seiner eigenen Emeritierung im September 1972 fallen zu lassen.[1140] Während Blankenburg noch intensiv an einem sozialpsychiatrischen Thema arbeitete, leitete derweil der Dekan einen weiteren Antrag der Fakultät an das Kultusministerium in Stuttgart weiter, Blankenburg ab dem 1. Oktober 1972 die kommissarische Leitung der Psychiatrischen Universitätsklinik zu übertragen.[1141] Noch im Dezember 1972 folgte der Antrag auf Ernennung zum Privatdozenten und außerplanmäßigen Professor, wofür zwei externe Gutachten beizulegen waren. Sowohl Uwe-Henrik Peters, Direktor der Neuro-Psychiatrischen Klinik in Mainz, als auch Rudolf Degkwitz, Direktor der Psychiatrischen und Nervenklinik in Freiburg, äußerten sich positiv. Im Bericht des Dekans wurde ent-

1137 Blankenburg, Verlust.

1138 So Thoma, Einzelfallstudien, S. 192.

1139 UAM, 305f/Nr. 405: Tellenbach an Amtsmann Treiber, Verwaltung der klinischen Univ. Anstalten, Heidelberg, 20.6.1968.

1140 Ebd.: Walter von Baeyer an Dekan der Fakultät für Klinische Medizin I, 22.3.1972.

1141 Ebd.: Antrag Dekan an Kultusministerium, 10.7.1972.

sprechend herausgestellt, dass Blankenburg bereits internationales Ansehen genieße.[1142]

Während dieser Jahre ab 1969 geriet Blankenburg in eine der turbulentesten Entwicklungen der Heidelberger Nachkriegspsychiatrie, die überregional ausstrahlte und die Geschichte der gesamten Bundesrepublik prägen würde. Vor Ort hatte sich nämlich eine alternative Antipsychiatrie-Kommune formiert,[1143] das spätere »Sozialistische Patientenkollektiv« (SPK), das mit verschiedensten Aktionen auch in den Klinikalltag hineingrätschte, in dem es zum Beispiel im Februar 1970 selbstbewusst durch Besetzung die Klinikverwaltung lahmlegte.[1144] Das SPK war zu Beginn des Jahres 1970 um Wolfgang Huber, einen Arzt der Psychiatrischen Poliklinik, entstanden.[1145]

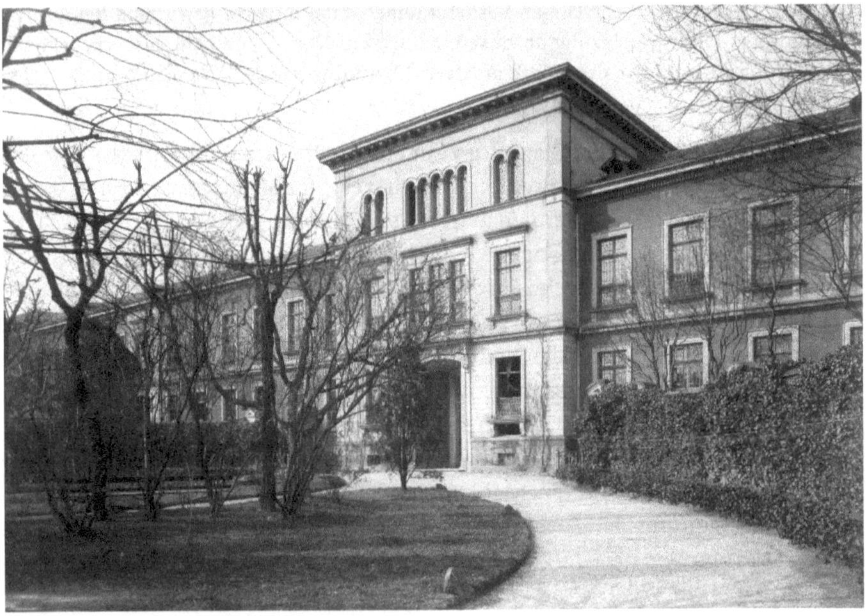

Abb. 45: Heidelberger Universitätsnervenklinik

Hubers Agenda war es, die Rechte von Psychiatriepatienten zu stärken und das hierarchische Arzt-Patient-Verhältnis, wie es die Kliniken und Anstalten der Zeit

1142 Ebd.: Antrag Dekan an Kultusministerium Stuttgart, 20.12.1972.

1143 Diese neue Form der Anti-Psychiatrie erlebte global einen Höhenpunkt in den damaligen Jahren, und die verschiedenen Gruppierungen beeinflussten sich durch Lektüre der jeweiligen Publikationen und Vernetzungsarbeit. Sie dazu allgemein: Dieckhöfer, Formen; Gijswijt-Hofstra/Oosterhuis/Vijselaar, Cultures; Quensel, Alternativen.

1144 Siehe ausführlich seit Kurzem Pross, »Verderben«, S. 93–108.

1145 Die Darstellung folgt Kersting, Radicalism, S. 364–368.

prägte, zu durchbrechen. Anfangs wurde Hubers Einrichtung von der Psychiatrischen Klinik und der Universität geduldet, SPK-Mitglieder und Sympathisanten konnten sich für kurze Zeit ungestört in den Räumlichkeiten der Universität aufhalten. Das SPK galt sogar vorübergehend nominell als Einrichtung derselben. Derweil gab es laut Schilderung von Mitgliedern verschiedenste Angebote: neben erfolgreichen Gruppentherapien u. a. eine Marx- und eine Hegel-Arbeitsgruppe, ein Arbeitskreis zur Anti-Psychiatrie oder auch gemeinsame Diskussionen über neue linke Theorien und gesellschaftskritische Analysen. Im Haus stand eine Bibliothek zur Verfügung, die auch Bücher über die Verbrechen im Nationalsozialismus enthielt. Interessierte Patienten wurden demnach im Sinne einer individuellen Emanzipation aufgeklärt, politisiert und unübersehbar auch ideologisch geprägt.

Als im Herbst 1970 dem SPK der Status der Duldung unter dem organisatorischen Dach der Universität wieder entzogen wurde, drohte das Aus. Huber und die Mitglieder befürchteten die vollständige Schließung und begannen sich als Randgruppe ausgegrenzt und unterdrückt zu fühlen. Man erhob schwere Vorwürfe gegen die Klinikleitung unter Walter von Baeyer, die zunehmend zum Sinnbild einer zu bekämpfenden Psychiatrie wurde. Das sich radikalisierende SPK erhielt durch den ausgelösten Konflikt mit der Direktion der psychiatrischen Klinik und der Universität noch mehr Zulauf. Der Slogan »Aus der Krankheit eine Waffe machen« wurde zum geflügelten Wort.[1146] Als sich allerdings im April 1971 eine Patientin des SPK das Leben nahm und im Juni 1971 in einem Vorort von Heidelberg ein Polizist von Unbekannten erschossen wurde, begann die Situation komplett zu eskalieren.

Im Hintergrund liefen zu der Zeit bundesweit Ermittlungen auf Hochtouren gegen die so genannte »erste Generation« der 1970 von Andreas Baader, Ulrike Meinhof und Gudrun Ensslin gegründeten, linksextremistischen Terrororganisation »Rote-Armee-Fraktion« (RAF). In diesem Kontext löste der ungeklärte Polizistenmord bei Heidelberg unter anderem Durchsuchungen in den Räumlichkeiten des SPK aus. Huber und mehrere Gruppenmitglieder wurden verhaftet und in nachfolgenden Prozessen wegen Beteiligung an einer kriminellen Vereinigung verurteilt. Die Urteilsbegründung umfasste den Tatbestand der Herstellung explosiven Materials und Dokumentenfälschungen. Zum Zeitpunkt der Selbstauflösung und endgültigen Schließung der SPK-Einrichtung im Sommer 1971 hatte die Gruppe bereits 500 Personen umfasst. Infolge der justiziellen Maßnahmen schloßen sich etwa ein Dutzend Personen des SPK unmittelbar der RAF an, der sie sich für ihren so verstandenen antiimperialisti-

1146 Siehe hierzu auch die Agitationsschrift aus dem Sozialistischen Patientenkollektiv von 1972: SPK, Waffe.

schen Kampf aus dem Untergrund anschlossen.[1147] Insgesamt verübte die RAF über 30 Morde, an denen sich mehrere ehemalige SPK-Mitglieder nachweislich beteiligten.[1148]

Darüber, welche Rolle Blankenburg während dieser Jahre als Oberarzt und dann kommissarischer Leiter der Psychiatrischen Klinik in Heidelberg einnahm, ist nahezu nichts bekannt. In einem der Nachrufe findet sich dazu nur eine knappe Bemerkung: »Selbst für Reformbestrebungen sehr offen«, habe er »im Zusammenhang des Sozialistischen Patientenkollektivs und der demokratisierenden Umstrukturierung der Universität in Heidelberg eine außerordentlich schwierige Zeit zu bestehen« gehabt.[1149] In den vorliegenden historischen Darstellungen zum SPK oder der Psychiatriereformbewegung stehen zumeist andere Heidelberger Protagonisten wie Walter von Baeyer oder Heinz Häfner im Vordergrund.[1150] Darüber hinaus bleibt offen, welche persönlichen Schlüsse Blankenburg mittelfristig aus der Erfahrung dieser Jahre zog. Wie beispielsweise Kersting zeigen konnte, hinterließ bei Blankenburgs Chef Walter von Baeyer die Schlussphase seiner beruflichen Tätigkeit tiefe Narben. Die Heidelberger reformorientierten Psychiater sahen sich dem historischen Vergleich mit der Psychiatrie im Nationalsozialismus ausgesetzt. In Direktkonfrontationen mit Studenten oder auf Flugblättern des SPK tönten Kampfbegriffe wie »Schreibtischtäter«, »Euthanasiestrategie« oder »faschistische Klinikpolitik«.[1151] Die persönlichen Angriffe waren ein herber Schlag für Walter von Baeyer, der zu den ersten gehörte, welche die krassen Fehlentwicklungen der Vergangenheit gegen Widerstände aus der eigenen Profession zu thematisieren begonnen hatten. Damit verband sich überhaupt erst die Initiative zu moderaten Reformmaßnahmen in den späten 1950er und 1960er Jahren.[1152] Walter von Baeyer hatte sich nicht nur dem Konzept der therapeutischen Gemeinschaft geöffnet, wie sie von Häfner und anderen umgesetzt wurde, sondern sich auch für die Entschädigung von ehemaligen Häftlingen in Konzentrationslagern und Überlebenden des Holocaust eingesetzt.

Blankenburg seinerseits war zumindest im Vorfeld der Psychiatrie-Enquete nicht ganz untätig. Er entwickelte sich unter jenen Heidelberger Fachvertretern mit Reformorientierung zu einem überregional aktiven Netzwerker und Orga-

---

1147 Kersting, Radicalism, S. 365.

1148 Siehe auch die Darstellung in Brink, Grenzen, S. 433–443; Pross, »Verderben«; Kersting, Radicalism.

1149 Zit. n. Kraus, Blankenburg, S. 1030.

1150 Dieses Desiderat der Forschung findet Bestätigung seitens medizinhistorischer Kollegen in Heidelberg. Wir danken Maike Rotzoll für den freundlichen Austausch und weiterführende Auskünfte über Wolfgang Blankenburg.

1151 Vgl. Pross, »Verderben«, S. 103.

1152 Siehe Kersting, Psychiatriereform; ders., Radicalism sowie: Roelcke, Trauma.

nisator. So brachte er laut Erinnerung von Erich Wulff ein seit Längerem in Freiburg bestehendes informelles »Kellerkolloquium« mit dem so genannten »Rhein-Main-Club« in Verbindung.[1153] Aus dieser Gruppe von Psychiatern in Heidelberg, Freiburg, Frankfurt und Mainz wie u.a. Erich Wulff selbst, Peter Kisker, Heinz Häfner oder Hubertus Tellenbach gehörten in den 1970er Jahren viele zu den Initiatoren oder Mitgestaltern der Psychiatrie-Enquete des deutschen Bundestages.[1154] Speziell die Vertreter der phänomenologisch-anthropologischen Psychiatrieströmung waren hierbei zwar nicht dominierend, wie neueste historische Studien aufdecken.[1155] Jedoch wirkten sie durchaus als Impulsgeber an verschiedenen Stellen in den Prozess hinein.

Wolfgang Blankenburg nimmt heute im Kollektivgedächtnis der an Reformbewegung und Enquete beteiligten Personenkreise eher eine marginale Rolle ein. An Zuarbeit oder Gremientätigkeit für die Enquete-Kommission scheint er im Gegensatz zu exponierten Sozialpsychiatern wie Häfner, dem Jürg Zutt[1156]-Ziehsohn und Enquete-Vorsitzenden Caspar Kulenkampff oder Horst-Eberhardt Richter kein Interesse einer persönlichen Beteiligung verspürt zu haben. In den Zwischenberichten und im Abschlussbericht (1975) der Enquete-Kommission finden sozialpsychiatrische und epidemiologische Arbeiten von Kollegen wie die von Häfner prominent Erwähnung. Blankenburg selbst oder seine Schriften werden hingegen nicht genannt. Dass darin Heidelberg mit einem Profil reformerischer oder alternativer Konzepte vergleichsweise fortschrittlich wirkte, lag neben von Baeyers Klinik (dann unter Blankenburg) daran, dass nur wenige Orte überhaupt über eine Poliklinik mit psychotherapeutischem und psychosomatischem Schwerpunkt verfügte. Dies war nicht zuletzt auf Alexander Mitscherlich zurückzuführen, der 1950 aus Mitteln der »Rockefeller Foundation«, wie erwähnt, eine entsprechende Abteilung an der Universität gegründet hatte.[1157] Relativ ausgeprägt in der Region war damit das Angebot an Psychotherapeuten.

1153 Vgl. Wulff, Irrfahrten, S. 327.

1154 Siehe hierzu ausführlich das Kapitel über Helmut Ehrhardt. Heinz Häfner hatte 1965 in Heidelberg gemeinsam mit Peter Kisker und Walter von Baeyer in einer Denkschrift auf die Missstände psychiatrischer Einrichtungen hingewiesen und den dringenden Reformbedarf angemahnt. 1000 Exemplare der Denkschrift waren verteilt worden. Siehe Häfner, Reformen; Radenbach/Wiesemann, Häfner. Siehe auch dessen Darstellung in der vierten und letzten Auflage von: Häfner, Rätsel sowie die historische Rekonstruktion der Vorentwicklungen der Enquete: Söhner/Fangerau/Becker, Weg.

1155 Siehe Söhner/Becker/Fangerau, Rolle; Söhner/Fangerau/Becker, Psychoanalyse.

1156 Schönknecht, Bedeutung sowie Schönknecht, Zutt.

1157 Siehe Roelcke, »Verwissenschaftlichungen«.

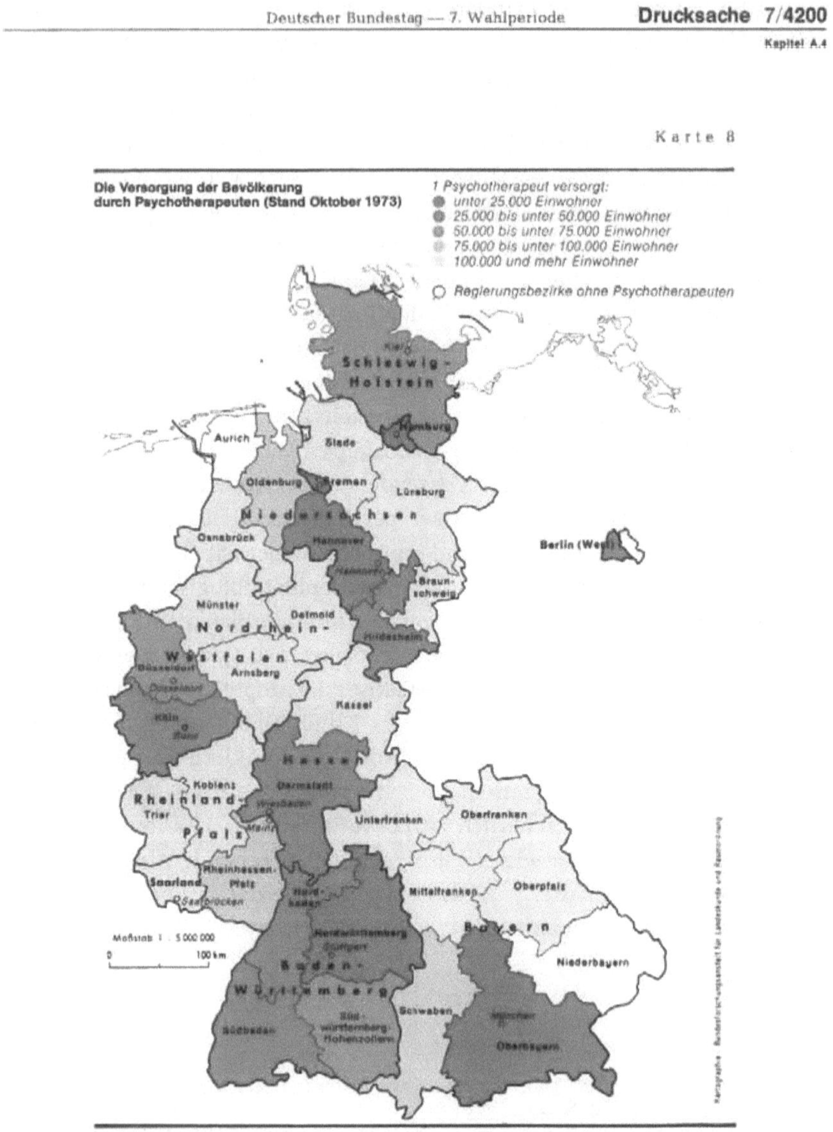

Abb. 46: Versorgung der Bevölkerung mit Psychotherapeuten, Stand Oktober 1973: dunkle Flächen Bundesländer mit 1 zu 25.000 bzw. bis 50.000, helle Flächen 1 zu 75.000 bis 100.000, Abschlussbericht Psychiatrie-Enquete, 1975

Die Psychiatrische Klinik Heidelberg hatte ihrerseits auch offenere Konzepte wie beispielsweise die Familientherapie vorzuweisen, die es sonst nur in Gießen – hier unter dem Einfluss von Erich Wulff und Horst-Eberhardt Richter – gab.[1158]

Im Jahr 1975, als die Enquete-Kommission ihren Abschlussbericht vorlegte und nunmehr abzuwarten blieb, welchen Effekt die Reformanstrengungen tatsächlich erreichen konnten, ließ Wolfgang Blankenburg die turbulenten Erfahrungen der vergangenen Heidelberger Jahre hinter sich und wechselte in seine Heimatstadt, um in Bremen-Ost die Leitung der Psychiatrischen Klinik I zu übernehmen. Noch kurz zuvor im Jahr 1974 hatte er sich für ein Jahr beurlauben lassen, um im Berufsförderungswerk Heidelberg sich mit den dort

> »geförderten Methoden der Rehabilitation zu beschäftigen, um damit zugleich das notwendige empirische Material für eine Überprüfung und Konkretisierung theoretischer Konzepte zu gewinnen.«[1159]

Einen zwischenzeitlichen ersten Ruf aus Bremen hatte er dafür abgelehnt, auch weil er mit dem Gedanken spielte, die Leitung des Fachbereichs Psychiatrie des Heidelberger Berufsförderungswerks zu übernehmen. Als jedoch Bremen das Angebot nachgebessert hatte, erbat er beim Rektor der Heidelberger Universität die Versetzung in den Bremischen Staatsdienst.[1160] Die Darstellung der letzten Heidelberger Jahre im für Bremen verfassten Lebenslauf lassen erkennen, dass Blankenburg mehr als nur eine Affinität für reformpsychiatrische Konzepte hatte. Er habe versucht, »sozialpsychiatrische Aktivitäten im Haus (in Richtung therapeutischer Gemeinschaften) zu fördern, insbesondere auch auf jenen Stationen, die bislang relativ konservativ geführt worden waren«. Er sei außerdem zum Leiter der Fachgruppe Psychiatrie/Psychosomatik gewählt worden, eine Funktion, die er 1973 und 1974 ausübte. Auf seine Initiative hin sei 1973 »die ›Heidelberger Werkegemeinschaft e.V. sozialtherapeutischer Verein für psychisch Kranke‹« gegründet worden. Der Verein bemühe sich um die »Einrichtung von Wohnheimen, Patientenclubs« oder eine »beschützende Werkstatt zur Rehabilitation nur bedingt entlassungsfähiger Patienten«. Nicht unerwähnt ließ Blankenburg jedoch, dass er nach wie vor in der klinischen Psychiatrie beheimatet sei.[1161] Mit diesem Selbstverständnis wurde er 1975 Direktor in Bremen. Nur vier Jahre später nahm er den 1978 ergangenen Ruf auf den Marburger Lehrstuhl und die Leitungsposition der Psychiatrischen Klinik am Ortenberg an.

1158 Bundestag, Bericht.
1159 UAM, 305f/Nr. 405: Blankenburg an Verwaltungsleiter, 19.11.1974. UAM, Personalakte Blankenburg, Akteneil Freiburg: 305f/Nr. 405.
1160 Ebd.: Blankenburg an Rektor, 28.6.1975.
1161 UAM, 305f/Nr. 411: Lebenslauf Blankenburg vom 4.1.1874.

Wolfgang Blankenburg in Marburg

Dass die Leitung der kurz zuvor neu eröffneten, voll ausgestatteten modernen Klinik zur Disposition stand, der zudem 1975 auch das geplante Hörsaalgebäude zur Seite gestellt worden war, dürfte Blankenburg die Entscheidung, in Marburg den letzten Berufsabschnitt seiner Karriere zu verbringen, mit Sicherheit leicht gemacht haben. Der Fachbereich Humanmedizin seinerseits hob für die Entscheidung auf die hohe Qualifikation Blankenburgs ab. Er gelte als

> »hervorragender Wissenschaftler, der zudem über umfangreiche Klinikerfahrung verfügt. Seine organisatorische Begabung ist unbestritten. In mehrjähriger Lehrtätigkeit konnte Herr (...) Blankenburg seine außerordentlich guten didaktischen Fähigkeiten unter Beweis stellen.«[1162]

Da nicht primär auf die sozialpsychiatrische Expertise verwiesen wurde, ließe sich formulieren, dass die Wahl eines derart philosophisch ausgerichteten Psychiatrievertreters dadurch mitbegünstigt wurde, dass ab 1979 die Fächer Psychiatrie und Neurologie institutionell getrennt werden sollten. Erster Inhaber des eigenständigen Lehrstuhls für Neurologie wurde Gert Huffmann, der von 1980 bis 1998 die neurologische Klinik mit dem Schwerpunkt Neurophysiologie leitete.[1163] Blankenburg brauchte die Neurologie also nicht mit abzudecken. Er legte jedoch persönlich Wert auf gemeinsame Kolloquien mit den Kollegen der Neurologie und Kinder- und Jugendpsychiatrie. Bis zum Ende seiner Amtszeit 1993 wurde die Praxis, sich gegenseitig Patienten vorzustellen und unter differenzialdiagnostischen und therapeutischen Problematisierungen zu diskutieren, fortgesetzt.[1164] Blankenburg hatte seinen Interessenschwerpunkt ganz in daseinsanalytisch-phänomenologischen Zugängen behalten. Aber ehemalige Mitarbeiter betonen, wie sehr nach seiner Ansicht die klinische Arbeit auch mit naturwissenschaftlich-medizinischen Methoden verschränkt zu sein hatte:

> »Er war ein philosophischer, aber auch auf festem Erfahrungsgrund stehender Arzt. Nie ließ er daran zweifeln, dass naturwissenschaftliche Forschung in der Medizin und Psychiatrie notwendig und nützlich ist. Und die Beherrschung bekannter wie innovativer klinischer Kenntnisse und Instrumente war für ihn eine Selbstverständlichkeit, die er bei seinen Mitarbeitern förderte, aber auch voraussetzte.«[1165]

Während Blankenburg nach seiner Ankunft anders als seine Vorgänger keine Energie mehr für Bau und Ausgestaltung seiner Klinik oder die Abdeckung zweier Fächer aufzubringen brauchte, forderte dagegen die infrastrukturelle

---

1162 UAM, 305f/Nr. 409: Gesamtbeurteilung Blankenburg, Vertretung des Faches Klinische Psychiatrie in Forschung und Lehre, 18. 5. 1979.

1163 Remschmidt, Kontinuität, S. 332.

1164 Ebd.

1165 Zit. n. Reuster, memoriam, S. 59.

Umorganisation der hessischen Hochschullandschaft samt Einrichtung eines Marburger »Medizinischen Zentrums für Nervenheilkunde« (»Nervenzentrum«) gleich bei Amtsantritt seine volle Aufmerksamkeit. Zum Verständnis dieser Ereignisse am Dekadenwechsel zu den 1980er Jahren ist der Blick noch einmal zurück auf den Beginn der 1970er Jahre und die hessische Hochschulreform zu richten.[1166] Wie bereits im Zusammenhang mit der Amtszeit von Hans Jakob beschrieben wurde, hatte der Kreis der Marburger Hochschulpsychiater dem 1970 vom Landtag erlassenen HUG ausgesprochen skeptisch gegenübergestanden. Noch augenfälliger war dies an den seit 1972 konkreter werdenden Planungen für das Nervenzentrum geworden. In einem Schreiben vom 20. August 1974 setzten die Hochschullehrer der Nervenklinik und der Klinik für Kinder- und Jugendpsychiatrie den Dekan des Fachbereichs Humanmedizin über den aktuellen Stand in Kenntnis.[1167] Dem zukünftigen Nervenzentrum sollten mit »Klinischer Neurologie«, »Klinischer Psychiatrie«, »Neurologisch-Psychiatrischer Poliklinik für Erwachsene«, »Psychiatrie und Neurologie des Kindes-und Jugendalters«, »Neurobiochemie«, »Neuropathologie«, »Neurophysiologie«, »Neuroradiologie«, »Gerichtlicher- und Sozialpsychiatrie«, »Psychotherapie« und »Ärztlich-pädagogischer Jugendhilfe« insgesamt elf Abteilungen angehören. Als neuralgischen Punkt erachteten die Professoren dabei das laut HUG zu bildende Direktorium des Nervenzentrums. Dieses sollte sich nämlich aus Hochschullehrern, Studenten und wissenschaftlichen Mitarbeitern zusammensetzen. Aufgrund juristischer Feinheiten konnte der exakte Proporz divergieren, die Professoren sollten jedoch stets über eine Mehrheit verfügen. Konkret für das Nervenzentrum würde sich »eine Zusammensetzung aus Hochschullehrern und Nicht-Hochschullehrern im Verhältnis von 13:12 oder 11:10 oder dergl. ergeben«, so zumindest die Hochrechnung der an den Planungen beteiligten Professoren. In dieser lediglich knappen Mehrheit sahen sie ein großes praktisches Problem für die Funktionsfähigkeit des Zentrums. De facto würden sich die Hochschullehrer nämlich in der Minderzahl befinden, schließlich sei es unrealistisch zu glauben, dass sie »jeweils vollzählig an den Sitzungen des Direktoriums teilnehmen können«. Und selbst wenn dies einmal der Fall wäre, so müssten sie, um ihre gemeinsamen Interessen zu vertreten, sich bei Abstimmungen einig sein, was »ja keineswegs die Regel ist«. Der Alltag im Direktorium des Nervenzentrums sähe demnach so aus, dass »in jeder strittigen Detailfrage« die »Bildung von ›Koalitionen‹« notwendig sein würde, »die na-

1166 Siehe dazu ausführlich den Abschnitt zu Hans Jakob.

1167 Das Schreiben der Hochschullehrer der Nervenklinik und der Klinik für Kinder- und Jugendpsychiatrie an den Dekan des Fachbereichs Humanmedizin vom 20. 8. 1974 befindet sich in: HHStAW, 504/Nr. 12.372. Die nun folgenden Angaben und Zitate aus ebd.

türlich mit dem entsprechenden Zeit- und Arbeitsaufwand vorbereitet werden müssen«.

Wie sehr insbesondere die Frage der Mitbestimmung beunruhigte, wird aus einem weiteren Schreiben ersichtlich, das Hans Jacob, Helmut Ehrhardt und Hermann Stutte schon Monate zuvor im Februar 1974 an ihren Dekan gerichtet hatten.[1168] In ihrem Brief monierten die Verfasser pikiert, dass sie als derzeitige Klinikdirektoren bzw. Institutsleiter durch die geplante Zentrenbildung zu Abteilungsleitern degradiert würden. Im Anschluss daran kamen sie auf die Zusammenstellung des Direktoriums zu sprechen. Vor allem die im HUG unter Paragraf 35 verankerte Option, »die Zahl der Studenten oder der weiteren Bediensteten [zu] erhöhen, wenn dies im Hinblick auf die besonderen Aufgaben des Zentrums (…) angemessen erscheint«,[1169] rief bei Jacob, Ehrhardt und Stutte großes Unverständnis hervor:

> »Eine solche Vorschrift bedeutet die Institutionalisierung des permanenten Kampfes um eine Erweiterung der sogenannten Mitbestimmung unter Gesichtspunkten, die mit den Aufgaben des Zentrums in Forschung, Lehre und Krankenbehandlung gar nichts zu tun haben. Ein medizinisches Zentrum kann sich kein Leitungsgremium leisten, in dem über Wochen und Monate ergebnislos ›diskutiert‹ wird.«

Soviel zu den Vorahnungen Mitte der 1970er Jahre auf Seiten des Vorgängers sowie der damaligen und bald neuen Kollegen Wolfgang Blankenburgs. Nachdem sich nun im Oktober 1979, also im Jahr von Blankenburgs Dienstantritt, das »Medizinische Zentrum für Nervenheilkunde« konstituierte, sah man sich alsbald in den früheren Vorbehalten bestätigt. Die ersten drei Jahre wurde es von einem geschäftsführenden Direktor geleitet, der im Zentrum keine Leitungsfunktion innehatte. Von Anbeginn kam es innerhalb des 18-köpfigen Direktoriums zu derart schweren Verwerfungen, dass sich Wolfgang Blankenburg, Helmut Ehrhardt, Gert Huffmann, Helmut Remschmidt und Doris Weber gemeinsam im August 1981 schriftlich an das hessische Kultusministerium wandten, um sich über die permanenten Auseinandersetzungen zwischen den verschiedenen Abteilungen zu beklagen. Dadurch sei, gaben sich die Verfasser der Eingabe überzeugt, ein Stadium der Zerrüttung eingetreten, sodass die Zentrumsbildung bereits jetzt als gescheitert anzusehen sei.[1170]

1168 Ebd.: Schreiben von Jacob, Ehrhardt und Stutte an den Dekan des Fachbereichs Humanmedizin vom 26. 2. 1974. Zitate aus ebd.

1169 § 35, Absatz 2 des HUG; zit. n. Gesetz- und Verordnungsblatt des Landes Hessen 23 (1970), S. 334, beziehbar unter: http://starweb.hessen.de/cache/GVBL/1970/00023.pdf (27. 11. 2018).

1170 Siehe die Darstellung in Remschmidt, Kontinuität, S. 367–371. Auch wenn sich die Abläufe und Zuständigkeiten im Direktorium in der Folgezeit konsolidieren sollten, stellt das »Nervenzentrum« für Remschmidt noch heute angeblich »ein Musterbeispiel für eine misslungene Zentrumsbildung« dar.

Von Interesse an diesem Vorgang ist, dass Wolfgang Blankenburg 1984 bei der anstehenden Neuwahl zum geschäftsführenden Direktor des Nervenzentrums seine Kandidatur als Nachfolger des Amtsinhabers Helmut Remschmidt erklärt hatte. Welche Chancen sich Blankenburg ausrechnete und wie gut diese im Vorfeld der Wahl tatsächlich standen, muss an dieser Stelle offenbleiben. Remschmidt und Manfred Pohlen – als dessen Stellvertreter – wurden jedenfalls in ihren Ämtern bestätigt und zwar für die folgenden vier Jahre.[1171] Wie auch immer die Motive der Direktoriumsmitglieder in der Situation tatsächlich gelegen haben mögen, aufschlussreich ist hierzu eine generelle Charakterisierung Blankenburgs in dem Nachruf von dessen ehemaligem Mitarbeiter Thomas Reuster. Darin heißt es:

> »In der Diskussion psychiatrischer, anthropologischer Angelegenheiten unbestrittener König, war er allerdings im Hochschul- und Wissenschaftspolitischen weniger begabt, manchmal jedenfalls ungeschickt.«[1172]

Dennoch gelang Blankenburg in Kooperation mit der Marburger Klinik für Psychotherapie (Manfred Pohlen[1173]) und der Klinik für Kinder- und Jugendpsychiatrie (Helmut Remschmidt) der Ausbau des Pflegekräftenachwuchses an Ort und Stelle. Im Jahr 1981 wurde in gemeinsamer Initiative eine »Weiterbildungsstätte zur Fachschwester und zum Fachpfleger für Psychiatrie und Psychotherapie« etabliert, die über Blankenburgs Dienstzeit hinweg aktiv blieb.[1174] Eine unter Blankenburg eingerichtete Tagesklinik wurde unter seinem Nachfolger wieder geschlossen. Erfolgreich war Blankenburg wiederum in der inhaltlichen Ausbalancierung des Klinikprofils, auf die er mit der Wahl seiner Mitarbeiter freie Hand hatte. Sowohl aus seinen theoretischen als auch therapeutischen Arbeiten zur Leiblichkeit bzw. zur Leib-Seele-Frage folgten praktische Umsetzungen in der Klinik. So förderte er »körper- bzw. leiborientierte Therapieverfahren« und ermöglichte von Beginn seiner Amtszeit an soziotherapeutische Angebote, die über den Stellenplan verankert wurden.

1171 Bei Gründung des Zentrums 1979 war Blankenburg bereits von Amts wegen Mitglied des Direktoriums, zog es aber laut Darstellung Remschmidts angeblich vor, nicht für die Geschäftsführende Leitung zu kandidieren. Er gab nur zu bedenken, dass die Psychiatrische Klinik im Direktorium unterrepräsentiert sei. Siehe Remschmidt, Kontinuität, S. 369f.

1172 Zit. n. Reuster, memoriam, S. 58.

1173 Blankenburg und Pohlen publizierten in gemeinsamen Themenbänden. Über Pohlen ergab sich wie beschrieben für Blankenburg auch eine direkte Verbindung nach München zum Psychodynamiker Paul Matussek, der unter allenfalls Duldung der Direktoren des dortigen Max-Planck-Instituts für Psychiatrie eine kleine Forschungsstelle für Psychopathologie und Psychotherapie bis Mitte 1980er Jahre halten konnte. Sie wurde nach seinem Ausscheiden sofort geschlossen. Siehe in diesem Band den Abschnitt zu Ehrhardt sowie Pohlen, memoriam; Pohlen, Psychoanalyse.

1174 Siehe Remschmidt, Kontinuität, S. 457–458.

Aus eigenem Interesse integrierte Blankenburg die Medizinsoziologie personell in den Klinikalltag. Bei Amtsantritt 1979 entschied Blankenburg beispielsweise, eine bisher mit einem Arzt besetzte Mitarbeiterstelle an einen Soziologen zu vergeben, der phänomenologisch orientierte soziologische Forschung durchführte. So begann Bruno Hildenbrand seine Tätigkeit zunächst auf der Aufnahmestation.

Wie Hildenbrand beschreibt, hatte der zeitgleich von Blankenburg durchgesetzte Wechsel eines Stationsarztes nunmehr die Konsequenz, dass Assistenzärzte nicht mehr routinemäßig bei Aufnahme von Patienten ein Blutbild erstellen lassen durften. Ab sofort musste begründet werden, warum die Informationen wichtig waren und »welche Ergebnisse er (der Arzt) aufgrund seiner bisherigen Begegnungen mit dem Patienten erwartete«. Hildenbrand verweist auf die hierfür notwendige Begegnung mit dem Menschen, den er zunächst »anschaut oder anfasst«. In dem Zusammenhang benennt Hildenbrand einen noch immer aktuellen Mediziner-Witz in der Bonmot-Version: »Schreiten wir zum Äußersten. Fassen wir den Patienten an«.[1175]

Dazu passt zudem, dass Blankenburg seine ärztlichen Assistenten zuweilen nach ihrer »geistigen Visitenkarte« zu fragen pflegte. Er konnte, so die Erinnerung Reusters in seinem Nachruf, »jede explizite Unterhaltung zu einem Ereignis machen«, »weil er, stupend gelehrt, neue Aspekte fand, den besprochenen Sachverhalt überraschend in ein anderes Licht stellte oder in Bezüge, die verblüfften«.[1176] Blankenburgs in der anthropologisch-daseinsanalytischen Psychopathologie verwurzelte menschliche Haltung gegenüber den Patienten wird in mehreren Schilderungen erwähnt. Im Sinne der geschulten Einfühlung brachte er für einen Klinikleiter überraschend viel Zeit für Patienten auf, wobei ihm nach Erinnerung von Zeitzeugen ein phänomenales Gedächtnis für die Details der einzelnen Lebenswege und Erkrankungen der Patienten zur Verfügung stand.[1177] Reuster schrieb im Nachruf:

> »Den Umgang mit Patienten – als Theorie eine Domäne der anthropologischen Psychiatrie – hat er in der Klinik viel weniger gepredigt als einfach auf seine Weise praktiziert; und wer seine Visiten begleiten durfte, entwickelte ein Gefühl dafür, wie es geht. Vieles kann man lehren, das Wichtigste manchmal nur vorleben. (Er schrieb: ›Die der Praxis entspringende Intuition eilt der Theorie oft voraus. Dies hat zur Folge, dass oft das Beste der Therapie nicht anders als persönlich weitergegeben werden kann.‹) Zum Beispiel den unerschütterlichen Respekt vor jedem Patienten, der in einem schwer sagbaren Sinn seiner Existenz galt, seinem Überhaupt-Dasein und seinem So-Dasein;

1175 Zit. n. Hildenbrand, Soziologie, S. 15f.
1176 Zit. n. Reuster, memorian, S. 59.
1177 Unser Dank gilt Frau Claudia Born für ihre freundliche Auskunft und ihre persönliche Erinnerung an Wolfgang Blankenburg bei einem Gespräch in Marburg (Januar 2012), ebenso Christian Kupke, Telefonat am 5.2.2019.

oder dass es bisweilen ein Ringen ist, welches Arzt und Patient verbindet, aber das Ergebnis ein Zuwachs an Freiheit. (…)
Es ging nie um Dogmen. Blankenburg, der soviel wusste, der sich kraftvoll und manchmal eigensinnig durchzusetzen verstand – er wusste genau, wie wenig überhaupt endgültig gesagt werden kann.«[1178]

In der ihm verbleibenden Dekade nach seiner Emeritierung im Jahr 1993 blieb Blankenburg nicht untätig. Er engagierte sich fortgesetzt in der Psychotherapeuten-Weiterbildung sowie der Supervision in der Klinik und fuhr regelmäßig zu einem psychiatrisch-philosophischen Arbeitskreis in Heidelberg.[1179] Weiterhin erschienen wissenschaftliche Publikationen.[1180] Mit dem Beginn der Tätigkeit seines Nachfolgers sah er schnell, wie das disziplinäre Pendel stark in Richtung einer biologisch-neurowissenschaftlichen Psychiatrie und Hirnforschung ausschlug.

Nachwirkungen Blankenburgs – ein aktuelles Beispiel

In dem Jahr, als Blankenburg sich entschied, den Ruf nach Marburg anzunehmen, erschien ein programmatischer Text zum Verhältnis von Psychiatrie und Philosophie, den er während seiner Bremer Jahre erarbeitet hatte und der auch seine Position in den Marburger Jahren bestimmte. Darin setzte er sich speziell mit jenen Widerständen in der zeitgenössischen Psychiatrie auseinander, die sich gegen ein Eindringen »philosophischer Besinnung« wehrten. Er beobachtete einen »Rückgang im Austausch zwischen Psychiatrie und Philosophie in den letzten 15 Jahren«.[1181] Zwei Vorwürfe hielt Blankenburg als Erklärungen für ursächlich. Erstens: Das angeblich »Spekulative« des Philosophierens werde als Gefahr für die empirische Forschung angesehen, ein Vorbehalt, der aus seiner Sicht nicht neu und zudem unbegründet war. Zweitens: Die philosophische Besinnung bleibe »kontemplativ«. Sie könne, so die Kritik von Fachvertretern in der damaligen Literatur,

»›vielleicht der persönlichen Zwiesprache des Kranken mit dem Arzt‹ (…) zugute kommen, nicht aber die verheerende Lage des Großteils der in den psychiatrischen Krankenhäusern unterbrachten Patienten beheben. Die Situation des psychisch

1178 Zit. n. Reuster, memoriam, S. 59.
1179 Vgl. Kraus, Blankenburg, S. 1030.
1180 Als Beispiele seiner Veröffentlichungen nach und vor der Emeritierung in den Marburger Jahren seien hier nur einige genannt. Für einen weitgehend vollständigen Überblick auf die Literaturliste sei erneut auf den bereits erwähnten Band »Psychopathologie des Unscheinbaren« von Martin Heinze verwiesen (s. o.): Blankenburg, Differenzierung; ders., Wirkfaktoren; ders., »Freedom«; ders., Ethnopsychiatrie.
1181 Blankenburg, Psychiatrie, S. 828.

Kranken nicht nur zu verstehen, sondern mit größtmöglicher Breitenwirkung faktisch zu verbessern, wurde zum vordringlichen Ziel. Bedeutet dies, daß keinerlei Beziehungen zwischen philosophierender und reformierender (wenn nicht sogar revolutionierender) Psychiatrie bestünden?«[1182]

Aus Blankenburgs Sicht war das Gegenteil nachweisbar. Er verwies auf positive Beispiele in Vergangenheit und Gegenwart und benannte hierfür Walter von Baeyer, Casper Kulenkampff oder Erich Wulff. Von Baeyer habe schon 1951 das Problem der »Schranke zwischen dem psychisch Kranken und der Gesellschaft« in einem Beitrag thematisiert.

Als dritten und vielleicht wichtigeren Grund für den Rückgang der philosophischen Orientierung in der Psychiatrie machte Blankenburg darin aus, dass die in ihr vertretenen Richtungen durch »mangelnde Einigkeit«[1183] geschwächt würden. Wissenschaftskulturelle Prägungen und berufspolitische Interessen erschienen ihm besonders prekär und hinderlich, er schrieb:

»Die Querverbindungen ließen zu wünschen übrig. Wechselseitige Geringschätzung, Skepsis, Polemik oder Ignorierung hemmten nicht selten den Fortschritt. In dem Bestreben, den eigenen Stollen möglichst weit in den Berg abzutragender Probleme voranzutreiben, fehlte es an Umsicht und Kooperation. Schulbildungen erschwerten ein Voranschreiten auf breiter Basis.«[1184]

Abgesehen von dem Indiz dafür, warum Blankenburg vielleicht aus Überzeugung nie selbst eine Schule aufzubauen gedachte, legte er mit dieser Kritik eine klare Diagnose seiner damaligen Profession vor, die eine bemerkenswert aktuelle Parallele hat. Allerdings handelt es sich genau besehen wiederum nicht um ein neues Problem. Blankenburgs Überlegungen zielen auf einen tieferen historischen Zusammenhang der Entwicklung von Psychiatrie und Hirnforschung, der noch immer spürbar und wirksam ist.

Vor dem Hintergrund, dass den Neurowissenschaften in letzter Zeit Vorwürfe wegen nicht einhaltbarer Versprechen, perspektivischer Engführung und methodischer Eindimensionalität bei der Ursachensuche psychischer Störungen gemacht wurden, bietet gerade die einigen damals als deplatziert-überholt erscheinende Zugangsweise Blankenburgs Anknüpfungspunkte zum Menschen in dessen sozialem und kulturellem Umfeld. Speziell die Ursachen und das Zustandekommen der von Blankenburg seit der Nachkriegszeit untersuchten Schizophrenie sind trotz der beachtlichen Wissensvergrößerung durch neurowissenschaftliche Forschungen auf molekularer und zellulärer (proteomics), neuerer physiologischer und anatomischer (connectomics) sowie psychisch-kognitiver Ebene noch immer unverstanden geblieben – wie die Entstehung von

1182 Ebd.
1183 Ebd., S. 829.
1184 Ebd.

menschlichem Bewusstsein überhaupt. Es klafft fortgesetzt eine frappierende Verständnislücke zwischen erkannten Struktur-Funktionszusammenhängen der materiell-biologischen »Bausteine« des Gehirns und seiner Plastizität einerseits und den überkomplexen, auch mittels Computersimulationen kaum darstellbaren Prozessen höherer kognitiver Fähigkeiten und des Verhaltens andererseits.

Seit wenigen Jahren fordern selbst Gruppierungen aus der biomedizinisch und neurowissenschaftlich-psychiatrischen community eine Mäßigung. Die Verkündung zeitnaher revolutionärer Durchbrüche in der Aufklärung und Therapie psychischer Erkrankungen halten sie für verantwortungslos. Solche Versprechen waren nach der Jahrtausendwende in allgemeiner Aufbruchsstimmung vor allem unter grundlagenwissenschaftlich orientierten Fachvertretern gegenüber der breiteren Öffentlichkeit formuliert worden. Im Jahr 2004 war die Rede von einer bevorstehenden »kopernikanischen Wende« in der neurowissenschaftlich fundierten Biomedizin.[1185] Die Promotoren der neuen (Selbst-)Kritik dagegen nennen unter Aufruf zu einer »reflexiven Neurowissenschaft« die Hauptprobleme der rezenten Hirnforschung beim Namen, erstens: noch immer das Fehlen einer konzisen übergreifenden Theorie von Gehirn und Bewusstsein sowie zweitens: die allseits dominierenden naturalistischen Annahmen. Letztere verhindern, was notwendig sei, um die hoch komplexen wissenschaftlichen Herausforderungen bezüglich des gesunden und erkrankten Geistes anzugehen: ein gegenseitiger multidisziplinärer Brückenschlag von Neurowissenschaften, Psychologie, Philosophie und den Sozial- und Kulturwissenschaften. Entsprechend sei es geboten, endlich die alleinige Fokussierung auf das Gehirn aufzugeben und dieses – methodologisch gesprochen – gesamtheitlich in den Körper des Menschen im Kontext seiner Umwelt zu integrieren.[1186]

Geradezu wie unter einem Brennglas werden hierin die Erfahrungen und Pendelausschläge der Psychiatrie im geschichtlichen Bogen vom 19. zum 21. Jahrhundert als Synthese zum Ausdruck gebracht, wie sie Blankenburg als Beobachter deutlich erkannte. Es überrascht bezüglich dieser selbstkritischen Interpretation nicht so sehr, dass sich auch Verbindungen zur Marburger Psychiatrie herstellen lassen. Denn in diese Gegenbewegung können die Bemühungen der deutschsprachigen phänomenologisch-daseinsanalytischen Psychiatrietradition eingeordnet werden.[1187] Ihre Protagonisten setzen sich für

1185 Siehe Das Manifest.

1186 Vgl. Tretter et al., Memorandum.

1187 Zu den Mitwirkenden des Memorandums »Reflexive Neurowissenschaft« zählt unter anderen neben Hans A. Braun aus der AG Neurodynamik am Institut für Physiologie und Pathophysiologie der Philipps-Universität auch der erwähnte Thomas Fuchs, Klinik für

eine Renaissance und Weiterentwicklung von Blankenburgs Konzepten ein. Diese bewegen sich in jenen transdisziplinären Zwischenräumen und Grenzzonen, durch welche das innere Spannungsfeld der »modernen« Psychiatrie seit der zweiten Hälfte des 19. Jahrhunderts maßgeblich geprägt war. Welche Impulse Blankenburgs Phänomenologie infolge der internationalen Wahrnehmung, insbesondere im asiatischen Raum setzen konnte, bedarf zukünftig der Beobachtung und Untersuchung. Nicht nur von daher ist also die Frage nach der langfristigen Bedeutung dieses vermeintlich unscheinbaren Abschnitts der Marburger Psychiatriegeschichte unter Blankenburgs Einfluss wohl noch nicht beantwortet.

VI.4 Jürgen-Christian Krieg und die Marburger Psychiatrie auf dem Weg ins 21. Jahrhundert

Der Wechsel auf dem Lehrstuhl für Psychiatrie von Wolfgang Blankenburg zu Jürgen-Christian Krieg kam einer Zäsur gleich. In ihrer wissenschaftlichen Ausrichtung hätten die beiden Psychiater kaum unterschiedlicher sein können. Auf den anthropologisch bzw. daseinsanalytisch orientierten Blankenburg folgte mit Krieg ein Mediziner, dessen Fundament eindeutig die Naturwissenschaft war.[1188] Will man nun im Folgenden Kriegs Werdegang und sein Wirken während der Marburger Jahre rekonstruieren, ist eine methodische Akzentverschiebung vonnöten. Basiert die hier vorliegende Marburger Psychiatriegeschichte bis hierher vornehmlich auf Archivquellen verschiedener Provenienz, so war diese Herangehensweise für die »neueste Zeitgeschichte« nur noch eingeschränkt möglich. Personen- bzw. datenschutzrechtliche Bestimmungen standen dem genauso entgegen wie die Tatsache, dass eine Vielzahl neuer Quellen archivalisch noch nicht erschlossen ist. Den Blick auf Kriegs Amtszeit ermöglicht stattdessen – neben einschlägiger Primär- und Sekundärliteratur – ein Zeitzeugengespräch, das die beiden Autoren während der Recherchen zu diesem Buch mit ihm führen durften.[1189]

Allgemeine Psychiatrie bzw. Zentrum für Psychosoziale Medizin des Universitätsklinikums Heidelberg.

1188 Vgl. Remschmidt, Kontinuität, S. 332.

1189 Das Gespräch mit Jürgen-Christian Krieg fand am 16. 1. 2012 statt. Ergänzend hierzu konnte einer der Autoren am 5. 1. 2019 noch ein Telefongespräch mit Herrn Krieg führen. Wurden aus den beiden Gesprächen im Text Zitate oder konkrete Angaben übernommen, so sind diese in den Fußnoten kenntlich gemacht.

Werdegang[1190]

Die Max-Planck-Gesellschaft war der Ort, an dem Jürgen-Christian Krieg als Wissenschaftler sozialisiert wurde. Bereits während seines Medizinstudiums an der Ludwig-Maximilians-Universität forschte er 1966/67 als Promotionsstipendiat am MPI für Psychiatrie. Nach Abschluss seiner Dissertation, die er 1969 über »radioaktive Phosphorwolframsäure als Marker zur Anreicherung synaptischer Membrankomplexe aus Gehirnhomogenat« verfasste,[1191] und seiner Approbation als Arzt im darauffolgenden Jahr wechselte er an das MPI für Experimentelle Medizin nach Göttingen. Hier war er primär als Molekularbiologe tätig. Sein Forschungsbereich erstreckte sich dabei von der Charakterisierung biologischer Membranen über Untersuchungen zur embryonalen Entwicklung des Nervensystems oder der Rolle von RNA-Viren bis hin zur Erforschung zellulärer Regulationsprozesse.

Nach acht Jahren in Göttingen entschloss sich Jürgen-Christian Krieg, in die Medizin zurückzukehren und Psychiater zu werden. Nach Zwischenstationen an der Neurologischen Universitätsklinik in Tübingen und am Bezirkskrankenhaus Kaufbeuren wechselte er an das MPI für Psychiatrie nach München. An seinem neuen alten Arbeitsplatz gab es zu dieser Zeit intensive Bestrebungen, die psychiatrische Diagnostik und Befunderhebung zu standardisieren. Auf Krieg hatten die Münchener Standardisierungsbemühungen nachhaltigen Eindruck gemacht. Sein Ziel war es fortan, eine Psychiatrie zu erlernen, die frei von wertender Terminologie bzw. ätiologischen Konzepten war und sich darauf konzentrierte, exakt beschreibend einen Befund zu erheben. War dies der erste klinische Eckpfeiler seiner psychiatrischen Ausbildung, so war die Neurobiologie der zweite.

Am MPI für Psychiatrie gab es in den 1980er Jahren einen starken neurobiologischen Schwerpunkt. Krieg, der als Wissenschaftler in München an seine Göttinger molekularbiologische Arbeiten anknüpfen konnte, führte an Patienten, die unter Depressionen, Angst- oder Essstörungen litten, neuroendokrinologische, neuropharmakologische und schlafphysiologische Studien durch. 1987 wechselte er als leitender Oberarzt an die von Florian Holsboer geleitete Universitätsnervenklinik nach Freiburg. Im Breisgau habilitierte sich Krieg mit einer Arbeit über »psychobiologische Untersuchungen bei Anorexia nervosa und Bulimia nervosa« für das Fach Psychiatrie.[1192] 1989 folgte er seinem Chef Holsboer, der einen Ruf als Direktor des MPI für Psychiatrie erhalten hatte, und

1190 Die nun folgenden Angaben zum Werdegang vor seiner Berufung nach Marburg basieren auf erwähnten Zeitzeugengesprächen wie auch auf einem selbstverfassten Lebenslauf, den Jürgen-Christian Krieg uns dankenswerter Weise zur Verfügung gestellt hat.

1191 Krieg, Phosphorwolframsäure.

1192 Krieg, Psychobiologische Untersuchungen.

kehrte als Stellvertretender Direktor des Klinischen Instituts am MPI nach München zurück. 1993 wurde Jürgen-Christian Krieg auf den Lehrstuhl für Psychiatrie nach Marburg berufen.

Der Kurswechsel, den die Berufung Kriegs für die Marburger Universitätspsychiatrie mit sich brachte, war sicherlich kein Zufall, sondern von der Medizinischen Fakultät genau so beabsichtigt. Passgenau erfüllte der neue Ordinarius die Anforderungen, die man zu Beginn der 1990er Jahre an einen Hochschulpsychiater stellte. Als forschungsstarker biomedizinischer Wissenschaftler spiegelte sein Portfolio allgemeine medizinisch-psychiatrische wie auch hochschul- bzw. wissenschaftspolitische Trends wieder.[1193] Bevor Kriegs Wirken in Marburg analysiert wird, sollen diese überregionalen, teilweise sogar globalen Entwicklungslinien, die eben auch auf die Marburger Universitätsmedizin ausstrahlten, konturiert werden.

Die Universitätspsychiatrie im Kontext von Hochschulwettbewerb, Drittmittelwende und Biomedizin

»Wettbewerb« und »Konkurrenz« sind spätestens seit den 1990er Jahren fester Bestandteil jedweder hochschulpolitischen Debatte. Deregulierung und eine stärkere finanzielle Autonomie der Hochschulleitungen sollten es den Universitäten ermöglichen, sich auch international als Konkurrenten zu positionieren.[1194] Der verstärkte universitäre Wettbewerb um Finanzmittel korrespondierte dabei mit einem globalen Trend, der bereits zwei Jahrzehnte früher begonnen hatte. In Zeiten wirtschaftlicher Rezession und fortschreitender Geldentwertung, von denen nahezu sämtliche Volkswirtschaften der westlichen Industrienationen betroffen waren, wurden im Laufe der 1970er Jahren die Rufe nach einem schlanken Staat laut.[1195] Die Forderungen nach weniger Schulden und Bürokratie, nach einer Flexibilisierung des Arbeitsmarktes, nach mehr Wettbewerb und Konkurrenz bzw. Eigeninitiative und Unternehmertum wie generell nach einer »Vermarktlichung« der Lebenswelten machten auch vor den Universitäten nicht halt. Sie gerieten unter einen erhöhten Ökonomisierungs-, Spar- und Effizienzdruck.[1196]

Ein Weg aus der Krise versprach das externe Einwerben von Finanzmitteln. Die Drittmittelakquise bedeutete für die Universitäten jedoch schon recht bald

1193 Generell zum Einfluss dieser zeitgenössischen Trends auf die deutsche Universitätsmedizin siehe Rauh, »Époque«, S. 375–400.

1194 Siehe Schreiterer, Hochschulen. Der Text ist beziehbar unter: http://www.bpb.de/gesellschaft/bildung/zukunft-bildung/185865/hochschulen-im-wettbewerb (10.11. 2018).

1195 Siehe hierzu Doering-Manteuffel/Raphael, Boom sowie Ther, Ordnung.

1196 Vgl. Lengwiler, Kontinuitäten, S. 14.

sehr viel mehr, als den Alltag in Forschung und Lehre am Laufen zu halten. Das Drittmittelbudget avancierte zu einem Gradmesser der (wissenschaftlichen) Leistungsfähigkeit einzelner Hochschulen, ihrer Fakultäten und Institute.[1197] Insofern überrascht es nicht, dass auch die Berufungskommissionen der Medizinischen Fakultäten zunehmend auf das Drittmittelkonto der möglichen Ordinarien achteten. Im Übrigen hatte die Anzahl bzw. die Höhe eingeworbener Forschungsmittel schon recht bald Einfluss auf die Hierarchiebildung innerhalb der Universitätsmedizin. Als stabilste Währung galten die Sonderforschungsbereiche. Dabei lag der Forschungstrend in den 1990er Jahren eindeutig auf interfakultären bzw. interdisziplinären biowissenschaftlichen Großprojekten.[1198]

Innerhalb der Universitätsmedizin herrschte in den 1990er Jahren großer Fortschrittsoptimismus. Es machte sich die Erwartungshaltung breit, ein »biomedizinische[s] Jahrhundert« stehe bevor.[1199] Zwei Entwicklungen wurden dabei als herausragend in ihrer Bedeutung erachtet. Zunächst einmal war dies der Glaube an eine »genetische Revolution«. Innerhalb der medizinischen scientific community war man sich sicher, dass aufgrund einer »Explosion biomedizinischen Wissens« bald schon eine beträchtliche Ausweitung molekularer Diagnostik und somatischer Gentherapie bevorstehe. Denn auch in der mikroelektronischen Medizintechnik vollzögen sich regelrechte Quantensprünge. Alles in allem könne kein Zweifel daran bestehen, so die unter den führenden Köpfen der deutschen Universitätsmedizin weit verbreitete Meinung, dass »sämtliche Sparten der Medizin (…) von beiden Polen her durchdrungen« werden, »von der Molekulargenetik und von der physikalisch-technischen Medizin mit ihren elektronischen Geräten«. Biomedizinische Methodik und elektronisches High-Tech wurde in verstärktem Maß auch in der psychiatrischen Wissenschaft angewandt.

Das Zeitalter der »biologischen Psychiatrie« war im ausgehenden Jahrtausend bereits in vollem Gang. Seit den 1970er Jahren hatten biochemische, molekularbiologische und genetische Forschungen das Wissen über psychische Erkrankungen erweitert. Die Entdeckung und Zuordnung von Neurotransmittern und Neurorezeptoren war dabei ein ebenso bedeutsamer Schritt wie die Möglichkeit, die Affinität von Psychopharmaka bestimmten Transmittersystemen und deren Hirnregionen zuzuordnen.[1200] Die moderne Molekularbiologie wiederum ging von dem biologischen Modell des Menschen aus. Durch die

1197 Als zeitgenössische Publikation siehe etwa Wissenschaftsrat, Drittmittel.

1198 Vgl. Rauh, »Époque«, S. 391.

1199 So die Überzeugung des Erlanger Virologen Bernhard Fleckenstein. Seine euphorische Erwartungshaltung kann dabei durchaus als Pars pro toto für die deutsche Universitätsmedizin gelten. Siehe Fleckenstein, Medizin.

1200 Vgl. Finzen, Pendel, S. 124f.

molekularbiologische Methodik taten sich auch für die Genforschung ungeahnte Möglichkeiten auf. Es konnte gezeigt werden, dass Erbvorgänge auf molekulare Prozesse im genetischen Material der DNA zurückzuführen sind. Die Sequenzierung des menschlichen Genoms wurde weitgehend abgeschlossen. Geradezu euphorisch bezog man vor allem zu Beginn auch psychische Erkrankungen auf spezielle Sequenzvarianten.[1201]

Auch der neurobiologische Forschungstrend der Psychiatrie manifestierte sich durch neue Errungenschaften in der Medizintechnologie. Eine wichtige Voraussetzung hierfür war die Einführung der Computer-Tomographie (CT) im Jahr 1973. Hierdurch konnten zum Beispiel die früher mittels Pneumenzephalographie gefundene Ventrikelerweiterung bei chronisch, schwer kranken Patienten mit Schizophrenie vielfach repliziert werden. Für einen großen Erkenntniszuwachs sorgten ab Mitte der 1980er Jahre funktionelle bildgebende Verfahren, die neurophysiologische Vorgänge in allen Teilen des Gehirns sichtbar machten und es ermöglichen sollten, den »Geist bei der Arbeit« (Michael Hagner) zu beobachten.[1202] Im klinischen Bereich gewährleisteten die bildgebenden Verfahren eine neue Art der Ausschlussdiagnostik manifester, grober hirnorganischer Ursachen für psychopathologische Symptome. Darüber hinaus ließen sich auf diese Weise in der Forschung bestimmte psychische Funktionen und affektive Vorgänge bestimmten Hirnnetzwerken zuordnen. So konnte beispielsweise herausgefunden werden, dass das visuelle System in zahlreichen verschiedenen corticalen Arealen repräsentiert ist.[1203]

Das Primat des Biologischen in der Psychiatrie ist indes nicht unwidersprochen geblieben. Wiederholt wurde vor allem Kritik an einer einseitigen genetischen Fixierung im Hinblick auf Ätiologie und Verlauf psychischer Erkrankungen geäußert. In diesem Zusammenhang wurde bei manchen Forschern eine frappierende Eindimensionalität konstatiert, bei der die Einflussfaktoren der belebten Umwelt keine Rolle mehr spielen würden. Darüber hinaus waren die großen Fortschritte, die vor allem in der Grundlagenforschung erzielt worden sind, für den therapeutischen Alltag nur selten relevant.[1204] Diese zeitgenössischen Monita in Bezug auf »biologische vs. soziale vs. psychotherapeutische Psychiatrie« und deren Vertreter, sollten jedoch nichts daran ändern, dass biomedizinische Forschungen ab den 1990er Jahren den unumstrittenen Mainstream innerhalb der psychiatrischen Wissenschaften darstellten. In Anbetracht dessen war es zweifelsohne eine strategische Grundsatzentscheidung der Medizinischen Fakultät Marburg, nach der Emeritierung Blankenburgs den Lehr-

1201 Siehe Schott/Tölle, Geschichte, S. 216–218.
1202 Hagner, Geist.
1203 Vgl. Schott/Tölle, Geschichte, S. 214–216.
1204 Siehe hierzu: Finzen, Pendel.

stuhl für Psychiatrie mit dem Neurobiologen Jürgen-Christian Krieg neu zu besetzen.

Biologisierung und Professionalisierung der Marburger Universitätspsychiatrie

Mit Beginn der 1990er Jahre hatten sich auch an der Medizinischen Fakultät, so Jürgen-Christian Krieg auf seine Anfänge in Marburg zurückblickend, »neurobiologische Kräfte« formiert.[1205] Zunehmend konkreter wurden Pläne, die Neurobiologie innerhalb der Universitätsmedizin zu stärken bzw. zu exponieren. Der neue Psychiatrie-Ordinarius kam bei derlei Bestrebungen »wie gerufen«. Zusammen mit der Kinder- und Jugendpsychiatrie, Neurologie, Anatomie und Physiologie baute Krieg einen interdisziplinären neurobiologischen Forschungsschwerpunkt auf. Diese Kooperation mündete in einer Vielzahl an Forschungsaktivitäten, deren bedeutendste wohl der 1997 bewilligte Sonderforschungsbereich (SFB) 297 über »Mechanismen neuro-immun-endokriner Interaktionen« war. Der Forschungsverbund untersuchte die Interaktionsmechanismen zwischen Nervensystem, Immunsystem und endokrinem System. Methodisch lag der Schwerpunkt auf der Neuroanatomie, Zellbiologie, Systemphysiologie, Immunologie und der klinischen Forschung. Die Marburger Universitätspsychiatrie war nicht nur an der Vorbereitung, sondern auch an der Durchführung des SFBs beteiligt. Krieg leitete den Teilbereich über die »chronische Aktivierung der Hypothalamus-Hypophysen-Nebennieren-Rindenachse als neuroendokrin-immunologische Basisstörung bei depressiven Patienten«.[1206]

Ebenfalls von der Deutschen Forschungsgemeinschaft gefördert wurde die vom Marburger Pharmakologen Josef Krieglstein initiierte Forschergruppe »Neuroprotektion: Wachstumsfaktoren und Sauerstoffradikalfänger«. Auch die Universitätspsychiatrie war hierbei mit einer Arbeitsgruppe vertreten.[1207] Weitere Forschungsförderung erfuhr der Psychiatrie-Lehrstuhl unter anderem vom Bundesministerium für Bildung und Forschung, der Volkswagenstiftung, der deutschen Krebshilfe oder auch aus der Industrie.[1208] Generell dürfte Krieg im Hinblick auf das Einwerben von Drittmitteln die in ihn gesetzten Erwartungen erfüllt haben. Auffällig ist auch, dass seit Kriegs Amtsübernahme Forschungsergebnisse überwiegend in englischer Sprache publiziert wurden. Im Angesicht einer durch Digitalisierung und Globalisierung immer enger vernetzten Wis-

1205 Zeitzeugengespräch Jürgen-Christian Krieg vom 16.1.2012.
1206 Siehe Projektbeschreibung und Aufschlüsselung der Teilbereiche auf der DFG-Homepage unter: http://gepris.dfg.de/gepris/projekt/5476542 (11.11.2018).
1207 Zeitzeugengespräch Jürgen-Christian Krieg vom 5.1.2019.
1208 Vgl. Krieg, Forschung, S. 224.

senschaftsgemeinde war dieser Schritt nur folgerichtig; er wird sich zudem vermutlich nicht negativ auf den Impact-Faktor ausgewirkt haben.

Was die Inhalte seiner Forschungen betrifft, fokussierte sich Krieg vornehmlich auf jene Felder, die er bereits am Münchener MPI für Psychiatrie bearbeitet hatte. Unter seiner Leitung wurden auch in Marburg neuroendokrinologische, neuropharmakologische und schlafphysiologische Studien insbesondere an Patienten durchgeführt, die unter affektiven Störungen litten. Patienten, die an Depressionen oder Angststörungen erkrankten waren, stellten auch das Hauptklientel der Psychiatrischen Universitätsklinik in Marburg dar. Darüber hinaus fanden klinische Forschungen ebenfalls bei Schizophrenie-Patienten und Demenzkranken statt. So wurde beispielsweise bei Demenz-Kranken eine Erhebung ihres Tag-Nacht-Rhythmus unter Messung ihres Schlafes mittels Polysomnographie durchgeführt. Über die durch das Schlaf-EEG erfasste neuronale Aktivität sollten die Kenntnisse über die pathophysiologischen Grundlagen der Erkrankungen erweitert werden.[1209] Im vorklinischen Bereich stand die Wirkung von Steroiden im Zentrum des Interesses. So wurden in einem Forschungsprojekt des neurobiologischen Labors der Psychiatrischen Klinik, auch die Implementierung dieses Labors ging auf Kriegs Betreiben zurück,[1210] die neuroprotektiven Wirkungen von Östrogenen und anderen Steroiden in verschiedenen Modellen des Zentralen Nervensystems untersucht.[1211]

Von Beginn an eng kooperierten die Marburger Erwachsenenpsychiater mit der von Helmut Remschmidt geleiteten Klinik für Kinder- und Jugendpsychiatrie,[1212] insbesondere mit der dort angesiedelten DFG-Klinischen Forschergruppe »Genetische Mechanismen der Gewichtsregulation«. Zusammen bearbeitete man Fragestellungen zur Genese von durch Psychopharmaka hervorgerufenen Gewichtsveränderungen.[1213] Im Übrigen dürfte der stark neurobiologisch bzw. genetisch orientierte und innerhalb der Medizinischen Fakultät überaus einflussreiche Remschmidt eine treibende Kraft hinter Kriegs Berufung gewesen sein. Dabei rückte die Marburger Universitätspsychiatrie im Verlauf der 1990er Jahre, so die retrospektive Einschätzung Kriegs, thematisch wieder näher an den Fachbereich Humanmedizin heran, zu der es unter der Ägide des »Psychiater-Philosophen« Blankenburg recht wenige Berührungspunkte gegeben hatte. Er habe, so Krieg, in seinen ersten Jahren bei den Fakultätskollegen erst einmal Überzeugungsarbeit leisten müssen, dass es sich bei der Psychiatrie sehr wohl um ein medizinisches Fach handele. Da er ausgewiesener Naturwis-

1209 Siehe Hemmeter, Forschungsschwerpunkt.
1210 Vgl. Remschmidt, Kontinuität, S. 589.
1211 Siehe hierzu ausführlich Vedder, Forschungsschwerpunkt.
1212 So auch die Einschätzung in Remschmidt, Kontinuität, S. 332 bzw. S. 590.
1213 Vgl. Krieg, Forschung, S. 226.

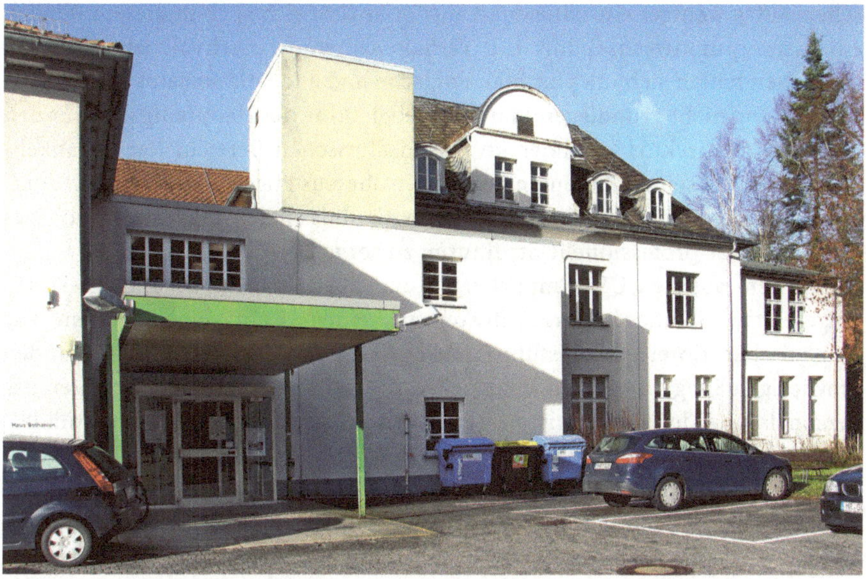

Abb. 47: Haus Bethanien, Tagesklinik unter Blankenburg, von Krieg geschlossen und als Labortrakt genutzt

senschaftler war, gestalteten sich die Integrationsbemühen jedoch als nicht besonders schwierig.[1214]

Generell erlebte Krieg die Atmosphäre innerhalb der Marburger Universitätsmedizin als vergleichsweise entspannt und angenehm. Von einer politisch aufgeladenen Stimmung, wie er sie im Nachgang der 68er-Unruhen unter den Münchener Studenten erlebt hatte, war zumindest nach seinem Dafürhalten kaum mehr etwas zu spüren. Und selbst die Kooperation im »Medizinischen Zentrum für Nervenheilkunde«, die unter den Marburger Psychiatern über viele Jahre hinweg für großen Verdruss gesorgt hatte, gestaltete sich zumeist als konstruktiv. Jürgen-Christian Krieg, der von 1996 bis 2008 Geschäftsführender Direktor des Nervenzentrums war, fand mit den anderen nervenheilkundlichen Klinikdirektoren am Ortenberg, namentlich mit Helmut Remschmidt (Kinder- und Jugendpsychiatrie), Wolfgang-Hermann Oertel (Neurologie) und Siegfried Bien (Neuroradiologie) einen gut funktionierenden Modus der Zusammenarbeit.[1215]

Während der Übergang von Wolfgang Blankenburg zu Jürgen-Christian Krieg hinsichtlich der wissenschaftlichen Ausrichtung als Paradigmenwechsel bezeichnet werden kann, fielen die Veränderungen im (psycho-)therapeuti-

1214 Zeitzeugengespräch Jürgen-Christian Krieg vom 16.1.2012.
1215 Zeitzeugengespräch Jürgen-Christian Krieg vom 5.1.2019.

schen Alltag weniger einschneidend aus. Zwar lässt sich auch in diesem Bereich ein Schwerpunktwechsel hin zur Verhaltenstherapie nachvollziehen. Davon abgesehen hatten sich die pharmakologische und auch die sozialpsychiatrische Behandlung nicht grundlegend unterschieden. Eine der Hauptaufgaben für den neuen Klinikdirektor lag indes im organisatorischen Bereich. Nach Blankenburg, der zwar seinen Patienten gegenüber überaus zugewandt war, als Klinikleiter jedoch ein eher genialisches Amtsverständnis an den Tag legte,[1216] oblag es Krieg, hier für professionelle Strukturen zu sorgen.

Mit dem aus den USA importierten und dort auch im Gesundheitswesen eingesetzten Balanced-Scorecard-Konzept, einem Management-System zur strategischen Unternehmensführung, sah Krieg die Möglichkeit gegeben, den schwierigen Spagat zwischen finanziellen Anforderungen, den Kapazitäten des Personals und den Bedürfnissen der Patienten zu gewährleisten – zumindest lässt sich dies aus einer Publikation von ihm aus dem Jahre 2002 schließen.[1217] Auch wenn das Konzept letztlich in seiner Klinik nicht zur Anwendung kam, macht Kriegs Beschäftigung damit doch deutlich, dass unter dem Eindruck stärker werdender ökonomischer Zwänge bei den Leitern von Universitätskliniken Management-Fähigkeiten gefragt waren. Für die Marburger Universitätspsychiatrie galt dies seit 1995 umso mehr, hatte die Klinik doch ab diesem Zeitpunkt teilweise die psychiatrische und psychotherapeutische Pflichtversorgung für etwa 85.000 Einwohner aus Marburg und Umgebung zu leisten. Die Dringlichkeit, unter wirtschaftlichen Prämissen für eine adäquate Bettenauslastung zu sorgen, nahm zu – der Konkurrenzdruck auch.

Auf dem Feld der Krankenversorgung herrschte in den 1990er Jahren zunächst große Konkurrenz zwischen Psychiatern und Psychologen. Wie Jürgen-Christian Krieg sich erinnert, drängten auch in Marburg die psychologischen Institute in die psychiatrische Krankenversorgung hinein. Dies konnte auch deshalb geschehen, so Krieg, da die Psychiatrie vor allem im Hinblick auf die Verhaltenstherapie die Entwicklung zunächst verschlafen hatte. Die Psychologen hatten sich intensiver mit ihr auseinandergesetzt und vermochten deshalb auch ihre verhaltenstherapeutische Methodik wissenschaftlich besser zu begründen. Als psychologische Psychotherapeuten avancierten sie zu einer ernstzunehmenden Konkurrenz für die Psychiatrie.[1218] Dabei hatten die Psychologen auch den Vorteil, in der Bevölkerung über einen besseren Leumund zu verfügen, da viele Menschen sich vor dem Stigma, ein Psychiatriepatient zu sein, fürchteten. In der Praxis war es dann für gewöhnlich so, dass die leichteren Fälle

1216 Zeitzeugengespräch Michael L. Schäfer vom 16.1.2012.
1217 Dick/Krieg/Schreiber, »Scorecard«.
1218 Zeitzeugengespräch Jürgen-Christian Krieg vom 16.1.2012.

bei Psychologen in ambulanter Behandlung waren und die schweren Fälle in die Universitätspsychiatrie kamen.[1219]

Jürgen-Christian Krieg sollte es in Marburg gelingen, auf dem Feld der Psychotherapie verlorenes Terrain für die Psychiatrie zurückzugewinnen. So wurde nach Manfred Pohlens Ausscheiden 1998 der Lehrstuhl für Psychotherapie nicht mehr neu besetzt. Pohlens Klinik für Psychotherapie und Verhaltensmedizin wurde zunächst interimsmäßig von Krieg geleitet, um schließlich 2001 vollends in die Psychiatrische Klinik integriert zu werden.[1220] Krieg vermutet primär wirtschaftliche Gründe hinter der Entscheidung des Fachbereichs Medizin, die Eigenständigkeit der Psychotherapie aufzugeben.[1221] Darüber hinaus war die Marburger Universitätspsychiatrie mittlerweile auf dem Feld der Psychotherapie zw. Verhaltensmedizin deutlich professioneller aufgestellt, wenngleich deren Ausrichtung kaum im Sinne Pohlens gewesen sein dürfte.

Am 12. April 1999 wurde auf Initiative der Lehrstühle für Psychiatrie und für Kinder- und Jugendpsychiatrie das Marburger »Institut für Verhaltenstherapie und Verhaltensmedizin« (IVV) gegründet.[1222] Noch im gleichen Jahr erfolgte die Anerkennung durch die Kassenärztliche Vereinigung Hessen für das Richtlinienverfahren Verhaltenstherapie (Erwachsene sowie Kinder und Jugendliche). Die Etablierung des Instituts sollte auch weiterhin schnell voranschreiten. So wurde das IVV bereits im darauffolgenden Jahr durch die hessische Landesärztekammer anerkannt und zur Psychotherapie-Weiterbildung ermächtigt. Jürgen-Christian Krieg avancierte bei der Gründung zum 1. Vorsitzenden des IVV und sollte es bis 2009 bleiben. Als 2. Vorsitzender fungierte von 1999 bis 2007 Helmut Remschmidt.

Die Intention der Gründerfiguren war es vor allem gewesen, angehenden Fachärzten für Kinder-, Jugend- und Erwachsenenpsychiatrie im IVV ihre mittlerweile obilagtorische Psychotherapeutenausbildung zu ermöglichen, wobei der Schwerpunkt eindeutig auf der Verhaltenstherapie und nicht, wie es andernorts der Fall war, auf einer psychoanalytischen bzw. psychodynamischen Methodik lag. Neben der Facharztausbildung konnten im IVV auch Allgemeinärzte psychotherapeutische Zusatzausbildungen erwerben. Psychologische Psychotherapeuten hingegen wurden primär im von Winfried Rief (Professor

1219 Ebenfalls eine Konkurrenzsituation herrschte mit dem Landeskrankenhaus Marburg-Süd, mit dem sich die Universitätsnervenklinik die städtische Pflichtversorgung teilte. Nach Kriegs Dafürhalten hatte man in diesem Wettbewerb wohl einen gewissen Standortvorteil, herrschte doch bei den Menschen in Marburg die Ansicht, dass wenn man schon in die Psychiatrie muss, man dann doch lieber in die Universitätspsychiatrie gehe. Vgl. ebd.

1220 Vgl. Remschmidt, Kontinuität, S. 332.

1221 Zeitzeugengespräch Jürgen-Christian Krieg vom 5.1.2019.

1222 Zum IVV siehe neben Remschmidt, Kontinuität, S. 469–477 auch den Internetauftritt des Instituts: https://www.uni-marburg.de/ivv/institut (8.1.2019). Die folgenden Informationen nach ebd.

für Klinische Psychologie und Psychotherapie) geleiteten »Institut für Psychotherapie-Ausbildung Marburg« (IPAM) qualifiziert. Zwischen IPAM und IVV entwickelte sich, so Jürgen-Christian Krieg, beinahe von Beginn an eine vertrauensvolle Zusammenarbeit. Generell habe sich das anfängliche Konkurrenzverhältnis zwischen Universitätspsychiatern und Psychologen im Laufe der Jahre zusehends entspannt.[1223]

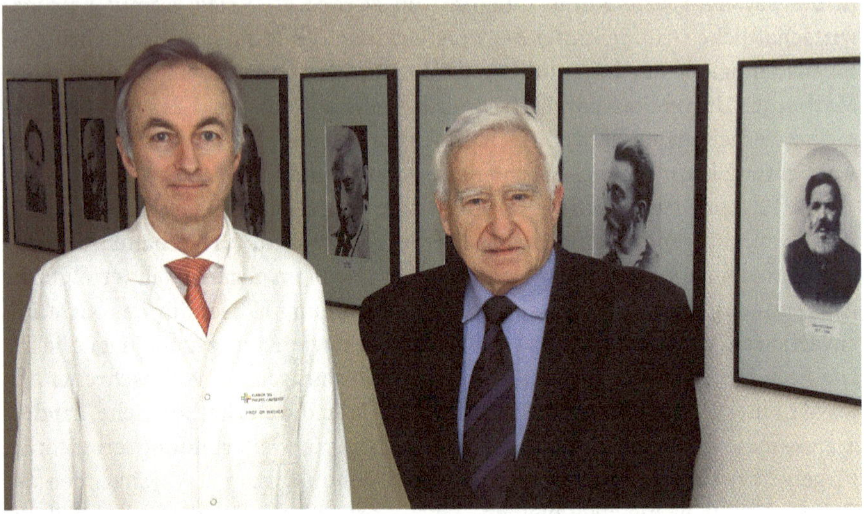

Abb. 48: Tilo Kircher (li.) und Jürgen-Christian Krieg vor der Bildergalerie ihrer psychiatrischen Vorgänger in Marburg

Ein für die gesamte Marburger wie auch Gießener Universitätsmedizin einschneidendes Erlebnis fiel in das Ende der Amtszeit von Jürgen-Christian Krieg. Durch den Erwerb von 95 Prozent der Geschäftsanteile des Universitätsklinikums Gießen und Marburg GmbH (UKGM) durch die Rhön-Klinikum AG im Januar 2006 wurde in Deutschland erstmalig ein gesamtes Universitätsklinikum materiell privatisiert. Seitdem lässt sich die Entwicklung des UKGM als die Geschichte eines latenten Interessenskonfliktes lesen zwischen den Renditeerwartungen der Rhön-Klinikum AG und dem Bestreben der Mediziner und Pflegenden zu einer qualitätsorientierten Hochleistungsmedizin.[1224] Auch für die Marburger Universitätspsychiater war sogleich zu spüren, dass merkantile Interessen deutlich zunahmen. Der ökonomische Druck wuchs vornehmlich

1223 Zeitzeugengespräch Jürgen-Christian Krieg vom 5. 1. 2019.

1224 Siehe hierzu den Beitrag im Deutschen Ärzteblatt vom 30. 3. 2012: »Klinikdirektoren in Marburg und Gießen: Ende der Privatisierung prüfen«; beziehbar unter: https://www.aerzteblatt.de/nachrichten/49710/Klinikdirektoren-in-Marburg-und-Giessen-Ende-der-Privatisierung-pruefen (8. 1. 2019).

durch die Zielvorstellungen des privaten Klinikbetreibers, der möglichst Vollbelegung anstrebte; verstärkt wurde der Kostendruck allerdings auch durch die Krankenkassen, die auf möglichst kurze Belegungszeiten drangen und zudem die Patienten von der stationären in die ambulante Betreuung verlegen wollten.[1225]

Zu Beginn des neuen Jahrtausends verfügte die psychiatrische Universitätsklinik Marburg über 108 Betten, sechs tagesklinische Behandlungsplätze und eine Institutsambulanz.[1226] Jürgen-Christian Krieg sollte die Geschicke der Marburger Universitätspsychiatrie in Forschung, Lehre und Krankenversorgung bis zu seiner Emeritierung im Jahre 2008 leiten. Ihm folgte im Januar 2009 Tilo Kircher als der heutige Ordinarius und Leiter der Klinik für Psychiatrie und Psychotherapie in Marburg.

1225 Zeitzeugengespräch Jürgen-Christian Krieg vom 16. 1. 2012.
1226 Vgl. Krieg, Forschung, S. 224.

VII. Resümee: Befunde und Interpretationen der Marburger Psychiatriegeschichte

Der Startpunkt einer modernen Psychiatrie in Marburg fällt zeitlich mit der Gründung des Deutschen Kaiserreichs in den 1870er Jahren zusammen. Nach einer jahrzehntelang geführten, erfolglosen Diskussion auf kommunaler und ministerieller Ebene kam es endlich zum geplanten Bau und zur Eröffnung (1876) der »Irrenheilanstalt«. Bis zur Jahrhundertwende dürfte diese fortlaufend erweiterte Anstaltskomposition überregional als Vorzeigeprojekt fungiert haben. Für die Umsetzung des aus Schottland sowie der Schweiz adaptierten und durch den Psychiater Wilhelm Griesinger in Deutschland propagierten no-restraint-Systems zeichnete der erste Anstaltsleiter Heinrich Cramer verantwortlich. Marburg konnte von Cramers profunden Erfahrungen aus der liberalen Psychiatrie der Schweiz profitieren. An die Stelle der bis dahin vielerorts noch verbreiteten Zwangsmaßnahmen wie Fixierung, Zwangssonde oder Isolation in Zellen trat ein System aus patientennaher Beaufsichtigung durch ausgewählte Wärter sowie ein offener Anstaltsalltag mit Beschäftigungsmöglichkeiten und einer für die Genesung als förderlich erkannten naturnahen Umgebung. Auf baulicher Ebene drückte sich das Reformprojekt durch eine parkähnliche Anlage im Pavillon-System, durch unvergitterte Fenster und ein Gelände ohne Anstaltsmauern aus. Auf konzeptioneller Ebene war die neue Behandlungsart in die bürgerlich geprägte Vorstellung einer »Anstaltsfamilie« eingebettet, in welcher der psychiatrische Direktor als väterliche Figur für das Wohl der Patienten und das seiner Angestellten sorgte. Der von der Marburger Universität gewünschten Unterweisung der Medizinstudenten versuchte Cramer durch ein Doppelamt als Anstaltsleiter und Lehrstuhlinhaber für Psychiatrie gerecht zu werden. Diese Personalunion wurde auch in der Amtszeit seines Nachfolgers Franz Tuczek beibehalten.

In der Zeit von Cramers Tod (1893) bis zum ersten Weltkrieg erfuhr das Konzept der »Anstaltsfamilie« mit dem no-restraint eine erfolgreiche Fortsetzung. Tuczek, der zudem aktiv Forschung betrieb und unter anderem zu sozialhygienischen aber auch jugendpsychiatrischen Fragen publizierte, fühlte sich dem reformpsychiatrischen Konzept verpflichtet. Er favorisierte die Methode der »intensiven individualisierenden ärztlichen Behandlung« mit eng betreuter Bettbehandlung sowie der Hydrotherapie für so genannte unruhige oder erregte Patienten. Dazu setzte er auf die Aufstockung und verbesserte Ausbildung des Anstaltspersonals. Auf baulicher Ebene wurde das Spektrum an arbeits- und beschäftigungstherapeutischen Angeboten erweitert. Tuczek sorgte mit seinem Engagement dafür, dass sich die 1902 in Landesheilanstalt umbenannte Einrichtung in der ersten Dekade des 20. Jahrhundert weiterhin als fortschrittlich positionieren konnte. Um dabei nicht den Anschluss an die Entwicklungen in der reichsweiten Psychiatrielandschaft zu verlieren, setzte er sich für die Einrichtung einer noch fehlenden Universitätsnervenklinik zu Forschungszwecken und zur Behandlung von akut Erkrankten ein. Die Marburger Psychiatrie ist damit im damaligen Professionalisierungstrend zu sehen, in dem sich diese Grenzdisziplin zwischen den Geistes- und Naturwissenschaften durch stärkere Ausrichtung an den Naturwissenschaften zu emanzipieren und legitimieren versuchte.

Es waren die aus dem Ersten Weltkrieg entstehenden Anforderungen, die eine Eröffnung der Nervenklinik verzögerten. Da das seit 1913 im Bau befindliche Haus nach Fertigstellung vollständig für militärische Zwecke genutzt wurde, mussten die universitäre Lehre sowie die Versorgung der Patienten weiterhin allein durch die stark anwachsende Anstalt abgedeckt werden. Dabei ist wie in anderen psychiatrischen Einrichtungen während des Krieges für die Landesheilanstalt unter Max Jahrmärker zunächst eine durch Überbelegung, Seuchen und Unterversorgung verursachte erhöhte Sterblichkeit zu verzeichnen, die erst in der Weimarer Republik wieder auf ein normales Maß sank. Dass sie im Vergleich zu anderen Standorten noch vergleichsweise moderat ausfiel, ist nachweislich auf die Anstrengungen Jahrmärkers zurückzuführen, der unter den prekären Umständen um eine Eindämmung der Not bemüht war.

In der Weimarer Republik wurde die neurologisch-psychiatrische Versorgung nun erstmals durch zwei Marburger Institutionen gewährleistet. Die nachteilige Personalunion von Anstaltsleitung und Ordinariat fand in der Amtszeit von Jahrmärkers Nachfolger Robert Wollenberg ein Ende. Als dieser nach nur zwei Dienstjahren dankend einen Ruf nach Breslau annahm, und auch dessen Nachfolger Georg Stertz nach fünfjähriger Amtszeit den Lehrstuhl wechselte, konnte die Medizinische Fakultät im Jahr 1926 mit Ernst Kretschmer einen der talentiertesten jüngeren Vertreter der Psychiatrie für sich gewinnen. Dieser war bereits dabei, sich sowohl in Deutschland als auch international Renommee zu erwerben.

Kretschmer als Dissidenten zu charakterisieren, der sich offen gegen den psychiatrischen Mainstream stellte, käme einer Überzeichnung gleich. Zwar hatte er neben anderen zeitgenössisch prominenten Psychiatern wie Oswald Bumke, Alfred Hoche oder Hans-Walter Gruhle die in den 1920er Jahren einflussreichste psychiatrische Schule in München um Emil Kraepelin herausgefordert. Seine offene Kritik an Kraepelins vielerorts euphorisch begrüßtem Versuch, die Psychiatrie mittels Systematisierung, Statistik (»Empirie«), Klassifizierung und Standardisierung auf ein naturwissenschaftliches Fundament zu stellen, brachte insofern eine gewisse riskante Angriffslust zum Ausdruck, weil Kretschmer allein altersbedingt noch nicht auf einer gesicherten Position war. Zugleich war ein ausgeprägtes Selbstbewusstsein notwendig, um an diesem Punkt seiner Karriere gegen den naturwissenschaftlichen Absolutheitsanspruch der kühl und statisch empfundenen Systematik Kraepelins für eine Psychiatrie in der Tradition seines akademischen Lehrers in Tübingen, Robert Gaupp, einzutreten. Laut Kretschmer war es einleuchtender, Inkonsistenzen im Lehrgebäude fortgesetzt auszuhalten, wenn dafür ein mehrdimensionaler Wechsel der Blickwinkel dem besseren Verständnis der Dynamik der erkrankten menschlichen Psyche dienlich sein konnte. Kretschmer konnte zwar nicht beanspruchen, diesbezüglich alleine die kritische Avantgarde zu verkörpern. Sein Verdienst lag darin, als ein bald auch international anerkannter Vertreter der nächst jüngeren Generation deutscher Psychiater die Mehrdimensionalität in die zweite Hälfte des 20. Jahrhunderts hineintransportiert zu haben. Dies gilt in ähnlicher Weise für die von ihm in Marburg vorangetriebene ärztliche Psychotherapie. Auch hier hatten deutlich ältere Kollegen wie Eugen Bleuler eher eine Vorreiterrolle inne. Unter seinen Altersgenossen stand Kretschmer mit dieser Schwerpunktsetzung ebenso nicht allein, konnte sie aber wegen seines wachsenden Renommees professionspolitisch ausbauen. Allerdings zementierte Kretschmers »zweigliedrige Standardmethode«, wie oben beschrieben wurde, eher eine Art zwei-Klassen-Psychotherapie.

Kretschmer eignet sich auch von daher nicht für eine Charakterisierung als andauernder Freigeist, weil er in Folge der harschen Angriffe gegen ihn zu konzeptionellen Konzessionen bereit war. Dem Vorwurf einer Vernachlässigung biologischer Aspekte begegnete er mit einer Erweiterung seines Spektrums um konstitutions- und erbpsychiatrische Korrelationsmodelle. Basierend auf diesen Modellen nahmen – und zwar mit Kretschmers Duldung oder Zustimmung – seine Schüler Willy Enke, Friedrich Mauz und Klaus Conrad eigenständige Ausrichtungen an einer im Nationalsozialismus dominierenden radikalen Erbpsychiatrie samt Rassenhygiene vor.

Ohne Übertreibung lässt sich sagen, dass unter Kretschmers Ägide die Marburger Psychiatrie zumindest bis 1933 im In- und Ausland große Anerkennung genoss. Mit ihm setzte eine prosperierende Zeit der Universitätspsychiatrie ein, die auch am Ausbau der Klinik sichtbar wurde. Letztere wurde erfolgreich wie eine Art Unternehmen geführt, das unter Ausweitung der psychotherapeutischen Behandlung von Privatpatienten Gewinn abwarf. In der zwanzigjährigen personellen Kontinuität des Direktors der Psychiatrischen und

Nervenklinik, mit der auf Anstaltsebene die langjährigen Amtszeiten der dortigen Leiter parallel gingen (Max Jahrmärker, ab 1937: Albrecht Langelüddeke), ist unter Kretschmer über den Systemwechsel im Jahr 1933 hinweg eine stabile Phase der Marburger Psychiatrie zu beobachten, zumindest bis zum Ausbruch des Zweiten Weltkrieges.

Die Fortentwicklung der Marburger Universitätspsychiatrie nach 1945 ist ebenfalls stark von Persönlichkeiten und den Kontinuitäten im Amt geprägt. So brachte der 1946 eingesetzte und bis 1959 amtierende Klinikdirektor Werner Villinger langjährige Erfahrungen in der Führung von Großeinrichtungen in Bethel und Breslau ein. Während die Marburger Hauptklinik bereits bei seiner Erstbesichtigung in baulicher Hinsicht den Zenit überschritten hatte und im Vergleich zu anderen Universitätskliniken sehr bald eine Art Schlusslicht bildete, gelang die nächste Modernisierungswelle am Ortenberg durch die Institutionalisierung eines neuen psychiatrischen Spezialgebiets. Mit dem bundesweit ersten Extraordinariat für Kinder- und Jugendpsychiatrie (1954) und der 1959 eröffneten Klinik für Kinder- und Jugendpsychiatrie unter Leitung von Hermann Stutte wurde Marburg zeitweilig zum Sinnbild der Innovation. Hinzu trat mit dem Ausbau der Forensik als universitäres Fach ein weiterer psychiatrischer Schwerpunktbereich. Villingers akademischer Schüler Helmut Ehrhardt wurde 1964 auf den Lehrstuhl für Gerichtliche und Sozialpsychiatrie berufen, der jedoch nach Ehrhardts Emeritierung im Jahr 1982 nicht neu besetzt wurde.

Lag für Villinger, Stutte und später Ehrhardt das Interesse auf den genannten Themenfeldern, wandelte sich das Bild der universitären Psychiatrie unter Hans Jakob durch eine Fokussierung auf die Neurologie bzw. Neuropathologie. Während seiner Amtszeit erhielt die Klinik durch bauliche Neugestaltung und Modernisierung eine diagnostisch-technische Ausstattung, die derjenigen modernster Standorte entsprach. Der damals bundesweit zu beobachtende Trend einer fortschreitenden Fächerspezialisierung fiel auf Marburger Universitätsebene mit der Entscheidung zusammen, am Ende von Jakobs Amtszeit 1979 Neurologie und Psychiatrie nunmehr institutionell zu trennen. Fortan bestanden die beiden ausdifferenzierten medizinischen Disziplinen in Form eigenständiger Kliniken weiter.

Diese letzte Periode der Marburger universitäten Psychiatrie im 20. Jahrhundert bedeutete konzeptionell eine doppelte Wende im Sinne konträrer Pendelausschläge. Sie kann zunächst im breiteren Kontext der »sozialen Bewegungen« und der Entfaltung der jüngeren gesellschaftskritischen Sozialpsychiatrie in Deutschland gesehen werden, deren Einflüsse flächendeckend nachwirken. Während sich am Ort der ehemaligen Landesheilanstalt aus dem seit den 1970er Jahren bestehenden Psychiatrischen Krankenhaus das Zentrum für Soziale Psychiatrie Marburg-Süd entwickelte, das in den 1990er Jahren unter dem

Stichwort »Enthospitalisierung« Langzeitbereiche für Patienten sukzessive abbaute, erwiesen sich Teile der Universitätspsychiatrie zunächst als nur bedingt reformfreudig. Diese zögerliche, bisweilen abwehrende Haltung im Umgang mit Reformen repräsentierte in Marburg allen voran Helmut Ehrhardt. Obwohl »lediglich« Lehrstuhlinhaber für Gerichtliche- und Sozialpsychiatrie, schwang er sich mit Beginn der 1970er Jahre zum Sprachrohr und Meinungsführer der Marburger Psychiatrie auf. Ganz gleich ob Forderungen der 68er-Studentengeneration, linksliberale hochschulpolitische Initiativen oder die Psychiatrie-Enquete: Viele Entwicklungen in der Dekade ab den späten 1960er Jahren, in der Geschichtswissenschaft gemeinhin als sozialdemokratisches bzw. sozialliberales Jahrzehnt bezeichnet, blieben Ehrhardt suspekt. Im Hinblick auf die Psychiatrie-Reformen verweigerte er sich jedoch nicht völlig. Nicht zuletzt aus Sorge, dass in den Diskussionen um eine Neuausrichtung der Psychiatrie die jungen Sozialpsychiater weiter die Oberhand gewännen und die psychiatrische Landschaft unüberlegt »mit dem Hammer« reformieren würden, schaltete er sich in die Debatte ein und arbeitete als Mitglied einer Arbeitsgruppe auch der Enquete-Kommission zu. Den Enquete-Bericht – eine Kompromissformel zwischen Modernisierern verschiedener Couleur und konservativen Bewahrern – trug er, wenn auch vernehmbar grummelnd, aus taktischem Kalkül mit.

Letztlich waren es nicht die am Ortenberg tätigen Universitätspsychiater, sondern ein Wechselspiel aus politischen Willens- bzw. Entschlussbildungen und vorherrschendem Zeitgeist, das dafür sorgte, dass in den 1970er Jahren die psychiatrische Versorgung andere Schwerpunktsetzungen erfuhr. So entstanden im Laufe der Jahre neue und eigenständige Kliniken und Lehrstühle für Psychotherapie (Manfred Pohlen) und Psychosomatik (Wolfram Schüffel). Im Rahmen des neuen hessischen Universitätsgesetzes kam es dann 1979 zur Bildung des umstrittenen »Medizinischen Zentrums für Nervenheilkunde«. Ab dem gleichen Jahr wurde zudem die Psychiatrische Klinik und Poliklinik mit Wolfgang Blankenburg als Direktor von einem anthropologisch-philosophisch orientierten Psychopathologen geleitet. Blankenburg selbst betrieb anders als seine Vorgänger und Nachfolger keine dezidiert naturwissenschaftliche Forschung, sondern konzentrierte sich auf die Zwischenräume von Geistes- bzw. Sozialwissenschaften und Medizin. Wenn offenbar vereinzelt kritische Stimmen laut wurden, Blankenburg habe mit seinen stark philosophisch orientierten Arbeiten zur Psyche bzw. Psychopathologie weniger in eine Medizinische Fakultät gepasst, spiegelt sich darin vor allem wider, wie solch ein disziplinärer Grenzgänger zunehmend quer zum zeitgenössischen Großtrend einer biologischen – zuweilen »szientistischen« (W. Blankenburg) – Psychiatrie stand. Dieser anziehende Trend, den Blankenburg bereits früh seit Mitte der 1960er Jahre spürte und als Abdrängung und Vernachlässigung der philosophischen Orientierung beobachtete, brach sich unter Anwendung neuester naturwissenschaftlicher Methoden aus den Neurowissenschaften und der Molekulargenetik in der universitären Psychiatrielandschaft der 1980er und 1990er Jahre vehement Bahn.

Hans-Christian Krieg seinerseits, der laut eigener Darstellung als unmittelbare Nachwirkung der Blankenburg'schen Ausrichtung die Marburger Universitätskollegen erst einmal davon überzeugen musste, dass es sich bei der Psychiatrie tatsächlich um eine naturwissenschaftlich-medizinische Disziplin handele, hatte große Abschnitte seiner Karriere den Grenzbereichen der grundlagenwissenschaftlich fokussierten Membranphysiologie, der Molekular- und Entwicklungsbiologie, der Neuroendokrinologie, Neuropharmakologie und Neurobiologie unter dem Dach der Max-Planck-Gesellschaft gewidmet. Diese und weitere Erfahrungen aus der stärker anwendungsorientierten interdisziplinären Forschung am Münchener MPI für Psychiatrie brachte er nun während seiner letzten Laufbahnstation in Marburg ein. Deutlicher konnte folglich der Gegenausschlag weg von der geistes- und sozialwissenschaftlichen Zugangsweise seines Vorgängers kaum sein. Krieg knüpfte somit gewissermaßen an die frühere naturwissenschaftliche Tradition unter Hans Jacob wieder an, unter deren Primat auch das heutige Klinikgebäude überhaupt entworfen worden war.

Die soeben zusammengefassten Entwicklungslinien der Marburger Psychiatriegeschichte weisen einige bedeutsame Befunde auf. Sie sollen abschließend aufgrund ihrer übergeordneten Relevanz beispielhaft noch einmal näher beleuchtet werden.

Kontinuität durch Wandel

Der Marburger Psychiatriestandort zeugt von einer historischen Dynamik, die von Kontinuitäten mehr als von Brüchen geprägt war. Abgesehen von der baulichen Ausgestaltung wird man – eine kurze Episode in der ersten Hälfte der 1920er Jahre ausgenommen – auch hinsichtlich der Direktorats- und Lehrstuhlbesetzung einer Kette relativ langanhaltender Amtszeiten gewahr. Denn die aktive Dienstzeit der verantwortlichen Fachvertreter der ersten Irrenheilanstalt einerseits, als auch jener der Universitätsnervenklinik andererseits, umfasste nicht weniger als etwa 15 bis zuweilen 20 Jahre. Wie die vorliegende Schilderung dokumentiert, hatten beispielsweise die während des Deutschen Kaiserreichs ausgebildeten Lokaltraditionen einer reformorientierten Anstalt derart Bestand, weil sie speziell mit Heinrich Cramer, Franz Tuczek und Max Jahrmärker mehrere beruflich oder gar familiär verflochtene Psychiatergenerationen umfassten. Dass jedoch Tuczek die Nachfolge von Cramer antreten konnte, obwohl es sich um eine Hausberufung handelte, und er mit seiner Amtszeit die Tradition der im 19. Jahrhundert noch vielerorts üblichen familiären Verflechtungen der

Anstalts- und Universitätspsychiatrie sogar bis zur zweiten Dekade des 20. Jahrhunderts fortsetzte, mutete wohl selbst nach damaliger Wahrnehmung nicht mehr ganz zeitgemäß an.

Oder aber die Amtszeiten überbrückten wie im Fall des Karriereweges von Ernst Kretschmer zwei politische Großzäsuren der deutschen Geschichte. Kretschmer zeichnete über drei politische Systeme hinweg verantwortlich, nämlich das der Weimarer Republik, des nationalsozialistischen Regimes bis hin zur alliierten Besatzung Deutschlands in der Vorphase der 1949 gegründeten Bonner Republik.

Die großen Kontinuitätslinien der Marburger Psychiatrie sollen jedoch nicht den Eindruck einer Zwangsläufigkeit dieser Entwicklung vermitteln. Denn die obige Darstellung enthält unzählige Beispiele, unter welchen situativen und gesellschaftlichen Bedingungen Weichenstellungen erfolgten, die von Zufällen, von komplexen politischen Gemengelagen, von zeitgeschichtlichen Krisen- und Umbruchphasen oder aber von den zeitbedingten Entscheidungen der Personen in Leitungsfunktionen abhingen. Im Sinne der Verschränkung einer sozial- und ideengeschichtlichen Betrachtungsweise ist herauszustellen, dass alle historischen Entwicklungsschritte Alternativen kannten. Die Marburger Protagonisten konnten unter den verschiedenen gesellschaftlichen Voraussetzungen tendenziell einer gestaltungsoffenen Zukunft entgegensehen. Deren Handlungsspielräume mögen im Vergleich unterschiedlich groß gewesen sein. Doch gerade von ihnen, den Ordinarien, wurde die Geschichte der Psychiatrie in Marburg maßgeblich beeinflusst. Sie hätte jederzeit anders verlaufen können: Beispielsweise hatten alle Personen in leitender Funktion von Anstalt, Klinik oder Lehrstuhl Angebote, andernorts zu wirken. Tuczek lag 1904 ein Ruf nach Breslau, Jahrmärker 1908 die Offerte Kraepelins zu einer wissenschaftlichen Karriere in München vor. Beide blieben in der Stadt an der Lahn, in der Hoffnung, somit noch besser auf die dortige Entwicklung Einfluss nehmen zu können; Tuczek anhand von Bleibeverhandlungen über die längst überfällige Errichtung der Nervenklinik, Jahrmärker im Kalkül der Tuczek-Nachfolge. Tuczek wiederum gelang es trotz engagiertem Drängen nicht, die politischen Entscheidungsträger für eine größere Klinik samt jugendpsychiatrischer Bettenstation zu überzeugen. Er gab sich mit einem Kompromiss geschlagen, der die Gestalt und Kapazität der Klinik bis zu den Erweiterungsbauten in den 1930er Jahren festlegte.

Ohne den frühzeitigen Weggang von Wollenberg oder Stertz hätte die Marburger Universitätspsychiatrie ihrerseits einen prägnanten Richtungswechsel hin zu einer biologisch-naturwissenschaftlichen Strömung erfahren. Durch diese beiden persönlichen Entscheidungen, in einer Zeit, als der periphere Universitätsstandort Marburg ohnehin ein beschleunigtes Drehkreuz professoraler Karrieren darstellte, entstand nun der Raum für das Klinikprofil unter Ernst Kretschmer, das in der damaligen Hochschullandschaft als mehr als ungewöhnlich bezeichnet werden kann. Für Kretschmer wiederum hatten zwischen 1925 bis 1932 Münster, München (DFA) oder Bern potentiell zur Auswahl gestanden. Wenngleich der Ruf aus Münster noch in die Zeit vor Marburg fällt, bleiben dennoch mit München, Bern und Tübingen sogar drei Rufe zu nennen. Dass während der Marburger Jahre der von ihm ersehnte Ruf nach Tübingen dann erst im dritten Anlauf nach Ende des Zweiten Weltkrieges gelang, war nicht der dortigen Medizinischen Fakultät, sondern neben dem Veto nationalsozialistischer Gruppierungen an der Universität auch dem Kalkül der Entscheidungsträger im Berliner Wissenschaftsministerium geschuldet. Sie nutzten in der Tübinger Besetzungsfrage die Chance, einen systemkonformen, dezidiert erbpsychiatrisch orientierten Kandidaten (Hermann F. Hoffmann) zu etablieren. Angesichts der genannten drei konkreten Optionen hätte dennoch Kretschmers Amtszeit mehrfach einen früheren Abbruch erfahren können; mit ungewissem Fortgang für den Marburger Standort.

Der zwischen den Tübinger und Marburger Schwesterfakultäten ausgehandelte und 1946 vollzogene Ordinarientausch fand wiederum seine Ursache in den Wirren der letzten Wochen des Zweiten Weltkriegs, wodurch der Villinger mündlich übermittelte Ruf auf den Tübinger Lehrstuhl nicht mehr in schriftlicher Ausfertigung aus Berlin eingetroffen war. Andernfalls wäre mit hoher Wahrscheinlichkeit nicht Marburg, sondern Tübingen zum »Mekka« der bundesdeutschen Kinder- und Jugendpsychiatrie geworden, wo ohnehin seit den 1920er Jahren eine der ersten Traditionslinien dieser jungen Spezialdisziplin unter Gaupp (u. a. mit Villinger) und Hoffmann (Stutte) ausgesät worden war. Baugeschichtlich ist in Marburg hinsichtlich von Weichenstellungen bemerkenswert, wie unter Hans Jakob geradezu mit einem Federstrich alle alten Klinikhäuser für den überteuerten, aber – sieht man vom Hörsaalgebäude einmal ab – fristgerecht erstellten Neubau abgerissen wurden, nachdem Villinger über zehn Jahre vergeblich in der Wiesbadener Ministerialbürokratie die bei seiner Berufung geleisteten Zusagen zur Erneuerung der Klinik eingefordert hatte. Die von Jacob konzeptionell dirigierte Ausformung der Klinikanlage am Ortenberg konnte lange Zeit mit Universitätsstandorten bundesdeutscher Metropolen mithalten. Sie prägt architektonisch bis heute das Gesicht der dortigen psychiatrischen Infrastruktur.

Der Blick auf die berufungspolitischen Interessen der Medizinischen Fakultät der Philipps-Universität macht deren Priorität deutlich. Mit wenigen Ausnahmen wurden nicht nur externe Persönlichkeiten aus dem deutschsprachigen Raum berufen. Nach Möglichkeit sollten sie auch bereits organisatorische Erfahrungen in der Leitung einer Vollklinik mitbringen. Hausberufungen galten tendenziell als problematisch im Sinne der Erneuerung, weshalb Jahrmärkers Hoffnung auf den schon vertretungsweise übernommenen Lehrstuhl Tuczeks ein Traum bleiben musste. In den meisten Personalentscheidungen wurden

Erfahrung und Originalität, Sicherheit und Risiko gegeneinander abgewogen. Aus dieser Entscheidungsmatrix heraus erklärt sich zum Beispiel, warum zu Beginn der 1920er Jahre der junge, viel versprechende Kretschmer für die Nachfolge Wollenberg bereits im Gespräch gewesen war, jedoch anders als Stertz und einige »alte nichtssagende Kracher« (Luise Kretschmer) nicht auf die Marburger Liste gesetzt wurde. Nur vier Jahre später dagegen überwog in der Entscheidung seine Originalität. So wie Kretschmer dabei mit der Tübinger akademischen Schule von Gaupp verknüpft war, brachten auch alle anderen Berufenen Traditionen – und Netzwerke – einer bestimmten Schule zwischen Neurologie und Psychiatrie, zwischen natur- oder geistes- und sozialwissenschaftlicher Schwerpunktsetzung ein. Jeder von ihnen transportierte wie in einem Container persönliche Erfahrung und disziplinäres Wissen der Zeit, das durch die individuelle Positionierung dem Marburger Standort seinen Prägestempel aufdrückte. In diesem Sinne bedingten die Ausschläge des »Pinel'schen Pendels« (A. Finzen) der deutschen Psychiatrie kontinuierlichen Wandel und in umgekehrt gedachter Richtung gerade auch Fortbestand und Kontinuität durch den Wandel unter kontextuell veränderten Bedingungen der Zeitläufte.

Legitimation unter kritischer Öffentlichkeit – kontextuelle Rahmungen der Psychiatrie und ihre Antworten

Wenn in diesem Buch die erkenntnisleitende Frage nach dem wechselseitigen Verhältnis von Psychiatrie und Gesellschaft und dessen konkrete Auswirkung auf die Marburger Entwicklungen aufgeworfen wurde, sollte mit den beiden Begriffen nicht eine theoretische Gegenüberstellung oder die Vorstellung einer künstlichen Abgrenzung im Sinne hermetisch abgeschlossener sozialer Räume transportiert werden. Im Gegenteil liegt die Annahme zugrunde, dass sowohl die Psychiatrie ein Teil der gesellschaftlichen Entwicklungen darstellte als auch zeitgenössische Werte und Normen ihre Ausgestaltung und Durchdringung durch die Psychiatrie fanden. Die weitreichenden Implikationen dessen zeigen sich nicht allein an den biographischen Verläufen der prägenden Figuren in den Leitungsfunktionen von Anstalt, Klinik und Lehrstuhl, sondern auch an den von ihnen vertretenen Konzepten. Welchen Einfluss die spezifischen Herausforderungen der Zeit auf ihre Handlungs- und Entscheidungsspielräume nahmen, wird am deutlichsten unter Blick auf die jeweiligen Großereignisse und generationsprägenden Epochen der deutschen Geschichte erkennbar.

Es erscheint zunächst trivial zu formulieren, dass kein deutscher Arzt oder Wissenschaftler gesellschaftliche Umwälzungen wie Revolutionen inklusive deren »Erfolg« oder »Scheitern«, den Wechsel von politischen Systemen wie Monarchie, Demokratie und Diktatur steuern oder gar den Ausbruch von

Weltkriegen verhindern konnte. Keineswegs trivial ist dagegen, welche persönlichen Schlüsse und Konsequenzen die hier behandelten Psychiater situativ oder dauerhaft daraus für ihr eigenes Handeln zogen. Denn vor dem Hintergrund ihrer generationellen Lagerung und Sozialisation, ihrer beruflichen, politischen und kulturellen Prägung sowie der komplexen Verflechtungsstrukturen, in denen sie agierten, trafen sie in ihrem Verantwortungsbereich Entscheidungen, die ihr eigenes Leben und das anderer Menschen unter Umständen existentiell beeinflusste.

Bereits die lange Vorentwicklung der seit Mitte des 19. Jahrhunderts als notwendig erachteten und doch immer wieder verzögerten Einrichtung einer weiteren Irrenanstalt im hessischen Raum ist kontextuell tief in der deutschen Geschichte von widerstreitenden regionalen Partikularinteressen verwurzelt. Neben Schwierigkeiten durch rivalisierende politische Zuständigkeitsbereiche seit 1866 und einer erneuten Verschiebung des Baus durch den deutsch-französischen Krieg trug gerade die Aushandlung über die konzeptionelle Ausgestaltung der neuen Anstalt am Universitätsstandort Marburg eine deutliche Signatur des Kräftespiels zwischen konservativ-restaurativen und liberalen Gruppierungen seit der Jahrhundertmitte. Sie dokumentiert zugleich den ersten großen Generationenkonflikt zwischen jüngeren und älteren Psychiatrievertretern.

Dass letztlich ein zukunftsweisendes Reform-Projekt in Form einer offenen Heilanstalt mit agricoler Selbstversorgung durchgesetzt wurde, kann auf das erfolgreiche Wirken eines psychiatrischen Netzwerkes von Gutachtern und Schülern des früh verstorbenen Wilhelm Griesinger zurückgeführt werden. Der Personenkreis um Ludwig Meyer, der sich hierbei langfristig durchzusetzen vermochte, sympathisierte entweder mit dem in Deutschland nach 1848 zunächst zurückgedrängten Liberalismus oder hatte wie Griesinger selbst sogar aktiv an den Revolutionsereignissen von 1848 teilgenommen. Die Entstehung von Irrenheilanstalt mit Lehrstuhl für Psychiatrie und Neurologie ist somit aus der Gemengelage von erkannter Notwendigkeit in der regionalen Versorgungsstruktur und Forderung der Universität einerseits und breiteren gesellschaftlichen Reformimpulsen andererseits zu erklären. Letztere fanden allerdings mit beinahe 30-jähriger Verspätung erst unter den prosperierenden Jahren der Gründerzeit des Deutschen Kaiserreichs ihre Konkretisierung in diesem Reformprojekt.

Auch anhand der frühen Etablierungsphase der Marburger Anstalt wird das Wechselspiel zwischen Psychiatrie und Gesellschaft offenkundig. Nicht etwa erst in den 1970er Jahren, sondern bereits hundert Jahre zuvor wollten die Ideengeber einer Psychiatriereform diese als Gesellschaftsreform verstanden wissen. Der Unterschied bestand in dem spezifischen Rahmen des im 19. Jahrhundert sich emanzipierenden Bürgertums, das wiederum hundert Jahre danach eher

Angriffsfläche der nächsten großen Reformbewegung werden sollte. Die Gesellschaftskritik Cramers und Tuczeks zielte auf schädigende Einflüsse in den häuslichen Verhältnissen, die temporär durch die heilende »Anstaltsfamilie« zu ersetzen waren. Wie auch immer man dieses Konzept aus damaliger Sicht bewertet haben mag: Marburg war mit der um die Jahrhundertwende in Landesheilanstalt umbenannten Einrichtung zeitgemäß aufgestellt, als sich in der bürgerlichen Gesellschaft des Kaiserreichs psychiatriekritische – keinesfalls antipsychiatrische – Laienkreise mit Reformforderungen zu einer Front gegen die Psychiatrie aufbauten und deren Bild in der Öffentlichkeit düster malten. Die dahin gehend komfortable argumentative Ausgangslage Tuczeks nutzte dieser, um mit neuem Stil einer offensiven Öffentlichkeitsarbeit die Legitimation der Psychiatrie zu unterstreichen. In der Debatte um die Abgrenzung zwischen »Irrsinn« und dem von Laien in Anspruch genommenen »Eigensinn«, dem sich mehrere Psychiaterkollegen mit der Erfindung des »Querulantenwahn« pathologisierend zur Wehr setzten, brauchte Tuczek nicht zu polemisieren, um kritisierte Missstände zu verschleiern.

Über alle Wellenbewegungen der öffentlichen Aufmerksamkeit für die Psychiatrie hinweg zählte die Forensik wohl zu den wichtigsten wachsenden Bereichen der Psychiatrie. Mit der zunehmenden Nachfrage seitens der Gerichte wurde das Legitimationsbedürfnis dieser Disziplin jedenfalls bedient. Die gesamte Profession und mit ihr auch die Marburger Fachvertreter gewannen so kontinuierlich an Einflussgraden, wenn es um die gesellschaftliche Aushandlung der Grenzlinien zwischen »krank« und »gesund« ging – mal zum Wohle, mal zum Nachteil ihrer Patienten.

Beharrungskräfte, zeitdiagnostische Expertise und sozialsanitäre Agenda

Der Erste und Zweite Weltkrieg stechen unter den die Psychiatrie langfristig besonders prägenden Ereignissen des 20. Jahrhunderts überdeutlich hervor. Ohne Ausnahme, von Franz Tuczek bis hin zu Hans Jacob, ließen sich die in Marburg leitenden Psychiater auf praktischer Ebene in die Kriegsereignisse als Militärärzte einbinden und sammelten dadurch generationsprägende Erfahrungen. Gerade weil der längerfristige Kontext-Bogen in der Sozialgesetzgebung samt Unfallversicherung des Kaiserreichs anzusetzen ist, der in den Friedensjahren der Weimarer Republik über die Berentungsfrage von Kriegsneurotikern und gewissermaßen deren Ausläufer in der diskutierten Entschädigung von Zwangssterilisierten und Hinterbliebenen ermorderter Anstaltspatienten zu Beginn der 1960er Jahren seine Ausläufer fand, ist auch die jeweilige Ausrichtung von Psychiatern in Marburg außerordentlich aufschlussreich.

Zunächst lässt sich eine gruppenbiographisch durchziehende Linie in Form der Einigkeit dieser Fachvertreter hinsichtlich des tendenziell rigiden Umgangs mit Kriegsneurotikern attestieren. Die einzige und als historisches Beispiel umso bedeutsamere Ausnahme stellt wohl Max Jahrmärker dar. Nach derzeitigem Kenntnisstand wandte er während des Ersten Weltkriegs nicht die »aktiveren« brachialen Therapien an, um Soldaten möglichst schnell wieder einsatzfähig zu machen. Im Zuge der Revolutionswirren 1918/1919 ließ er in der Anstalt befindliche Soldaten ziehen. Und auch in der nachfolgend virulenten Berentungsfrage von psychisch versehrten ehemaligen Soldaten, deren Zahl noch in den 1930er Jahren mit etwa 600.000 angegeben wurde, nahm er eine moderate Position ein, die prinzipiell Rentenansprüche aufgrund von Kriegserfahrungen ermöglichte. Von Jahrmärker jedoch abgesehen einte alle anderen Psychiatrievertreter Marburgs in der Kriegsneurotiker-Debatte die konsequente Ablehnung des Oppenheim'schen erlebnisreaktiven Traumatisierungskonzepts sowie die Befürwortung rigider therapeutischer Maßnahmen. In diese Reihe gehört auch Ernst Kretschmer, der nach einschneidenden Erfahrungen im Ersten Weltkrieg dann im Zweiten Weltkrieg seine psychotherapeutische Expertise einbrachte, um Suggestivmethoden mit somatischen Verfahren zu kombinieren.

Wir stoßen auch nach dem Zweiten Weltkrieg auf die Beharrungskraft eines weit zurückreichenden Strategieelements, wenn Villinger und Ehrhardt in der Entschädigungsfrage von Zwangssterilisierten die Weimarer Rede von der drohenden »Rentenneurose« der Betroffenen remobilisierten. Man könnte an dieser Stelle durchaus von der Inklusion einer sozialmedizinischen Elementaridee sprechen, die unter wandelnden gesellschaftlichen Bedingungen Bestand hatte. Sie war noch mit – wie in diesem Fall der Forderung nach einem neuen, bundesdeutschen Sterilisationsgesetz – anderen, langfristig fortwährenden professionspolitischen Interessen verbunden: Neben der komplementär gelagerten Ablehnung der »spekulativen« Psychoanalyse gehört hierzu eben mindestens bis hin zu Villinger, Ehrhardt und Stutte die von Marburger Psychiatern einmütig geteilte sozialsanitäre Programmatik der Eugenik. Sie basierte auf einer Erblichkeitsannahme, die in eine Hierarchisierung zwischen Minder- und Höherwertigkeit bestimmter Bevölkerungsteile mündete. Die Forderungen nach eugenisch motivierter Eheberatung, nach einem System aus »Sichtung, Siebung und Lenkung« von Fürsorgezöglingen, systematischer Unfruchtbarmachung oder auch die direkte Beteiligung an den Krankenmordprogrammen (Villinger und Mauz) stehen hierfür sinnbildlich. Bezüglich der direkten oder indirekten Verantwortlichkeit und Mitwisserschaft von Ernst Kretschmer bei Verlegungen von Klinikpatienten während des Zweiten Weltkriegs bedarf es zukünftig noch eingehender Untersuchungen. Aber auch für Jacob hatte vor und nach 1945 wissenschaftliches Erkenntnisinteresse im Zuge der neuropathologischen Begleitforschung zu den massenhaften Krankentötungen nachweislich Vorrang vor Skrupel.

Jacobs Fachpublikation aus dem Jahr 1956, in der er zwei im »Dritten Reich« erhaltene Gehirnschnitte von Opfern der »Kindereuthanasie« präsentierte, lenkt den Blick auf das Themenfeld der NS-Vergangenheitspolitik und damit auf ein anderes problematisches Kapitel der Marburger Psychiatriegeschichte. Eine selbstkritische Aufarbeitung der NS-Medizinverbrechen fand hier lange Zeit nicht statt. Für den Auftakt dieser unheilvollen Entwicklung sorgte bereits Ernst Kretschmer. In seiner Rede, die er anlässlich der Wiedereröffnung der Philipps-Universität im September 1945 hielt, zeichnete er das Zerrbild einer unkorrumpierbaren (medizinischen) Wissenschaft, deren Protagonisten sich auch in Marburg erfolgreich gegen die Einflussnahme der Nationalsozialisten behauptet hätten. Die hier repräsentierte Haltung sollte über Jahrzehnte den erinnerungskulturellen Nachkriegsdiskurs prägen und ein Klima schaffen, in dem mitunter verstörende Nachkriegskarrieren möglich wurden.

Während mit Villinger einer der Hauptverantwortlichen der »Aktion T4« ab 1946 seine berufliche Laufbahn als Psychiatrie-Ordinarius in Marburg ungestört fortsetzen konnte, wurde das Leid der Opfer von Medizinverbrechen über Jahrzehnte hinweg tabuisiert. Im Hinblick auf die Betroffenen der NS-Zwangssterilisation beließ man es indes nicht nur bei einer bloßen Tabuisierung. Wie erwähnt, waren es mit Werner Villinger und Helmut Ehrhardt zwei Marburger Psychiater, die sich in den 1960er Jahren als Experten vor dem Wiedergutmachungsausschuss des Deutschen Bundestages nachdrücklich gegen eine Entschädigung von Zwangssterilisierten aussprachen. Besonders kritisch ist in diesem Kontext die Rolle Ehrhardts zu sehen. Im Bestreben, seinem entschädigungskritischen Ansinnen Nachdruck zu verleihen, schreckte er vor einer wiederholten Verächtlichmachung dieser Opfergruppe nicht zurück. Letztlich lag es eben auch an der von Villinger und Ehrhardt exponiert vertretenen eugenischen bzw. erbpsychiatrischen Lehrmeinung, dass den NS-Zwangssterilisierten bis in die 1980er Jahre hinein keine finanzielle Wiedergutmachung zuerkannt wurde.

Der Publizist Ralf Giordano hat die mangelnde, nur äußerst zäh voranschreitende Aufarbeitung der NS-Verbrechen in Deutschland, das weit verbreitete Leugnen individueller Verantwortlichkeit sowie die grassierende Weigerung, den Opfern des »Dritten Reiches« eine nicht zuletzt auch finanzielle Anerkennung zuzugestehen, präzise als »zweite Schuld« bezeichnet.[1227] Giordanos Beschreibung trifft im besonderen Maße auf die Marburger Universitätspsychiatrie nach 1945 zu.

1227 Giordano, Schuld.

Die Rekonstruktion von Denkraum – Intellektuelle Leuchtfeuer, sozialhistorische Wirklichkeiten und fachinterne Anforderungen

Die Gesamtschau von rund 130 Jahren Psychiatriegeschichte in Marburg weist bei vielen Psychiatern auf ein großes Theoriebedürfnis und ein beachtliches konzeptionelles Format hin. Dieser Befund trifft bereits auf die ersten beiden Direktoren der »Irrenheilanstalt«, Heinrich Cramer und Franz Tuczek, zu. Die Reihe ließe sich von den vornehmlich naturwissenschaftlich denkenden Georg Stertz, Hans Jacob und Jürgen-Christian Krieg über Ernst Kretschmer, Werner Villinger und dessen Schüler Hermann Stutte und Helmut Ehrhardt bis hin zu dem philosophisch orientierten Wolfgang Blankenburg fortführen. Die psychiatrischen Konzepten stets zugrunde liegenden natur-, sozial- und geisteswissenschaftlichen Elementarideen begegnen einem in ganz unterschiedlicher Zusammensetzung und Ausprägung. Das Wesensmerkmal der Marburger Psychiatrie ist im Längsschnitt betrachtet weniger die Fokussierung auf eine Lehrmeinung im Sinne einer lange Zeit überdauernden psychiatrischen Schule, sondern die Vielfalt unterschiedlicher Ideengebäude.

Um die Genese, Weiterentwicklung, Transformation und mitunter Deformation von psychiatrischen Konzepten zu verstehen, erwies sich der methodische Ansatz einer Verschränkung sozial- und ideengeschichtlicher Ansätze als fruchtbar. An Maximilian Jahrmärker wurde beispielsweise offenbar, wie sehr der Erfolg therapeutischer Konzepte von sozialgeschichtlichen Rahmenbedingungen abhängig war. Sich dezidiert in der Tradition seiner beiden Vorgänger sehend, war es Jahrmärker ein Anliegen, das no-restraint- und open-door-System von Cramer und Tuczek weiterzuentwickeln, nicht zuletzt um den Anstaltsalltag auch auf der Frauenabteilung zu liberalisieren. Doch dann begann der Erste Weltkrieg, und der neue Klinikdirektor sah sich angesichts personeller Verknappung, Versorgungsmängel und einer wachsenden Anzahl neu eingewiesener unruhiger Patienten dazu veranlasst, vom no-restraint-Konzept abzusehen und wieder restriktivere Maßnahmen anzuwenden. Seiner Reformagenda waren in den Kriegsjahren somit enge Grenzen gesetzt, mehr noch: sie stagnierte bzw. entwickelte sich teilweise zurück. Die Problemlagen der Jahre 1914 bis 1918 eröffnen auf eindrückliche Weise den Blick auf das grundsätzliche Spannungsspannungsverhältnis zwischen Theorie und Praxis.

Doch wurden die unterschiedlichen Konzepte nicht nur durch externe Faktoren, wie politische Ereignisse oder gesellschaftliche Entwicklungen, herausgefordert. Die Prioritätenverschiebungen von Ernst Kretschmer zeigen darüber hinaus, wie sich Marburger Psychiater eben auch durch fachinterne Kräfteverhältnisse zu konzeptionellen Nachjustierungen veranlasst sahen. Kretschmer gelang 1918 mit seiner Habilitationsschrift über den »Sensitiven Beziehungswahn« ein bemerkenswert freigeistiges, kreatives und innovatives Werk, das viele jüngere Psychiater stark inspiriert hatte und das auch auf den heutigen Leser noch Wirkung ausübt. So sehr er sich mit seiner mehrdimensionalen Herangehensweise als ambitionierter Schüler des Tübinger Psychiaters Robert Gaupp auswies, so groß waren die Irritationen auf Seiten der deutschlandweit tonangebenden psychiatrischen Schule um Emil Kreapelin, dessen nosologisches Konzept durch mehrere Kollegen, darunter Kretschmer herausgefordert wurde. Die Repliken Kreapelins und seiner Münchener Mitarbeiter waren nicht eben zimperlich. Man warf Kretschmer vor, als Wissenschaftler nicht fest genug auf biologischem Boden zu stehen und damit – ideengeschichtlich gesprochen – nichts weniger, als die zu dieser Zeit in der Psychiatrie dominierende naturwissenschaftliche Elementaridee sträflich zu vernachlässigen.

Ernst Kretschmer hatte die harschen Töne aus München definitiv als bedrohlich empfunden, weil seine Karriere auf dem Spiel stand. Sein weiterer Werdegang erklärt sich zu einem nicht unerheblichen Teil aus dieser Kritik, war er fortan doch tunlichst darauf bedacht, auch von biologisch orientierten Psychiatriekollegen akzeptiert zu werden. Nicht von ungefähr folgte nur kurze Zeit später die konstitutionsbiologische Studie über »Körperbau und Charakter« (1921). Dieses Werk kam einem konzeptionellen Friedensangebot gleich. Es würde sicher zu weit gehen, würde man ihm vorwerfen, hierin seine eigenen Überzeugungen verraten zu haben, fühlte er sich doch auch als Konstitutionsforscher einer mehrdimensionalen Psychiatrie verpflichtet. Vielmehr wird an den Konzessionen Kretschmers der naturwissenschaftlich orientierten Kraepelin-Schule gegenüber offenkundig, über welche Deutungshoheit Kraepelin verfügte.

Knapp ein halbes Jahrhundert lang blieb Emil Kraepelin der zentrale Referenzpunkt der Marburger Psychiatrie. Während Cramer, Tuczek und Jahrmärker als pragmatische »Kraepelinaer« gelten können, kamen auch Kretschmer und Stertz, die eigentlich der Tübinger bzw. Breslauer Schule um Gaupp bzw. Wernicke nahestanden, nicht an dessen Wirkungsmacht vorbei und integrierten Teile seiner Lehre in ihr Konzept. Neben der Münchener Universitätsnervenklinik gelang es der DFA, nach Kraepelins Ausscheiden ihre Machtfülle zu behalten oder teilweise, zum Beispiel unter Rüdin im »Dritten Reich«, sogar noch auszubauen, wovon junge Psychiater wie Stutte profitierten. Auf Marburg sollte die DFA auch in der Bundesrepublik nach ihrer Umorganisation und Umbenennung zum MPI für Psychiatrie noch Einfluss ausüben. Die Kompassnadel der Marburger Psychiatrie zeigte weiterhin häufig nach München. Um diesen evidenten Einflussbereich psychiatrischer Schulen eingehend zu konturieren, bedurfte es eines kontextorientierten ideengeschichtlichen Zugangs.

Die heutige Ideengeschichte verdankt Aby Warburg, einem Kunsthistoriker, der zu den Initiatoren der Kulturwissenschaften gezählt wird und der zeitweise selbst psychiatrische Hilfe suchen musste, die inspirierende Metapher vom

»Denkraum«.[1228] Da Warburg selber »Denkraum« je nach Situation in einer Spanne konkreter bis abstrakter Zusammenhänge anwandte und seiner Wortschöpfung keine eng gefasste Definition hätte aufzwingen wollen, kann der Begriff in diesem weiten Verständnis auch auf die Rekonstruktion psychiatrischen Denkens übertragen werden. Für die Konzeptgeschichten zur Marburger Psychiatrie lässt sich dieser Denkraum seit 1920 am Ortenberg lokalisieren. Hier gab es keine Elfenbeintürme. Die Ärzte waren stets umgeben von Patienten, Studenten, Pflegekräften und weiterem ärztlich-medizinischen Personal. Es war ein Denkraum, der Fenster und Türen hatte. Manchmal allerdings waren die Türen verriegelt und die Fenster verschlossen, ja sogar die Jalousien heruntergezogen. In diesen Zeiten blieb man zu lange abgeschirmt unter sich, bis jemand von außen – sei es ein neuer Ordinarius, die Medizinische Fakultät, die Politik oder auch die Öffentlichkeit – an den Türen und Fenstern des Gedankengebäudes rüttelte und diese aufstieß. Nur so konnten Phasen folgen, in denen der Denkraum genug geöffnet erschien, um dauerhaft frischen Wind zu spüren.

1228 Treml/Flach/Schneider, Denkraum.

Dank

Unser erster und größter Dank gilt Tilo Kircher, Direktor der Klinik für Psychiatrie und Psychotherapie der Universität Marburg. Herr Kircher hatte die Idee zu diesem Buchprojekt und ihm verdanken wir die Förderung unserer Arbeit, indem die Klinik für Psychiatrie und Psychotherapie finanzielle Mittel gewährte. Darüber hinaus begleitete Herr Kircher das Buchprojekt stets interessiert und wohlwollend, mit konstruktiven Anregungen und bewundernswerter Geduld. In der inhaltlichen Arbeit waren wir Autoren vollständig unabhängig und frei.

Enorm profitiert haben wir davon, dass Volker Roelcke das Buchprojekt von Anfang an mit seiner Expertise beratend unterstützte. Darüber hinaus übernahm das von ihm geleitete Institut für Geschichte der Medizin in Gießen einen großen Teil der im Buchprojekt anfallenden Sachmittel zur Beschaffung von publizierten Originalarbeiten bzw. Archivalien. Dass Volker Roelcke – ebenso wie Tilo Kircher – sich bereit erklärte, das Buchmanuskript kritisch gegenzulesen, haben wir als großes Privileg empfunden. Die Darstellung hat davon sehr profitiert. Die Beschreibung von Sachzusammenhängen sowie alle präsentierten historischen Bewertungen verantworten ausschließlich wir Autoren.

An der Marburger Klinik für Psychiatrie und Psychotherapie haben noch weitere Personen zum Gelingen des Buchprojektes beigetragen. Claudia Born hatte für unsere Anliegen immer ein offenes Ohr, half in organisatorischen Dingen und stand mit ihrer persönlichen Erfahrung aus langjähriger Arbeit an der Marburger Klinik für unsere Fragen bereit. Manuela Windholz hat uns zuvorkommend mit gewünschten aktuellen oder historischen Abbildungen versorgt. Großer Dank gebührt dem ehemaligen Klinikleiter Jürgen-Christian Krieg, der sich für zwei aufschlussreiche Zeitzeugenberichte zur Verfügung stellte. Verschiedene Interviewgespräche konnten wir mit Michael L. Schäfer, Manfred Pohlen und Christian Kupke führen, die mit uns ihre Erinnerungen an die Marburger Psychiatrie oder speziell die an Wolfgang Blankenburg teilten. Auch ihnen sind wir zu großem Dank verpflichtet. Wichtige Anregungen und Hilfestellungen erfuhren wir zudem von Karin Koelbert, Norbert Müller (Klinik und Poliklinik für Psychiatrie und Psychotherapie München), Katja Becker, Helmut Remschmidt (Klinik für Kinder- und Jugendpsychiatrie Marburg) sowie Christian Alzheimer (Institut für Physiologie und Pathophysiologie Erlangen).

Ohne die tatkräftige Mithilfe der verschiedenen Archive hätte das Buchprojekt in dieser Form nicht durchgeführt werden können, von denen einige stellvertretend benannt seien. An herausgehobener Stelle sind zunächst Katharina Schaal und Carsten Lind (Universitätsarchiv Marburg) zu nennen, die uns in vorbildlicher und vertrauensvoller Art und Weise bei Recherchen und unzähligen Nachfragen unterstützt haben. Ihnen sei wie aber auch Christina Vanja, Dominik Motz (Archiv des Landeswohlfahrtsverbandes Hessen) und Stephan Reese (Erziehungsberatungsstelle des Vereins für Erziehungshilfe e.V. Marburg) herzlich gedankt.

Von Kolleginnen und Kollegen aus der Medizingeschichte empfingen wir vielfache Hinweise und ergänzende Informationen, so von Maike Rotzoll, Christoph Beyer (Heidelberg/Berlin), Heiner Fangerau, Felicitas Söhner (Düsseldorf), Lara Rzesnitzek (Berlin), Klaus Schepker (Ulm), Ulrike Enke, Cornelia Grundmann, Marianna Klett (Marburg), Gerrit Hohendorf (München), Karl-Heinz Leven und Susanne Ude-Koeller (Erlangen). Eine wertvolle Hilfe war uns Maria Schneider (Berlin) mit ihren Recherchen und Zuarbeiten zu Beginn des Projekts. Ihnen allen gebührt an dieser Stelle ein herzliches Dankeschön.

Schließen möchten wir mit einem großen Dank an den Vandenhoeck & Ruprecht unipress-Verlag, allen voran Frau Marie-Carolin Vondracek und Anke Moseberg-Sikora, für die angenehme Zusammenarbeit und die unkomplizierte Umsetzung des Publikationsprojektes.

Freiburg/Berlin, im Februar 2019
Philipp Rauh/Sascha Topp

Abkürzungen

AÄGP	Allgemeine Ärztliche Gesellschaft für Psychotherapie
AFET	Allgemeiner Fürsorge- und Erziehungstags e.V.
Bd.	Band
CT	Computer-Tomographie
DFA	Deutsche Forschungsanstalt
DFG	Deutsche Forschungsgemeinschaft
DGAP	Deutsche Gesellschaft für phänomenologische Anthropologie, Psychiatrie und Psychotherapie
DGKH	Deutsche Gesellschaft für Kinderpsychiatrie und Heilpädagogik
DGNP	Gesellschaft Deutscher Neurologen und Psychiater
DGPN	Deutsche Gesellschaft für Psychiatrie und Nervenheilkunde
DGPPN	Deutsche Gesellschaft für für Psychiatrie, Psychotherapie und Nervenheilkunde
DNVP	Deutschnationale Volkspartei
DVJ	Deutsche Vereinigung für Jugendpsychiatrie
EEG	Elektroenzephalografie
FAZ	Frankfurter Allgemeine Zeitung
GzVeN	Gesetz zur Verhütung erbkranken Nachwuchses
HICOG	High Commissioner for Germany Office of Public Affairs
HUG	Hessisches Universitätsgesetz
IPAM	Institut für Psychotherapie-Ausbildung Marburg
IVV	Institut für Verhaltenstherapie und Verhaltensmedizin
KWI	Kaiser-Wilhelm-Institut
LHA	Landesheilanstalt
LVA	Landesversicherungsanstalt
MPG	Max-Planck-Gesellschaft
MPI	Max-Planck-Institut
NSDÄB	Nationalsozialistischer Deutscher Ärztebund
NSDDB	Nationalsozialistischer Deutscher Dozentenbund
NSV	Nationalsozialistische Volkswohlfahrt
OP	Oberhessische Presse
RAF	Rote Armee Fraktion
REM	Reichsministerium für Erziehung, Wissenschaft und Volksbildung

SFB	Sonderforschungsbereich
SPK	Sozialistisches Patientenkollektiv
UEP	Union Européene de Pédopsychiatres
UKGM	Universitätsklinikum Gießen und Marburg
WHO	Weltgesundheitsorganisation (World Health Organization)
ZNS	Zentrales Nervensystem

Quellen und Literatur

Archivbestände

Archiv der Arbeitsstelle Geschichte der Medizin, Marburg
- Spruchkammerakte Hermann Stutte, Kammer der Stadt Marburg

Archiv des Evangelischen Werkes für Diakonie und Entwicklung, Berlin
- Bestand: Allgemeiner Fürsorgeerziehungstag (AFET)

Archiv der Erziehungsberatungsstelle am Ortenberg
- Ordner: Chronik
- Ordner: Fotos
- Ordner: Zeitungsberichte
- Sammelmappe: Institut für Ärztlich-Pädagogische Jugendhilfe der Philipps-Universität Marburg

Archiv der Kerckhoff-Stiftung Bad Nauheim
- Bestand 683: Stipendiengesuche 1937/1938 – Josef Mengele
- Bestand 696: Hermann Stutte

Archiv des hessischen Landeswohlfahrtverbandes Kassel (LWV-Archiv)
- Bestand 16: Landesheilanstalt Marburg

Bundesarchiv Berlin (Barch)
- Bestand Berlin Document Center (BDC)
- Bestand R 601: Präsidialkanzlei
- Bestand R 96-I: Heidelberger Dokumente
- Bestand R 73: Deutsche Forschungsgemeinschaft

Bundesarchiv-Militärarchiv Freiburg (Ba-Ma)
- Bestand Pers 9: Lazarettakten des Ersten Weltkrieges
- Bestand RH 12–23: Heeressanitätsinspektion

Bundesbeauftragter für die Stasi-Unterlagen, Berlin
- Bestand MfS HA IX: NS-Archiv des Ministeriums für Staatssicherheit

Historische Sammlung »Springer-Verlag« in der Zentral- und Landesbibliothek, Berlin
- Korrespondenz Rüdin
- Korrespondenz Stutte

Landesarchiv Schleswig-Holstein, Kiel
- Bestand 47.6: Medizinische Fakultät der Christian-Albrechts-Universität Kiel

Psychiatriehistorisches Archiv der Universitätsklinik München (PHAUM)
- Schriftwechsel Georg Stertz und Oswald Bumke

Staatsarchiv Marburg (StAM)
- Bestand 220: Landeshauptmann (Verwaltung des Bezirksverbandes)

Universitätsarchiv Gießen
- Bestand med. Personalakten

Universitätsarchiv Marburg (UAM)
- Bestand 305a: Rektor und Senat
- Bestand 305f: Universitätsleitung/Präsidium
- Bestand 307c: Medizinische Fakultät
- Bestand 309, 54: Teilnachlass Hermann Stutte
- Bestand 310: Kurator/Verwaltungsdirektor/Kanzler

Universitätsarchiv Tübingen (UAT)
- Bestand 125: Medizinische Fakultät: Dekanatsakten
- Bestand 126: Akademisches Rektoramt, Personalakten des Lehrkörpers
- Bestand 155: Akademisches Rektoramt/ Personalakten der Assistenten
- Bestand 315: Zentrale Verwaltung/Lehrstuhlakten
- Bestand 308: Nervenklinik/Verwaltungs- und Personalakten
- Bestand 444: Nachlass Konrad Ernst
- Bestand 749: Nachlass Ernst Kretschmer

Hessisches Hauptstaatsarchiv Wiesbaden (HHStAW)
- Bestand 631a: Staatsanwaltschaft bei dem Oberlandesgericht Frankfurt a.M./Prozess gegen Werner Heyde
- Bestand 520: Spruchkammern
- Bestand 504: Kultusministerium
- Bestand 511: Hessisches Ministerium für Wissenschaft und Kunst
- Bestand 1069: Nachlass Karl Kleist

Zeitzeugengespräche/mündliche Auskünfte
- Jürgen-Christian Krieg (16. Januar 2012 und 5. Januar 2019)
- Michael L. Schäfer (16. Januar 2012)
- Manfred Pohlen (28. Dezember 2019)
- Christian Kupke (5. Februar 2019)

Literaturverzeichnis

AFET (Hg.), Grenzen der Sozialpädagogik. Ergebnisse einer Untersuchung praktisch unerziehbarer Fürsorgezöglinge, Hannover-Kleefeld 1958.

Aktion Psychisch Kranke (Hg.), 25 Jahre Psychiatrie-Enquete, Bd. 2, Bonn 2001.

Aly, G./Roth, K.-H., Die restlose Erfassung. Volkszählen, Identifizieren, Aussondern im Nationalsozialismus, Berlin 1984.

Antonovsky, A., Salutogenese. Zur Entmystifizierung der Gesundheit, Tübingen 1997.

Ash, M.G., Verordnete Umbrüche – Konstruierte Kontinuitäten. Zur Entnazifizierung von Wissenschaftlern und Wissenschaften nach 1945, in: Zeitschrift für Geschichtswissenschaften 43 (1995), S. 903–923.

Auerbach, I. (Bearb.), Catalogus professorum academiae Marburgensis. Bd. II: 1911 bis 1971, Marburg 1979.

Aumüller, G., Franz Tuczek und der Bau der Universitäts-Nervenklinik in Marburg. Der Übergang von der Anstalts- zur Universitätspsychiatrie, in: Sandner/Aumüller/Vanja (Hg.), Heilbar, S. 92–114.

Aumüller, G., Von der Kriegschirurgie zur klinischen Traumatologie. Die Entwicklung der Marburger Chirurgie unter Rudolf Klapp (1873–1949), in: Verein für hessische Geschichte und Landeskunde e.V. (Hg.), Die Philipps-Universität Marburg zwischen Kaiserreich und Nationalsozialismus, Kassel 2006, S. 177–191.

Aumüller, G./Grundmann, K./Kräwinkel, E./Lauer, H.H./Remschmidt, H. (Hg.), Die Marburger Medizinische Fakultät im »Dritten Reich«, München 2001.

Balz, V., Zwischen Wirkung und Erfahrung. Eine Geschichte der Psychopharmaka. Neuroleptika in der Bundesrepublik Deutschland, 1950–1980. Bielefeld 2010.

Barkey, P., Die Entwicklung der Psychiatrischen Krankenhäuser Haina, Merxhausen/Emstal und Hofheim/Goddelau (»Philippshospital«) unter der Trägerschaft des Landeswohlfahrtsverbandes Hessen und seiner Rechtsvorgänger (1866–1982), in: Heinemeyer/Pünder, 450 Jahre, S. 349–374.

Bartz, O., Expansion und Umbau Hochschulreformen in der Bundesrepublik Deutschland zwischen 1964 und 1977, in: Die Hochschule 2 (2007), S. 154–170.

Baumann R./Köttgen C./Grolle I./Kretzer D., Arbeitsfähig oder unbrauchbar? Die Geschichte der Kinder und Jugendpsychiatrie seit 1933 am Beispiel Hamburgs, Frankfurt a. M. 1994.

Baeyer, W. v., Gegenwärtige Psychiatrie in den Vereinigten Staaten, in: Der Nervenarzt 21 (1950), S. 2–9.

Beddies, T., »Aktivere Krankenbehandlung« und »Arbeitstherapie«. Anwendungsformen und Begründungszusammenhänge bei Hermann Simon und Carl Schneider, in: Schmuhl/Roelcke, Therapien, S. 268–286.

Benzenhöfer, U., »Kinderfachabteilungen« und »NS-Kindereuthanasie«, Wetzlar 2000.

Benzenhöfer, U., Hans Heinze: Kinder- und Jugendpsychiatrie und »Euthanasie«, in: Oelschläger, Th. (Hg.), Beiträge zur NS-»Euthanasie«-Forschung 2002: Fachtagungen vom 24. bis 26. Mai 2002 in Linz und Hartheim/Alkoven und vom 15. bis 17. November 2002 in Potsdam, Ulm 2003, S. 9–51.

Berger, R., Die Beratenden Psychiater des deutschen Heeres 1939–1945, Frankfurt a. M. u. a. 1998.

Bernet, B., Assoziationsstörung. Zum Wechselverhältnis von Krankheits- und Gesellschaftsdeutung im Werk Eugen Bleulers (1857–1939), in: Fangerau/Nolte (Hg.), »Moderne«, S. 169–193.

Bewermeyer, H. (Hg.), Hermann Oppenheim – ein Begründer der Neurologie, Stuttgart 2016.

Beyer, C., Die Einführung der »heroischen« Therapien in den Heil- und Pflegeanstalten der Provinz Hannover 1936–1939, in: Schmuhl/Roelcke, Therapien, S. 233–250.

Binding, K./Hoche, A., Die Freigabe der Vernichtung lebensunwerten Lebens. Ihr Maß und ihre Form, Leipzig 1920.

Blankenburg, W., Daseinsanalytische Studie über einen Fall paranoider Schizophrenie. Ein Beitrag zum Problem der Interpretation schizophrener Endzustände, Dissertation, Freiburg i. Br. 1956.

Blankenburg, W., Ethnopsychiatrie im Inland. Norm-Probleme im Hinblick auf die Kultur- und Subkultur-Bezogenheit psychiatrischer Patienten, in: Schröder, E./Frießem, D.H. (Hg.), George Devereux zum 75. Geburtstag. Eine Festschrift. Wiesbaden 1984, S. 39–52.

Blankenburg, W., The Dialectics of »Freedom« and »Unfreedom« in the Psychiatric View, in: Tymieniecka, A.-T. (Hg.), Morality within the Life – and Social World: Interdisciplinary Phenomenology of the Authentic Life in the »Moral Sense«. Dordrecht 1987, S. 409–423.

Blankenburg, W., Wirkfaktoren paradoxen Vorgehens in der Psychotherapie, in: Lang, H. (Hg.), Wirkfaktoren der Psychotherapie. Berlin/Heidelberg 1990, S. 122–138.

Blankenburg, W., Zur Differenzierung zwischen Scham und Schuld, in: Kühn, R./Raub, M./Titze, M. (Hg.), Scham — ein menschliches Gefühl. Kulturelle, psychologische und philosophische Perspektiven. Wiesbaden 1997, S. 45–55.

Blasius, D., »Einfache Seelenstörung«. Geschichte der deutschen Psychiatrie 1800–1945, Frankfurt am Main 1994.

Blaßneck, K., Militärpsychiatrie im Nationalsozialismus. Kriegsneurotiker im Zweiten Weltkrieg, Würzburg 2000.

Bock, G., Zwangssterilisation im Nationalsozialismus. Studien zur Rassenpolitik und Frauenpolitik, Opladen 1986.

Borck, C., Die Internationale der invasiven Therapien und die Diskussion in Deutschland, in: Schmuhl/Roelcke, Therapien, S. 131–148.

Bosch, G., Diskussionsbeitrag Psyche und Person, in: Forum für Kinder- und Jugendpsychiatrie, Psychosomatik und Psychotherapie 2 (2008), S. 12–15.

Breckman, W., Konzeption und Geschichte des Journal of the History of Ideas, in: Zeitschrift für Ideengeschichte 1 (2007), S. 106–113.

Bresges, W., Hilde L. Mosse (1912–1982). Leben und Werk, Univ.-Diss., Köln 2000.

Brink, C., Grenzen der Anstalt. Psychiatrie und Gesellschaft in Deutschland (1860–1980), Göttingen 2010.

Bruns, F., Den »Volkskörper« im Blick. Medizin und Moral im Nationalsozialismus, in: Bialas, W./Fritze, L. (Hg.), Ideologie und Moral im Nationalsozialismus, Göttingen 2014, S. 211–234.

Burleigh, M./Wippermann, W., The racial state. Germany 1933–1945, Cambridge u.a. 1991.

Burlon, M., Die »Euthanasie« an Kindern während der Zeit des Nationalsozialismus in den zwei Hamburger Kinderfachabteilungen, Diss. med., Hamburg 2009.

Burlon, M./Zeidman, L.A., »Euthanasie« an Kindern in Hamburg. Das »Reichsausschuß«-Verfahren - von der Meldung zum Hirnpräparat, in: KZ-Gedenkstätte Neuengamme (Hg.), »Euthanasie«-Verbrechen. Forschungen zur nationalsozialistischen Gesundheits- und Sozialpolitik (Beiträge zur Geschichte der nationalsozialistischen Verfolgung in Norddeutschlands, Bd. 17), Bremen 2016, S. 27–40.

Castell, R./Nedoschill, J./Rupps, M./Bussiek, D. (Hg.), Geschichte der Kinder- und Jugendpsychiatrie in Deutschland in den Jahren 1937 bis 1961, Göttingen 2003.

Catel, W., Grenzsituationen des Lebens. Beitrag zum Problem der begrenzten Euthanasie, Nürnberg 1962.

Coffin, J.-C., French Biological Therapeutics in the European Context, in: Schmuhl/Roelcke, Therapien, S. 185–199.

Conolly, J., Die Behandlung der Irren ohne mechanischen Zwang, Lahr 1860.

Conrad, K., Das Körperschema. Eine kritische Studie und der Versuch einer Revision. Zeitschrift für die gesamte Neurologie und Psychiatrie 147 (1933), S. 346–369.

Conrad, K., Erbanlage und Epilepsie. Untersuchungen an einer Serie von 253 Zwillingspaaren, in: Zeitschrift für die gesamte Neurologie und Psychiatrie 1 (1935), S. 271–326.

Conrad, K., Der Erbkreis der Epilepsie, in: Just, G. (Hg.), Handbuch der Erbbiologie des Menschen, Teil II: Erbpsychiatrie, Bd.2, Berlin 1939, S. 933–1020.

Conrad, K., Epilepsie, Vererbung und Konstitution, in: Zeitschrift für die gesamte Neurologie und Psychiatrie 161 (1939), S. 280–292.

Conrad, K., Der Konstitutionstypus als genetisches Problem. Versuch einer genetischen Konstitutionslehre, Berlin 1941.

Conrad, K., Die beginnende Schizophrenie. Versuch einer Gestaltanalyse des Wahns, Stuttgart 1958.

Cramer, H., Ueber die Bedeutung der Irrenanstalten für die Behandlung der Seelenstörungen. Vortrag, gehalten in der allgemeinen Sitzung des Vereines schweiz. Naturforscher und Ärzte am 24. August 1868, o. Ortsangabe, ca. 1869.

Deutscher Bundestag (Hg.), Zwischenbericht der Sachverständigenkommission zur Erarbeitung der Enquete über die Lage der Psychiatrie in der Bundesrepublik Deutschland, Bonn 1973.

Deutscher Bundestag (Hg.), Bericht über die Lage der Psychiatrie in der Bundesrepublik Deutschland. Zur psychiatrischen und psychotherapeutischen/psychosomatischen Versorgung der Bevölkerung, Bonn 1975.

Dick, B./Krieg, J.-C./Schreiber, W., Die »Balanced Scorecard« als Chance für die ärztliche Klinikleitung, in: Gesundheitsökonomie und Qualitätsmanagement 7 (2002), S. 166–172.

Dieckhöfer, K., Frühe Formen der Antipsychiatrie und die Reaktion der Psychiatrie, in: Medizinhistorisches Journal 19/1/2 (1984), S. 100–111.

Doering-Manteuffel, A./Raphael, L., Nach dem Boom. Perspektiven auf die Zeitgeschichte seit 1970, Göttingen 2013.

Dörner, K., Nationalsozialismus und Lebensvernichtung, in: Vierteljahrshefte für Zeitgeschichte 15 (1967), S. 121–152.

Dörner, K./Plog, U. (Hg.), Sozialpsychiatrie. Psychisches Leiden zwischen Integration und Emanzipation, Neuwied 1972.

Dörner, K., Was ist Sozialpsychiatrie?, in: Finzen, A./Hoffmann-Richter, U. (Hg.), Was ist Sozialpsychiatrie. Eine Chronik, Bonn 1995, S. 83–90.

Doerry, M., »Mein verwundetes Herz«. Das Leben der Lilli Jahn (1900–1944), Stuttgart/München 2002.

Drachler, C. J., Robert Wollenberg. Leben und Werk, Diss. med., Tübingen 1995.

Eckardt, M. v./Villinger, W. (Hg.), Bericht über die internationale Tagung in Hiddesen bei Detmold, 2.–7. August 1951, München/Basel 1953.

Eckart, W. U./Jütte, R., Medizingeschichte. Eine Einführung, Köln/Weimar/Wien 2007.

Eckart, W. U., Medizin und Krieg. Deutschland (1914–1924), Paderborn 2014.

Eckart, W. U., Erster Weltkrieg (1914–1918): Hunger und Mangel in der Heimat, in: Deutsches Ärzteblatt 112 (2015), S. 230–232.

Ehrhardt, H., Beitrag zur elektrischen Erregbarkeit der Nerven unter der Einwirkung von Narkoticis, Diss. med., Breslau 1940.

Ehrhardt, H., Untersuchungen über Elektrokrampfschwelle und Erregbarkeit, Habilitationsschrift, Marburg 1950.

Ehrhardt, H./Villinger, W., Forensische und administrative Psychiatrie, in: Gruhle, H.-W./Jung, R./Mayer-Gross, W. (Hg.), Psychiatrie der Gegenwart. Forschung und Praxis, Bd. 3, Berlin u.a. 1961, S. 181–366.

Ehrhardt, H., Euthanasie und die Vernichtung »lebensunwerten« Lebens, Stuttgart 1965.

Ehrhardt, H., 130 Jahre Deutsche Gesellschaft für Psychiatrie und Nervenheilkunde, Wiesbaden 1972.

Ehrhardt, H., Zur Situation der Psychiatrie in der Bundesrepublik Deutschland, in: Ders. (Hg.), Perspektiven der heutigen Psychiatrie, Frankfurt a.M. 1972, S. 9–16.

Ehrhardt, H., Die psychiatrische Versorgung — ein gesundheits- und sozialpolitischer Notstand ohne Hoffnung?, in: Deutsches Ärzteblatt 30 (1974), S. 2254–2262.

Ehrhardt, H., Zur Bilanz der Psychiatrie-Enquete, in: Deutsches Ärzteblatt 18 (1977), S. 1227–1232.

Engstrom, E. J., Clinical Psychiatry in Imperial Germany. A History of Psychiatric Practice, Ithaca/London 2003.

Engstrom, E. J./Roelcke, V., Psychiatrie im 19. Jahrhundert. Forschungen zur Geschichte von psychiatrischen Institutionen, Debatten und Praktiken im deutschen Sprachraum, Basel 2003.

Eller, E., Die Ärzte der Heil- und Pflegeanstalt Eichberg von der Gründung bis zum Ersten Weltkrieg, in: Vanja, C./Haas, S./Deutschle, G./Eirund, W./ Sandner, P. (Hg.), Wissen und irren. Psychiatriegeschichte aus zwei Jahrhunderten – Eberbach und Eichberg, Kassel 1999, S. 108–128.

Enke, W., Ursprung und Wesen der Krankheit, Berlin 1938.

Erstmann, V., Halbstark! Generationskonflikte in den 1950er Jahren in der Bundesrepublik, in: aventinus nova 23 (2010), S. 57–91.

Eulner, H.-H., Die Entwicklung der medizinischen Spezialfächer an den Universitäten des deutschen Sprachgebietes, Stuttgart 1970.

Fangerau, H., Ein Sanatorium im Kriegszustand. Die »Rasemühle« bei Göttingen zwischen zivilen und soldatischen Nervenleiden 1914–1918, in: Archiwum historii i filozofii medycyny 68 (2005), S. 147–160.

Fangerau, H./Nolte, K. (Hg.), »Moderne« Anstaltspsychiatrie im 19. und 20. Jahrhundert. Legitimation und Kritik, Stuttgart 2006.

Fangerau, H./Topp, S./Schepker, K. (Hg.), Kinder- und Jugendpsychiatrie im Nationalsozialismus und in der Nachkriegszeit. Zur Geschichte ihrer Konsolidierung, Berlin 2017.

Faure, G., Anfänge der demokratischen Studentenbewegung in Marburg, in: Kramer, D./ Vanja, C. (Hg.), Universität und demokratische Bewegung. Ein Lesebuch zur 450-Jahrfeier der Philipps-Universität Marburg, Marburg 1977, S. 293–306.

Faulstich, H., Hungersterben in der Psychiatrie 1914–1949. Mit einer Topographie der NS-Psychiatrie, Freiburg i. Br. 1998.

Fehlemann, S./Fangerau, H./Dörre, S./Schneider, F., 175 Jahre psychiatrische Fachgesellschaften in Deutschland, Berlin 2017.

Feldman, G. D., The Great Disorder. Politics, Economics, and Society in the German Inflation (1914–1924), New York/Oxford 1996.

Feldmann, S., Die Verbreitung der Kraepelinischen Krankheitslehre im deutschen Sprachraum zwischen 1893 und 1912 am Beispiel der Dementia praecox, Diss. med., Gießen 2005.

Fetscherin, Dr., Über die Fünfte Jahresversammlung des Vereines schweizerischer Irrenärzte am 10. und 11. September 1868 in Rheinau, Pflegeanstalt des Cantons Zürich, in: Allgemeine Zeitschrift für Psychiatrie, psychisch-gerichtliche Medicin 26 (1869), S. 231–244.

Fischer, F., Irrenhäuser. Kranke klagen an, München 1969.

Fink, M., Ladislas J. Meduna, M.D. 1896–1964, in: American Journal of Psychiatry 156 (1999), S. 1807.

Finzen, A., Das Pinelsche Pendel. Die Dimension des Sozialen im Zeitalter der biologischen Psychiatrie, Bonn 1998.

Finzen, A., Erlebte Psychiatriegeschichte, Bd. 2, Bewegte Jahre (1970 bis 1974), work in progress, 2011/2012, beziehbar unter: http://www.finzen.de/pdf-dateien/erlebte%20psychiatriegeschichte%2002.pdf (letzter Zugriff 10.11.2018).

Fleckenstein, B., Die klinische Medizin von morgen ist die Wissenschaft von heute, in: Plattig, K.-H. (Hg.), Sitzungsberichte der Physikalisch-Medizinischen Sozietät zu Erlangen, Bd. 6, Erlangen/Jena 1998, S. 1–10.

Föllmer, M., Der »kranke Volkskörper«. Industrielle, hohe Beamte und der Diskurs der nationalen Regeneration in der Weimarer Republik, in: Geschichte und Gesellschaft 27 (2001), S. 41–67.

Forsbach, R., Die 68er und die Medizin. Gesundheitspolitik und Patientenverhalten in der Bundesrepublik Deutschland (1960–2010), Göttingen 2011.

Frei, Vergangenheitspolitik. Die Anfänge der Bundesrepublik und die NS-Vergangenheit, München 1996.

Frei, N., 1968. Jugendrevolte und globaler Protest, München 2008.

Frei, N./Brunner, J./Goschler, C. (Hg.), Die Praxis der Wiedergutmachung. Geschichte, Erfahrung und Wirkung in Deutschland und Israel, Göttingen 2009.

Freimüller, T., Alexander Mitscherlich. Gesellschaftsdiagnosen und Gesellschaft nach Hitler, Göttingen 2007.

Gaupp, R., Über die Grenzen psychiatrischer Erkenntnis, in: Zentralblatt für Nervenheilkunde 14 (1903), S. 1–14.

Gaupp, R., Der Fall Wagner. Ein ärztliches Gutachten. Zugleich eine kriminalpsychologische und psychiatrische Studie, in: Gruhle, H.W./Wetzel, A. (Hg.), Verbrechertypen, Band I: Zur Psychologie des Massenmordes. Hauptlehrer Wagner von Degerloch, Berlin 1914, S. 5–188.

Gay, P., Die Republik der Außenseiter. Geist und Kultur in der Weimarer Zeit (1918–1933), Frankfurt a.M. 1970.

Geisthövel, A./Hitzer, B. (Hg.), Auf der Suche nach einer anderen Medizin. Psychosomatik im 20. Jahrhundert, Frankfurt a.M. 2019.

Germann, U., Ein Insulinzentrum auf dem Land. Die Einführung der Insulinbehandlung und der therapeutische Aufbruch in der Schweizer Psychiatrie der Zwischenkriegszeit in: Schmuhl/Roelcke, Therapien, S. 149–167.

Gestrich, A., Einleitung, Sozialhistorische Biographieforschung, in: Ders./Knoch, P./ Merkel, H. (Hg.), Biographie sozialgeschichtlich. Sieben Beiträge, Göttingen 1988, S. 5–28.

Gijswijt-Hofstra, M./Oosterhuis, H./Vijselaar, J. (Hg.), Psychiatric Cultures Compared. Psychiatry and Mental Health Care in the Twentieth Century. Comparisons and Approaches. Amsterdam 2005.

Giordano, R., Die zweite Schuld. Oder von der Last, Deutscher zu sein, Hamburg 1987.

Godau-Schüttke, Klaus-Detlev, Die Heyde/Sawade-Affäre. Wie Juristen und Mediziner den NS-Euthanasieprofessor nach 1945 deckten und straflos blieben, Baden-Baden 1998.

Goering, D. T., Einleitung. Ideen- und Geistesgeschichte in Deutschland – eine Standortbestimmung, in: Ders. (Hg.), Ideengeschichte heute. Traditionen und Perspektiven, Bielefeld 2017, S. 7–53.

Goffman, E., Asyle. Über die soziale Situation psychiatrischer Patienten und anderer Insassen. Suhrkamp, Frankfurt a. M. 1973.

Goschler, C., Schuld und Schulden. Die Politik der Wiedergutmachung für NS-Verfolgte sei 1945, Göttingen 2005.

Gerz, Y., Die Situation der Medizinischen Fakultät Marburg in der Nachkriegszeit 1945–1950, Diss. med., Marburg 2008.

Geyer, M. H., Verkehrte Welt. Revolution, Inflation und Moderne, München 1914–1924, Göttingen 1998.

Goldberg, A., A Reinvented Public: »Lunatics' Rights« and Bourgeois Populism in the Kaiserreich, in: Engstrom/Roelcke (Hg.), Psychiatrie, S. 189–217.

Griesinger, W., Über Irrenanstalten und deren Weiterentwicklung in Deutschland, in: Archiv für Psychiatrie und Nervenkrankheiten 1 (1968/69), S. 8–43.

Grmek, M. D., Einführung, in: Ders. (Hg.), Die Geschichte des medizinischen Denkens. Antike und Mittelalter, München 1996, S. 9–27.

Grmek, M. D., Das Krankheitskonzept, in: Grmek, Die Geschichte, S. 260–277.

Gruber, D./Böhm, M./Wallner, M./Koren, G., Sozialpsychiatrie. Begriff, Themen und Geschichte, in: Schöny, W. (Hg.), Sozialpsychiatrie – theoretische Grundlagen und praktische Einblicke, S. 5–28.

Grüttner, M., Hochschulpolitik zwischen Gau und Reich, in: John, J./Möller, H./Schaarschmidt, T. (Hg.), Die NS-Gaue. Regionale Mittelinstanzen im zentralistischen »Führerstaat«. München 2007, S. 177–193.

Grüttner, M., Die Berliner Universität zwischen den Weltkriegen 1918–1945. Bd.2, Berlin 2012.

Grunenberg, A., Hannah Arendt und Martin Heidegger, in: Einblicke 44 (2006), S. 18–21.

Grundmann, C., Vom Kaiserreich über die Weimarer Zeit bis zum Nationalsozialismus. Die Landesheilanstalt zur Zeit von Prof. Dr. Jahrmärker (1914–1937), in: Sandner/Aumüller/Vanja, Heilbar, S. 247–275.

Grundmann, C., Die Entwicklung der Hochschulmedizin in Hessen unter amerikanischer Besatzung am Beispiel der Medizinischen Fakultät Marburg, in: Zeitschrift des Vereins für hessische Geschichte 110 (2005), S. 267–342.

Günther, K., Diagnose »Psychopath«. Die Behandlung von Soldaten und Zivilisten in der Marburger Universitäts-Nervenklinik 1939–1945, Diss. med., Marburg 2008.

Gutberlet, S., Die Vorgeschichte der Marburger Universitätspsychiatrie und die Berufung Heinrich Cramer's zum Direktor für Psychiatrie, Diss. med., Marburg 1981.

Häfner, H. (unter Mitarbeit von Baeyer, W. v./Kisker, K. P.), Dringliche Reformen in der psychiatrischen Krankenversorgung der Bundesrepublik, in: Helfen und Heilen. Diagnose und Therapie in der Rehabilitation 4 (1965), S. 118–125.

Häfner, H., Das Rätsel Schizophrenie. Eine Krankheit wird entschlüsselt, München 2017.

Hagner, M., Der Geist bei der Arbeit. Historische Untersuchungen zur Hirnforschung, Göttingen 2006.

Hagspihl, K., Psychosen in psycho-somatischer Betrachtung, in: Zeitschrift für Psychosomatische Medizin 1 (1954), S. 241–253.

Haenel, T., Jakob Klaesi zum 120. Geburtstag, in: Der Nervenarzt 74 (2003), S. 471–475.

Hahn, D., Biopolitik und Modernisierung. Sterilisation und Schwangerschaftsabbruch in Deutschland nach 1945, Frankfurt a.M./New York 2000.

Hambrecht, M./Klosterkötter, J.Häfner, H., Früherkennung und Frühintervention schizophrener Störungen, in: Deutsches Ärzteblatt 99 (2002), S. 2936–2940.

Hannappel, C., Kinder- und Jugendpsychiatrie in Amerika, in: Jahrbuch für Jugendpsychiatrie und ihre Grenzgebiete 2 (1960), S. 227–243.

Hammerstein, N., Marburg und die deutsche Universitätslandschaft in den 20er Jahren, in: Verein für hessische Geschichte und Landeskunde e.V. (Hg.), Die Philipps-Universität Marburg zwischen Kaiserreich und Nationalsozialismus, Kassel 2006, S. 1–12.

Hau, M., The Holistic Gaze in German Medicine, 1890–1930, in: Bulletin oft the History of Medicine 74 (2000), S. 495–524.

Hau, M./Ash, M.G., Der normale Körper, seelisch erblickt, in: Schmölders/Gilmann, Gesichter, S. 12–32.

Haug, W. F./Pfefferer-Wolf, H. (Hg.), Fremde Nähe. Festschrift für Erich Wulff, Hamburg 2007.

Hedemann, W., Die Erfolge der Schockbehandlung bei Psychosen des Kindes- und frühen Jugendalters, Diss. med., Marburg 1949.

Heeres-Sanitätsinspektion des Reichskriegsministeriums (Bearb.), Sanitätsbericht über das Deutsche Heer (Deutsches Feld- und Besatzungsheer) im Weltkriege 1914/1918, Bd. 3: Die Krankenbewegung bei dem Deutschen Feld- und Besatzungsheer, Berlin 1934.

Heiber, H., Universität unterm Hakenkreuz, Teil 2: Die Kapitulation der Hohen Schulen, München 1994.

Heinemeyer, W./Pünder, T. (Hg.), 450 Jahre Psychiatrie in Hessen, Marburg 1983.

Heither, D./Schulze, A., Die Morde von Mechterstädt 1920. Zur Geschichte rechtsradikaler Gewalt in Deutschland, Berlin 2015.

Hemmeter, U. M., Forschungsschwerpunkt polysomnographische und neurophysiologische Untersuchungen bei Demenz, in: Hippius, Universitätskolloquien, S. 235–238.

Herbert, U., »Generation der Sachlichkeit«. Die völkische Studentenbewegung der frühen zwanziger Jahre in Deutschland, in: Bajohr, F./Johe, W./Lohalm, U. (Hg.), Zivilisation und Barbarei. Die widersprüchlichen Potentiale der Moderne, Hamburg 1991, S. 115–144.

Herbert, U., Wer waren die Nationalsozialisten? Typologien des politischen Verhaltens im NS-Staat, in: Hirschfeld, G./Jersak, T. (Hg.), Karrieren im Nationalsozialismus. Funktionseliten zwischen Mitwirkung und Distanz, Frankfurt a. M. 2004, S. 17–44.

Herbert, U., Was haben die Nationalsozialisten aus dem Ersten Weltkrieg gelernt?, in: Krumeich, G. (Hg.), Nationalsozialismus und Erster Weltkrieg, Essen 2010, S. 21–32.

Heim, E., Die Welt der Psychotherapie. Entwicklungen und Persönlichkeiten, Stuttgart 2009.

Heinze, M. (Hg.), Wolfgang Blankenburg. Psychopathologie des Unscheinbaren. Ausgewählte Aufsätze, Parodos, Berlin 2007.

Heinze, M., Wolfgang Blankenburg, in: Stanghellini, G./Broome, M./Raballo, A./Fernandez, A. V./Fusar-Poli, P./Rosfort, R. (ed.), The Oxford Handbook of Phenomenological Psychopathology, Oxford Handbooks Online, Oxford 2018.

Hermes, M., Krankheit – Krieg. Psychiatrische Deutungen des Ersten Weltkrieges, Essen 2012.

Hesse, H., Klein und Wagner, Frankfurt a.M. 2016.

Hildenbrand, B., Klinische Soziologie. Ein Ansatz für absurde Helden und Helden des Absurden, Wiesbaden 2017.

Hildebrandt, H., Der psychologische Versuch in der Psychiatrie. Was wurde aus Kraepelins (1895) Programm?, in: Psychologie und Geschichte 5 (1993), S. 5–30.

Hilgert, C., Die unerhörte Generation. Jugend im westdeutschen und britischen Hörfunk, 1945–1963, Göttingen 2015.

Hippius, H. (Hg.), Universitätskolloquien zur Schizophrenie, Bd. 2., Darmstadt 2004.

Hippius, H./Möller, H.-J./Müller, N./Neundörfer, G., Die Psychiatrische Klinik der Universität München (1904–2004), Heidelberg 2005.

Hippius, H./Holdorff, B./Schliack, H. (Hg.), Nervenärzte 2. 21 Biographien und ein Psychiatrie-literarisches Essay, Stuttgart 2006.

Hobsbawn, E., Das lange 19. Jahrhundert. Europäische Revolutionen – Die Blütezeit des Kapitals – Das imperiale Zeitalter, Darmstadt 2017.

Hockerts, H. G., Wiedergutmachung in Deutschland 1945–1990. Ein Überblick, in: Aus Politik und Zeitgeschichte 63 (2013), S. 15–22.

Hofer, H.-G., Nervenschwäche und Krieg. Modernitätskritik und Krisenbewältigung in der österreichischen Psychiatrie, Wien/Köln/Weimar 2004.

Hoffmann, Hermann F., »Die erbbiologischen Ergebnisse in der Neuroselehre«, in: Rüdin, Erblehre, München 1934, S. 194–208.

Hoffmann, U./Schulze, D., »... wird heute in eine andere Anstalt verlegt«. Nationalsozialistische Zwangssterilisation und »Euthanasie« in der Landes-Heil- und Pflegeanstalt Bernburg – eine Dokumentation, Dessau 1997.

Holtkamp, M., Werner Villinger (1887–1961). Die Kontinuität des Minderwertigkeitsgedankens in der Jugend- und Sozialpsychiatrie. Matthiesen Verlag, Husum 2002.

Holzbach, R./Naber, D., Hans Bürger-Prinz, in: Hippius/Holdorff/Schliack, Nervenärzte, S. 41–56.

Hopmann, W., Über die Verhältnisse der Erziehungsberatung in Berlin hinsichtlich Beratung und Behandlung, in: Psyche 9 (1955) 2, S. 149–159.

Horst, C. a.d. Vorstellungen, Ideen, Begriff: Intellectual History in der Medizingeschichtsschreibung am Beispiel des Naturbegriffs, in: Paul, N./Schlich, T. (Hg.), Medizingeschichte. Aufgaben, Probleme, Perspektiven, Frankfurt a.M/New York 1998, S. 186–215.

Hoyer, T., Im Getümmel der Welt. Alexander Mitscherlich – Ein Porträt, Göttingen 2008.

Hussong, U., Die Gründung der »Irrenheilanstalt« und die Stadt Marburg, in: Sandner/Aumüller/Vanja, Heilbar, S. 66–79.

Hussong, U., Marburg – Stadt und Universität. Die Philipps-Universität Marburg zwischen Kaiserreich und Nationalsozialismus, in: Verein für hessische Geschichte und Landeskunde e.V. (Hg.), Die Philipps-Universität Marburg zwischen Kaiserreich und Nationalsozialismus, Kassel 2006, S. 45–62.

Jacob, H., Diffuse melanotische Geschwulstbildungen der weichen Häute, in: Deutsche Zeitschrift für Nervenheilkunde 133 (1934), S. 167–187.

Jacob, H., Zur Gruppierung entzündlicher Erkrankungen des Nervensystems, in: Allgemeine Zeitschrift für Psychiatrie 121 (1942), S. 83–96.

Jacob, H., Der Erlebniswandel bei Späterblindeten. Zur Psychopathologie der optischen Wahrnehmung, Hamburg 1949.

Jacob, H., Wahrnehmungsstörungen und Krankheitserleben. Psychopathologie des Parkinsonismus und verstehende Psychologie Bewegungs- und Wahrnehmungsgestörter, Berlin 1955.

Jacob, H., Angeborener erblicher Schwachsinn einschließlich »befundlose Idioten«, sowie Megalencephalie bei angeborenem Schwachsinn, in: Lubarsch, O./Henke, F./Rössle, R, (Hg.), Handbuch der speziellen pathologischen Anatomie und Histologie, Bd. 13, Teil 4: Erkrankungen des zentralen Nervensystems (herausgegeben von Willibald Scholz), Berlin 1956, S. 58–81.

Jacob, H./Bechtelsheimer, H./Solcher, H., Zur Neuropathologie der durch grüne Meerkatzen (Cercopithecus aethiops) übertragenen Infektionskrankheiten in Marburg, in: Deutsche Medizinische Wochenschrift 93 (1968), S. 602–604.

Jacob, H./Solcher, H., Eine durch Cercopithecus übertragene Infektions-krankheit (»Marburg-Krankheit«) mit glialknotiger Encephalititis, in: Acta neuropathologica 11 (1968), S. 29–44.

Jacob, H., Tissue process in multiple sclerosis and parainfectious and post-vaccinal encephalomyelitis. The problem of »primary« proliferation of the glia and the loss of myelin sheaths in the ms-plaques, in: International Archives of Allergy and Immunology 36 (1969), S. 22–36.

Jacob, H./Spalke, G., Klinik und Neuropathologie zentralnervöser Komplikationen nach akuten Elektrolyt- und Wasserhaushaltsstörungen unter besonderer Berücksichtigung der zentralen pontinen Myelinolyse, in: Fortschritte der Neurologie, Psychiatrie und ihrer Grenzgebiete 39 (1971), S. 169–176.

Jacob, H., Präsenile metabolische Encephalopathien, in: Verhandlungen der Deutschen Gesellschaft für Innere Medizin 82 (1976), S. 489–500.

Jaensch, W., Körperform, Wesensart und Rasse. Skizzen zu einer medizinisch-biologischen Konstitutionslehre, Leipzig 1934.

Jahrmärker, M., Zur Frankenberger Ergotismusepidemie und über bleibende Folgen des Ergotismus für das Centralnervensystem, in: Archiv für Psychiatrie und Nervenkrankheiten 35 (1902), S. 109–152.

Jahrmärker, M., Zur Frage der Dementia praecox. Eine Studie, Halle an der Saale 1902.

Jahrmärker, M., Franz Tuczek Nekrolog, in: Archiv für Psychiatrie und Nervenkrankheiten 77 (1926), S. 179–182.

Jahrmärker, M., Zur Erinnerung an Franz Tuczek, in: Zeitschrift für die gesamte Psychiatrie und Neurologie 103 (1926), S. 487–491.

Jahrmärker, M., 55 Jahre Landesheilanstalt Marburg (Reg.-Bez. Kassel), Düsseldorf 1931.

Jakobi, H./Chroust, P./Hamann, M. (Hg.), Aeskulap & Hakenkreuz. Zur Geschichte der Medizinischen Fakultät in Gießen zwischen 1933 und 1945. Eine Dokumentation der Arbeitsgruppe »Medizin und Faschismus«, Frankfurt a.M. 1989.

Jaspers, K., Die phänomenologische Forschungsrichtung in der Psychopathologie, in: Zeitschrift für die gesamte Neurologie und Psychiatrie 9 (1912), S. 391–408.

Jantzen, W., Eklektisch-empirische Mehrdimensionalität und der »Fall« Stutte. Eine methodologische Studie zur Geschichte der deutschen Kinder- und Jugendpsychiatrie, in: Zeitschrift für Heilpädagogik 44 (1993) 7, S. 454–472.

Jürgs, M., Alzheimer. Spurensuche im Niemandsland, München 2006.

Jütte, R., Sozialgeschichte der Medizin. Inhalte – Methoden – Ziele, in: Medizin, Gesellschaft und Geschichte 9 (1991), S. 149–164.

Kahn, E., Referat über den sensitiven Beziehungswahn und die mehrdimensionale Diagnostik Kretschmers. Mit Diskussion. Aus der wissenschaftlichen Sitzung der Deutschen Forschungsanstalt für Psychiatrie in München am 13. November 1919, in: Zeitschrift für die Gesamte Neurologie und Psychiatrie 20 (1920), S. 69–86.

Karenberg, A., Klinische Neurologie in Deutschland bis zum Ersten Weltkrieg. Die Begründer des Fachs und der Fachgesellschaft, in: Kömpf, D. (Hg.), 100 Jahre Deutsche Gesellschaft für Neurologie (1907–2007), Berlin 2007, S. 20–29.

Karenberg, A., Von der Traumdeutung zum Neuroenhancement. Die Entwicklung der Nervenheilkunde, in: Groß, D./Winckelmann, H. J. (Hg.): Medizin im 20. Jahrhundert. Fortschritte und Grenzen der Heilkunde seit 1900. München 2008, S. 60–77.

Kaufmann, D., Widerstandsfähige Gehirne und kampfesunlustige Seelen. Zur Mentalitäts- und Wissenschaftsgeschichte des Ersten Weltkrieges, in: Hagner, M. (Hg.), Ecce Cortex. Beiträge zur Geschichte des Modernen Gehirns, Göttingen 1999, S. 206–223.

Kaufmann, F., Die planmäßige Heilung komplizierter psychogener Bewegungsstörungen bei Soldaten in einer Sitzung, in: Münchener Medizinische Wochenschrift 63 (1916), S. 802–804.

Kater, M. H., Studentenschaft und Rechtsradikalismus. Eine sozialgeschichtliche Studie zur Bildungskrise in der Weimarer Republik, Hamburg 1975.

Kater, M. H., Die soziale Lage der Ärzte im NS-Staat, in: Ebbinghaus, A./Dörner, K.-J. (Hg.), Vernichten und Heilen. Der Nürnberger Ärzteprozeß und seine Folgen, Berlin 2001, S. 51–67.

Kelling, K. C., Die erste Generation niedergelassener Ärztinnen in Marburg. Ihr Leben und ihre Arbeit, Marburg 2010.

Kersting, F.-W. (Hg.), Psychiatriereform als Gesellschaftsreform. Die Hypothek des Nationalsozialismus und der Aufbruch der sechziger Jahre, Paderborn 2003.

Kersting, F.-W., Juvenile Left-wing Radicalism, Finge Group, and Anti-Psychiatry in West Germany, in: Schildt, A./Siegfried, D. (Hg.), Between Marx and Coca-Cola. Youth Cultures in Changing European Societies (1960–1980), New York/Oxford 2006, S. 353–375.

Kessler, W., Geschichte der Universitätsstadt Marburg in Daten und Stichworten, Marburg 1984.

King, L., Medical thinking. A historical preface, Princeton 1982.

Kircher, T./Wormstall, H., Alois Alzheimer (1864–1915) – student days and first scientific activities, in: Journal of Geriatric Psychiatry and Neurology 10 (1997), S. 127–129.

Klee, E., Sichten und Vernichten, in: Die Zeit 38 (1992).

Klee, E., Irrsinn Ost, Irrsinn West, Frankfurt a.M. 1993.

Klee, E., Das Personenlexikon zum Dritten Reich, Frankfurt a.M. 2007.

Kobayashi, T., Denken des Fremden. Am Beispiel von Kitaro Nishida, Frankfurt a. M. 2002.

Koch, G./Lauterbach, J./Raue, P.-J. (Hg.), Die rote Uni. Marburg nach 1968 – das Aufbegehren der Studenten, Marburg 1994.

Knoll, F.-L. (Hg.), Neue Wege der Ideengeschichte, Paderborn 1996.

Kohser-Spohn, C., Die Vertreibung der Deutschen aus dem Elsass 1918–1920, in: Kochanowski, J./Sach, M. (Hg.), Die »Volksdeutschen« in Polen, Frankreich, Ungarn und der Tschechoslowakei. Mythos und Realität, Osnabrück 2006, S. 79–94.

Kraus, A., Wolfgang Blankenburg (1928 bis 2002), in: Der Nervenarzt 74 (2003), S. 1030–1032.

Kraus, E., Die Familie Mosse. Deutsch-jüdisches Bürgertum im 19. und 20. Jahrhundert, München 2000.

Kraushaar, W., 1968. Das Jahr, das alles veränderte, München 1998.

Kretschmer, E., Über psychogene Wahnbildung bei traumatischer Hirnschwäche, in: Zeitschrift für die Gesamte Neurologie und Psychiatrie 45 (1919), S. 272–300.

Kretschmer, E., Die psychopathologische Forschung und ihr Verhältnis zur heutigen klinischen Psychiatrie, in: Zeitschrift für die Gesamte Neurologie und Psychiatrie 57 (1920), S. 232–256.

Kretschmer, E., Medizinische Psychologie, Leipzig 1922.

Kretschmer, E., Körperbau und Charakter. Untersuchungen zum Konstitutionsproblem und zur Lehre von den Temperamenten, Berlin 1925.

Kretschmer, E., Konstitutionsmischung bei gesunden Ehepaaren, in: Deutsche Medizinische Wochenschrift 52 (1926), S. 20–22.

Kretschmer, E., Der Sensitive Beziehungswahn. Ein Beitrag zur Paranoiafrage und zur psychiatrischen Charakterlehre, Berlin 1927.

Kretschmer, E., Zur Weiterentwicklung der psychotherapeutischen Technik, speziell der Psychoanalyse, in: Deutsche Medizinische Wochenschrift 54 (1928), S. 599–601.
Kretschmer, E., Konstitution und Rassenhygiene, in: Rüdin, Erblehre, S. 184–193.
Kretschmer, E., Gestalten und Gedanken. Erlebnisse von Ernst Kretschmer, Stuttgart 1963.
Kretschmer, W. (Hg.), Ernst Kretschmer, Vorlesungen über Psychoanalyse, Stuttgart 1973.
Krieg, J.-C., Radioaktive Phosphorwolframsäure (W 185-PWS) als Marker zur Anreicherung synaptischer Membrankomplexe aus Gehirnhomogenat, Diss. med., München 1969.
Krieg, J.-C., Psychobiologische Untersuchungen bei Anorxia nervosa und Bulimia nervosa, Habil.-Schrift, Freiburg i. Br. 1988.
Krieg, J.-C., Forschung an der Klinik für Psychiatrie und Psychotherapie, in: Hippius, Universitätskolloquien, S. 224–226.
Kronfeld, A., Psychotherapie, in: Birnbaum, K. (Hg.), Handwörterbuch der Medizinischen Psychologie, Leipzig 1930, S. 454–458.
Krüger, P./Nagel A. C. (Hg.), Mechterstädt - 25.3.1920. Skandal und Krise in der Frühphase der Weimarer Republik, Münster 1997.
Kulenkampff, C., Grußwort des Vorsitzenden der ehemaligen Enquete-Kommission, in: Aktion psychisch Kranke (Hg.), 25 Jahre Psychiatrie-Enquete, Bd. 1, Bonn 2001, S. 38–43.
Kunze, H., Die Entwicklung der Psychiatrie im Nachkriegsdeutschland (West), die Folgen des Nationalsozialismus und mein beruflicher Weg, in: Schneider, F. (Bearb.), Irgendwie kommt es anders - Psychiater erzählen, Heidelberg 2012, S. 139–148.
Kurme, S., Halbstarke. Jugendprotest in den 1950er Jahren in Deutschland und den USA, Frankfurt a.M./New York 2006.
Längle, A., Nachruf Prof. Dr. Wolfgang Blankenburg, in: Existenzanalyse 19 (2002), S. 4–5.
Längle, A., Wolfgang Blankenburg, in: Gerhard Stumm et al. (Hg.): Personenlexikon der Psychotherapie, Wien 2005, S. 55–57.
Lang, S., Psychiatrie, technische Innovation und Industrie. Die Siemens-Reiniger-Werke und die Entwicklung des Elektrokrampftherapiegerätes »Konvulsator« im Zweiten Weltkrieg, in: Schmuhl/Roelcke, Therapien, S. 216–232.
Lanczik, M., Der Breslauer Psychiater Carl Wernicke. Werkanalyse und Wirkungsgeschichte als Beitrag zur Medizingeschichte Schlesiens, Sigmaringen 1988.
Langelüddeke, A., Die ärztliche Versorgung in der Landesheilanstalt Marburg, in: Kommunalverwaltung des Regierungsbezirks Kassel (Hg.), 75 Jahre Landesheilanstalt Marburg 1876–1951, Marburg 1951, S. 17–25.
Leed, E., No Man's Land: Combat and Identity in World War I, Cambridge 1979.
Leins, C., Robert Gaupp. Leben und Werk, Diss. med., Tübingen 1991.
Leiter, A., Über die Erziehungsberatungsstelle in Kassel, in: Jahrbuch für Jugendpsychiatrie und ihre Grenzgebiete, Bd. 1, Bern/Stuttgart 1956, S. 199–222.
Lempp, R., Mein Weg in der Kinder- und Jugendpsychiatrie – eine kinder- und jugendpsychiatrische Autobiografie, in: Castell, R. (Hg.), Hundert Jahre Kinder- und Jugendpsychiatrie. Biografien und Autobiografien, Göttingen 2008, S. 119–207.
Lengwiler, M., Zwischen Klinik und Kaserne. Die Geschichte der Militärpsychiatrie in Deutschland und der Schweiz 1870–1914, Zürich 2000.

Lengwiler, M., Kontinuitäten und Umbrüche in der deutschen Wissenschaftspolitik (1900–1990), in: Simon, D./Knie, A./Hornbostel, S. (Hg.), Handbuch Wissenschaftspolitik, Wiesbaden 2010, S. 3–19.

Leonhardt, M., Hermann F. Hoffmann (1891–1944). Die Tübinger Psychiatrie auf dem Weg in den Nationalsozialismus, Sigmaringen 1996.

Leonhardt, M., Mehrdimensionale Psychiatrie. Robert Gaupp, Ernst Kretschmer und die Tübinger Schule, in: Hippius, Universitätskolloquien, S. 367–381.

Lerner, P., Nieder mit der traumatischen Neurose, hoch die Hysterie. Zum Niedergang und Fall des Hermann Oppenheim (1889–1919), in: Psychotherapie 2 (1997), S. 16–22.

Lerner, P., Hysterical Men. War, Psychiatry, and the Politics of Trauma in Germany, 1890–1930, New York 2003.

Ley, A., Psychiatriekritik durch Psychiater. Sozialreformerische und professionspolitische Ziele des Erlanger Anstaltsdirektors Gustav Kolb (1870–1938), in: Fangerau/Nolte, »Moderne«, S. 195–219.

Ley, A., Zwangssterilisation und Ärzteschaft. Hintergründe und Ziele ärztlichen Handelns 1934–1945, Frankfurt a.M. 2004.

Lilienthal, G., Die Opfer der NS-»Euthanasie«-Verbrechen, in: Sandner/Aumüller/Vanja, Heilbar, S. 276–304.

Makari, G. J., Revolution der Seele. Die Geburt der Psychoanalyse, Darmstadt 2011.

Mamali, I., Psychiatrische und Nervenklinik Münster. Anfänge der Universitätspsychiatrie in Westfalen zur Zeit des Nationalsozialismus, Diss. med., Münster 2011.

Marneros, A./Pillmann, F./Gutmann, P., Geschichte der universitären Psychiatrie in Halle, in: Hippius, Universitätskolloquien, S. 259–276.

Matz, B., Die Konstitutionstypologie von Ernst Kretschmer. Ein Beitrag zur Geschichte von Psychiatrie und Psychologie des Zwanzigsten Jahrhunderts, Diss. med., Berlin 2000.

Mauz, F., Die psychoanalytischen Methoden, in: Bumke, O./Kolb, G./Roemer, H./Kahn, E. (Hg.), Handwörterbuch der psychischen Hygiene und der psychiatrischen Fürsorge, Berlin/Leipzig 1931, S. 313–316.

Mauz, F., Das biologische Denken in der Psychiatrie, in: Die Medizinische Welt 8 (1934), S. 1303–1304.

Mauz, F., Grundsätzliches zum Psychopathiebegriff, in: Allgemeine Zeitschrift für Psychiatrie und ihre Grenzgebiete 113 (1939), S. 86–97.

Mazumdar, A., Prof. Dr. Maximilian Jahrmärker. Leben und Wirken eines Psychiaters vor dem Hintergrund der Trennung von Anstalts- und Universitätspsychiatrie in Marburg, Diss. med., Marburg 2005.

Meinecke, F., Weltbürgertum und Nationalstaat, München 1908.

Metzing, B. (Bearb.), Archiv der Kerckhoff-Stiftung Bad Nauheim. Findbuch des Bestandes »Kerckhoff-Stiftung«. Überlieferung von 1929 bis 1997, Bad Nauheim 1998.

Metzger, N., »Auf strengster wissenschaftlicher Grundlage«. Die Etablierungsphase der modernen Konstitutionslehre 1911 bis 1921, in: Medizinhistorisches Journal 51 (2016), S. 209–245.

Metzger, N., »Es sind noch große Forschungserträge zu erhoffen.« Entwicklungen der Konstitutionslehre in den 1920er Jahren, in: Medizinhistorisches Journal 52 (2017), S. 270–307.

Meyer, L., Das Non-Restraint und die Deutsche Psychiatrie, in: Allgemeine Zeitschrift für Psychiatrie und psychisch-gerichtliche Medicin 20 (1863), S. 542–581.

Meyer, L., Das ärztliche System der Marburger Irrenanstalt, in: Archiv für Psychiatrie und Nervenkrankheiten 7 (1877) 1, S. 224–230.

Micali, S./Fuchs, T. (Hg.), Wolfgang Blankenburg. Psychiatrie und Phänomenologie, Freiburg 2014.

Micali, S., Phänomenologie als Methode. Bemerkungen zur phänomenologischen Psychopathologie im Anschluss an Blankenburg, in: Ders./Fuchs, Blankenburg, S. 13–32.

Milles, D./Müller, R., Auftrag und Begrenzung der Gewerbehygiene, in: Stöckel, S./Walter, U. (Hg.), Prävention im 20. Jahrhundert. Historische Grundlagen und aktuelle Entwicklungen in Deutschland, München 2002, S. 39–51.

Moser, G., Der Arzt im Kampf gegen »Begehrlichkeit und Rentensucht« im Deutschen Kaiserreich und in der Weimarer Republik, in: Jahrbuch für kritische Medizin16 (1991), S. 161–183.

Müller, M., Die Therapie der Schizophrenien, in: Benda, C. E. (Hg.): Klinische Psychiatrie, Berlin/Heidelberg 1960, S. 27–72.

Müller, N., Biopsychosoziale Medizin. Die Anamnesegruppe der an der Medizinischen Universität Graz, Diplomarbeit, Graz 210.

Müller, R., Wege zum Ruhm. Militärpsychiatrie im Zweiten Weltkrieg. Das Beispiel Marburg, Köln 2001.

Müller, R., »Viele haben, mehr als ich, in Not und Tod gelitten«. Die Rolle Ernst Kretschmers bei der Kontinuitätssicherung der Psychiatrie, in: Oehler-Klein/Roelcke, Vergangenheitspolitik, S. 387–405.

Neuzner, B./Brandstädter, H., Wagner. Lehrer – Dichter – Massenmörder, Frankfurt a.M. 1996.

Neuner, S., Politik und Psychiatrie. Die staatliche Versorgung psychisch Kriegsbeschädigter nach dem Ersten Weltkrieg in Deutschland, 1920–1939, Göttingen 2011.

Nolte, N., Gelebte Hysterie. Erfahrung, Eigensinn und psychiatrische Diskurse im Anstaltsalltag um 1900, Frankfurt / New York 2003.

Nolte, K., »So ein Gefühl, als wenn sich jeder Nerv im Kopf zusammenziehe«. Die moderne Diagnose Nervosität – Zum Konzept der Marburger Anstalt am Beispiel der Behandlung nervöser Patientinnen (1876–1918), in: Sandner/Aumüller/Vanja, Heilbar, S. 184–200.

Nolte, K., Querulantenwahnsinn – »Eigensinn« oder »Irrsinn«?, in: Nolte/Fangerau (Hg.), »Moderne«, S. 395–410.

Nolte, P., Sozialgeschichte und Ideengeschichte. Plädoyer für eine deutsche »Intellectual History«, in: Ders., Transatlantische Ambivalenzen. Studien zur Sozial- und Ideengeschichte des 18. bis 20. Jahrhunderts, München/Berlin 2014, S. 391–414.

Nonne, M., Therapeutische Erfahrungen an den Kriegsneurosen in den Jahren 1914 bis 1918, in: Bonhoeffer, K. (Hg.), Handbuch der ärztlichen Erfahrungen im Weltkriege 1914/1918, Bd. 4, Leipzig 1922, S. 102–121.

Oehlenschläger, U., »Die freieste Anlage in Deutschland«. Heinrich Cramer, der erste Direktor der Irrenheilanstalt Marburg, in: Sandner/Aumüller/Vanja (Hg.), Heilbar und Nützlich, S. 80–91.

Oehler-Klein, S., Der Lehrkörper der Medizinischen Fakultät Gießen nach 1933, in: dies. (Hg.), Die Medizinische Fakultät der Universität Gießen im Nationalsozialismus und in der Nachkriegszeit: Personen und Institutionen, Umbrüche und Kontinuitäten, Stuttgart 2007, S. 45–90.

Oehler-Klein, S., Politische Einflüsse – Inhaltliche Ausrichtungen, in: dies. (Hg.), Die Medizinische Fakultät der Universität Gießen im Nationalsozialismus und in der Nachkriegszeit: Personen und Institutionen, Umbrüche und Kontinuitäten, Stuttgart 2007, S. 91–132.

Oehler-Klein, S./Roelcke, V. (Hg.), Vergangenheitspolitik in der universitären Medizin nach 1945. Institutionelle und individuelle Strategien im Umgang mit dem Nationalsozialismus, Stuttgart 2007.

Ohnezeit, M., Zwischen »schärfster Opposition« und dem »Willen zur Macht«. Die Deutschnationale Volkspartei (DNVP) in der Weimarer Republik (1918–1928), Düsseldorf 2011.

Oppenheim, H., Vortrag auf der Münchener Kriegstagung, in: Deutsche Zeitschrift für Nervenheilkunde 56 (1917), S. 4–37.

Oppenheim, H., Lehrbuch der Nervenkrankheiten, Bd. 2, Berlin 1923.

Otte, R., Thure von Uexküll. Von der Psychosomatik zur Integrierten Medizin, Göttingen 2001.

Pause, E., Der Übergang von der Anstalts- zur Universitätspsychiatrie und der Bau der Nervenklinik unter Franz Tuczek in Marburg, Diss. med., Marburg 1989.

Pech, A., Hermann Oppenheim (1858–1919). Das Leben und Werk eines jüdischen Arztes, Diss. med., Hamburg 2006.

Peckl, P., Krank durch die »seelischen Einwirkungen des Feldzuges«? Psychische Erkrankungen der Soldaten im Ersten Weltkrieg und ihre Behandlung, in: Prüll/Rauh, Krieg, S. 30–89.

Peiffer, J., Neuropathologische Forschung an »Euthanasie«-Opfern in zwei Kaiser-Wilhelm-Instituten, in: Kaufmann, D. (Hg.), Geschichte der Kaiser-Wilhelm-Gesellschaft im Nationalsozialismus. Bestandsaufnahme und Perspektiven der Forschung, Bd. 2, Göttingen 2000, S. 667–698.

Peiffer, J., Hirnforschung in Deutschland, 1849 bis 1974. Briefe zur Entwicklung von Psychiatrie und Neurowissenschaften sowie zum Einfluss des politischen Umfeldes auf Wissenschaftler, Berlin u. a. 2004.

Person, J., Der Pathographische Blick. Physiognomik, Avatismustheorien und Kulturkritik 1870–1930, Würzburg 2005.

Petersen, H.-C./Zankel, S., Werner Catel – ein Protagonist der NS-»Kindereuthanasie« und seine Nachkriegskarriere, in: Medizinhistorisches Journal. 38 (2003), S. 139–173.

Picht, G., Die deutsche Bildungskatastrophe. Analyse und Dokumentation, Freiburg i. Br. 1964.

Pohlen, M., Katamnestische Untersuchungen bei den Nachkommen schizophrener Elternpaare unter tiefenpsychologischen Aspekten, Diss. med., Bonn 1961.

Pohlen, M., Gruppenanalyse als Methode klinischer Arbeit. Eine empirische und methodenkritische Untersuchung, Habil.-Schrift, München 1971.

Pohlen, M., Psychoanalyse und Entfremdung. Vom Widerspruch zwischen Arbeit und Spiel, in: Zeitschrift für Psychosomatische Medizin und Psychoanalyse 19 (1973), S. 346–369.

Pohlen, M./Bautz-Holzherr, M., Eine andere Psychodynamik. Psychotherapie als Programm zur Selbstbemächtigung des Subjekts, Bern u. a. 2001.

Pohlen, M., In memoriam Paul Matussek, in: Der Nervenarzt 75 (2004), S. 496–498.

Pongratz, L. J. (Hg.), Psychiatrie in Selbstdarstellungen, Hermann Stutte, Bern/Stuttgart/Wien 1993, S. 394–421.

Porter, R., The Patient's View. Doing Medical History from Below, in: Theory and Society 14 (1985), S. 175–198.

Porter, R., Wahnsinn. Eine kleine Kulturgeschichte, Frankfurt am Main 2007.

Porter, R./Berrios, G. E., A History of Clinical Psychiatry. The Origin and History of Psychiatric Disorders, London 1995.

Porter, R./Micale, M. S., Introduction. Reflections on Psychiatry and Its Hisotories, in: dies. (ed.), Discovering the History of Psychiatry, New York/Oxford 1994, S. 3–36.

Posor, E., Die Parkanlage des Zentrums für soziale Psychiatrie. Konzeption und Nutzung, in: Sandner/Aumüller/Vanja, Heilbar, S. 413–418.

Priwitzer, M., Ernst Kretschmer und das Wahnproblem, Diss. med., Tübingen 2004.

Profittlich, S., Mehr Mündigkeit wagen. Gerhard Jahn (1927–1998) – Justizreformer der sozial-liberalen Koalition, Bonn 2010.

Pross, C., »Wir wollten ins Verderben rennen«. Die Geschichte des Sozialistischen Patientenkollektivs Heidelberg, Köln 2016.

Prüll, C.-R., Die Bedeutung des Ersten Weltkriegs für die Medizin im Nationalsozialismus, in: Krumeich, G. (Hg.), Nationalsozialismus und Erster Weltkrieg, Essen 2010, S. 363–378.

Prüll, L./Rauh, P. (Hg.), Krieg und medikale Kultur. Patientenschicksale und ärztliches Handeln in der Zeit der Weltkriege (1914–1945), Göttingen 2014.

Quensel, S., Alternativen zur Anstalts-Psychiatrie?, in: ders. (Hg.), Irre, Anstalt, Therapie. Der Psychiatrie-Komplex. Wiesbaden 2018, S. 253–297.

Quinkert, B./Rauh, P./Winkler, U., Einleitung, in: dies. (Hg.), Krieg und Psychiatrie 1914–1950 (= Beiträge zur Geschichte des Nationalsozialismus Nr. 26), Göttingen 2010, S. 9–28.

Radenbach, K./Wiesemann, C., »Man kann sich das heute nicht mehr vorstellen, wie die Psychiatrie damals ausgeschaut hat«. Heinz Häfner, der Initiator der Psychiatrie-Reform in Deutschland, im Gespräch, in: Ethik in der Medizin 28 (2016), S. 337–345.

Radkau, J., Das Zeitalter der Nervosität. Deutschland zwischen Bismarck und Hitler. München 1998.

Raphael, L., Die Verwissenschaftlichung des Sozialen als methodische und konzeptionelle Herausforderung für eine Sozialgeschichte im 20. Jahrhundert, in: Geschichte und Gesellschaft 22 (1996), S. 165–193.

Raphael, L./Tenorth, H.-E. (Hg.), Ideen als gesellschaftliche Gestaltungskraft im Europa der Neuzeit. Beiträge für eine erneuerte Geistesgeschichte, München 2006.

Rauh, P., Der Psychiater Friedrich Mauz (1900–1979). Eine Hochschulkarriere im 20. Jahrhundert, in: Ferdinand, U./Kröner, H.-P./Mamali, I. (Hg.), Medizinische Fakultäten in der deutschen Hochschullandschaft (1925–1950), Heidelberg 2013, S. 231–250.

Rauh, P./Leven, K.-H., Ernst Wilhelm Baader (1892–1962) und die Arbeitsmedizin im Nationalsozialismus, Frankfurt a.M. 2013.

Rauh, P., Die militärpsychiatrischen Therapiemethoden im Ersten Weltkrieg – Diskurs und Praxis, in: Schmuhl/Roelcke, Therapien, S. 31–49.

Rauh, P., Der lange Schatten der herrschenden Lehre. Die Entwicklung der Militärpsychiatrie nach 1945, in: Prüll/ Rauh, Krieg, S. 234–255.

Rauh, P., Violence and Starvation in First World War Psychiatry. Origins of the National Socialist »Euthanasia« Program, in: Crouthamel, J./Leese, P. (Ed.), Psychological Trauma and the Legacies of the First World War, Basingstoke 2016, S. 261–286.

Rauh, P., Der Münchener Kriegskongress der Psychiater und Neurologen vom September 1916 – Ränkespiele, Inszenierungen und Kontroversen, in: Becker, T./Fangerau, H./ Fassl, P./Hofer, H.-G. (Hg.), Psychiatrie im Ersten Weltkrieg, Konstanz 2018, S. 43–65.

Rauh, P., Die »Belle Époque« der Medizinischen Fakultät? – Die Jahre 1980 bis 2000, in: Leven, K.-H./Rauh, P./Thum, A./Ude-Koeller, S. (Hg.), Die Medizinische Fakultät der Friedrich-Alexander-Universität Erlangen-Nürnberg. Kontexte – Köpfe – Kontroversen (1743–2018), Wien/Köln/Weimar 2018, S. 375–438.

Redies, C./Hildebrandt, S., Ohne jeglichen Skrupel. Anatomie im Nationalsozialismus, in: Deutsches Ärzteblatt 109 (2012), S. 2413–2415.

Remschmidt, H., 56 Jahre Erziehungsberatung in Marburg. Chronik der Erziehungsberatungsstelle am Ortenberg und der Ärztlich-Pädagogischen Jugendhilfe der Philipps-Universität Marburg, Marburg 2007.

Remschmidt, H., Kontinuität und Innovation. Die Geschichte der Kinder- und Jugendpsychiatrie an der Philipps-Universität Marburg. Göttingen 2018.

Reuster, T., In memoriam: Wolfgang Blankenburg, in: Fortschritte der Neurologie und Psychiatrie 72 (2004), S. 58–59.

Rexroth C. A./Bussiek D./ Castell R., Hermann Stutte. Die Bibliographie. Biographie – Abstracts – Kommentare, Göttingen 2003.

Richarz, B., Heilen, Pflegen, Töten. Zur Alltagsgeschichte einer Heil- und Pflegeanstalt bis zum Ende des Nationalsozialismus. Göttingen 1987.

Rickmann, A. S., »Rassenpflege im völkischen Staat«. Vom Verhältnis der Rassenhygiene zur nationalsozialistischen Politik. Diss. phil. Bonn 2002.

Riedesser, P./Verderber, A., »Maschinengewehre hinter der Front.« Zur Geschichte der deutschen Militärpsychiatrie, Frankfurt a.M. 1996.

Roelcke, V., Laborwissenschaft und Psychiatrie. Prämissen und Implikationen bei Emil Kraepelins Neuformulierung der psychiatrischen Krankheitslehre, in: Gradmann, C./ Schlich, T. (Hg.), Strategien der Kausalität. Konzepte der Krankheitsverursachung im 19. und 20. Jahrhundert, Pfaffenweiler 1999, S. 93–116.

Roelcke, V., Naturgegebene Realität oder Konstrukt? Die Debatte über die »Natur« der Schizophrenie, 1906–1932, in: Fundemanta Psychiatrica 14 (2000), S. 44–53.

Roelcke, V., Psychiatrische Wissenschaft im Kontext nationalsozialistischer Politik und »Euthanasie«. Zur Rolle Ernst Rüdin und der Deutschen Forschungsgesellschaft für Psychiatrie/Kaiser-Wilhelm-Institut für Psychiatrie, in: Kaufmann, D. (Hg.), Geschichte der Kaiser-Wilhelm-Gesellschaft im Nationalsozialismus. Bestandsaufnahme und Perspektiven der Forschung. Göttingen 2000, S. 112–150.

Roelcke, V., Die Entwicklung der Psychiatrie zwischen 1880 und 1932. Theoriebildung, Institutionen, Interaktionen mit zeitgenössischer Wissenschafts- und Sozialpolitik, in: Bruch, R. v./Kaderas, B. (Hg.), Wissenschaften und Wissenschaftspolitik. Bestandsaufnahmen zu Formationen, Brüchen und Kontinuitäten im Deutschland des 20. Jahrhunderts, Stuttgart 2002, S. 109–124.

Roelcke, V., Unterwegs zur Psychiatrie als Wissenschaft: Das Projekt einer »Irrenstatistik« und Emil Kaepelins Neuformulierung der psychiatrischen Klassifikation, in: Engstrom/Roelcke, Psychiatrie, S. 169–188.

Roelcke, V., Continuities or Ruptures? Concepts, Institutions and Contexts of Twentieth-Century German Psychiatry and Mental Health Care, in: Gijswijt-Hofstra/Oosterhuis/Vijselaar (Hg.), Cultures, S. 162–182.

Roelcke, V., Trauma or Responsibility? Memories and Historiographies of Nazi Psychiatry in Postwar Germany, in: Sarat, A./Davidovich, N./Alberstein, M. (ed.), Trauma and Memory. Reading, Healing, and Making Law, California 2007, S. 225–242.

Roelcke, V., Gerhard Pfahler und Heinrich Wilhelm Kranz: Zwei Rektoren im Nationalsozialismus, in: Carl, H./ Felschow, E.-M./Reulecke, M./Roelcke, V./Sargk, S. (Hg.), Panorama 400 Jahre Universität Gießen. Akteure – Schauplätze – Erinnerungskultur. Frankfurt a.M. 2007, S. 125–130.

Roelcke, V., Rivalisierende »Verwissenschaftlichungen des Sozialen«. Psychiatrie, Psychologie und Psychotherapie im 20. Jahrhundert, in: Reulecke, J./Roelcke, V. (Hg.), Wissenschaften im 20. Jahrhundert. Universitäten in der modernen Wissenschaftsgesellschaft, Stuttgart 2008, S. 131–148.

Roelcke, V., Psychiatry in Munich and Yale. Mutual Perceptions and Relations, and the case of Eugen Kahn (1887–1973), in: Ders./Weindling, P./Westwood, L. (ed.), International Relations in Psychiatry: Britain, America, and Germany to World War II, Rochester/New York 2010, S. 156–178.

Roelcke, V., Deutscher Sonderweg? Die eugenische Bewegung in europäischer Perspektive bis in die 1930er Jahre, in: Rotzoll, M. et al. (Hg.), Die nationalsozialistische »Euthanasie«-Aktion T4. Geschichte und ethische Konsequenzen in der Gegenwart, Paderborn u. a. 2010, S. 45–55.

Roelcke, V., Ernst Rüdin, Renommierter Wissenschaftler – radikaler Rassenhygieniker, in: Der Nervenarzt 83 (2012), S. 303–310.

Roelcke, V., Die universitäre Etablierung von psychosomatischer Medizin und Psychotherapie in der Nachkriegszeit, oder: Wo bleibt der Mensch in der Medizin?, in: Psychosozial 36 (2013), S. 121–128.

Roelcke, V./Topp, S./Lepicard, E. (ed.), Silence – Scapegoats – Self-Reflection. The Shadow of Nazi Medical Crimes on Medicine and Bioethics, Göttingen 2014.

Roelcke, V./Duckheim, S., Medizinische Dissertationen aus der Zeit des Nationalsozialismus. Potential eines Quellenbestands und erste Ergebnisse zu »Alltag«, Ethik und Mentalität der universitären medizinischen Forschung bis (und ab) 1945, in: Medizinhistorisches Journal 49 (2014), S. 260–271.

Roelcke, V., The twofold politics of psychiatry. Ernst Rüdin and the German delegation at the International Congress of Child Psychiatry in Paris, 1937, in: revue d'histoire de l'enfance »irrégulière« 18 (2016) 11, S. 117–129.

Roelcke, V., Erbbiologie und Kriegserfahrung in der Kinder- und Jugendpsychiatrie der frühen Nachkriegszeit. Kontinuitäten und Kontexte bei Hermann Stutte, in: Fangerau, H./Topp, S./Schepker, K. (Hg.), Kinder- und Jugendpsychiatrie im Nationalsozialismus und in der Nachkriegszeit. Zur Geschichte ihrer Konsolidierung, Berlin 2017, S. 447–464.

Rohnert-Koch, F., Zwischen Therapie und Strafe: Die Dauerbäder im Philippshospital, in: Sahmland, I./Trosse, S./Vanja, C./Berger, H./Ernst, K. (Hg.), »Haltestation Philippshospital«. Ein psychiatrisches Zentrum. Kontinuität und Wandel 1535–1904–2004, Marburg 2004, S. 161–182.

Rohstock, A., Von der »Ordinarienuniversität« zur »Revolutionszentrale«? Hochschulreform und Hochschulrevolte in Bayern und Hessen (1957–1976), München 2010.

Roth, R.-H./Aly, G., Das »Gesetz über die Sterbehilfe bei unheilbar Kranken«. Protokolle der Diskussion über die Legalisierung der nationalsozialistischen Anstaltsmorde in den Jahren 1938–1941, in: Roth, K.-H. (Hg.), Erfassung zur Vernichtung. Von der Sozialhygiene zum »Gesetz über Sterbehilfe«, Berlin 1984, S. 101–179.

Roth, K.-H., Die Modernisierung der Folter in den beiden Weltkriegen. Der Konflikt der Psychotherapeuten und Schulpsychiater um die deutschen »Kriegsneurotiker«, in: 1999. Zeitschrift für die Sozialgeschichte des 20. und 21. Jahrhunderts 2/3 (1987), S. 8–75.

Roth, M./Schäfer, F., Das Zwischen denken. Marx, Freud und Nishida. Für Toshiaki (Binmei) Kobayashi, Leipzig 2014.

Rothschuh, K.-E., Konzepte der Medizin in Vergangenheit und Gegenwart, Stuttgart 1978.

Rotzoll, M./Hohendorf, G./Fuchs, P./Richter, P./Mundt, C./Eckart, W. U. (Hg.), Die nationalsozialistische »Euthanasie«-Aktion T4 und ihre Opfer. Geschichte und ethische Konsequenzen für die Gegenwart, Paderborn u. a. 2010.

Rudloff, W., Expertenkommissionen, Masterpläne und Modellprogramme. Die bundesdeutsche Psychiatriereform als Paradefall »verwissenschaftlichter« Politik?, in: Archiv für Sozialgeschichte 50 (2010), S. 169–216.

Rudnick, C. S., Den Opfern ein Gesicht, den Namen wiedergeben. Der wissenschaftliche und erinnerungskulturelle Umgang mit den sterblichen Überresten getöteter Kinder der »Kinderfachabteilung« Lüneburg, in: Gedenkstätte Neuengamme, »Euthanasie«-Verbrechen, S. 96–107.

Rüdin, E. (Hg.), Erblehre und Rassenhygiene im völkischen Staat, München 1934.

Rzesnitzek, L., Lothar B. Kalinowsky und die Einführung der Elektrokrampftherapie in Europa. Die verflochtene Geschichte eines »zufälligen« Aufbruchs »wider Willen«? in: Schmuhl/Roelcke, Therapien, S. 200–215.

Sachse, C., »Persilscheinkultur«. Zum Umgang mit der NS-Vergangenheit in der Kaiser-Wilhelm/Max-Planck-Gesellschaft, in: Weisbrod, B. (Hg.), Akademische Vergangenheitspolitik. Beiträge zur Wissenschaftskultur der Nachkriegszeit, Göttingen 2002, S. 217–246.

Sambale, M., Gestaltpsychologie in der Nervenheilkunde. Eine ideengeschichtliche Untersuchung anhand der Schriften Klaus Conrads, Diss. med., Jena 2014.

Sammet, K., »Ueber Irrenanstalten und deren Entwicklung in Deutschland«. Wilhelm Griesinger im Streit mit der konservativen Anstaltspsychiatrie 1865–1868, Hamburg 2000.

Sammet, K., Ökonomie, Wissenschaft und Humanität – Wilhelm Griesinger und das non restraint-System, in: Engstrom/Roelcke (Hg.), Psychiatrie, S. 95–116.

Sandner, P./Aumüller, G./Vanja, C. (Hg.), Heilbar und Nützlich. Ziele und Wege der Psychiatrie in Marburg an der Lahn, Marburg 2001.

Sandner, P., Eine preußische Gründung. Die Entstehung der »Irrenheilanstalt Marburg« im Spannungsfeld von Staatsinteressen und Selbstverwaltungsbestrebungen (1866–1876), in: Ders./Aumüller, G./Vanja, C., Heilbar, S. 40–65.

Sargk, C., Hochschulpolitik und Hochschulgesetzgebung in Hessen in den 1960er und 1970er Jahren. Das Beispiel Gießen, Diss. phil, Gießen 2010.

Schäfer, M. L., Zur Geschichte der Psychiatrie in Marburg, in: Schriftenreihe der Deutschen Gesellschaft zur Geschichte der Nervenheilkunde 8 (2002), S. 277–299.

Schäfer, M. L. Die Psychiatrie in Marburg. Historischer Rückblick, in: Hippius, Universitätskolloquien, S. 213–223.

Schäfer, W., Spuren einer »verschwundenen« Habilitationsschrift. Hermann Stuttes Forschungen in der NS-Zeit, in: Marburger Universitäts-Zeitung Nr. 229 vom 19. 11. 1992.

Schäfer, W., »Sichtung, Siebung und Lenkung«: Konzepte Marburger Wissenschaftler zur Bekämpfung von Jugendverwahrlosung, in: Hafeneger, B./Schäfer, W. (Hg.), Marburg in den Nachkriegsjahren, Bd. 1, Marburg 1998, S. 253–313.

Schepker, K./Topp, S./Fangerau, H., Wirren um Paul Schröder, Werner Villinger und Hans Heinze, in: Der Nervenarzt 88 (2017), S. 282–290.

Schepker, K., Die Gründungsgeschichte der Deutschen Gesellschaft für Kinderpsychiatrie und Heilpädagogik (DGKH) und ihr Wirken – eine Netzwerkbetrachtung, in: Fangerau/Topp/Schepker, Kinder- und Jugendpsychiatrie, S. 35–186.

Schimmelpenning, G. W., Zur Geschichte der Psychiatrie in Kiel, in: Hippius, Universitätskolloquien, S. 187–197.

Schipperges, H., Psychiatrische Konzepte und Einrichtungen in ihrer gesellschaftlichen Entwicklung, in: Gruhle, H.-W./Jung, R./Mayer-Gross, W. (Hg.), Psychiatrie der Gegenwart, Bd. III: Forschung und Praxis, Berlin u. a. 1961, S. 1–38.

Schmiedebach, H.-P., Eine »antipsychiatrische Bewegung« um die Jahrhundertwende, in: Dinges, M. (Hg.), Medizinkritische Bewegungen im Deutschen Reich (ca. 1870–ca. 1933), Stuttgart 1996, S. 127–161.

Schmiedebach, H.-P., »Zerquälte Ergebnisse einer Dichterseele«. Literarische Kritik, Psychiatrie und Öffentlichkeit um 1900, in: Fangerau/Nolte, »Moderne«, S. 259–281.

Schmiedebach, H.-P./Priebe, S., Open Psychiatric Care and Social Psychiatry in 19th and Early 20th Century, in: Engstrom/Roelcke, Psychiatrie, S. 263–281.

Schmölders, C./Gilman, S. L., Die Gesichter der Weimarer Republik. Eine physiognomische Kulturgeschichte, Köln 2000.

Schmuhl, H.-W., Rassenhygiene, Nationalsozialismus, Euthanasie. Von der Verhütung zur Vernichtung »lebensunwerten Lebens« (1890–1945), Göttingen 1992.

Schmuhl, H.-W., Zwischen vorauseilendem Gehorsam und halbherziger Verweigerung. Werner Villinger und die nationalsozialistischen Medizinverbrechen, in: Der Nervenarzt 73 (2002), S. 1058–1063.

Schmuhl, H.-W., Hirnforschung und Krankenmord. Das Kaiser-Wilhelm-Institut für Hirnforschung 1937–1940. Fragestellung, Forschungsstand und Deutungsrahmen, in: Vierteljahreshefte für Zeitgeschichte 50 (2002), S. 559–609.

Schmuhl, H.-W. (Hg.), Rassenforschung an Kaiser-Wilhelm-Instituten vor und nach 1933, Göttingen 2004.

Schmuhl, H.-W., Rasse, Rassenforschung, Rassenpolitik. Annäherungen an das Thema, in: Ders., Rassenforschung, S. 7–37.

Schmuhl, H.-W., Grenzüberschreitungen. Das Kaiser-Wilhelm-Institut für Anthropologie, menschliche Erblehre und Eugenik 1927.1945, Göttingen 2005.

Schmuhl, H.-W., Eugenik und Rassenanthropologie, in: Jütte, R. (Hg.), Medizin und Nationalsozialismus. Bilanz und Perspektiven der Forschung, Göttingen 2011, S. 24–38.

Schmuhl, H.-W., Zwangssterilisation, in: Jütte, R., (Hg.), Medizin im Nationalsozialismus. Bilanz und Perspektiven der Forschung, Göttingen 2011, S. 201–213.

Schmuhl, H.-W./Roelcke, V. (Hg.), »Heroische Therapien«. Die deutsche Psychiatrie im internationalen Vergleich (1918–1945), Göttingen 2013.

Schmuhl, H.-W., Die Gesellschaft Deutscher Neurologen und Psychiater im Nationalsozialismus, Heidelberg 2016.

Schmuhl, H.-W., Ein unsicherer Kantonist: Werner Villinger, in: Fangerau/Topp/Schepker, Kinder- und Jugendpsychiatrie, S. 284–289.

Schmuhl, H.-W./Roelcke, V., Einleitung, in: dies., Therapien, S. 9–27.

Schneider, D., Detlev Ploog, 29.11.1920–7.12. 2005. Bayerische Akademie der Wissenschaften. Nachrufe; beziebar unter: https://badw.de/data/footer-navigation/personen treffer.html?tx_badwdb_badwperson%5Bper_id%5D=2402&tx_badwdb_badwper son%5BpartialType%5D=BADWPersonDetailsPartial&tx_badwdb_badwperson%5 Baction%5D=show&tx_badwdb_badwperson%5Bcontroller%5D=BADWPerson& cHash=0f1cd98faa921068f83c4ea6cf6ef61a. (4.2.2019)

Schönknecht, P., Die Bedeutung der verstehenden Anthropologie von Jürg Zutt (1893–1983) für Theorie und Praxis der Psychiatrie, Würzburg 1999.

Schönknecht, P., Jürg Zutt, in: Hippius/Holdorff/Schliack, Nervenärzte 2, S. 223–232.

Schott, H., Psychotherapie und Psychiatrie. Ihre historische Auseinandersetzung und die Folgen, in: Psychotherapie 36 (1986), S. 253–258.

Schott, H./Tölle, R., Geschichte der Psychiatrie. Krankheitslehre, Irrwege und Behandlungsformen, München 2006.

Schreiterer, U., Hochschulen im Wettbewerb. Mehr Markt, mehr Freiheit, mehr Unübersichtlichkeit, in: Bundeszentrale für politische Bildung, 2014.

Schröder, C., Der Fachstreit um das Seelenheil. Psychotherapiegeschichte zwischen 1880 und 1932, Frankfurt am Main u. a. 1995.

Schüffel, W., Das Minnesota Multiphasic Personality Inventory (MMPI) in der psychosomatischen Klinik. Über seine Verwendbarkeit in Diagnostik und vergleichende Untersuchung, Med. Diss., Heidelberg 1967.

Schüffel, W. (Hg.), Sprechen mit Kranken. Erfahrungen studentischer Anamnesegruppen, München 1983.

Schüffel, W./Brucks, U./Johnen, R. (Hg.), Handbuch der Salutogenese. Konzept und Praxis, Wiesbaden 1998.

Schulze, H., Freikorps und Republik 1918–1920, Boppard 1969.

Schwarz, J., Blankenburg, Wolfgang. Phänomenologisch-anthropologisch orientierter Psychiater. Biographisches Archiv der Psychiatrie, 2015.

Seier, H., Zum Verhältnis von Universität und Stadt in Marburg (1785–1945), in: Hessisches Jahrbuch für Landesgeschichte 38 (1988), S. 171–201.

Siefert, H., »Die Anstalt diente weiter der Universität als psychiatrische Klinik«. Die Marburger Universität und die Landesheilanstalt (1876–1920), in: Sandner/Aumüller/Vanja, Heilbar , S. 115–125.

Siemen, H.-L., Das Grauen ist vorprogrammiert. Psychiatrie zwischen Faschismus und Atomkrieg, Gießen 1982.

Siemen, H.-L., »Menschen blieben auf der Strecke«. Psychiatrie zwischen Reform und Nationalsozialismus, Gütersloh 1987.

Silberzahn-Jandt, G./Schmuhl, H.-W., Friedrich Mauz. T4-Gutachter und Militärpsychiater, in: Der Nervenarzt 3 (2012), S. 321–328.

Söhner, F./Becker, T./Fangerau, H., Die Rolle der anthropologischen Psychiatrie in der Vorbereitungszeit der Psychiatrie-Enquete und Psychiatriereform in der Bundesrepublik Deutschland, in: Psychiatrische Praxis 44 (2017), S. 252–257.

Söhner, F./Fangerau, H./Becker, B., Psychoanalyse und Psychiatrie-Enquete. Zeitzeugengespräche und Akten, in: Fortschritte der Neurologie-Psychiatrie 85 (2017), 728–739.

Söhner, F./Fangerau, H./Becker, T., Der Weg zur Psychiatrie-Enquete, in: Der Nervenarzt 89 (2018), S. 570–578.

Söhner, F./Halling, T./Becker, T./Fangerau, H., Auf dem Weg zur Reform. Ein netzwerkanalytischer Blick auf die Akteure im Vorfeld der Psychiatrie-Enquete von 1971, in: Sudhoffs Archiv 102 (2018), S. 172–210.

Sozialistisches Patientenkollektiv, SPK – Aus der Krankheit eine Waffe machen. Eine Agitationsschrift des Sozialistischen Patientenkollektivs an der Universität Heidelberg. Mit einem Vorwort von Jean-Paul Sartre, München 1972.

Spranger, B., Das William G. Kerckhoff-Institut Bad Nauheim. Seine Stifter und seine Baugeschichte, Darmstadt 1993.

Stambolis, B. (Hg.), Vaterlosigkeit in vaterarmen Zeiten. Beiträge zu einem historischen und gesellschaftlichen Schlüsselthema, Weinheim/Basel, Beltz 2013.

Stambolis, B., Aufgewachsen in »eiserner Zeit«. Kriegskinder zwischen Erstem Weltkrieg und Weltwirtschaftskrise, Gießen 2014.

Stambolis, B., Die Gilde Soziale Arbeit. Kinder- und Jugendfürsorge vor dem Hintergrund der Erfahrungen zweier Weltkriege, in: Dies. (Hg), Jugendbewegung und ihre Wirkungen. Prägungen, Vernetzungen, gesellschaftliche Einflussnahmen, Göttingen 2015, S. 355–374.

Stertz, G., Ein Beitrag zur Typhusdiagnose aus dem Stuhl mittels des von Drigalski-Conradischen Verfahrens, Breslau 1903.

Stertz, G. Ueber periodischen Schwanken der Hirnfunktion, in: Archiv für Psychiatrie und Nervenkrankheiten 48 (1911), S. 199–255.

Stertz, G., Typhus und Nervensystem. Abhandlungen aus der Neurologie, Psychiatrie und ihren Grenzgebieten, Berlin 1917.

Stertz, G., Der extrapyramidale Symptomenkomplex, (das dystonische Syndrom) und seine Bedeutung in der Neurologie, Berlin 1921.

Stertz, G., Die funktionelle Organisation des extrapyramidalen Systems und der Prädilektionstypus der Pyramidenlähmung, in: Deutsche Zeitschrift für Nervenheilkunde 68/69 (1921), S. 480–490.

Stertz, G., Die Encephalitis Epidemica unter dem Bilde heftiger Schmerzzustände, in: Klinische Wochenschrift 2 (1923), S. 1063–1065.

Stertz, G., Über psychomotorische Aphasie und ApraxieBeziehungen psychomotorischer, aphasischer, apraktischer und extrapyramidaler Störungen an einem Fall von Encephalitis epedemica, in: Archiv für Psychiatrie und Nervenkrankheiten 68 (1923), S. 539–567.

Stertz, G., Encephalitis und Lokalisation psychischer Störungen, in: Archiv für Psychiatrie und Nervenkrankheiten74 (1925), S. 288–302.

Stertz, G., Encephalitisfolgen und Ehescheidung, in: Deutsche Zeitschrift für die gesamte gerichtliche Medizin 6 (1926), S. 241–247.

Stewart, J., Child Guidance in Britain (1918–1955). The Dangerous Age of Childhood, London Brookfield/Vermont 2013.

Stutte, H. Die soziale Prognose der Jugendlichen-Verwahrlosung, in: Münchener Medizinische Wochenschrift 86 (1939), S. 1685.

Stutte, H., Verwahrlosung durch Krankheit, in: Der öffentliche Gesundheitsdienst 7 (1941/42), S. 178–183 und 201–206.

Stutte, H., Über Fälle von Diskrepanz zwischen Verhalten während der Fürsorgeerziehung und sozialem Ausgang, in: Zeitschrift für Kinderforschung 50 (1944), S. 20–33.

Stutte, H., Über die Nachkommen ehemaliger Fürsorgezöglinge, in: Archiv für Psychiatrie und Nervenkrankheiten (1948) 179, S. 395–415.

Stutte, H., Vom Lebenserfolg der Fürsorgeerziehung, in: Kinderärztliche Praxis 17 (1949), S. 109–113.

Stutte, H., Über die Ehepartner ehemaliger Fürsorgezöglinge, in: Unsere Jugend. Zeitschrift für Jugendhilfe in Wissenschaft und Praxis 2 (1950), S. 366–369.

Stutte, H., Unerziehbarkeit und sogenannte Unerziehbarkeit, in: Allgemeiner Fürsorgeerziehungstag (AFET) (Hg.), Bericht über die Tagung des Allgemeinen Fürsorgeerziehungstages in Bochum vom 11. bis 13. Oktober 1951, in: Neue Schriftenreihe des AFET 4 (1952), S. 9–23.

Stutte, H., Methodik und Ergebnisse der Bewährungsprüfungen bei ehemaligen Fürsorgezöglingen, in: Scherpner, H./Trost, F. (Hg.), Handbuch der Heimerziehung, Frankfurt a. M./Berlin/Bonn 1956, S. 553–566.

Stutte, H., Die soziale Individualprognose bei verwahrlosten und kriminellen Jugendlichen, in: Scherpner, H./Trost, F. (Hg.), Handbuch der Heimerziehung, Frankfurt a. M./Berlin/Bonn 1956, S. 567–575.

Stutte, H., Grenzen der Sozialpädagogik. Ergebnisse einer Untersuchung praktisch unerziehbarer Fürsorgezöglinge, in: Neue Schriftenreihe des AFET 12 (1958).

Stutte, H., Über praktisch unerziehbare jugendliche Dissoziale und ihre Sonderbehandlung, in: Ehrhardt, H./Ploog, D./Stutte, H. (Hg.), Psychiatrie und Gesellschaft. Ergebnisse und Probleme der Sozialpsychiatrie, Bern/Stuttgart 1958, S. 236–241.

Stutte, H., Die Kinder- und Jugendpsychiatrische Abteilung an der Philipps-Universität zu Marburg a. d. Lahn, in: Jahrbuch für Jugendpsychiatrie und ihre Grenzgebiete, Bd. 2, Bern/Stuttgart 1960.

Stutte, H., Die Kinder- und Jugendpsychiatrische Abteilung an der Philipps-Universität zu Marburg a. d. Lahn, in: Jahrbuch für Jugendpsychiatrie und ihre Grenzgebiete, Bd. 2 (1960), S. 194–202.

Stutte, H., Über die Anfänge der »Europäischen Kinderpsychiatrie«, in: Acta Paedopsychiatrica 46 (1981/1982), S. 189–192.

Süß, W., Der »Volkskörper« im Krieg. Gesundheitspolitik, Gesundheitsverhältnisse und Krankenmord im nationalsozialistischen Deutschland 1939–1945, München 2003.

Sueße, T./Meyer, H., Die »Kinderfachabteilung« in Lüneburg. Tötung behinderter Kinder zwischen 1941 und 1945, in: Praxis der Kinderpsychologie und Kinderpsychiatrie 42 (1993), S. 234–240.

Surmann, R., Rehabilitation and Indemnification for the Victims of Forced Sterilization and »Euthanasia«. The West German Policies of »Compensation« (»Wiedergutmachung«), in: Roelcke/Topp/Lepicard, Silence, S. 113–127.

Tackenberg, B./Oertel, W. H., Hans Jacob, in: Hippius/Holdorff/Schliack, Nervenärzte 2, S. 75–82.

Ten, J. F. (ed.), Academic proconsul. Harvard sociologist Edward Y. Hartshorne and the reopening of German universities 1945–1946, his personal account, Trier 1998.

Tesak, J., »Der aphasische Symptomencomplex« von Carl Wernicke. Mit einer biograhischen Skizze eingeleitet und neu herausgegeben, Idstein 2005.

Timmermann, C., Modell Amerika? Amerikanische Vorbilder in Klinik und Forschung, untersucht am Beispiel des Kerckhoff-Institutes in Bad Nauheim. Following the American example? American models for hospital medicine and research. The case of the Kerckhoff Institute in Bad Nauheim, in: Medizinhistorisches Journal 45 (2010), S. 24–42.

Ther, P., Die neue Ordnung auf dem alten Kontinent, Berlin 2014.

Thoma, S., Buchbesprechung Blankenburg W (2012), Der Verlust der natürlichen Selbstverständlichkeit – Ein Beitrag zur Psychopathologie symptomarmer Schizophrenien, Berlin: Parodos-Verlag, in: sozialpsychiatrische informationen 3 (2013), S. 51–52.

Thoma, S., Phänomenologisch-Psychiatrische Einzelfallstudien. Kritische Betrachtung und Vorschläge für eine Neuauflage, in: Schweizer Archiv für Neurologie und Psychiatrie 166/06 (2015), S. 192–202.

Topp, S., Der »Reichsausschus zur wissenschaftlichen Erfassung erb- und anlagebedingter schwerer Leiden«. Zur Organisation der Ermordung minderjähriger Kranker im Nationalsozialismus 1939–1945, in: Beddies, T./Hübener, K. (Hg.), Kinder in der NS-Psychiatrie, Berlin 2004,S. 17–54.

Topp, S., Geschichte als Argument in der Nachkriegsmedizin. Formen der Vergegenwärtigung der nationalsozialistischen Euthanasie zwischen Politisierung und Historiographie, Göttingen 2013.

Topp, S./Schepker, K./Fangerau, H., Querelle de compétence. Verhältnis von Kinder- und Jugendpsychiatrie und Pädiatrie in der Nachkriegszeit, in: Hinz-Wessels, A./Beddies, T. (Hg.), Pädiatrie nach 1945 in der Bundesrepbulik Deutschland und der DDR, in: Monatsschrift für Kinderheilkunde, 1964 (2016), S. 109–116.

Topp, S., Deutsche Vereinigung für Jugendpsychiatrie, in: Fangerau/Topp/Schepker, Kinder- und Jugendpsychiatrie, S. 295–445.

Treml, M./Flach, S./Schneider, P. (Hg.), Warburgs Denkraum. Formen, Motive, Materialien, München/Paderborn 2014.

Tretter, F. et al.: Memorandum »Reflexive Neurowissenschaft«, in: Psychologie Heute. (18. Juni 2018); beziebar unter: http://www.upd.unibe.ch/research/seminarthemen/Memorandum%20Neurowissenschaft.pdf. (5.2.2019).

Tuczek, F., Beiträge zur pathologischen Anatomie und zur Pathologie der Dementia paralytica, Habil-Schrift, Berlin 1884.

Tuczek, F., Nekrolog Heinrich Cramer, in: Allgemeine Zeitschrift für Psychiatrie und psychisch-gerichtliche Medicin 50 (1894), S. 787–796.

Tuczek, F., Bekämpfung des Alkoholmissbrauchs. Referat auf der XXII. Versammlung des Deutschen Vereins für öffentliche Gesundheitspflege zu Karlsruhe, in: Deutsche Vierteljahresschrift für öffentliche Gesundheitspflege 30 (1898), S. 23–48.
Tuczek, F., Die wissenschaftliche Stellung der Psychiatrie. Akademische Festrede zu Kaisers Geburtstag, Marburg 1906.
Tuczek, F., Die Landesheilanstalt Marburg i. H., in: Deutsche Heil- und Pflegeanstalten für Psychischkranke in Wort und Bild, Halle a. S. 1910.
Tuczek, F., Über das pathologische Element in der Kriminalität der Jugendlichen, in: Gerichtssaal 65 (1914), Sonderabdruck, Erlangen, 20 Seiten.
Tümmers, H., Anerkennungskämpfe. Die Nachgeschichte der nationalsozialistischen Zwangssterilisationen in der Bundesrepublik, Göttingen 2011.
Uhlhaas, P. J./Mishara, A. L., Perceptual Anomalies in Schizophrenia. Integrating Phenomenology and Cognitive Neuroscience, in: Schizophrenia Bulletin 33/1 (2007), 142–156.
Ulrich, B./Ziemann, B. (Hg.), Frontalltag im Ersten Weltkrieg. Wahn und Wirklichkeit. Quellen und Dokumente, Frankfurt a.M. 1994.
Vanja, C., Leben und Arbeiten in einer Heil- und Pflegeanstalt Ende des 19. Jahrhunderts, in: Landeswohlfahrtsverband Hessen (Hg.), Psychiatrie in Heppenheim. Streifzüge durch die Geschichte eines hessischen Krankenhauses 1866–1992, Kassel 1993, S. 42–62.
Vanja, C., Keine Irren-Heilanstalt für Kurhessen. Psychiatriegeschichte im Spiegel einer ergebnislosen Diskussion zwischen 1806 und 1864, in: Sandner/Aumüller/Vanja (Hg.), Heilbar, S. 20–39.
Vanja, C., Nur »finstere und unsaubere Clostergänger«? Die hessischen Hohen Spitäler in der Kritik reisender Aufklärer, in: Fangerau/Nolte (Hg.), »Moderne«, S. 23–42.
Vanja, C./Friedrich, A./Sahmland, I. (Hg.), An der Wende zur Moderne. Die hessischen Hohen Hospitäler im 18. und 19. Jahrhundert, Petersberg 2008.
Vedder, H., Forschungsschwerpunkt neuroprotektive Wirkungen von Östrogenen und anderen Steroiden, in: Hippius, Universitätskolloquien, S. 227–230.
Verschuer, O. Fr. v., »Der Erbarzt«- Zur Einführung, in: Der Erbarzt 1 (1934), S. 1–2.
Villinger, W., Erziehung und Erziehbarkeit, in: Zeitschrift für Kinderforschung 49 (1943) S. 17–27.
Villinger, W./Stutte, H., Zeitgemäße Aufgaben und Probleme der Jugendfürsorge, in: Der Nervenarzt 19 (1948), S. 249–254.
Villinger, W., Aktuelle Probleme kindlicher und jugendlicher Asozialität. Ein Beitrag zum Verwahrlosungsproblem, in: Deutsche Medizinische Wochenschrift 74 (1949), S. 1098–1100.
Villinger, W., Child Guidance Clinics, in: Unsere Jugend 1–5 (1949), S. 18–23.
Villinger, W., Amerikanische Reiseeindrücke eines deutschen Psychiaters, in: Medizinische Monatsschrift 5 (1951), S. 361–365.
Villinger, W., Moderne Probleme der Jugendpsychiatrie, in: Der Nervenarzt 23 (1952), S. 201–209.
Villinger, W., Kinderpsychiatrie heute. Ein Beitrag zur Problematik der Persönlichkeitserfassung und der kindlichen Psychosen, in: Wiener Zeitschrift für Nervenheilkunde 9 (1954), S. 4–20.

Vijselaar, J., »A Hole in the Armour of Dementia Praecox«. Somatic Cures within a Context of Psychiatry in Multiplicity. The Netherlands 1920–1950, in: Schmuhl/Roelcke, Therapien, S. 168–184.

Weber, M. M., Ernst Rüdin. Eine kritische Biographie, Berlin 1993.

Weber, M. M., Detlev Ploog, 29. November 1920–7. Dezember 2005, Emeritiertes Wissenschaftliches Mitglied des Max-Planck-Instituts für Psychiatrie (Deutsche Forschungsanstalt für Psychiatrie), München, in: Jahrbuch Max-Planck-Gesellschaft (2006), S. 91–92.

Weber, M. M./Burgmair, W./Engstrom, E. J., Emil Kraepelin (1856–1926). Zwischen klinischen Krankheitsbildern und »psychischer Volkshygiene«, in: Deutsches Ärzteblatt 103 (2006), S. 2685–2691.

Weber, M. M., Erschütterte Nerven. Hermann Oppenheims Konzept der traumatischen Neurose, in: Psychotherapie 15 (2010), 205–213.

Wehrs, N., Protest der Professoren. Der »Bund der Freiheit der Wissenschaft« in den 1970er Jahren, Göttingen 2014.

Weindling, P., Health, Race and german politics between national unification and nazism 1870–1945. Cambridge 1989.

Weingart, P./Kroll, J./Bayertz, K., Rasse, Blut und Gene. Geschichte der Eugenik und Rassenhygiene in Deutschland. Frankfurt a. M. 1992.

Weinke, A., Jugding Medical Crimes in Divided Germany, in: Roelcke/Topp/Lepicard, Silence, S. 87–99.

Wernicke, C., Der aphasische Symptomencomplex. Eine psychologische Studie auf anatomischer Basis, Breslau 1874.

Westermann, S., Verschwiegenes Leid. Der Umgang mit den NS-Zwangssterilisierten in der Bundesrepublik Deutschland, Köln/Wien 2010.

Wettmann, A., Auf der Suche nach neuen Wegen? Die Philipps-Universität Marburg am Wendepunkt zwischen Kaiserreich und Weimarer Republik, in: Verein für hessische Geschichte und Landeskunde e.V. (Hg.), Die Philipps-Universität Marburg zwischen Kaiserreich und Nationalsozialismus, Kassel 2006, S. 13–44.

Wiggins, O. P./Schwartz, A./Naudin, J., Husserlian Comments on Blankenburg's »Psychopathology of Common Sense«, in: Philosophy, Psychiatry & Psychology 8 (2001), 327–329.

Wildt, M., Generation des Unbedingten. Das Führungskorps des Reichssicherheitshauptamtes, Hamburg 2002.

Wirsching, A./Eder, J., Vernunftrepublikanismus in der Weimarer Republik. Politik, Literatur, Wissenschaft, Stuttgart 2008.

Wissenschaftsrat (Hg.), Drittmittel und Grundmittel der Hochschulen (1993–1998), Köln 2000.

Wollenberg, R., Untersuchungen über das Verhalten der Spinalganglien bei Tabes dorsalis. Habilitationsschrift der Universität Halle, in: Archiv für Psychiatrie und Nervenkrankheiten 24 (1892), S. 313–364.

Wollenberg, R., Specielles über Irrenpflege, in: Theodor Rumpf, Leitfaden der Krankenpflege, Leipzig 1900, S. 212–229.

Wollenberg, R., Über das psychische Moment bei der Neurasthenie, in: Deutsche Medizinischen Wochenschrift 17 (1906), S. 659–663.

Wollenberg, R., Der Fall Wagner. 2. Gutachten, in: Gruhle, H.W./Wetzel, A. (Hg.), Verbrechertypen, Band I: Zur Psychologie des Massenmordes. Hauptlehrer Wagner von Degerloch, Berlin 1914, S. 189–216.
Wollenberg, R., Neuere Anschauungen über die Hysterie, in: Zentralblatt für die gesamte Ophtalmologie und ihre Grenzgebiete 4 (1921), S. 273–277.
Wollenberg, R., Über Crampus-Neurose, in: Zentralblatt für die gesamte Neurologie und Psychiatrie 26 (1921), S. 277–278.
Wollenberg, R., Erinnerungen eines alten Psychiaters, Stuttgart 1931.
Wulff, E., Irrfahrten. Autobiografie eines Psychiaters. Bonn 2001.
Wulff, E., Blankenburgs daseinsanalytische Studien, in: Sozialpsychiatrische Informationen 37 (2007), S. 11–15.
Wyss, D., Der psychosomatisch Kranke. Zwischen Krisen und Scheitern. Göttingen: Vandenhoeck und Ruprecht 1987.
Zeidman, L. A., Hans Jacob and brain research on Hamburg »euthanasia« victims: »Awaiting further brains!«, in: Neurology 88 (2017), S. 1089–1094.
Zeller, U., Psychotherapie in der Weimarer Zeit. Die Gründung der »Allgemeinen Ärztlichen Gesellschaft für Psychotherapie (AÄGP), Tübingen 2001.
Zielke, R., Sterilisation per Gesetz. Die Gesetzesinitiativen zur Unfruchtbarmachung in den Akten der Bundesministerialverwaltung (1949–1976), Köln/Weimar/Wien 2010.
Zimmermann, S., Die Medizinische Fakultät der Universität Jena während der Zeit des Nationalsozialismus, Berlin 2000.
N.N., Report of a Conference on Problems of Health and Human Relations in Germany Nassau Tavern, Princeton, N. J., June 26–30, 1950. The Josiah Macy, Jr. Foundation 565 Park Avenue, New York 21, N. Y.
N.N., Das Manifest. Elf führende Neurowissenschaftler über Gegenwart und Zukunft der Hirnforschung, in: Geist und Gehirn 6 (2004), S. 30–37.

Chroniken

Chronik der Philipps-Universität Marburg, April 1941 bis 15. September 1947 (1954), Marburg 1954.
Chronik der Philipps-Universität Marburg, 16. September 1947 bis März 1950, Marburg 1959.

Internet

https://www.hdg.de/lemo/kapitel/geteiltes-deutschland-modernisierung/bundesrepublik-im-wandel/studentenbewegung-und-apo.html (letzter Zugriff 21.11.2018).
https://www.so-h.ch/fileadmin/user_upload/allgemein/broschueren/PD/Festschrift.pdf (letzter Zugriff 14.5.2019).
http://www.rk-duesseldorf.lvr.de/behandlungsangebote/geschichte/ (letzter Zugriff 7.6.2012).

http://www.deutschlandfunk.de/briefe-von-hermann-hesse-eine-existenz-auf-messers-schneide.700.de.html?dram:article_id=327785 (letzter Zugriff 28. 2. 2018).

https://www.dhm.de/lemo/kapitel/weimarer-republik/innenpolitik/luettwitz-kapp-putsch-1920.html (letzter Zugriff 24. 1. 2018).

https://www.psychiatrie-verlag.de/buecher/detail/book-detail/die-beginnende-schizophrenie.html (letzter Zugriff 28. 12. 2018).

http://digital.library.wisc.edu/1711.dl/History.omg1950April (letzter Zugriff 29. 10. 2018).

http://starweb.hessen.de/cache/GVBL/1970/00023.pdf (letzter Zugriff 27. 11. 2018).

https://www.deutschlandfunk.de/vor-50-jahren-marburg-virus-wird-unter-dem-mikroskop.871.de.html?dram:article_id=401018 (letzter Zugriff 20. 11. 2018).

http://www.finzen.de/pdf-dateien/erlebte%20psychiatriegeschichte%2002.pdf (letzter Zugriff 10. 11. 2018).

https://www.euthanasiegeschaedigte-zwangssterilisierte.de/dokumente/bt-protokoll-13-04-1961.pdf. (letzter Zugriff 11. 1. 2018).

http://gutenberg-biographics.ub.uni-mainz.de/personen/register/eintrag/hanns-ruffin.html (letzter Zugriff 6. 12. 2018).

https://biapsy.de/index.php/de/9-biographien-a-z/20-blankenburg-wolfgang (letzter Zugriff 7. 12. 2018).

http://www.bpb.de/gesellschaft/bildung/zukunft-bildung/185865/hochschulen-im-wettbewerb (letzter Zugriff 10.11. 2018).

http://gepris.dfg.de/gepris/projekt/5476542 (letzter Zugriff 11. 11. 2018).

https://idw-online.de/de/news141930 (letzter Zugriff 11. 2. 2019).

https://idw-online.de/de/news193461 (letzter Zugriff 11. 2. 2019).

http://dgap-ev.de/ (letzter Zugriff 11. 2. 2019).

https://www.dgppn.de/die-dgppn/ehrungen-und-preise/gesellschaft.html (letzter Zugriff 11. 2. 2019).

https://www.uni-marburg.de/ivv/institut (letzter Zugriff 8. 1. 2019).

https://www.aerzteblatt.de/nachrichten/49710/Klinikdirektoren-in-Marburg-und-Giessen-Ende-der-Privatisierung-pruefen (letzter Zugriff 8. 1. 2019).

http://www.das-marburger.de/2011/06/psychosomatische-medizin-und-psychotherapie-unter-leitung-von-prof-johannes-kruse/ (letzter Zugriff 10. 1. 2019).

http://www.manfred-pohlen.de/vita.html (letzter Zugriff 10. 1. 2019).

https://schueffel.eu/index.php/ueber-mich/lebenslauf (letzter Zugriff 10. 1. 2019).

https://www.hephata.de/downloads/Roelcke-Abschlussbericht-Hephata.pdf (letzter Zugriff 14. 2. 2019).

Abbildungsnachweis

Abb. 1	Wilhelm Griesinger (Universitätsbibliothek der Humboldt-Universität zu Berlin, Porträtsammlung)
Abb. 2	Ludwig Meyer (Niedersächsische Staats- und Universitätsbibliothek Göttingen)
Abb. 3	Stich der Irrenheilanstalt aus der Gründungszeit (Jahrmärker, 55 Jahre)
Abb. 4	Heinrich Cramer (Klinik für Psychiatrie und Psychotherapie Marburg)
Abb. 5	Arbeitstherapie Weberei (Jahrmärker, 55 Jahre)
Abb. 6	Wohnhaus des Direktors auf dem Anstaltsgelände (LWV-Archiv Kartensammlung)
Abb. 7	Franz Tuczek (Klinik für Psychiatrie und Psychotherapie Marburg)
Abb. 8	Wachsaal (Jahrmärker, 55 Jahre)
Abb. 9	Dauerbadbehandlung (Jahrmärker, 55 Jahre)
Abb. 10	Topographie der erweiterten LHA 1910 (Tuczek, Landesheilanstalt)
Abb. 11	Verwaltungsgebäude mit Auditorium (Jahrmärker, 55 Jahre)
Abb. 12	Nachruf von Max Jahrmärker auf Tuczek 1926 (Zeitschrift für die gesamte Neurologie und Psychiatrie)
Abb. 13	Maximilian Jahrmärker (Klinik für Psychiatrie und Psychotherapie Marburg)
Abb. 14	Lazarettakte Ferdinand B. (Bundesarchiv-Militärarchiv Freiburg)
Abb. 15	Blick auf die Frauenstation (Langelüddeke, Versorgung)
Abb. 16	Robert Wollenberg (Klinik für Psychiatrie und Psychotherapie Marburg)
Abb. 17	Universitätsnervenklinik (Klinik für Psychiatrie und Psychotherapie Marburg)
Abb. 18	George Grosz, Das Gesicht der herrschenden Klasse (Bildarchiv Stiftung Preußischer Kulturbesitz)
Abb. 19	Georg Sterz (Klinik für Psychiatrie und Psychotherapie Marburg)
Abb. 20	Kriegsnotgeld der Stadt Marburg (Stadtarchiv Marburg)
Abb. 21	Alois Alzheimer (Historisches Archiv des Max-Planck-Institutes für Psychiatrie)
Abb. 22	Ernst Kretschmer (Bildarchiv Foto Marburg)
Abb. 23	Robert Gaupp (Bilddatenbank der Universität Tübingen)

Abb. 24	Emil Kraepelin (Psychiatriehistorisches Archiv der Universitätsklinik München)
Abb. 25	Körperbautypen nach Ernst Kretschmer (Kretschmer, Körperbau)
Abb. 26	Sigmund Freud in seinem Wiener Behandlungszimmer (Bildarchiv Stiftung Preußischer Kulturbesitz)
Abb. 27	NS-Propaganda zum »Gesetz zur Verhütung erbkranken Nachwuchses« (Bildarchiv Stiftung Preußischer Kulturbesitz)
Abb. 28	Ernst Rüdin (Historisches Archiv des Max-Planck-Institutes für Psychiatrie)
Abb. 29	Willi Enke (Bildarchiv Foto Marburg)
Abb. 30	Friedrich Mauz (Bildarchiv Foto Marburg)
Abb. 31	Klaus Conrad (Universitätsarchiv Marburg)
Abb. 32	Werner Villinger (Klinik für Psychiatrie und Psychotherapie Marburg)
Abb. 33	Liste psychiatrischer Gutachter aus der »T4«-Administration, ca. 1943 (Bundesarchiv Berlin, R 96-I/Nr. 1)
Abb. 34	Hermann Stutte (Klinik für Kinder- und Jugendpsychiatrie)
Abb. 35 a und b	Aufnahmen des Rohbaus der Erziehungsberatungsstelle (Archiv der Erziehungsberatungsstelle am Ortenberg)
Abb. 36	Verleihung »Großes Verdienstkreuz« an Villinger (Archiv der Erziehungsberatungsstelle am Ortenberg)
Abb. 37	Haupt- und Nebengebäude der Klinik für Kinder- und Jugendpsychiatrie (Klinik für Kinder- und Jugendpsychiatrie)
Abb. 38	Hans Jacob (Klinik für Psychiatrie und Psychotherapie Marburg)
Abb. 39 a und b	Bauarbeiten am Klinikneubau (Klinik für Psychiatrie und Psychotherapie Marburg)
Abb. 40	Alte und neu entstehende Universitätsnervenklinik (Klinik für Psychiatrie und Psychotherapie Marburg)
Abb. 41	Helmut Ehrhardt (Ehrhardt, 130 Jahre)
Abb. 42	Barackenbau der ehemaligen Abteilung für Psychotherapie (Klinik für Psychiatrie und Psychotherapie Marburg)
Abb. 43	Karikatur zu den Nürnberger Kriegsverbrecherprozessen (Neues Österreich, 20. Juli 1946)
Abb. 44	Wolfgang Blankenburg (Universitätsarchiv Marburg)
Abb. 45	Heidelberger Universitätsnervenklinik (Universitätsarchiv Heidelberg, BA Pos I 03766)
Abb. 46	Versorgung der Bevölkerung mit Psychotherapeuten, Abschlussbericht Psychiatrie-Enquete Deutscher Bundestag Bonner Universitätsdruckerei
Abb. 47	Haus Bethanien (Klinik für Psychiatrie und Psychotherapie Marburg)
Abb. 48	Tilo Kircher (li.) und Jürgen-Christian Krieg (Klinik für Psychiatrie und Psychotherapie Marburg)

Personenverzeichnis

Bei Fragen zur Produktsicherheit wenden Sie sich bitte an:
If you have any questions regarding product safety, please contact:

Brill Deutschland GmbH
Robert-Bosch-Breite 10
37079 Göttingen
info@v-r.de